# Gehen und Gangsicherheit

Wolfgang Laube

# Gehen und Gangsicherheit

## Posturale Steuerung, Fuß-Boden-Interaktion und die Rolle von Schuhwerk und Einlagen

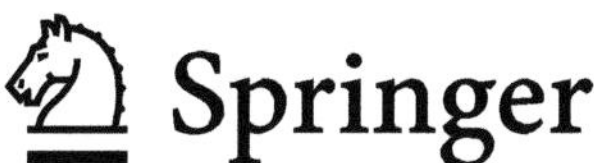

Wolfgang Laube
Sportmedizin, Physiologie, Physikalische / rehabilitative Medizin
privat / Senior
Altach, Österreich

ISBN 978-3-662-72825-3        ISBN 978-3-662-72826-0 (eBook)
https://doi.org/10.1007/978-3-662-72826-0

Die Deutsche Nationalbibliothek verzeichnet diese Publikation in der Deutschen Nationalbibliografie; detaillierte bibliografische Daten sind im Internet über https://portal.dnb.de abrufbar.



Springer ist ein Imprint der eingetragenen Gesellschaft Springer-Verlag GmbH, DE und ist ein Teil von Springer Nature.
Die Anschrift der Gesellschaft ist: Heidelberger Platz 3, 14197 Berlin, Germany

Wenn Sie dieses Produkt entsorgen, geben Sie das Papier bitte zum Recycling.

# Vorwort

Das Gehen wird nach der Geburt sehr frühzeitig erlernt und ist dann scheinbar ohne zu überlegen und völlig selbstverständlich die Basis der Mobilität bis in das Alter, in dem die Sturzgefahr und Stürze die Selbstverständlichkeit einschränken. Das Gehen ist und bleibt in der gesamten Lebensspanne immer eine willkürliche Bewegung, um damit Ziele zu erreichen. Der „automatische Anteil" ist groß, nimmt aber im Alter wieder ab. Die Automatik wird durch sensomotorische Bausteine, die posturalen Regulationen, ermöglicht. Diese Bausteine hat das Kind beim Erlernen des Gehens für die Sensomotorik des Gehens qualifiziert und der Erwachsene verhindert das Verlernen durch viel Gehen mit weichem und „stimulierendem" Schuhwerk – besonders, wenn es immer wieder auch auf sehr unebenen und weichen Unterböden stattfindet. Erkannt werden der Lernerfolg und das Bewahren an den typischen Merkmalen

- ständige „automatische" Sicherung des Gleichgewichts unter allen Umgebungsbedingungen, Bodenverhältnissen und bei nahezu jeder Beschaffenheit der Schnittstelle zwischen dem Boden und der Fußsohle durch Schuhe und
- direkt damit verbunden an der Gangsicherheit und Präzision.

**Gleichgewicht, Gangsicherheit und Präzision sind der „unwillkürliche Anteil" des Gehens – das Erreichen eines Fortbewegungszieles ist der „willkürliche Anteil".**

Wie jede Bewegung, so „organisiert das Gehirn" auch das sensomotorische Zielprogramm des Gehens mit den erforderlichen posturalen Regulationen auf der Grundlage von Informationen aus den äußerst wichtigen Quellen

- Fußsohle – untere Extremität („Fußsteuerung" nach dem Orthopäden Gregor Pfaff),
- Halswirbelsäule, Gleichgewichtsorgan und visuelles System (könnte man umgangssprachlich auch „Kopfsteuerung" nennen) sowie der
- Muskulatur als „Exekutive des Systems", wenn ein ausreichend guter Funktionszustand vorliegt.

Mit diesen Informationsquellen, ihrer Verarbeitung und der Muskulatur sind die grundsätzlichen Ursachen von Gangstörungen benannt. Sie sind in der

„organisatorischen" Funktion des sensomotorischen Systems und der zugehörigen Muskulatur, in der Anatomie und Funktion des passiven Stütz- und Bewegungssystems sowie im Stoffwechsel für die Bereitstellung von Energie und für den strukturellen Zustand der Gewebe zu suchen. Motorische Entwicklungsverzögerungen, zerebrale frühkindliche Störungen, chronische physische Inaktivität und die daraus resultierenden chronisch-degenerativen Erkrankungen mit ihren Komplikationen, primär chronisch-entzündliche Erkrankungen und Verletzungen sind u. a. mit Veränderungen und Störungen der Gangsensomotorik verbunden. Damit sind die ärztlichen Fachgebiete der Pädiatrie, der Orthopädie, der Traumatologie, der Neurologie, der Inneren Medizin, der interdisziplinären Schmerzmedizin, der Sportmedizin und der Rehabilitation angesprochen. Sehr wichtig für alle genannten ärztlichen Gebiete sind die Orthopädieschuhtechnik für die notwendigen Hilfsmittel und die Physio- und Trainingstherapie, denn nur Funktion schafft letztendlich eine verbesserte, gesündere Struktur und Funktion. Daraus resultiert zwingend, dass jedes Behandlungsprogramm ein interprofessionelles Programm sein muss und dass vom Patienten eine aktive, selbstwirksame Mitarbeit zum eigenen Vorteil erforderlich ist.

Allerdings richten sich aktuell die Therapieinterventionen viel zu sehr auf scheinbar einzelne bzw. „künstlich" vereinzelte und somit voneinander getrennte Therapieziele aus. An den Krankheitsprozessen sind immer alle Gewebe und Organe als eine **funktionelle Einheit** beteiligt, weshalb auch die sogenannten Verkettungssyndrome entstehen. Die verschiedenen Gewebe und Organe „organisieren" den Organismus Mensch, indem sie mit ihrer Funktion als auch mittels der Kommunikation zwischen ihnen sowohl die gesunden aber eben auch die krankhaften Eigenschaften gegenseitig übermitteln und sich somit gegenseitig gesund oder krank machen.

Es gilt: Ist ein Gewebe gesund oder gestört, dann sind es letztlich alle.

Die einzige Intervention, welche dieser Komplexität der funktionellen Einheit des Organismus Mensch gerecht wird, ist die physische Aktivität. Es ist nicht die Pharmakotherapie, denn ist der Wirkstoff abgebaut, muss die nächste Dosis verabreicht werden. Gleiches gilt für die passiven Interventionen der Physiotherapie, obwohl insgesamt darauf nicht verzichtet werden kann. Orthopädische Hilfsmittel sind für kompensatorische, unterstützende und die Statik und Dynamik der Bewegungen beeinflussende und darüber auch schmerzlindernde Wirkungen notwendig. Alle diese Interventionen werden erst nachhaltig, wenn sie mit physischer Aktivität kombiniert werden. Interprofessionalität ist das Zeichen der Zeit!

**Umgangssprachlich kann man es auch so ausdrücken: Der Organismus hat Selbstheilungskräfte zum Selbstschutz oder zur Rückgewinnung bzw. zur Verbesserung der gesundheitlichen Situation. Aber diese werden nur wirksam, wenn sie ständig und dosiert durch physische Aktivität (adäquate Ernährung und soziale Integration) aktiviert werden und Medikamente, Hilfsmittel und passive Interventionen dabei helfen.**

Facharzt für Sportmedizin, Physiologie und physikalische und rehabilitative Medizin

Wolfgang Laube

# Geleitwort Studiengemeinschaft

Wer Menschen beim Stehen, Gehen und Laufen begleitet, lernt schnell: Die Medizin beginnt oft am Fuß, endet dort aber nie. In der Orthopädieschuhtechnik erleben wir täglich, wie eng Sensomotorik, Schmerz, Verhalten und Lebensqualität verknüpft sind – und wie sehr unser Medizinhandwerk auf die Zusammenarbeit mit Ärztinnen und Ärzten, Therapeutinnen und Therapeuten und der Wissenschaft angewiesen ist.

Dieses Buch nimmt genau diesen Zusammenhang in den Blick: vom Bewegungsmangel der „neuen Arbeitswelt" über die Gehirn- und Trainingsphysiologie bis hin zur Schnittstelle Fuß – Schuh/Einlage – Boden. Es zeichnet nach, wie Dekonditionierung, chronische Erkrankungen und Schmerzsyndrome entstehen, wie sie sich im Gangbild, in der Balance und im Alltag manifestieren – und welche Rolle Bewegung, Training, Schuhe und Einlagen dabei spielen.

Für uns als Studiengemeinschaft für Orthopädieschuhtechnik ist das mehr als ein fachliches Kompendium: Es ist eine gemeinsame Landkarte für Medizin, Therapie und Handwerk. Die ersten Kapitel machen eindrücklich klar, dass Bewegungsmangel kein bloßes Lifestyle-Problem, sondern ein struktureller Krankheitsfaktor ist – mit Konsequenzen für Gehirn, Stoffwechsel, Muskulatur und Schmerzsystem. Training wird hier konsequent als „Medikament" gedacht: als integrale, evidenzbasierte Therapiekomponente, die alle Organsysteme erreicht und ohne die langfristige Versorgungskonzepte lückenhaft bleiben.

Besonders eng verbunden ist dieses Buch mit dem sensomotorischen Curriculum der Studiengemeinschaft für Orthopädieschuhtechnik. Dieses Curriculum („Aus- und Fortbildungsstandard der Sensomotorischen Einlagen-/Fußorthesen-Versorgung") bildet die Grundlage für die Seminare zur sensomotorischen Einlagen- und Fußorthesenversorgung, z. B. an der Bundesfachschule für Orthopädieschuhtechnik in Hannover. In diesen Seminaren hat Herr Dr. Laube als Dozent für Anatomie, Physiologie und Pathophysiologie seine fachliche Expertise eingebracht. Aus unserer Sicht ist das vorliegende Buch eine ideale Ergänzung zu diesen Veranstaltungen: Es vertieft zentrale Inhalte, ordnet sie wissenschaftlich ein und macht sie für die tägliche Versorgungsrealität in Praxis und Werkstatt unverzichtbar.

Gerade aus Sicht der Orthopädieschuhtechnik ist dieser Blick wichtig. Wir kennen die Versuchung, komplexe Fälle auf „Einlage ja oder nein" zu verkürzen. Dieses Buch erinnert uns daran, dass jede Versorgung nur so gut ist wie das Umfeld, in das sie eingebettet ist: körperliche Aktivität, Schmerzbewältigung, Motivation, Alltagsbedingungen. Eine Einlage, die nicht in ein aktives, begleitetes Therapiekonzept eingebunden ist, bleibt wie ein gut geschliffenes Werkzeug, das im Schrank liegt.

Besonders wertvoll ist die konsequente Verknüpfung von Physiologie, Pathophysiologie und Praxis: Die Beschreibung posturaler Regulationen, der Ziel- und Stützsensomotorik, der pedokranialen Kette und der alters- wie krankheitsbedingten Veränderungen bietet eine gemeinsame Sprache für alle Beteiligten – von der Sportmedizin bis zur Diabetologie, von der Neurologie bis zur Orthopädieschuhtechnik. Wer sich in der Patientenversorgung befindet, erhält hier den physiologischen Unterbau für das, was er im Gangbild, in der Körperhaltung und im Belastungsschmerz täglich beobachtet.

Die pathophysiologischen Kapitel zu Gelenkverletzungen, Arthrosen, Wirbelsäulenfunktionsstörungen, Stoffwechsel- und rheumatischen Erkrankungen sowie neurologischen und chronischen Schmerzsyndromen zeigen eindrücklich, wie sehr Sensomotorik immer „Ganzkörperaufgabe" ist. Die Botschaft ist klar: Weder eine Kniearthrose noch ein chronischer Rückenschmerz oder eine Polyneuropathie lassen sich seriös behandeln, ohne Gleichgewicht, Gang, Kraft, Ausdauer und kognitive Funktionen mitzudenken – und ohne die Schnittstelle Fuß nicht nur als „lokales Problem", sondern als Zugang zum gesamten System zu verstehen.

Für unser Fachgebiet hat der vierte Sektor des Buches eine besondere Bedeutung. Die Analyse der Schnittstelle Fuß – Schuh/Einlage – Boden macht deutlich, dass es streng genommen keine „nicht-sensomotorischen" Einlagen gibt: Jede Veränderung der Plantarfläche, jedes Material, jede Geometrie beeinflusst Afferenzen, Bewegungsprogramme und damit die gesamte pedokraniale Kette. Gleichzeitig bleibt das Buch ehrlich: Standardlösungen gibt es weder für Sportlerinnen und Sportler noch für Menschen mit Arthrosen, Diabetes oder rheumatischen Erkrankungen. Versorgung heißt hier: Hypothesen bilden, Befunde ernst nehmen, sensomotorische und konditionelle Faktoren einbeziehen und den Effekt im Alltag prüfen – im Idealfall in enger Abstimmung zwischen Praxis, Klinik und technischer Orthopädie.

Besonders hervorheben möchten wir die Kapitel zu Diabetes, Polyneuropathie und dem diabetischen Fuß. Sie zeigen, dass Veränderungen von Gangbild, Balance und Muskelzustand lange vor sichtbaren Wunden beginnen – und dass Prävention nur funktionieren kann, wenn Trainingsprogramme, Schulung, Schuh- und Einlagenversorgung sowie gesellschaftliche Rahmenbedingungen zusammenspielen. Für die Orthopädieschuhtechnik bedeutet das: Unsere Rolle verschiebt sich vom „Schuhversorger am Ende der Kette" hin zum aktiven Partner in einem frühzeitigen, interdisziplinären Versorgungspfad.

Unübersehbar ist dabei auch die wirtschaftliche Dimension sensomotorischer Fußversorgungen. Spätestens mit der aktuellen Rechtsprechung wird deutlich, dass sensomotorische Einlagen trotz einer langjährigen Praxis bisher nicht im Hilfsmittelverzeichnis gelistet werden. Eine Übernahme durch die Krankenkassen im Rahmen von Zusatzleistungen entfällt durch das Urteil nun weitgehend. Damit stellt sich für Hilfsmittelerbringer sowie für Patientinnen und Patienten noch deutlicher die Frage, welche Leistungen als Eigenleistung zu tragen sind. Gerade deshalb ist es hilfreich, dass dieses Buch den therapeutischen Ansatz differenziert beschreibt, Nutzen und Grenzen transparent macht und damit eine sachliche Grundlage schafft – für ärztliche Verordnung, handwerkliche Umsetzung und eine faire Aufklärung der Betroffenen.

Auch die Ausführungen zu Einlagen und Schmerz machen deutlich, wie wichtig der Blick über den Tellerrand ist. Schmerz wird hier nicht nur biomechanisch, sondern auch neurophysiologisch und psychologisch verstanden. Tragekomfort, „preferred movement path", Erwartung, Angst und Selbstwirksamkeit gehören ebenso in die Versorgung wie Druckmessung und Gelenkwinkel. Für unser Medizinhandwerk ist das ein wichtiger Hinweis: Gute Versorgung ist nicht nur Millimeterarbeit am Schleifband, sondern auch Kommunikations- und Motivationsarbeit am Menschen.

Dieses Buch fordert uns alle heraus: Ärztinnen und Ärzte, ihre Trainings- und Bewegungsanteile in der Therapie konsequenter zu planen; Therapeutinnen und Therapeuten, sensomotorisches Training systematisch zu denken; und uns in der Orthopädieschuhtechnik, unsere handwerklichen Entscheidungen noch stärker evidenzbasiert zu begründen und interdisziplinär zu erklären. Kurz gesagt: Es holt Weißkittel, Therapiepraxis und die Werkbank an einen Tisch.

Im Namen der Studiengemeinschaft für Orthopädieschuhtechnik danken wir Herrn Dr. Laube für seine umfassende Arbeit. Wir wünschen dem Buch eine weite Verbreitung – in Arztpraxen, Kliniken, Therapieräumen, Werkstätten und Ausbildungsstätten. Möge es helfen, dass wir unsere gemeinsame Aufgabe klarer sehen: Menschen so zu versorgen, dass Stehen, Gehen und Laufen nicht nur möglich, sondern wieder selbstverständlich, sicher und möglichst schmerzarm werden.

Im Namen der Studiengemeinschaft für Orthopädieschuhtechnik e. V.

T. Redeker

# Geleitwort Gregor Pfaff

Das vorliegende Buch von Wolfgang Laube beschreibt die neurophysiologischen Grundlagen der Haltungs- und Bewegungssteuerung sowie die wesentlichen Störfaktoren. Dieses Wissen ist in seiner Anwendung die verbindende und interprofessionelle Klammer und Schnittstelle im Ringen um eine umfassende und ursächliche Diagnostik und Therapie von Patientinnen und Patienten. Im neuro myofaszialen Schmerzverständnis bildet es die Basis eines gemeinsamen ärztlichen, physiotherapeutischen, sowie auch handwerklichen Ausbildungs- und Behandlungsansatzes.

Gerade am Wendepunkt der Stato-Dynamik unseres Körpers stellen die Fußsohlen den sensomotorisch entscheidenden Bodenkontakt (Erdung) her. Chronische, durch einen passiven und unphysiologischen Lebensstil ausgelöste Krankheitsprozesse, wie beispielsweise pAVK und PNP, finden gerade hier ihren Ausdruck.

Bewegungsmangel und mangelhafte Bewegungsqualität sind unterschätzte Krankheitsfaktoren. Zu den unphysiologischen Störungen der Qualität sind unter anderem monoton gleichbleibende Bodenverhältnisse, feste und zu enge und starre Schuhe sowie zu feste Einlagen zu zählen. Die Hauptstörungen bestehen in der Verfälschung einer natürlichen Afferenz und der Behinderung einer natürlichen Fußfunktion.

Oft berichten Patientinnen und Patienten über Schmerzen an den Beinen und Füßen nach dem Stehen oder Gehen mit festen Schuhen auf harten Böden. Die gleichen Personen können aber drei bis vier Stunden schmerzfrei wandern! Dies sollte uns nachdenklich machen. Folglich sollte eine situativ notwendige therapeutische Ruhigstellung nicht unkontrolliert als Störung der Sensomotorik über längere Zeit aufrechterhalten bleiben. Fachübergreifend sollten entsprechend alle Formen von bewegungseinschränkenden Therapien kritisch geprüft werden.

Auf Grundlage dieses Buches werden sich fachübergreifend unsere Therapieansätze in der Reha-und Bewegungsmedizin und, dem vorausgehend, auch in der Prävention verändern.

Durch seine inzwischen langjährige Mitgestaltung des Ausbildungskonzepts der Gesellschaft für Haltungs- und Bewegungsforschung (GHBF) und in seinen vielfältigen Veröffentlichungen sowie weiteren Ausbildungsaktivitäten leistet Wolfgang Laube schon heute einen wesentlichen Beitrag zu einer zukunftsorientierten und ursächlich wirkenden Medizin.

Dem Autor und seinem Werk sowie seinen Erkenntnissen wünsche ich eine fachübergreifende Verbreitung und Anerkennung.

Gregor Pfaff

# Geleitwort Greitemann

Endlich, möchte man sagen, ein Buch zum viel beschworenen und hochaktuellen Thema der Sensomotorik! Lange war ein derartiges Buch überfällig. Sensomotorik ist wichtig – nicht nur in der Behandlung bei vielen orthopädischen, vor allem auch neuro-orthopädischen Krankheitsbildern, sondern auch bei vielen Versorgungen aus der Orthopädietechnik und -schuhtechnik, aber auch bei therapeutischen Ansätzen.

Wolfgang Laube gilt als einer der führenden Experten in Deutschland auf diesem Gebiet und ist seit vielen Jahren ein bekannter und beliebter Vortragender auf zahlreichen Kongressen. Im vorliegenden Werk setzt er sich intensiv mit der Darstellung der Bedeutung von Sensomotorik für nahezu alle Körperfunktionen, mit dem sensomotorischen System als solchem (was ist denn eigentlich Sensomotorik?) auseinander, bevor er intensiv auf die Bedeutung einer ungestörten Sensomotorik für die Stabilität des Gehens und Stehens eingeht. Unter dem Thema der Pathophysiologie werden prototypisch bedeutsame Krankheitsbilder, so z. B. die Kreuzbandruptur, Arthrosen, Veränderungen an der Muskulatur sowie die gestörte Sensomotorik bei Stoffwechselerkrankungen und rheumatischen Erkrankungen dargelegt, bevor auf das schwierige Thema der posturalen Regulation bei diversen neuro-orthopädischen Krankheitsbildern eingegangen wird. Abgerundet wird das Werk durch die Darlegung der Propriozeption im Bereich der Orthopädieschuhtechnik (Schuhe und Einlagen) sowie die Beeinflussung von Schmerz durch entsprechende orthopädieschuhtechnische Versorgungen.

Bei der Bedeutung der Sensomotorik für Versorgungen im Bereich der Orthopädie, Orthopädietechnik und Orthopädieschuhtechnik wird das Werk sicherlich die Praxis der Versorgung positiv beeinflussen und weiterbringen.

Dem Buch ist eine weite Verbreitung zu wünschen, auch um gegebenenfalls zu weiterführenden Studien Anlass zu geben. Es ist interessant und wichtig für Ärzte, Orthopädietechniker und -schuhtechniker, ebenso wie für alle Therapeuten.

B. Greitemann

**Interessenskonflikt** Der/die Autor*in hat keine relevanten Interessenskonflikte im Zusammenhang mit dieser Publikation.

# Inhaltsverzeichnis


**Teil I  Sektor I**

**1  Die „neue Arbeitswelt", der Bewegungsmangel benötigt bio-psycho-soziale Konsequenzen** .............................. 3
   1.1  Bewegungsmangel – Merkmal der „modernen Welt" ........... 3
   1.2  Sensomotorik – der essenzielle Entwicklungsreiz ............. 5
   1.3  Sensomotorische Entwicklung, Kognition und Verhalten ........ 7
   1.4  Gehirnstruktur vertritt integral Sensomotorik, Verhalten und Schmerzen ..................................................... 9
   1.5  Bewegungsmangel: Dekonditionierung und Maladaptation der Gehirnstruktur ............................................. 10
   1.6  Sensomotorik im Jugendalter: Marker chronisch degenerativer Erkrankungen ................................................. 12
   Literatur ...................................................... 14

**2  Körperfunktionen Basis des Lebens – Facharztgrenzen überschreiten – physische Aktivität zeitig in alle! Behandlungsregimes** ............................................ 19
   2.1  Physische Aktivitäten gering – Prävalenzen hoch – Ziele für alle medizinischen Fachgebiete und Gesundheitsberufe ...... 19
   2.2  Therapieziel Lebensqualität mit seinen Komponenten .......... 21
   2.3  Therapeutisches Training – die nachhaltige Therapiekomponente ............................................ 22
   2.4  Training allgemein wirksam – gehört zu jeder Facharztbehandlung ... 26
      2.4.1  Training und Gehirn: Intensität der Dosierung ......... 28
      2.4.2  Training und Gehirn: Plastizität, Funktionen, Verhalten ... 30
      2.4.3  Training, physische Funktion und mentale Gesundheit .... 31
      2.4.4  Training, Ruptur des vorderen Kreuzbands und „return to sport" ........................................ 32
      2.4.5  Training und Gehirn: metabolisches Syndrom .......... 32
      2.4.6  Training und zerebraler Insult ...................... 33
      2.4.7  Training und neurodegenerative und psychiatrische Erkrankungen ..................................... 34
      2.4.8  Training und Osteoarthrosen ...................... 34

    2.4.9   Training und onkologische Erkrankungen . . . . . . . . . . . . . .   35
    2.4.10  Training und chronische Schmerzen . . . . . . . . . . . . . . .   36
  Literatur. . . . . . . . . . . . . . . . . . . . . . . . . . . . . . . . . . . . . . . . . .   38

**Teil II   Physiologie**

**3   Bewegungen, die Sensomotorik ein Hauptmerkmal des Lebens: Das sensomotorische System, die abhängigen Strukturen und die physische Aktivität** . . . . . . . . . . . . . . . . . . . . . . . . . . . . . . . .   47
  3.1   Das sensomotorische System: Aktivität sorgt für Entwicklung, Gesundheit und Mobilität . . . . . . . . . . . . . . . . . . . .   48
  3.2   Das sensomotorische System und die abhängigen Körperstrukturen. . . . . . . . . . . . . . . . . . . . . . . . . . . . . . . . . .   60
  3.3   Physische Aktivität: Trainings- und Gesundheitswirksamkeit. . . . .   65
  Literatur. . . . . . . . . . . . . . . . . . . . . . . . . . . . . . . . . . . . . . . . . .   70

**4   Posturale Regulationen – die sensomotorischen Grundbausteine der Bewegungssicherheit und Qualität: Gleichgewicht, Präzision, Stabilität, Wiederholbarkeit.** . . . . . . . . . . . . . . . . . . . . . .   75
  4.1   Die Ziel- und die Stützsensomotorik und ihre Informationsbasis. . .   76
  4.2   Sensomotorische Bausteine der Stützsensomotorik, die posturalen Regulationen. . . . . . . . . . . . . . . . . . . . . . . . . . .   83
  4.3   Bewegungskönnen und konditionelle Fähigkeiten . . . . . . . . . . . . .   98
  Literatur. . . . . . . . . . . . . . . . . . . . . . . . . . . . . . . . . . . . . . . . . .   99

**5   Die Stabilität des Stehens und Gehens – Koordination, Kraft und Ausdauer.** . . . . . . . . . . . . . . . . . . . . . . . . . . . . . . . . . . . . .   103
  5.1   Gleichgewichtskontrolle: die posturalen Regulationen und der Trainingszustand bei Gesunden. . . . . . . . . . . . . . . . . . . . . .   105
  5.2   Gleichgewichtskontrolle: die posturalen Regulationen bei sensomotorischen Entwicklungsstörungen und Training. . . . . . . . .   107
  5.3   Gleichgewichtskontrolle: die posturalen Regulationen eine Verknüpfung von Koordination und Kondition . . . . . . . . . . . . . . .   108
  5.4   Gleichgewichtskontrolle: die posturalen Regulationen und chronisch degenerative Erkrankungen. . . . . . . . . . . . . . . . . . . .   111
  5.5   Gleichgewichtskontrolle: die posturalen Regulationen in der Lebensspanne. . . . . . . . . . . . . . . . . . . . . . . . . . . . . . . . .   114
  Literatur. . . . . . . . . . . . . . . . . . . . . . . . . . . . . . . . . . . . . . . . . .   120

**6   Das Gehen in der Lebensspanne** . . . . . . . . . . . . . . . . . . . . . . . .   123
  6.1   Die posturale Kontrolle bestimmt das Stehen und Gehen . . . . . . . .   123
  6.2   Gehen ein „Fingerabdruck": Produkt des Lernens, der physischen Aktivität und des Alterns. . . . . . . . . . . . . . . . . . . .   124
  6.3   Die Energetik des Gehens . . . . . . . . . . . . . . . . . . . . . . . . . . .   126
  6.4   Kennzeichen und Merkmale des Alterungsprozesses . . . . . . . . . . .   131
  6.5   Alterungsprozess des sensomotorischen Systems . . . . . . . . . . . . . .   132
  6.6   Stehen und Gehen im Alter . . . . . . . . . . . . . . . . . . . . . . . . . . .   139
  Literatur. . . . . . . . . . . . . . . . . . . . . . . . . . . . . . . . . . . . . . . . . .   144

**Teil III  Pathophysiologie der Sensomotorik des Gleichgewichts**

**7  Sensomotorik und Gelenkverletzungen: Prototyp ACL-Ruptur** . . . .  151
  7.1  Gelenkverletzungen: biomechanische und sensomotorische
        Folgen. . . . . . . . . . . . . . . . . . . . . . . . . . . . . . . . . . . . . . . . . . . . . . . .  151
  7.2  Sensomotorik und Ruptur des vorderen Kreuzbandes. . . . . . . . . . .  153
  7.3  Sensomotorik und Verletzungen des Sprunggelenks . . . . . . . . . . .  161
  Literatur. . . . . . . . . . . . . . . . . . . . . . . . . . . . . . . . . . . . . . . . . . . . . . . . .  163

**8  Sensomotorik und chronische muskuloskelettale Erkrankungen** . . .  167
  8.1  Chronische degenerative Erkrankungen – akzentuierte,
        aber vergleichbare aktive Interventionsprogramme. . . . . . . . . . . . .  167
  8.2  Arthrosen – sensomotorische Defizite Ursache und Folge . . . . . . .  168
        8.2.1  Coxarthrose . . . . . . . . . . . . . . . . . . . . . . . . . . . . . . . . . .  170
        8.2.2  Gonarthrose . . . . . . . . . . . . . . . . . . . . . . . . . . . . . . . . . .  176
        8.2.3  Spondylarthrosen . . . . . . . . . . . . . . . . . . . . . . . . . . . . . .  180
  Literatur. . . . . . . . . . . . . . . . . . . . . . . . . . . . . . . . . . . . . . . . . . . . . . . . .  181

**9  Sensomotorik und Funktionsstörungen der Bewegungssegmente** . . .  185
  9.1  Einheit von Muskulatur und fixen Bindegewebestrukturen. . . . . . .  185
  9.2  „Sensormuskeln" der Wirbelsäule und funktionelle Einheit . . . . . .  187
  9.3  Funktionsstörungen der Bewegungssegmente, Schmerzen,
        Muskelstruktur und Sarkopenie: ein Merkmalspuzzle. . . . . . . . . . .  187
  9.4  Manuelle Therapie der Wirbelsäule: multiple Konsequenzen . . . . .  189
  9.5  Manuelle Therapie der Wirbelsäule: Schmerzen, Balance, Gehen . . .  191
  9.6  Manuelle Therapie bei zerebralen Störungen durch Insult . . . . . . .  194
  9.7  Manuelle Therapie bei zerebralen Störungen durch Entzündung. . .  196
  Literatur. . . . . . . . . . . . . . . . . . . . . . . . . . . . . . . . . . . . . . . . . . . . . . . . .  198

**10  Sensomotorik und Stoffwechselerkrankungen**. . . . . . . . . . . . . . . . . .  203
  10.1  Die Sensomotorik bei Diabetes mellitus Typ 2 . . . . . . . . . . . . . . .  203
  10.2  Sensomotorik bei Adipositas und metabolischem Syndrom . . . . .  210
  Fazit. . . . . . . . . . . . . . . . . . . . . . . . . . . . . . . . . . . . . . . . . . . . . . . . . . . . .  218
  Literatur. . . . . . . . . . . . . . . . . . . . . . . . . . . . . . . . . . . . . . . . . . . . . . . . .  219

**11  Sensomotorik und Erkrankungen des rheumatischen
Formenkreises** . . . . . . . . . . . . . . . . . . . . . . . . . . . . . . . . . . . . . . . . . . . .  225
  11.1  Die rheumatoide Arthritis . . . . . . . . . . . . . . . . . . . . . . . . . . . . . .  227
  11.2  Morbus Bechterew . . . . . . . . . . . . . . . . . . . . . . . . . . . . . . . . . . . .  231
  Fazit. . . . . . . . . . . . . . . . . . . . . . . . . . . . . . . . . . . . . . . . . . . . . . . . . . . . .  234
  Literatur. . . . . . . . . . . . . . . . . . . . . . . . . . . . . . . . . . . . . . . . . . . . . . . . .  236

**12  Sensomotorik und neurologische Erkrankungen** . . . . . . . . . . . . . . .  239
  12.1  Posturale Regulationen und Morbus Parkinson. . . . . . . . . . . . . . .  239
  12.2  Posturale Regulationen und Kopfschmerzsyndrome . . . . . . . . . . .  243
  12.3  Posturale Regulationen und zerebraler Insult . . . . . . . . . . . . . . . .  245
  12.4  Posturale Regulationen und Schwindelsyndrom . . . . . . . . . . . . . .  248
  12.5  Posturale Regulationen und Polyneuropathie . . . . . . . . . . . . . . . .  249
  Literatur. . . . . . . . . . . . . . . . . . . . . . . . . . . . . . . . . . . . . . . . . . . . . . . . .  255

**13  Sensomotorik und Schmerzsyndrome**. . . . . . . . . . . . . . . . . . . . . . .  261
    13.1  Schmerzphänotypen. . . . . . . . . . . . . . . . . . . . . . . . . . . . . . . . .  261
    13.2  Posturale Regulationen und chronischer Low Back Pain
          (cLBP). . . . . . . . . . . . . . . . . . . . . . . . . . . . . . . . . . . . . . .  264
    13.3  Posturale Regulationen und chronisches ausgedehntes
          Schmerzsyndrom (cASS). . . . . . . . . . . . . . . . . . . . . . . . . .  272
    13.4  Physische Aktivität, Training: essenzielles Element der
          Schmerztherapie. . . . . . . . . . . . . . . . . . . . . . . . . . . . . . .  275
    Literatur. . . . . . . . . . . . . . . . . . . . . . . . . . . . . . . . . . . . . . . . .  278

**Teil IV  Die Wirkungen von Schuhen und Einlagen**

**14  Schnittstelle Fuß – Schuh/Einlage – Boden: Biomechanik und
Sensomotorik**. . . . . . . . . . . . . . . . . . . . . . . . . . . . . . . . . . . . .  287
    14.1  Schnittstelle Fußsohle-Boden: Diagnostik als Basis von
          Interventionen . . . . . . . . . . . . . . . . . . . . . . . . . . . . . . .  289
    14.2  Die Schnittstelle Fußsohle-Boden: Merkmale und
          Beanspruchung in der Lebensspanne. . . . . . . . . . . . . . . . . .  291
    14.3  Die Beanspruchung des Fußes bei Übergewicht und Adipositas. . .  297
    14.4  Die Beanspruchung des Fußes beim Diabetes mellitus. . . . . . . . .  298
    Literatur. . . . . . . . . . . . . . . . . . . . . . . . . . . . . . . . . . . . . . . . .  307

**15  Fußorthesen (Einlagen): Optimierung des Gehens und Laufens
bei Gesunden?**. . . . . . . . . . . . . . . . . . . . . . . . . . . . . . . . . . . . .  313
    15.1  Die Sensomotorik des Laufens – der „preferred movement path". . .  313
    15.2  Einlagen: Biomechanik und Sensomotorik bei Gesunden. . . . . . .  319
          15.2.1  Schuhkomfort. . . . . . . . . . . . . . . . . . . . . . . . . . .  319
          15.2.2  Laufen, Ermüdung und Biomechanik . . . . . . . . . . . . . .  320
          15.2.3  Laufen, Einlagen, Biomechanik und Fehlbelastungen . . .  321
          15.2.4  Einlagen: Wirkungen und individuelle Spezifik . . . . . . . .  322
          15.2.5  Einlagen: Biomechanik, Physiologie, Training. . . . . . . .  323
          15.2.6  Einlagen: Prävention von Fehlbelastungen . . . . . . . . . . .  327
    Literatur. . . . . . . . . . . . . . . . . . . . . . . . . . . . . . . . . . . . . . . . .  330

**16  Einlagen: Therapieelement nach Verletzungen und bei Er-
krankungen** . . . . . . . . . . . . . . . . . . . . . . . . . . . . . . . . . . . . . .  333
    16.1  Ruptur des vorderen Kreuzbands und Rekonstruktion . . . . . . . . .  334
    16.2  Chronische Instabilität des Sprunggelenks . . . . . . . . . . . . . . . .  335
    16.3  Chronische Achillodynie . . . . . . . . . . . . . . . . . . . . . . . . . . . .  338
    16.4  Plattfuß. . . . . . . . . . . . . . . . . . . . . . . . . . . . . . . . . . . . . . .  340
    16.5  Metatarsalgie: Fußdeformitäten, Osteo-, rheumatoide
          Arthritis, Morton-Neurom,. . . . . . . . . . . . . . . . . . . . . . . .  342
    16.6  Gon-, Coxarthrose, patello-femorale Schmerzen,
          Beinachsenfehlstellung . . . . . . . . . . . . . . . . . . . . . . . . . .  344
    16.7  Rheumatoide Arthritis, Gicht, Hallux rigidus . . . . . . . . . . . . . .  348
    16.8  Diabetes mellitus . . . . . . . . . . . . . . . . . . . . . . . . . . . . . . . .  350

16.8.1 Versorgungsfaktor plantarer Druck: Entwicklung und Schädigung . . . . . . . . . . . . . . . . . . . . . . . . . . . . . 352

16.8.2 Physische Aktivität, Training . . . . . . . . . . . . . . . . . . . . 357

16.8.3 Schuh- und Einlagenversorgung . . . . . . . . . . . . . . . . . . 358

Literatur . . . . . . . . . . . . . . . . . . . . . . . . . . . . . . . . . . . . . . . . 368

**17 Einlagen und Schmerz** . . . . . . . . . . . . . . . . . . . . . . . . . . . . . . 379

17.1 Einlagen: Korrektur, Kompensation, Schmerzlinderung . . . . . . . . 379

17.2 Tragekomfort: Komponente der Schmerzlinderung . . . . . . . . . . . 381

17.3 Anti-nozizeptive Wirkung von Einlagen in systematischen Reviews und Metaanalysen: eine ausgewählte Kurzübersicht . . . . 384

17.4 Die anti-nozizeptive Wirkung von Einlagen bei Erkrankungen des Fußes . . . . . . . . . . . . . . . . . . . . . . . . . . 388

17.5 Die anti-nozizeptive Wirkung von Einlagen bei Erkrankungen der unteren Extremität . . . . . . . . . . . . . . . . . . 394

17.6 Die anti-nozizeptive Wirkung von Einlagen bei Erkrankungen der Wirbelsäule . . . . . . . . . . . . . . . . . . . . . . 397

Literatur . . . . . . . . . . . . . . . . . . . . . . . . . . . . . . . . . . . . . . . . 404

**Stichwortverzeichnis** . . . . . . . . . . . . . . . . . . . . . . . . . . . . . . . . 411

# Die „neue Arbeitswelt", der Bewegungsmangel benötigt bio-psycho-soziale Konsequenzen

**1**

> **Trailer** Der Bewegungsmangel startet in der Kindheit, obwohl physische Aktivitäten die physische und kognitiv-mentale Entwicklung und das soziale Verhalten prägen und den gesundheitlichen Status bestimmen. Die Sensomotorik erfordert Wahrnehmungen und Entscheidungen, sodass die Kognition dafür mit der Entwicklung der höchsten Gehirnfunktionen einhergeht. Da Sensomotorik und Schmerzfreiheit eine funktionelle Einheit bilden, werden parallel die psychologischen Grundlagen einer effektiven Schmerzbewältigung ausgebildet.
>
> Bewegungsmangel ist Dekonditionierung. Sie bestimmt die Prävalenzen der chronischen, nicht übertragbaren Erkrankungen und der Schmerzsyndrome, der Erkrankung des Gehirns. Training ist „Psychotherapie" hinsichtlich des Verhaltens, der Schmerzfreiheit und der Resilienz gegenüber Stress. Will die Gesellschaft wirklich die Prävalenzen chronischer Erkrankungen eingrenzen, müssen Bedingungen für physische Aktivitäten organisiert und die Mitwirkung der Menschen eingefordert werden.

## 1.1 Bewegungsmangel – Merkmal der „modernen Welt"

Der Bewegungsmangel (Laube 2023) der „neuen Arbeitswelt" beginnt in der industrialisierten sogenannten „modernen Welt" bereits in der Kindheit und setzt sich als ein entscheidendes Merkmal der Sozialisation im Kindes- und Jugendalter in der Lebensspanne fort. Dies, obwohl

- sensomotorische Aktivitäten der essenzielle Entwicklungsreiz für die physische und die damit direkt verbundene kognitiv-mentale Entwicklung sind,
- die Grob- und Feinmotorik zu den wesentlichen Meilensteinen der Entwicklung gehören,

- die Sensomotorik eng mit den untereinander verknüpften sensomotorisch geprägten Entwicklungsmeilensteinen Sprache, kognitive Fähigkeiten und dem sozialen Verhalten verflochten sind,
- die Funktion der Sensomotorik hinsichtlich der Bewegungsfähigkeit und den konditionellen Fähigkeiten Ausdauer und Kraft im gesamten Leben gemeinsam den peripheren und cerebralen gesundheitlichen Status des Menschen bestimmen (vgl. Kap. 3)

und auf dieser Basis

- der „einfach" zu diagnostizierende Funktions- und Trainingszustand des „signalstoffgestützten peripheren Zentrums Muskulatur (Laube 2022)" als ein in der gesamten Lebensspanne äußerst gesundheitsrelevantes Gesundheitsmerkmal anzusehen ist und
- mit einem guten Funktionszustand der Sensomotorik, der Ausdauer und der Kraft eine Verzögerung der Alterungsprozesse beeinflusst werden und der Zeitraum der Gebrechlichkeit eingegrenzt werden kann.

Ganz anders sieht die aktuelle Realität aus! Entgegen der selbstberichteten und somit durch „soziale Erwünschtheit" potenziell „nach oben verzerrte" Umfang des Sportunterrichts fällt der objektiv ermittelte zeitliche Umfang des Sportunterrichts in der Schule deutlich geringer aus als der physiologische Bedarf für eine gesunde Entwicklung. Für Jugendliche sind in den Schulen sogar noch weniger Sportstunden als für Kinder vorgesehen. Außerschulische sportlichen Aktivitäten werden nur von ca. 22 % der Kinder und Jugendlichen durchgeführt (RKI 2020).

▶ **Wichtig** Die Defizite der physischen Aktivitäten im Kindes- und Jugendalter auszugleichen und dem physiologischen und psychologischen Entwicklungsbedarf anzupassen ist primär keine medizinische, sondern eine gesellschaftliche Aufgabe! Sollte wirklich der Anspruch bestehen, die Prävalenzen chronisch degenerativer Erkrankungen bereits im Kindes- und Jugendalter stark zu minimieren, spätestens ab der mittleren bis frühen späteren Lebensspanne zu reduzieren und somit die Kosten des Gesundheitssystems auf eine „natürliche" und nicht vorrangig auf eine gesellschaftlich mitverantwortete inaktivitätsbegründete Größenordnung zu begrenzen, muss es tägliche Sportstunden geben.

Zur Sozialisation der Kinder und Jugendlichen „im digitalen Zeitalter", welches später die Arbeitswelt immer mehr bestimmt und weiterfortschreitend auch noch mehr bestimmen wird, gehören von den Eltern und verbindlich von der Gesellschaft organisierte „ausreichende" physische Belastungen für

- eine gesunde körperliche, kognitiv-mentale und psychologische Entwicklung,
- die Prägung, dass physische Belastungen ein wichtiger Bestandteil eines gesunden Lebensstils sind, und somit auch
- einen physiologischen Alterungsprozess, charakterisiert durch physische und kognitive Aktivitäten.

Bisher sind aber schulbasierte Bewegungsinterventionen für die Altersgruppe 6 bis 18 Jahre aber kaum bis sehr wenig wirksam und erreichen die erforderliche Zielstellung bei Weitem nicht (Neil-Sztramko et al. 2021).

- Die tägliche Zeit der empfohlenen moderaten bis intensiven physischen Aktivitäten wird nicht oder nur marginal gesteigert (mittlere Differenz [MD] 0,73 min/Tag, 95-%-Konfidenzintervall [KI] 0,16 bis 1,30, 33 Studien, mäßige Vertrauenswürdigkeit der Evidenz).
- Die Zeit des Sitzens (MD −3,78 min/Tag, 95 %-KI −7,80 bis 0,24, 16 Studien; niedrige Vertrauenswürdigkeit der Evidenz) und der Body-Mass-Index (BMI) (MD −0,07, 95 %-KI −0,15 bis 0,01; 50 Studien; Evidenz von niedriger Vertrauenswürdigkeit) bleiben de facto unberührt.
- Die relative maximale Sauerstoffaufnahme steigt absolut unbedeutend im Mittel nur um 1,2 ml/kg/min (95 %-KI 0,57 bis 1,82, 13 Studien; niedrige Vertrauenswürdigkeit der Evidenz).

Das Gleiche trifft für körperliche Aktivitäten von Kindern im Alter von 4 bis 12 Jahren in routinemäßig während der gesamten Schulwoche bestehenden außerschulischen Kinderbetreuungseinrichtungen im Vergleich zur Standardbetreuung zu. Auch hier wurden die Belastungszeit mit moderaten bis intensiven Anstrengungen (MD 1,7 min, 95-%-KI −0,42 bis 3,82; p = 0,12, 6 Studien, 3042 Kinder), die kardiovaskuläre Fitness und der BMI nur mit ausgesprochen geringen Effekten beeinflusst (Virgara et al. 2021), sodass nicht von einer Wirkung gesprochen werden kann.

▶ **Wichtig** Der „übliche" Sportunterricht in der Schule, aber auch zusätzliche Angebote, führen nur zu sehr geringen Eff ekten. Die Ursachen können nur in den Intensitäten der Dosierung, dem Umfang der Belastungen in einer Angebotseinheit oder Schulstunde, aber auch in der Häufigkeit zu finden sein. Es gilt sowohl in der Schule als auch bei den zusätzlichen außerschulischen Sportangeboten für Kinder und Jugendliche, die nicht als leistungsorientiertes Vereinstraining durchgeführt werden, die sportwissenschaftlichen Prinzipien und Kriterien des Trainings wirksam werden zu lassen.

## 1.2 Sensomotorik – der essenzielle Entwicklungsreiz

Die Entwicklung der Sensorsysteme mit ihren zentralen Verarbeitungsstrukturen und somit die zeitlich korrekte Abfolge der frühkindlichen Reflexe sind essenzielle Elemente der Ausreifung und Entwicklung der gesamten Sensomotorik. Die neuronalen Netzwerke für die aktive Kompensation der Gravidität benötigen die vestibuläre Stimulation (Kobesova et al. 2014). Der Sensor des vestibulären Systems ist zwar mit der Geburt weitestgehend vollständig entwickelt, aber die von der Sensoraktivierung und den damit gesammelten Erfahrungen abhängige zerebrale Vernetzung benötigt für die Ausreifung die Zeit bis zur Adoleszenz (Božanić Urbančič et al. 2023).

> **Wichtig**  Es gibt keine Sensomotorik ohne kognitive und emotionale Funktionen und Leistungen. Die sensomotorische Entwicklung, angeregt und realisiert durch psycho-physische Aktivitäten ist der „biologische Stimulator" auch für die Entwicklung der höchsten Gehirnfunktionen und des Verhaltens in der Lebensspanne.

Die vestibulo-okulären und vestibulo-spinalen Reflexe sorgen aus sensomotorischer Sicht für die Kontrolle der Positionierung des Kopfes und sind damit Voraussetzung dafür, dass das visuelle System die Umwelt stabil abbilden und das Gehirn die Informationen verarbeiten kann. Des Weiteren wird die Aufrichtung des Körpers ermöglicht und es entstehen wesentliche Funktionselemente der sensomotorischen Koordination und hier insbesondere der posturalen Regulationen für das Gleichgewicht und die Bewegungspräzision. Die frühkindliche sensomotorische Entwicklung spiegelt sich in der Körperhaltung und der sensomotorischen Koordination bei adoleszenten Jugendlichen wider. Eine Beschleunigung der sensomotorischen Entwicklung durch eine inadäquat frühzeitige Aufrichtung hat sogar eher nachteilige Folgen (Maciak et al. 2024).

> **Wichtig**  Für die sensomotorischen Leistungen sind zwingend kortikale Wahrnehmungs- und Entscheidungsprozesse erforderlich. Die Vernetzung des vestibulären Systems mit den neuronalen Netzen für das Gedächtnis und die Emotionen ist nachweisbar (Dieterich und Brandt 2024). So geht mit der Entwicklung der Kognition für die Sensomotorik die Entwicklung der höchsten kognitiven Funktionen für die Kommunikation, die Bildungsfähigkeit und für das Verhaltens einher.

Das Gehirn hat kein Schmerzzentrum, sondern es gibt Schmerzkomponenten, an denen mit der sensorisch-diskriminativen, der kognitiv-bewertenden und der affektiv-emotionalen die höchsten Funktionsebenen beteiligt sind. Diese sind zugleich für die Sensomotorik verantwortlich und direkt und indirekt mit den Netzwerken der Schmerzhemmung und der Schmerzmodulation verknüpft, sodass beim Gesunden Sensomotorik und Schmerzhemmung eine funktionelle Einheit bilden (Laube 2020). Somit darf davon ausgegangen werden, dass

- frühkindliche sensomotorische Entwicklungsverzögerungen und ausgeprägte frühkindliche Schädigungen des Gehirns sich als starke Dispositions- und Realisationsfaktoren für die Entwicklung eines noziplastischen Schmerzsyndroms auswirken (Laube und Sengölge 2025),
- ungenügende physische Aktivitäten gesunder Kinder zu einer nachteiligen physischen und kognitiv-mentalen Entwicklung mit den Merkmalen einer Dekonditionierung zugunsten der Disposition und Realisation chronisch-degenerativer Erkrankungen und nozizeptiver und noziplastischer Schmerzsyndrome in der Lebensspanne führen

und ganz im Gegenteil

- die altersgerechte Förderung der sensomotorischen Entwicklung und physische Aktivitäten als wesentliches Merkmal des täglichen Lebens die physiologische Schmerzhemmung und die psychologisch geprägten Komponenten gegen das Entstehen von Schmerzsyndromen ausbilden.

▶ **Wichtig** Die funktionelle Einheit Sensomotorik und Schmerzhemmung erfordert insbesondere in der frühen Lebensspanne intensive physische Aktivitäten, um sowohl die physiologischen als auch die physiologisch basierten psychologischen Grundlagen einer effektiven Schmerzhemmung auszubilden und das Verhalten entsprechend zu prägen.

## 1.3 Sensomotorische Entwicklung, Kognition und Verhalten

Die sensomotorische Entwicklung startet in der 7. - 8. Schwangerschaftswoche. Nach der Geburt sind die frühkindlichen Reflexe die sensomotorischen Basisreize für die strukturelle und funktionelle Reifung und das Wachstum. Es ist die Zeit der Entwicklung der Sinnessysteme, wobei insbesondere die kinästhetische und die visuelle Wahrnehmung miteinander gekoppelt ablaufen und die Ausbildung des zerebralen Körperschemas begründen. Das Körperschema bzw. die Körperrepräsentation ist keine Wahrnehmung bzw. keine Karte des Körpers im Gehirn, sondern ein Konstrukt der Interpretation und Integration der multisensorischen Informationen (Shimida 2022, Fang et al. 2024). Es ist eine Vorstellung vom eigenen Körper. Das Gehirn benötigt diese Vorstellung für die korrekte sensorische Identifikation der Körperkompartimente zueinander und im Raum (Eigenkörpererkennung), für das Erkennen der Relationen zur Umgebung und als eine essenzielle Grundlage für die Bewegungsregulation (Bremner 2016, Yang et al. 2023, Gauduel et al. 2024).

Primitive neonatale Reflexe bilden die grundlegenden Entwicklungsstufen der posturalen Regulation. Sie ermöglichen die Kopfkontrolle, die wiederum Voraussetzung für die Okulomotorik und damit für eine stabile visuelle Wahrnehmung ist. Auf dieser Basis entwickeln sich die Aufrichtung des Körpers sowie die sensomotorische Koordination. Gleichzeitig verknüpfen die Reflexe motorische Leistungen mit der kognitiven Entwicklung. Reifungs- und Entwicklungsverzögerungen können daher sowohl die Sensomotorik als auch die Kognition beeinträchtigen.. Die Kinder werden insbesondere im Schulalter anhand des Lernens, der Emotionen, des Verhaltens, der Sprachentwicklung und der schulischen Leistungen auffällig. Zu diesen Kindern gehören auch diejenigen mit einem Aufmerksamkeits-Hyperaktivitäts-Syndrom (ADHS). 52 % weisen keine altersgerechte sensomotorische Entwicklung auf und die Verzögerung beträgt bis zu 23 Monate (Stollhoff 2015). Kognition und insbesondere das Arbeitsgedächtnis gehören zur Sensomotorik. So profitiert die Leistung des Arbeitsgedächtnisses bei Kindern im Alter zwischen 6 und 12 Jahren mit ADHS von physischen Aktivitäten mit einer moderaten, guten Effektgröße (SMD 0,51, 95 %-KCI: 0,34–0,69), wenn über 8–12 Wochen zwei Belastungseinheiten/Woche mit einer Dauer von 45–60 min ausgeführt werden (Cheng et al. 2025). Dieser Befund wird bevorzugt realisiert durch die Reihenfolge

- kognitiv-aerobes Training, Multitasking-Training mit Entscheidungen, Problemlösungen und variablen kognitiven Anforderungen,

gefolgt von

- Ballspielen,
- sogenannten Gehirn-Körper-Belastungen („mind-body exercises") wie z. B. Yoga und Pilates und
- interaktiven Spielen und Ausdauertraining (Song et al. 2025a).

Obwohl noch viele Fragen zu beantworten sind, z. B.

- wie physische Aktivitäten zugunsten der kognitiven Entwicklung und der akademischen Leistung in den Schulbetrieb integriert werden und
- welche Belastungsarten mit welchen Trainingsmerkmalen die kognitiven Funktionen vorrangig bzw. effektiv fördern,

steht fest: Physische Aktivitäten haben generell einen günstigen Einfluss auf die Struktur und Funktion des Gehirns. Positive Relationen zwischen der physischen Aktivität, der Fitness, der Kognition und der akademischen Leistungsfähigkeit können aufgezeigt werden (Donnelly et al. 2016). Meijer et al. (2020) belegen in einem systematischen Review mit Metaanalyse für 5- bis 12-jährige gesunde Kinder, dass langfristige körperliche Aktivitäten, begrenzt auch Einzelbelastungen, positive Auswirkungen auf die neurophysiologischen Funktionen, die kognitive und akademische Leistungsfähigkeit haben. Die Autoren bestätigen damit die Ergebnisse der Arbeiten von de Greeff et al. (2018), dass bei präadoleszenten Kindern körperliche Aktivitäten mit geringen bis moderaten Effekten die exekutiven Funktionen, die Aufmerksamkeit und die schulischen Leistungen fördern. Singh et al. (2019) finden in ihrem systematischen Review in 48 % bzw. 60 % der Studien signifikante Effekte der physischen Aktivität zugunsten der kognitiven oder der akademischen Leistungen. Die mathematischen Leistungen werden nach diesem Review offensichtlich bevorzugt begünstigt, denn alle eingeschlossenen Studien weisen positive Effekte in nahezu allen Leistungsmerkmalen aus. Die positiven Wirkungen des Trainings gelten auch für Kinder mit ADHS und Adipositas (Meijer et al. 2020). Ursächlich werden dafür u. a. die Stimulation der dopaminergen und noradrenalinergen Transmittersysteme und die Verbesserung der zerebralen Durchblutung diskutiert. Bei adipösen Kindern mindert das Training zusätzlich die neurotoxische Wirkung der Hyperinsulinämie, die einen entscheidenden nachteiligen Beitrag zur Struktur- und Funktionsveränderung des Gehirns leistet.

Entsprechend der intensiven Vernetzung des Gehirns und somit der gegenseitigen Beeinflussung und Abhängigkeit der verschiedenen Funktionen hat das Training gleichfalls eine positive Wirkung auf die emotionalen Regulationen, die Ängstlichkeit und die Depression bei diesen Kindern (Song et al. 2025b). Hierbei ist die Wirksamkeit von den Merkmalen des Trainings abhängig. Auf die Angst wirken besonders monotope und gemischte Trainingsarten, ausgeführt mit kurzer bis mittlerer

Dauer, großer Häufigkeit und moderaten Intensitäten. Die Depression wird effektiv durch Belastungen von kurzer Dauer, geringerer Häufigkeit und auch moderaten Intensitäten abgebaut. Die emotionalen Regulationen profitieren von gemischten Trainingsinhalten mit längerer Dauer und einer moderaten bis ausgeprägten Häufigkeit oder jeweils einer kürzeren Dauer und geringer Intensität. Personen mit neurologischen Entwicklungsstörungen (Tao et al. 2025) reagieren trainingsspezifisch mit kognitiven Verbesserungen auf Mind-Body-Belastungen: aktive Videospiele, bei denen die Spieler animiert werden, sich zu bewegen und ein vielseitiges physisches Training. Aerobes Training blieb ohne Wirkung. Mind-Body-Training hat eine besonders vorteilhafte Wirkung auf die Aufmerksamkeit und das vielseitige Training begünstigt das Gedächtnis und die exekutiven Funktionen.

▶ **Wichtig**   Training spricht nachhaltig die höchste Instanz des Gehirns an, den präfrontalen Kortex, der deshalb auch als „supervisory attentional system" bezeichnet wird. Der Kortex verantwortet die Aufmerksamkeit und das Verhalten, indem er die Handlungen, das Lösen von Problemen und das Arbeitsgedächtnis steuert. Insbesondere längeres systematisches Training mit mäßig intensiven Anstrengungen (siehe WHO-Empfehlung moderate bis intensive Belastungen) und variablen Inhalten steigert bei Kindern und Jugendlichen (und sicher nicht nur bei dieser Altersklasse!) vorherrschend den Aktivierungszustand des präfrontalen Assoziationskortex (Zhang et al. 2024). Die positiven Wirkungen des Trainings auf die Kognition sind sowohl im Tierexperiment als auch bei Kindern und Erwachsenen nachgewiesen. Physische Belastungen mit mittlerer bis hoher Intensität und mäßiger Dauer sind die erforderlichen Reize, die die synaptischen Funktionen, die Durchblutung und die Neuroplastizität stimulieren (Ferrer-Uris et al. 2022).

## 1.4   Gehirnstruktur vertritt integral Sensomotorik, Verhalten und Schmerzen

Für eine gesunde physische, kognitiv-mentale und anti-nozizeptive Entwicklung von Kindern und Jugendlichen ist täglich eine moderat bis intensive physische Aktivität von mindestens einer Stunde erforderlich (WHO 2020), um

- erstens die genetischen Potenziale der körperlichen Entwicklung „voll" wirksam werden zu lassen,
- zweitens alle peripheren Körperstrukturen und das Nervensystem mit dem Gehirn als oberster Instanz des Verhaltens, die Kommunikation und die integrale Zusammenarbeit aller Struktur- und Funktionsebenen in einen gesunden, belastbaren, leistungs- und widerstandsfähigen Funktionszustand zu versetzen und
- drittens bei Weiterführung der körperlichen Aktivitäten über mindestens 1,5 bis 3,0 h pro Woche die peripheren und zerebralen Strukturen und Funktionen zu erhalten bzw. den Alterungsprozess verzögernd zu beeinflussen.

Strukturwirksame physische Aktivitäten für das Bewegungskönnen" (sensomotorische Koordination), die Ausdauer und die Kraft sind einheitlich die essenziellen Triebkräfte für:

- die sensomotorische und kognitiv-emotionale Entwicklung,
- die Reifung,
- die Qualifizierung der Mechanismen der Schmerzhemmung und -modulation,
- den antientzündlichen Status aller Gewebe und Organe,
- das gesunde Wachstum,
- die Sozialisation und letztendlich
- die Erhaltung der Körperstrukturen und -funktionen und
- die Reduzierung des Risikos in jeder Altersklasse, primäre chronisch-degenerative Erkrankungen auszubilden.

Die **Ausdauer** steht für die Schmerzhemmung und als Leistung des Logistiksystems Atmung – Herz-Kreislauf – Blut – aerober Energiestoffwechsel bevorzugt für die aerobe Kapazität und damit für den anti-diabetischen Stoffwechsel des Muskelgewebes. Die aerobe Kapazität und insbesondere die Mikrozirkulation sind die Basis der Ermüdungsresistenz, des anti-nozizeptiven Gewebemilieus, der Anti-Apoptose und somit auch der Anti-Sarkopenie bzw. des späteren sarko-osteoporotischen Syndroms.

Die **Kraft** sorgt gleichfalls für die Schmerzhemmung, entwickelt oder erhält das Muskelgewebe (Anti-Dynapenie, Anti-Sarkopenie) und sichert die Struktur und die Belastbarkeit der Faszien und des Skeletts (Anti-Osteoporose).

Die **Ausdauer und die Kraft** wirken über die Myokine antientzündlich und stehen somit der „low grade inflammation", gleichbedeutend der Neuroinflammation und dem Inflamaging entgegen. Die zerebralen Funktionen werden über die Myokine und die gehirneigenen Signalstoffe unterstützt, indem u. a. die Gedächtnisfunktion mitentwickelt und gefördert wird, und die zerebralen Funktionen Anstrengungs- und Schmerztoleranz werden trainiert.

Ein **vielseitiges sensomotorisch-koordinatives Training** fördert die zugehörigen kognitiven Fähigkeiten und Sport insgesamt begünstigt die akademische Leistung.

## 1.5    Bewegungsmangel: Dekonditionierung und Maladaptation der Gehirnstruktur

Der Bewegungsmangel ist das gesundheitliche Problem und die Herausforderung der Zeit in allen industrialisierten Ländern. In der Folge steigen die Prävalenzen der primär chronisch-degenerativen Erkrankungen und der Schmerzerkrankungen als „Endstadium" bzw. als zusätzliche eigenständige Erkrankung. Der Bewegungsmangel sorgt für die Dekonditionierung, die strukturelle und funktionelle Schwäche aller Gewebe und Organe.

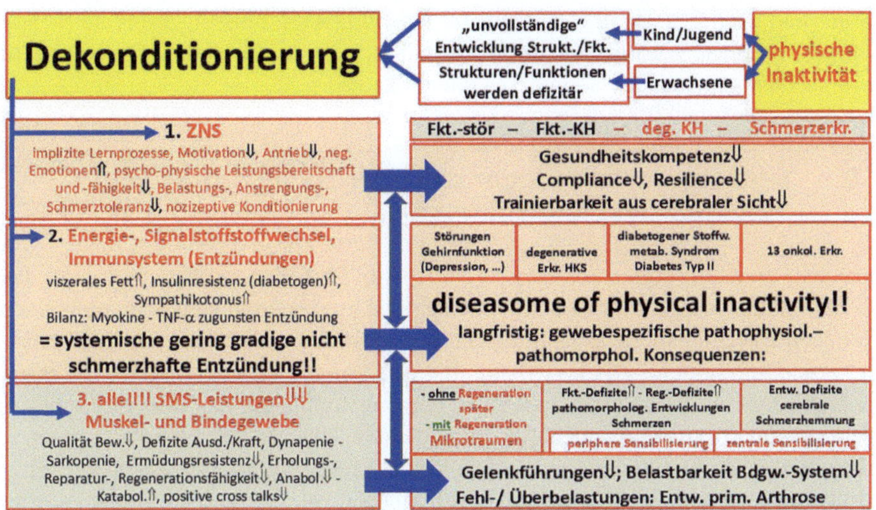



**Abb. 1.1** Physische Inaktivität verantwortet bei Kindern und Jugendlichen eine unvollständige, nicht den individuellen genetisch determinierten Potenzialen entsprechende Entwicklung aller Strukturen und Funktionen. Startet die physische Inaktivität nach der Kindes- und Jugendzeit werden alle Strukturen und Funktionen systematisch fortschreitend defizitär. Die Dekonditionierung ist bei beiden Entwicklungen das Ergebnis und die Disposition und der Realisationsfaktor für chronisch degenerative Erkrankungen und der Schmerzerkrankung sind gegeben.

Die Schwäche aller Gewebe hat ein pathophysiologisches Charakteristikum, die generalisierte „low grade inflammation" (Abb. 1.1). Dieser nicht schmerzhafte Entzündungsprozess ist die Grundlage aller chronisch degenerativen Erkrankungen („diseasome of physical inactivity", Pedersen 2009), indem die verschiedenen Gewebe daraufhin Maladaptationen ausbilden, welche die Pathogenese der Erkrankungen prägen. Darin eingeschlossen ist immer auch der Entzündungsprozess im Gehirn (Shraim et al. 2024), der zu gesundheitlich nachteiligen bis krankhaften Veränderungen der höchsten Funktionen und Leistungen führt (Abb. 1.1). Alle Leistungen des sensomotorischen Systems sind defizitär. Die Kommunikation der Gewebe über ihre Signalstoffe und die genetischen Informationen (Exosomen; Safdar and Tarnopolsky 2018, Fuller et al. 2020, Darragh et al. 2021) fördert die gegenseitige pathophysiologische Strukturierung und somit die Weiterentwicklung der Erkrankungen (Abb. 1.1). Im Gesamtergebnis entwickeln sich auch noziplastische Schmerzsyndrome (Treede et al. 2019, Kosek et al. 2021, Nijs et al. 2021), bei denen die beklagten Schmerzen nicht mehr mit peripheren Befunden einer Gewebeschädigung oder einer Entzündung erklärt werden können (Clauw 2024). So laufen bereits bei primär strukturell und funktionell gesunden Menschen infolge einer chronischen physischen Inaktivität pathophysiologische Entwicklungsprozesse ab, die u. a. zur noziplastischen Schmerzerkrankung des Gehirns führen. Da das Gehirn eine intensiv vernetzte Neuromatrix ist und alle Funktionen, die kognitiv-emotionalen, die sensomotorischen und die Schmerzhemmung miteinander verknüpft und auch gegenseitig voneinander abhängig sind, müssen zerebrale Schädigungen komplexe Auswirkungen haben und u. a. eben auch eine Disposition für chronische noziplastische Schmerzen darstellen.

## 1.6    Sensomotorik im Jugendalter: Marker chronisch degenerativer Erkrankungen

Eine sehr große Kohortenstudie (1 547 407 Mio. Personen, männlich) belegt, dass 18-Jährige mit einer geringen aeroben Kapazität und/einem hohen aber auch einem normalen BMI innerhalb eines mittleren Beobachtungszeitraumes von 25,7 Jahren ein wesentlich höheres Risiko haben, eine ischämische Herzerkrankung zu entwickeln (Crump et al. 2017a). Somit ist es ungenügend, allein das Körpergewicht als Merkmal des Gesundheitszustandes zu betrachten, sondern insbesondere im jungen Alter hat die aerobe Fitness einen hohen Prognosewert für die Prävalenz einer chronisch degenerativen Herz-Kreislauf-Erkrankung.

Generell steht die aerobe Kapazität nicht nur für die Fähigkeit, Ausdauerleistungen zu erbringen, sondern

- sie vertritt synonym die Erholungs-, Kompensations- und Adaptationsfähigkeit,
- sichert nur in den entsprechend trainierten Körperbereichen eine anti-nozizeptive Gewebestruktur (Mikrozirkulation) und ein anti-nozizeptives Gewebemilieu (interstitieller Raum) und
- das Training wirkt generalisiert antientzündlich.

Bei Defiziten der beiden konditionellen Faktoren aerobe Kapazität und Kraft und beim Vorliegen einer Adipositas mit 18 Jahren kann auch nach der Bereinigung (Adjustierung) der Faktoren

- „familiäre Belastung mit Herz-Kreislauf-Erkrankungen" und
- „sozioökonomische Bedingungen bzw. Belastungen"

von einer höheren Gesamtmortalität ausgegangen werden. Das gilt auch für normalgewichtige Jugendliche. Es zeigt sich ein „additiver Effekt", indem die Mortalität infolge der Kombination der defizitären konditionellen Fähigkeiten und der Adipositas höher ist als durch das Vorhandensein jedes einzelnen Faktors (Crump et al. 2017c). Alle diese Aussagen gelten ebenfalls für die Entwicklung einer Herzinsuffizienz (Crump et al. 2017b).

Trainingswirksame physische Aktivitäten, gegeben durch eine ausreichende Belastungsdauer, -intensität und -häufigkeit, haben positive Auswirkungen auf die zerebralen Strukturen, die Transmittersysteme sowie die synaptischen Informationsübertragungs- und -verarbeitungsprozesse. Bei Kindern und Jugendlichen wird die Neurogenese insbesondere im Hippocampus und damit die kognitive Funktion entwickelt und gefördert. Bei Erwachsenen steht die Neuroprotektion im Vordergrund. Neue Ergebnisse im Tierexperiment weisen darauf hin, dass Training u. a.

wahrscheinlich über eine Leber-Hirnachse kortikale Netzwerke zugunsten einer höheren Stressresistenz aktiviert (Yan et al. 2022), sodass Training einem chronischen Stress als Krankheitsursache entgegensteht. Eine geringe Stressresilienz in der Jugend ist u. a. ein starker Dispositionsfaktor der arteriellen Hypertonie im späteren Leben und vor allen Dingen noch deutlich intensiviert, wenn eine Adipositas besteht (Crump et al. 2016). Das „Stressmanagement" ist eines der 6 Merkmale des Lebensstils (Pearl 2023). Es steht mit den Merkmalen „physische Aktivität" und „erholsamer Schlaf" in besonders enger Wechselbeziehung (Sejbuk et al. 2022, De Nys et al. 2022, Baranwal et al. 2023). Hinzu kommen die Merkmale „vollwertige überwiegend pflanzliche Ernährung", „soziale Integration" und „Vermeidung von Risikosubstanzen". Es sollten zwei weitere Faktoren hinzugefügt werden,

1. kognitive Aktivitäten bzw. nicht sensomotorisch-bedingte kognitive Aktivitäten und
2. absolute Minimierung bzw. Verhinderung von Disstress-Faktoren insbesondere im Kindes- und Jugendalter, aber auch in der Lebensspanne (Laube 2026).

Das Training beeinflusst oder bestimmt de facto alle Faktoren und ist die erforderliche präventive und zugleich therapeutische Intervention in jedem Lebensabschnitt. Entsprechend fördern physische Defizite in der Jugend die Prävalenz chronisch-degenerativer Erkrankungen. Anders gesagt: Es sind die Ausgangspunkte.

> **Wichtig**  Training ist Psychotherapie hinsichtlich der Motivation zur Aktivität, den zugehörigen positiven Emotionen und der Entwicklung oder der Erhaltung einer guten Resilienz gegenüber akutem und vor allem chronischem Stress, indem die „verarbeitenden" zerebralen Strukturen stimuliert werden und die Stressachse gedämpft wird. Dazu gehört auch die Qualifizierung und Intensivierung der Mechanismen der Schmerzhemmung.

## Fazit

Der Bewegungsmangel der „neuen Arbeitswelt" beginnt in der „industrialisierten Welt" bereits in der Kindheit und setzt sich als ein entscheidendes Merkmal der Sozialisation in der Lebensspanne fort. Dies, obwohl physische Aktivitäten für die physische und kognitiv-mentale Entwicklung, die Sprache und das soziale Verhalten essenziell sind und im gesamten Leben den gesundheitlichen Status bestimmen. Die vorhandenen Defizite physischer Aktivitäten in der Kindheit zu verhindern bzw. zu beseitigen ist primär keine medizinische, sondern eine gesellschaftliche Aufgabe. Aktuell entsprechen die schulbasierten Bewegungsinterventionen in der Altersgruppe 6 bis 18 Jahre bei Weitem nicht den biologischen, aber auch psychologischen Erfordernissen.

Die sensomotorische Entwicklung ist der „biologische Stimulator" für die höchsten Gehirnfunktionen und das Verhalten, denn es gibt keine Sensomotorik ohne kognitive und emotionale Funktionen und Leistungen. Sensomotorische Leistungen erfordern zwingend kortikale Wahrnehmungs- und Entscheidungsprozesse, sodass die Entwicklung der Kognition für die Sensomotorik mit der Entwicklung der höchsten kognitiven Funktionen für die Kommunikation, die Bildungsfähigkeit, das Verhalten einhergeht. Da gleichzeitig die Sensomotorik und die Schmerzhemmung eine funktionelle Einheit bilden, werden parallel die psychologischen Grundlagen einer effektiven Schmerzhemmung ausgebildet. Entsprechend muss physische Inaktivität als eine Disposition für nozizeptive und noziplastische Schmerzsyndrome in der Lebensspanne angesehen werden.

Bewegungsmangel führt zu einer Dekonditionierung und damit zu einer strukturellen und funktionellen Schwächung von Geweben und Organen. Er stellt sowohl eine Disposition als auch einen Realisationsfaktor für die zunehmenden Prävalenzen primär chronisch-degenerativer, nicht übertragbarer Erkrankungen sowie von Schmerzsyndromen dar. Diese entwickeln sich entweder als eine Art „Endstadium" oder treten als eigenständige Erkrankungen hinzu. Ein charakteristisches Merkmal dieser Prozesse ist die generalisierte „low-grade inflammation". Dabei handelt es sich um einen nicht schmerzhaften Entzündungsprozess, der auch im Gehirn fortbesteht und durch nachteilige Veränderungen höherer Funktionen das Verhalten mitbeeinflusst.

Training ist „physiologische Psychotherapie" in Bezug auf die wissensbasierte Motivation zur Aktivität, die damit verbundenen positiven Emotionen, die Entwicklung oder den Erhalt von Schmerzfreiheit bzw. Schmerzarmut sowie die Resilienz gegenüber akutem und vor allem chronischem Stress.

„Will die Gesellschaft wirklich die Prävalenzen der chronischen Erkrankungen eingrenzen, müssen die Bedingungen für biologisch wirksame physische Aktivitäten organisiert und die Mitwirkung der Menschen eingefordert werden."

## Literatur


Baranwal N, Yu PK, Siegel NS: Sleep physiology, pathophysiology, and sleep hygiene. Prog Cardiovasc Dis 2023 Mar-Apr:77:59–69. https://doi.org/10.1016/j.pcad.2023.02.005. Epub 2023 Feb 24.

Božanić Urbančič N, Battelino S, Vozel D: Appropriate Vestibular Stimulation in Children and Adolescents-A Prerequisite for Normal Cognitive, Motor Development and Bodily Homeostasis-A Review. Children (Basel) 2023 Dec 19;11(1):2. https://doi.org/10.3390/children11010002.

Bremner AJ: Developing body representations in early life: combining somatosensation and vision to perceive the interface between the body and the world. Dev Med Child Neurol 2016 Mar:58 Suppl 4:12–6. https://doi.org/10.1111/dmcn.13041.

Cheng G, Song C, Hong X. The impact of physical activity on working memory in children with ADHD: a meta-analysis. Front Psychiatry 2025 May 21:16:1578614. https://doi.org/10.3389/fpsyt.2025.1578614. eCollection 2025.

Clauw DJ: From fibrositis to fibromyalgia to nociplastic pain: how rheumatology helped get us here and where do we go from here? Ann Rheum Dis 2024 Oct 21;83(11):1421–1427. https://doi.org/10.1136/ard-2023-225327.

Crump C, Sundquist J, Winkleby MA, Sundquist K. Low stress resilience in late adolescence and risk of hypertension in adulthood. Heart 2016 Apr;102(7):541–7. https://doi.org/10.1136/heartjnl-2015-308597. Epub 2016 Feb 1.

Crump C, Sundquist J, Winkleby MA, Sundquist K: Interactive effects of obesity and physical fitness on risk of ischemic heart disease. Int J Obes (Lond). 2017a Feb;41(2):255–261. https://doi.org/10.1038/ijo.2016.209. Epub 2016 Nov 21.

Crump C, Sundquist J, Winkleby MA, Sundquist K: Aerobic fitness, muscular strength and obesity in relation to risk of heart failure. Heart. 2017b Nov;103(22):1780–1787. https://doi.org/10.1136/heartjnl-2016-310716. Epub 2017 May 12.

Crump C, Sundquist J, Winkleby MA, Sundquist K: Interactive Effects of Aerobic Fitness, Strength, and Obesity on Mortality in Men. Am J Prev Med. 2017c Mar;52(3):353–361. https://doi.org/10.1016/j.amepre.2016.10.002. Epub 2016 Nov 14.

Darragh IAJ, O'Driscoll L, Egan B: Exercise Training and Circulating Small Extracellular Vesicles: Appraisal of Methodological Approaches and Current Knowledge. Front Physiol 2021 Oct 28;12:738333. https://doi.org/10.3389/fphys.2021.738333. eCollection 2021.

de Greeff JW, Bosker RJ, Oosterlaan J, Visscher C, Hartman E. Effects of physical activity on executive functions, attention and academic performance in preadolescent children: a meta-analysis. J Sci Med Sport 2018 May;21(5):501–507. https://doi.org/10.1016/j.jsams.2017.09.595. Epub 2017 Oct 10.

De Nys L, Anderson K, Ofosu EF, Ryde GC, Connelly J, Whittaker AC: The effects of physical activity on cortisol and sleep: A systematic review and meta-analysis. Psychoneuroendocrinology 2022 Sep:143:105843. https://doi.org/10.1016/j.psyneuen.2022.105843. Epub 2022 Jun 24.

Dieterich M, Brandt T: Central vestibular networking for sensorimotor control, cognition, and emotion. Curr Opin Neurol 2024 Feb 1;37(1):74–82. https://doi.org/10.1097/WCO.0000000000001233. Epub 2023 Nov 30.

Donnelly JE, Hillman CH, Castelli D, Etnier JL, Lee S, Tomporowski P, Lambourne K, Szabo-Reed AN: Physical Activity, Fitness, Cognitive Function, and Academic Achievement in Children: A Systematic Review. Med Sci Sports Exerc 2016 Jun;48(6):1197–222. https://doi.org/10.1249/MSS.0000000000000901.

Fang W, Liu Y, Wang L: Multisensory Integration in Body Representation. Adv Exp Med Biol 2024:1437:77–89. https://doi.org/10.1007/978-981-99-7611-9_5.

Ferrer-Uris B, Ramos MA, Busquets A, Angulo-Barroso R. Can exercise shape your brain? A review of aerobic exercise effects on cognitive function and neuro-physiological underpinning mechanisms. AIMS Neurosci 2022 Apr 2;9(2):150–174. https://doi.org/10.3934/Neuroscience.2022009. eCollection 2022.

Fuller OK, Whitham M, Mathivanan S, Febbraio MA: The Protective Effect of Exercise in Neurodegenerative Diseases: The Potential Role of Extracellular Vesicles. Cells 2020 Sep 28;9(10):2182. https://doi.org/10.3390/cells9102182.

Gauduel T, Blondet C, Gonzalez-Monge S, Bonaiuto J, Gomez A: Alteration of body representation in typical and atypical motor development. Dev Sci 2024 May;27(3):e13455. https://doi.org/10.1111/desc.13455. Epub 2023 Nov 5.

Kobesova A, Kolar P: Developmental kinesiology: three levels of motor control in the assessment and treatment of the motor system. J Bodyw Mov Ther 2014 Jan;18(1):23–33. https://doi.org/10.1016/j.jbmt.2013.04.002. Epub 2013 May 14.

Kosek E, Clauw D, Nijs J, Baron R, Gilron I, Harris RE, Mico JA, Rice ASC, Sterling M: Chronic nociplastic pain affecting the musculoskeletal system: clinical criteria and grading system. Pain 2021 Nov 1;162(11):2629–2634. https://doi.org/10.1097/j.pain.0000000000002324.

Laube W: Sensomotorik und Schmerz. Wechselwirkung von Bewegungsreizen und Schmerzempfinden. Springer, Berlin – Heidelberg, 2020

Laube W: Die Muskulatur – das „signalstoffgestützte periphere Zentrum" adaptiver Wirkungen. Manuelle Medizin 60(2) 2022. 104–106, https://doi.org/10.1007/s00337-022-00868-0

Laube W: Bewegungsmangel Dekonditionierung, Krankheit, Schmerzen, Alter. Springer, Heidelberg-Berlin, 2023

Laube W, Sengölge M. Cerebral Palsy Link to Sensorimotor System, Cognition, Emotion and Nociplastic Pain. Children 2025, 12, 702. https://doi.org/10.3390/children12060702

Laube W. Lack of exercise: a link between sensorimotor system, behaviour, cognition, emotions and nociplastic pain. 3rd International Congress on Psychology & Behavioral Sciences. "Next-Generation Psychology: From Lab to Life". Osaka, Japan 26.–27.03.2026

Maciak M, Koszela K, Beniuk A, Woldańska-Okońska M: The Assessment of Postural-Motor, Coordination, and Reflex Functions in Children and Adolescents with a History of Premature Verticalization and Ontogeny Disorders in Their First Year of Life. Children (Basel) 2024 Aug 31;11(9):1071. https://doi.org/10.3390/children11091071.

Meijer A, Königs M, Vermeulen GT, Visscher C, Bosker RJ, Hartman E, Oosterlaan J. The effects of physical activity on brain structure and neurophysiological functioning in children: A systematic review and meta-analysis. Dev Cogn Neurosci 2020 Oct:45:100828. https://doi.org/10.1016/j.dcn.2020.100828. Epub 2020 Jul 25.

Neil-Sztramko SE, Caldwell H, Dobbins M. School-based physical activity programs for promoting physical activity and fitness in children and adolescents aged 6 to 18. Cochrane Database Syst Rev 2021 Sep 23;9(9):CD007651. https://doi.org/10.1002/14651858.CD007651.pub3.

Nijs J, George SZ, Clauw DJ, Fernández-de-Las-Peñas C, Kosek E, Ickmans K, Fernández-Carnero J, Polli A, Kapreli E, Huysmans E, Cuesta-Vargas AI, Mani R, Lundberg M, Leysen L, Rice D, Sterling M, Curatolo M: Central sensitisation in chronic pain conditions: latest discoveries and their potential for precision medicine. Lancet Rheumatol 2021 May;3(5):e383–e392. https://doi.org/10.1016/S2665-9913(21)00032-1. Epub 2021 Mar 30.

Pearl R: Lifestyle Medicine: Overcoming Systemic and Cultural Barriers to Better, More Affordable Care. Am J Lifestyle Med 2023 Mar 30;17(5):626–631. https://doi.org/10.1177/15598276231166321. eCollection 2023 Sep-Oct.

Pedersen BK: The Diseasome of Physical Inactivity and the role of myokines in muscle-fat cross talk. J Physiol 587 (2009) 5559–5568

Robert Koch-Institut (RKI) (2020) AdiMon-Themenblatt: Sportliche Aktivität in der Schule (Stand: 5. Oktober 2020). www.rki.de/adimon

Safdar A, Tarnopolsky MA: Exosomes as Mediators of the Systemic Adaptations to Endurance Exercise. Cold Spring Harb Perspect Med 2018 Mar 1;8(3):a029827. https://doi.org/10.1101/cshperspect.a029827.

Sejbuk M, Mirończuk-Chodakowska I, Witkowska AM: Sleep Quality: A Narrative Review on Nutrition, Stimulants, and Physical Activity as Important Factors. Nutrients 2022 May 2;14(9):1912. https://doi.org/10.3390/nu14091912.

Shimada S: Multisensory and Sensorimotor Integration in the Embodied Self: Relationship between Self-Body Recognition and the Mirror Neuron System. Sensors (Basel) 2022 Jul 5;22(13):5059. https://doi.org/10.3390/s22135059.

Shraim MA, Massé-Alarie H, Farrell MJ, Cavaleri R, Loggia ML, Hodges PW: Neuroinflammatory activation in sensory and motor regions of the cortex is related to sensorimotor function in individuals with low back pain maintained by nociplastic mechanisms: A preliminary proof-of-concept study. Eur J Pain 2024 Oct;28(9):1607–1626. https://doi.org/10.1002/ejp.2313. Epub 2024 Jul 15.

Singh AS, Saliasi E, van den Berg V, Uijtdewilligen L, de Groot RHM, Jolles J, Andersen LB, Bailey R, Chang YK, Diamond A, Ericsson I, Etnier JL, Fedewa AL, Hillman CH, McMorris T, Pesce C, Pühse U, Tomporowski PD, Chinapaw MJM. Effects of physical activity interventions on cognitive and academic performance in children and adolescents: a novel combination of a systematic review and recommendations from an expert panel. Br J Sports Med 2019 May;53(10):640–647. https://doi.org/10.1136/bjsports-2017-098136. Epub 2018 Jul 30.

Song X, Hou Y, Shi W, Wang Y, Fan F, Hong L. Exploring the impact of different types of exercise on working memory in children with ADHD: a network meta-analysis. Front Psychol 2025a Jan 27:16:1522944. https://doi.org/10.3389/fpsyg.2025.1522944. eCollection 2025.

Song Y, Jia S, Wang X, Wang A, Ma T, Li S, Chen J, Guo Z, Ding F, Ren Y, Qin M. Effects of physical exercise on anxiety depression and emotion regulation in children with attention deficit hyperactivity disorder: a systematic review and meta-analysis. Front Pediatr 2025b 7 Jan :12:1479615. https://doi.org/10.3389/fped.2024.1479615. eCollection 2024.

Stollhoff K. ADHS beeinflusst motorische Entwicklung. Pädiatrie 27, 25 (2015). https://doi.org/10.1007/s15014-015-0565-y

Tao R, Yang Y, Wilson M, Chang JR, Liu C, Sit CHP. Comparative effectiveness of physical activity interventions on cognitive functions in children and adolescents with Neurodevelopmental Disorders: a systematic review and network meta-analysis of randomized controlled trials. Int J Behav Nutr Phys Act 2025 Jan 13;22(1):6. https://doi.org/10.1186/s12966-024-01702-7.

Treede RD, Rief W, Barke A, Aziz Q, Bennett MI, Benoliel R, Cohen M, Evers S, Finnerup NB, First MB, Giamberardino MA, Kaasa S, Korwisi B, Kosek E, Lavand'homme P, Nicholas M, Perrot S, Scholz J, Schug S, Smith BH, Svensson P, Vlaeyen JWS, Wang SJ: Chronic pain as a symptom or a disease: the IASP Classification of Chronic Pain for the International Classification of Diseases (ICD-11). Pain 2019 Jan;160(1):19–27. https://doi.org/10.1097/j.pain.0000000000001384.

Virgara R, Phillips A, Lewis LK, Baldock K, Wolfenden L, Ferguson T, Richardson M, Okely A, Beets M, Maher C. Interventions in outside-school hours childcare settings for promoting physical activity amongst schoolchildren aged 4 to 12 years. Cochrane Database Syst Rev 2021 Sep 27;9(9):CD013380. https://doi.org/10.1002/14651858.CD013380.pub2.

World Health Organization: WHO Guidelines on physical activity and sedentary behaviour. Geneva: World Health Organization, 2020. Licence: CC BY-NC-SA 3.0 IGO, ISBN 978-92-4-001512-8 (electronic version), ISBN 978-92-4-001513-5 (print edition)

Yang J, Ganea N, Kanazawa S, Yamaguchi MK, Bhattacharya J, Bremner AJ: Cortical signatures of visual body representation develop in human infancy. Sci Rep 2023 Sep 7;13(1):14696. https://doi.org/10.1038/s41598-023-41604-5.

Yan L, Wei JA, Yang F, Wang M, Wang S, Cheng T, Liu X, Jia Y, So KF, Zhang L. Physical Exercise Prevented Stress-Induced Anxiety via Improving Brain RNA Methylation. Adv Sci (Weinh) 2022 Aug;9(24):e2105731. https://doi.org/10.1002/advs.202105731. Epub 2022 Jun 1.

Zhang Z, Shi P, Zhang K, Li C, Feng X. The frontal association area: exercise-induced brain plasticity in children and adolescents and implications for cognitive intervention practice. Front Hum Neurosci 2024 Sep 5:18:1418803. https://doi.org/10.3389/fnhum.2024.1418803. eCollection 2024.

# Körperfunktionen Basis des Lebens – Facharztgrenzen überschreiten – physische Aktivität zeitig in alle! Behandlungsregimes

> **Trailer** Der kranke Mensch muss entscheiden, ob er das „Medikament Training für die eigene Gesundheit" annimmt, was eine psychologische und gesellschaftliche Aufgabe ist!
>
> Die Lebensqualität wird durch das Wohlbefinden und die Zufriedenheit bestimmt. Dazu gehören der allgemeine Gesundheitszustand, der soziale Status und die Lebensbedingungen. Diese Faktoren können nur von einem Facharztteam und dem gesellschaftlichen Hintergrund beeinflusst werden. Die Selbstverantwortung ist zwingend erforderlich, muss gefordert und durchgesetzt werden. Das Ziel jedes Facharztes sollte es sein, die Voraussetzungen für das Training zu schaffen. Trainieren muss der Patient selbst. Die eigentliche Herausforderung liegt in den psychologischen Faktoren. Training entwickelt, fördert, erhält und „behandelt" die Gehirnfunktionen in allen Altersklassen und bei allen chronischen Erkrankungen. Training ist gleichzeitig Psycho-, Verhaltens-, Schmerz- und periphere körperliche Therapie und somit die „einzige ganzheitliche Therapie"!

## 2.1 Physische Aktivitäten gering – Prävalenzen hoch – Ziele für alle medizinischen Fachgebiete und Gesundheitsberufe

Die Arztbesuche sind in Deutschland kurz. Der Mammutanteil dauert etwa acht Minuten oder sogar noch weniger. Gleichzeitig ist die Anzahl der Kontakte vergleichsweise hoch. Psychische und soziale Aspekte zu erfassen und regelmäßig zu besprechen sowie eine ausreichende Aufklärung über die Erkrankung, ihren Entwicklungsstand und die notwendigen langfristigen, insbesondere aktiven Konsequenzen, sind mit einem solchen Zeitbudget kaum angemessen zu leisten. Das betrifft Haus- wie Fachärzte gleichermaßen, denn beide müssen gemeinsam mit den gewählten

© Der/die Autor(en), exklusiv lizenziert an Springer-Verlag GmbH, DE, ein Teil von Springer Nature 2026
W. Laube, *Gehen und Gangsicherheit*,
https://doi.org/10.1007/978-3-662-72826-0_2

fachlichen Partnern darauf eingehen. Umso wichtiger sind eine gute Zusammenarbeit und eine klare Rollenverteilung. Letztlich entscheidet der erkrankte Mensch selbst, ob er die erforderlichen Aktivitäten für die „eigene Gesundheit" als eine Art „Medikament" annimmt und in den Alltag integriert. Das ist eine individuelle psychologische, aber auch eine gesellschaftliche Aufgabe – und sie braucht Unterstützung, Orientierung und realistische Rahmenbedingungen.

▶    **Wichtig**  Bei nicht übertragbaren chronisch degenerativen Erkrankungen heilen Medikamente nicht, sondern die Wirkstoffe „zwingen" zur Eindämmung von Entzündungsprozessen und der Schmerzwahrnehmung, Körperfunktionen (z. B. Blutdruck) werden in die Richtung der gesünderen Funktion beeinflusst, bis der Wirkstoff abgebaut ist und die Medikation wiederholt werden muss. Operationen „reparieren bzw. beeinflussen je nach Bedarf" und absolut ohne „resitutio ad integrum", sondern „mit einer Narbe"!

Die Daten zu ausgewählten Indikatoren der körperlichen und psychischen Gesundheit auf der Basis einer Befragung zur selbst eingeschätzten Gesundheit, zu chronischen Erkrankungen und Beschwerden sowie zu depressiven Symptomen bei Menschen ab dem 18. Lebensjahr in Deutschland (GEDA 2019/2020-EHIS, n = 22708 Personen, RKI 2021) zeigen, dass bis zum 44. Lebensjahr noch 80 % der Personen sich selbst als gesund einschätzen.

**Wichtig** Nach den Ergebnissen von Crump et al. 2016 und 2017a, 2017b, 2017c (vgl. Kap. 1) muss die subjektive Bewertung des Gesundheitszustandes nicht den objektiven Entwicklungen entsprechen, denn ein Hauptmerkmal chronischer Erkrankungen ist die sehr lange unbemerkte Entwicklungszeit. Mit der Diagnosestellung sind aktive Interventionen nachweislich gesundheitsrelevant wirksam, ohne dass es spezielle Trainingsprogramme für die einzelnen Krankheitsentitäten und deren Entwicklungsstadien gibt, aber in aller Regel gibt es kein Zurück zur gesunden Situation, eine „restituio at integrum" kann aufgrund der langen Pathogenese nicht erwartet werden!

Nach dem 44. Lebensjahr steigt die Prävalenz nicht übertragbarer chronisch degenerativer Erkrankungen systematisch deutlich an (Herz-Kreislauf-System, Diabetes, Lungenerkrankungen, Arthrosen), sodass ab dem 65. Lebensjahr mindestens 60 % der Menschen dadurch bzw. mit chronischen gesundheitlichen Problemen behaftet sind. Besonders hervorzuheben ist der Diabetes mellitus. Von den 45- bis 64-jährigen Frauen sind bereits 7,1 % (95-%-Konfidenzintervall 6,0–8,3 %) und von den 65- bis 79-jährigen dann schon 17 % (95-%-KI 15,0–19,3 %) erkrankt. Bei den Männern leiden zwischen dem 45. bis zum 64. Lebensjahr bereits 11,2 % (95-%-KI 9,7–13,0 %) und später 20,0 % (95-%-KI 17,7–22,5 %) an der Erkrankung. Dem Diabetes gehen bekanntlich chronische degenerative Erkrankungen voraus, die für diese Erkrankung disponieren und die Realisationsfaktoren sind. Diabetes ist mit gravierenden gesundheitlichen Komplikationen behaftet, die insgesamt einen sehr großen ärztlichen Behandlungs- und Betreuungsumfang erfordern. Arthrosen sind bei 44- bis 64-jährigen Frauen bereits zu 23,9 % (95-%-KI 22,1–25,8 %) und später zu 39,7 % vorhanden. Bei den Männern betragen die Werte im Mittel 15,4 % und 23,2 %.

**Wichtig** Die Prävalenz nicht übertragbarer chronisch-degenerativer Erkrankungen, wie der Adipositas, die zu einem hohen Prozentsatz in einen Diabetes mellitus mündet, sowie von Erkrankungen des Herz-Kreislauf-Systems könnte durch das Lebensstilmerkmal „ausreichende, vor allem systematische und langfristige physische Aktivität" deutlich reduziert werden.

**Degenerative Veränderungen der Wirbelsäule,** z. B. Diskusdegenerationen und damit gleichbedeutend die degenerative Erkrankung und Instabilität des gesamten Bewegungssegments, liegen bereits im 3. Lebensjahrzehnt zu 37 % und somit in einer erheblichen Größenordnung vor (Brinjikji et al. 2015). Ein guter allgemeiner muskulärer Trainingszustand, insbesondere des Körperstamms, verhindert Schmerzen und die Entwicklung der Chronifizierung. Es gilt jedoch eine wesentliche Voraussetzung: Das Training muss frühzeitig genug begonnen werden, um absolute Frühstadien zu verhindern – oder, bei Arthrosen präziser formuliert, um die Entwicklung deutlich zu verzögern.

Ein einmal gestarteter Pathogeneseprozess lässt sich nicht aufhalten. Training kann jedoch dazu beitragen, dass er klinisch über lange Zeit „wenig bis unbedeutend" bleibt!

## 2.2     Therapieziel Lebensqualität mit seinen Komponenten

Die Lebensqualität eines Menschen wird gravierend durch das subjektive Wohlbefinden und die Zufriedenheit bestimmt, wofür eine Reihe wichtiger Faktoren zusammenwirken müssen. Dazu gehören in enger Wechselwirkung

- der **biologische und psychologische Gesundheitszustand,** gegeben durch die physiologischen Funktionen der Körpersysteme, den kognitiv-mentalen und emotionalen Funktionszustand bzw. Status (psychischer Zustand), die Fähigkeit zur Kommunikation und zur Mobilität sowie
- die **Bildung,** gegeben durch die Ausbildung und die berufliche Situation,
- der **soziale Status,** gegeben durch die Familie und deren Zusammenhalt,
- die **Lebensbedingungen,** gegeben durch die materielle Situation und die soziale Integration in einem gesellschaftlichen Umfeld, charakterisiert durch Selbstständigkeit, Selbstbestimmung und Sicherheit.

**Wichtig** Aus gesundheitlicher bzw. medizinischer Sicht stehen die Faktoren der Lebensqualität für das **bio-psycho-soziale Modell.** Damit sind die zu beachtenden und zu beeinflussenden therapeutischen bzw. rehabilitativen Schwerpunkte benannt. Diese können weder von einer einzelnen Person noch von einem Haus- oder Facharzt allein geleistet werden, sondern nur von einem interdisziplinären Facharztteam mit dem notwendigen gesellschaftlichen Hintergrund. Die Selbstverantwortung der Menschen für die eigene Gesundheit gilt es stärker einzufordern und zu fördern.

Da die Lebensqualität „übergeordnet an der ersten Stelle" steht, bedeutet das, einen gesunden, gut funktions-, leistungs-, kompensations- und widerstandsfähigen und damit einen zur selbstbestimmten Mobilität fähigen Organismus zu haben. Damit sind die hauptsächlichen oder wesentlichen Therapieziele bei jedem Menschen nach einer Verletzung, mit einer primär chronischen degenerativen, einer primär entzündlich bedingten chronischen Erkrankung, den onkologischen Entitäten und auch allen weiteren Erkrankungen benannt. Diese Prämisse gilt für jede akute Erkrankung nach der spezifischen Therapie und jede chronische Erkrankung in Wechselbeziehung mit der spezifischen Therapie. Somit ist es das Ziel jedes Facharztes,

- mit seinen fachspezifischen Interventionen die Voraussetzungen dafür zu schaffen, die Körperfunktionen wieder in einen ausreichend funktionstüchtigen und, sofern notwendig, auch schmerzarmen bis -freien Zustand zu bringen, aber auch,
- dass durch ein Trainingsprogramm die allgemeinen und speziellen Körperfunktionen zugunsten der Lebensqualität verbessert bzw. dem gesünderen Funktionszustand angenähert werden können.

## 2.3  Therapeutisches Training – die nachhaltige Therapiekomponente

Da die Menschen in der Masse in einem dekonditionierten Zustand sind, denn bereits von den 3- bis 10-Jährigen realisieren nur 35 %, von den 11- bis 17-Jährigen nur 15 % und von den 18- bis 79-Jährigen nur 25 % die empfohlenen physischen Aktivitäten von mindestens einer Stunde/Tag bzw. von 2 Stunden/Woche (Krug et al. 2013, Finger et al. 2018). Daraus resultiert, dass schon allein dadurch und ergänzt durch die Einschränkungen infolge der Verletzung oder der akuten oder chronischen Erkrankung (sekundäre Inaktivität) das Training

- der Funktion des Stütz- und Bewegungsapparates mit den beiden Komponenten
  - passive Funktion der Gelenke bzw. der Gelenkketten (Orthopädie) und
  - aktive Funktion des sensomotorischen Systems (Allgemeinmedizin, Orthopädie, Neurologie, Chirurgie, Sportmedizin, Gynäkologie, Pädiatrie, physikalische und rehabilitative Medizin, Arbeitsmedizin, Innere Medizin, Onkologie),
- der Funktionen des Logistiksystems und des Stoffwechsels (Allgemeinmedizin, Orthopädie, Neurologie, Chirurgie, Sportmedizin, Gynäkologie, Pädiatrie, physikalische und rehabilitative Medizin, Arbeitsmedizin, Innere Medizin, Onkologie) und
- der Funktion des Nervensystems bzw. des Gehirns (Neurologie, Psychiatrie)

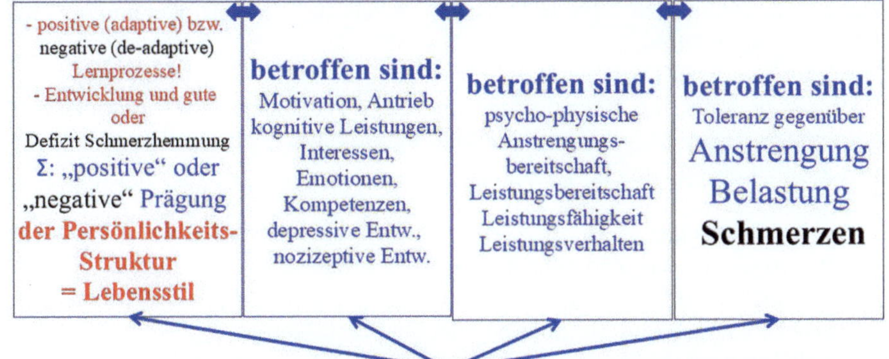


**Abb. 2.1** Die physische Inaktivität verändert die Struktur und die Funktion des Gehirns. Es laufen implizit, nicht durch eine Entscheidung vorgenommene oder negative maladaptive Veränderungen ab, welche die Persönlichkeitsstruktur und darüber den bisherigen Lebensstil festigen. Es sind alle höchsten Funktionen betroffen: die Motivation, der Antrieb, die Interessen, die Bereitschaft und Fähigkeit sowie die Toleranz gegenüber Belastung, Anstrengung und Schmerz. In diesen Bereichen muss sich der Mensch an einen veränderten Lebensstil anpassen, damit eine gesundheitliche Förderung möglich ist.

ein routinemäßiger Bestandteil des Therapieregimes zu sein hat, welches durch eine enge Zusammenarbeit von Physio- und Trainingstherapeuten realisiert werden muss (Laube 2009).

▶ **Wichtig** Das therapeutische Ziel ist es, Adaptationen auszulösen, mit denen die peripheren und die zentralen Strukturen und Funktionen zugunsten der Lebensqualität reorganisiert werden.

Diese Zielstellung kann nur durch Training verwirklicht werden. Voraussetzung dafür sind vorrangig psychologische **Therapiebestandteile**, die durch die Physiologie des Gehirns repräsentiert werden (vgl. Abb. 2.1):

- das Wissen um den Bedarf,
- die Motivation und die Fähigkeit zur „systematisch dauerhaften" therapeutischen aktiven Anstrengung,
- die psycho-physische Bereitschaft zum Training,
- in aller Regel eine verbesserte zerebrale Belastungs-, Anstrengungs- und Schmerztoleranz,
- die positive Beeinflussung und Bewältigung der kognitiv-bewertenden und affektiv-emotionalen Schmerzkomponente sowie

- eine qualifiziertere physiologische zerebrale Schmerzhemmung und Schmerzmodulation.

Die psychologischen Zielstellungen sind die mit Abstand schwierigsten Herausforderungen, denn es geht um die Modifikation des Lebensstils mit den anzustrebenden Merkmalen (Pearl 2023)

- physische Aktivität
- vollwertige, überwiegend pflanzlich basierte Ernährung
- erholsamer Schlaf
- Stessmanagement und Minimierung der Distressfaktoren
- soziale Integration
- Vermeidung schädigender psychotroper Substanzen (Tabak, Cannabis, …).

**Wichtig**  Die Bewältigung der psychologischen Ziele ist die Voraussetzung für die Aufnahme und die zukünftige dauerhafte regelmäßige Durchführung **trainingswirksamer physischer Aktivitäten** als die nachhaltigen psycho-physischen Interventionen zur Auslösung strukturell und funktionell reorganisierender oder kompensierender Adaptationen. Diese Therapie- bzw. Rehabilitationsinterventionen sind nicht zeitlich begrenzt, denn ein Ende würde erneut physische Inaktivität mit allen gesundheitlich nachteiligen Konsequenzen bedeuten, die ja gerade überwunden werden sollen.

Es ist notwendig, die Begrifflichkeit **trainingswirksame physische Aktivitäten** zu benutzen, auch wenn aus der praktischen Erfahrung heraus der Begriff **Training** bei den Patienten nicht immer positiv aufgenommen wird. In der Vorstellung der Patienten existiert üblicherweise der Leistungssport im Fernsehen, aber nicht der Sport für die eigene Gesundheit. Der präventive oder therapeutische Gesundheitssport (Laube 2022) nutzt natürlich gleiche Bewegungsarten und notwendige Anstrengungen, aber der Zeitaufwand des Trainings ist unvergleichbar geringer, nämlich „nur" 2,5 bis maximal 5,0 Stunden pro Woche, was für einen Leistungssportler viel zu wenig ist.

Der Begriff **physische Aktivität** beschreibt einfach nur jede erdenkliche Körperbewegung durch Muskelaktivitäten, wofür biologische Energie (ATP) verbraucht wird, aber ohne den Anstrengungsgrad zu beachten (Caspersen et al. 1985). So gehören Muskelaktivitäten im Sitzen z. B. durch das Bedienen eines PC, bereits zu den physischen Aktivitäten, was

- grundsätzlich physiologisch korrekt und
- je nach Tätigkeit im Sinn der Bewältigung von Aufgaben, Lernstoff oder der Beschäftigung ebenso kognitiv-mental angemessen und zielführend ist.

Das „charakteristische Merkmal der Zeit" bleibt dennoch die physische Inaktivität am PC-Arbeitsplatz. Die Anstrengung, der Energieverbrauch für diese Tätigkeit ist viel zu gering, als dass es zur Förderung der Funktion des sensomotorischen Sys-

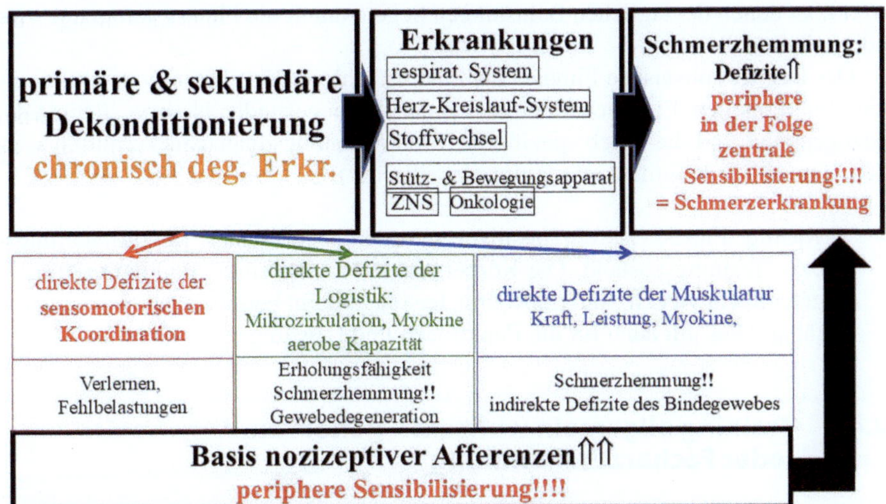


**Abb. 2.2** Die chronische Dekonditionierung ist die Vorstufe der primär chronisch degenerativen Erkrankungen und ist auch das Ergebnis der sekundären physischen Inaktivität, die verschiedene Ursachen haben kann. Sie bedeutet eine defizitäre sensomotorische Funktion, die Fehlbelastungen der Gelenkstrukturen verantwortet, einen defizitären Energiestoffwechsel der Gewebedegenerationen und ein nozizeptives Gewebemilieu begründet und eine defizitäre Funktion der Muskulatur (vgl. Kap. 3, Abb. 3.8).

tems, der Atmung, des Herz-Kreislauf-Systems, des Stoffwechsels, des Immunsystems, der Hormon- und Signalstoffsysteme der Gewebe kommen kann. Die sitzende Tätigkeit ohne Ausgleich begründet eine chronische Dekonditionierung mit den krankhaften Folgen (Abb. 2.2).

Der Begriff **„Training"** ist ein Teil der physischen Aktivität (Caspersen et al. 1985), der geplant, strukturiert und wiederholt ausgeführt wird (Laube 2011). Mit trainingswirksamen Reizen wird die physische Fitness verbessert oder aufrechterhalten. Training bedeutet, die Intensität der Belastung erfordert

- entweder eine Ausnutzung der maximalen Herzschlagfrequenz von mindestens 50–60 % (der Anfänger) und höher (der Trainierte) über eine Trainingszeit am Stück von ca. 30 min für die gesundheitsrelevanten Zielstellungen, wobei der Anfänger diese Zeit durch einen Trainingsaufbau erreicht,
- oder eine Ausnutzung des maximalen Kraftwertes pro Bewegungswiederholung von 40–50 % (der Anfänger) bzw. 50–70/75 % (der Trainierte) bei ca. 8–16 Wiederholungen (Kraftausdauer) oder 70/75–90/100 % oder auch höher (der Trainierte) mit einer Serie von ca. acht bis zu einer Wiederholung.

Das sensomotorische Lernen in Form von koordinativ akzentuierten physischen Belastungsformen wird bis zur Ermüdung ausgeführt und die spezifische konditionelle Komponente entsteht über die Anzahl der Wiederholungen oder die Ausführungsdauer. Die Anstrengungsgrade im Gesundheitstrainings müssen dennoch weit über denen der täglichen Belastungen liegen, damit die Fitness verbessert wird oder erhalten bleibt.

Der Begriff „physische Fitness" hat eine Anzahl von Attributen (von strukturellen, funktionellen Eigenschaften/Merkmalen), die gesundheits- bzw. fähigkeitsbezogen sind und die durch spezifische Tests (Leistungsdiagnostik) ermittelt werden können („jede Fitness ist trainingsspezifisch!").

▶   **Wichtig** Fitness ist ein positiver gesundheitsrelevanter Konditionierungs- bzw. Trainingszustand. Die Körperstrukturen sind alters- und anforderungsgerecht entwickelt, funktionsfähig, leistungsfähig, belastbar und widerstandsfähig. Dies gilt auch für die Funktionen und Leistungen des Gehirns.

## 2.4    Training allgemein wirksam – gehört zu jeder Facharztbehandlung

▶   **Wichtig** Es kann sicher davon ausgegangen werden, dass die Wirkungen des therapeutischen Trainings von der Pathogenese und vom Entwicklungsstand der Pathogenese abhängig sein müssen, denn die bisherige Dauer der Krankheitsentwicklung steht für das Ausmaß der peripheren, zentralen, strukturellen und funktionellen Veränderungen. Diese bestimmen die biologischen Möglichkeiten und den psychologischen Zustand (Wahrnehmungen, Verhaltensweisen, Fähigkeiten, Stressmanagement) und darüber hinaus den Zeitbedarf der therapeutischen und rehabilitativen Reorganisation.

**Training** ist ein bedeutender **Regulationsfaktor** der Epigenetik, fördert die synaptische Plastizität, die Neurogenese bzw. die Neuroprotektion, stimuliert die Produktion neurotropher Faktoren (Wachstum, Erhaltung, Funktionstüchtigkeit von Neuronen), wie z. B. BDNF und IGF-1, und sorgt über die Stimulation der neuroplastischen Wirkungen für einen positiven Effekt auf die kognitiv-mentalen Funktionen. Derzeit können aber keine konkreten Belastungsprogramme für die akzentuierte Beeinflussung der verschiedenen zerebralen Funktionen benannt werden. Training integriert immer periphere und zerebrale Wirkungen.

Für die Patienten aller Facharztrichtungen ist die Lebensqualität übergeordnet das wichtigste Ziel. Das gilt für jede facharztspezifische Therapie. Das physische Gesundheitstraining gemeinsam mit der psychologischen Führung durch den betreuenden Arzt und bei Bedarf mittels psychologischer Interventionen und Betreuung sind mit allen Facetten die facharztübergreifenden Instrumente.

▶   **Wichtig** Training ist bei primär chronischen Erkrankungen die ursächliche Therapie. Es ist Therapie der körperlichen Physis und zugleich Psycho- und Schmerztherapie und gehört zu jedem Therapieregime. Es ist eine Intervention, die selbstverantwortet zum eigenen Vorteil weiterzuführen ist und wofür entsprechend eine Mitwirkungspflicht besteht, die auch praktisch eingefordert werden muss.

Physische Belastungen, das Training, beansprucht untrennbar das gesamte sensomotorische System inklusive der dafür erforderlichen Funktionen und Leistungen

- der höheren Nerventätigkeit (exekutive Funktionen: Aufmerksamkeit, Handlungsplanung, Fehlerkorrektur, Antizipation etc.),
- der Emotionen mit Konsequenzen für das Handeln und Denken,
- der physiologischen und psychologischen Funktionen der Schmerzhemmung und Schmerzmodulation,
- der Muskulatur mit ihren vielfältigen Aufgaben und Funktionen

und alle von der sensomotorischen Funktion abhängige Körperstrukturen wie

- das Logistiksystem,
- das neurovegetative System,
- das Immunsystem,
- das Bindegewebe (Faszien, Sehnen, Skelett),
- die globalen anabolen Hormonsysteme für die Strukturerhaltung oder -verbesserung und
- die Signalstoffsysteme der Muskulatur mit anaboler, anti-nozizeptiver und anti-entzündlicher Wirkung sowie der Kommunikation zur gegenseitig abgestimmten Adaptation zwischen den Organen und dem Gehirn.

▶ **Wichtig** Die wissenschaftliche Schwäche aller Trainingsstudien hinsichtlich der Möglichkeit zur Formulierung allgemeiner Empfehlungen ist die große Heterogenität, weil

- die Belastungsprogramme inhaltlich hinsichtlich der Belastungsarten und der Zusammensetzung sehr different sind,
- die Dauer der Interventionen und des Follow-up in der Regel zu gering sind,
- die trainingswissenschaftlichen Parameter des Trainings (Dauer, Häufigkeit, Intensitäten) sehr stark variieren,
- die Art der Durchführung (Ausführungsmodi) unterschiedlich ist,
- die Untersuchungsgruppen nahezu natürlich nicht einheitlich und nicht sicher vergleichbar sind, auch wenn Krankheitsstadien benannt werden, da die Diagnose allein nicht ausreichend den Stand der Pathogenese beschreibt und die konkrete Klinik der Patienten kaum detailliert genug dargestellt werden kann,
- die Stichproben in der Regel zu gering sind,
- die Drop-out-Rate viel zu selten, aber in steigendem Ausmaß angeben wird,
- die Sozialisation und der kulturelle Hintergrund einen Einfluss nimmt,

- die Palette der objektiven (z. B. aerobe Kapazität), der semiquantitativen (z. B. Kraftwerte) und/oder der subjektiven Messergebnisse (Fragebögen) nicht standardisiert ist und
- die methodische Qualität der Studien nicht einheitlich ist.

Es liegen für die **notwendige Standardtherapiekomponente „physische Aktivität, Training"** sehr, sehr viele Studien vor, welche die Wirksamkeit nachweisen und damit den Bedarf begründen. Die „WHO-Guidelines on Physical Activity and Sedentary Behaviour (2020)" basieren darauf und formulieren die erforderlichen gesundheitsrelevanten physischen Aktivitäten für alle Altersgruppen.

## 2.4.1  Training und Gehirn: Intensität der Dosierung

Die Ergebnisse ausgewählter Studien zu den vielfältigen Trainingswirkungen auf anabole Signalstoffe, Neuroplastizität, Gehirnstruktur, Gehirnfunktionen und -leistungen sowie auf das Verhalten sollen beispielhaft in Form einer Aufzählung dargestellt werden.

Für eine signifikante Stimulation der Produktion anaboler neuroprotektiver Substanzen und dem Resultat Neuroplastizität sorgen sowohl gering ($p = 0{,}024$) und **deutlich ausgeprägter hoch intensive Belastungen** ($p = 0{,}001$; Hortobágyi et al. 2022). Die erste komplexe Metaanalyse zu den Relationen zwischen der Intensität des aeroben und kontraktilen Trainings, der Neuroplastizität, der Kognition und motorischen Funktionen zeigt, dass die Trainingsintensität bei gesunden jungen Menschen mit den Markern der Neuroplastizität (Hirnaktivierung, Hirnstruktur, biochemische Substanzen) korreliert, aber nicht durchgängig bei gesunden Älteren und bei neurologischen Patientengruppen (multiple Sklerose, Morbus Parkinson, Insult), und Verbesserungen bevorzugt neuronale Strukturen der Sensomotorik betreffen. Auf Gruppenebene verändert Training die Marker der Neuroplastizität und die Merkmale der Kognition. Auf der Ebene einzelner Personen ist es schwierig, eine Relation herzustellen, weil jeder Marker nicht spezifisch ein Verhaltensmerkmal vertritt, sondern eine Vielzahl und deshalb die Spezifität gering ist. Spezifische Studien für die direkte Relation zwischen den Belastungsintensitäten und der Neuroplastizität sind erforderlich.

- **Hoch intensive und moderat intensive Belastungen** stimulieren gegenüber gering intensiven Trainingsanforderungen bei **gesunden jungen Menschen** die BDNF-Produktion am effektivsten und haben einen entsprechenden potenziellen positiven Effekt auf den mentalen Gesundheitszustand (Fernández-Rodríguez et al. 2022).
- **Gesunde Menschen im mittleren und höheren Alter** reagieren auf aerobes Training signifikant mit einer Verbesserung der kognitiven Flexibilität, dem Arbeitsgedächtnis und der hemmenden Kontrolle von Handlungen, aber die Fähigkeit zum Planen bleibt unbeeinflusst. Die Effekte zugunsten der **kognitiven Flexibilität** sind am größten bei einem Training über 13–24 Wochen

mit progressiver Intensität der Mind-body-Belastungen, einer Dauer pro Einheit von 45–60 min und wenn dies fast täglich ausgeführt wird (5- bis 7-mal die Woche). Das **Arbeitsgedächtnis** profitiert am meisten von einem 13- bis 24-wöchigen allgemeinen aeroben, gleichfalls fast täglich durchgeführten Training (5- bis 7-mal die Woche) mit progressiver Intensität und Einheiten von 20–45 min. Für die verschiedenen Aspekte der exekutiven Funktionen müssen demnach die Belastungsparameter angepasst werden (Ye et al. 2024).

- Training wirkt bei **älteren gesunden Menschen** und solchen mit einer nur **leichten Beeinträchtigung der Kognition** am effektivsten. Wie zu erwarten nehmen die kognitiven Leistungen nach dem Aussetzen ausreichender körperlicher Aktivitäten ab, sodass die Prävention einer Demenz ein ständiges Training erfordert (Kaufman et al. 2023).
- Beim Morbus Parkinson steigt der BDNF-Spiegel durch **moderat intensives Training**, sodass diese Intensität zunächst als Voraussetzung für die Stimulation der neurotropen Faktoren angesehen wird. Das kann aber nach einer weiteren statistischen Abklärung (Sensitivitätsanalyse der Metaanalyse) und den Ergebnissen einzelner Studien nicht sicher beibehalten werden und dem IGF-1 scheint eine höhere Aufmerksamkeit zu gehören (Rotondo et al. 2023).
- Ein systematisches Review (Revelo und Leon-Rojas 2024) demonstriert, dass **aerobes Training verschiedener Intensitäten und insbesondere mit hoher Intensität** die kortikale Erregbarkeit steigert und positiv die kognitiven Funktionen beeinflusst. Es können kortikale Strukturveränderungen nachgewiesen werden. Dies gilt für Menschen verschiedener Altersgruppen ohne und mit zerebralen Erkrankungen.
- Personen mit einem Morbus Parkinson, milden kognitiven Defiziten, subakutem Insult und einem Morbus Alzheimer profitieren von neuroplastischen Veränderungen, welche die fundamentalen Therapieziele darstellen, von **moderaten bis zu hoch intensiven aeroben Belastungen,** die jeweils eine Dauer von 30 min haben, 3-mal/Woche ausgeführt werden und mindestens 4 Wochen andauern (Cardoso et al. 2024).
- Die Behandlung einer **Depression** mit einem akuten **hoch intensiven aeroben und kontraktilen Training** erhöht den BDNF-Spiegel, der nach der Belastung als Zeichen einer schnellen Aufnahme u. a. im Gehirn wieder abfällt; die belastungsbedingte antidepressive Wirkung entsteht in kürzer Zeit als dies durch Pharmaka möglich ist (Jemni et al. 2023).

▶ **Wichtig** Verbesserungen der sensomotorischen Funktionen schließen kognitive Funktionen ein, denn Bewegungen sind ohne Kognition zur Wahrnehmung der Körperposition, der räumlichen Situation und Entscheidungen zur weiteren Ausführung nicht möglich. Die Ergebnisse werden für die Konsequenzen zum weiteren Handeln erkannt. Die Trainingsintensität, insbesondere eine intensive, ist ein entscheidendes Merkmal der Trainingswirkungen, was auch in den WHO-Empfehlungen mit der Angabe „moderate – vigorous" ausgedrückt wird.

### 2.4.2  Training und Gehirn: Plastizität, Funktionen, Verhalten

▶ **Wichtig**  Regelmäßiges Training fördert, erhält und „behandelt" durch die Beanspruchung und die damit einhergehende Stimulation anaboler Signalstoffe im Gehirn selbst und in der Muskulatur (Myokine; Laube 2023) die Gehirnfunktionen. Es ist eine biologisch erforderliche Komponente des Lebensstils zur Prävention und Behandlung neurodegenerativer und neuropsychiatrischer Erkrankungen in allen Altersklassen (Liu et al. 2024[8675], Oyovwi et al. 2025).

- Das Gehirn von **Kindern und Jugendlichen** (9–17 Jahre; Zhang et al. 2024) profitiert von physischen Trainingsbelastungen, indem die Plastizität des frontalen, parietalen, occipetalen Kortex, des limbischen Systems und des Zerebellums gesteigert wird. Die Variablen Alter, Geschlecht, kognitive Beschäftigungen, die Belastungsintensität, der Belastungsumfang und die Belastungsarten sind wirksame Faktoren der Gehirnstrukturierung. Insbesondere längere Perioden mit moderaten bis zu intensiven Belastungen induzieren besonders vorteilhafte Strukturanpassungen.
- Insbesondere für alte und ältere Menschen wird ein vielseitiges physisches Training mit Elementen des alltäglichen Bedarfs kombiniert mit kognitiven Anforderungen empfohlen, ein sogenanntes Brain Functional Training (Da Silva-Grigoletto et al. 2024).
- An den **trainingsbedingten zerebralen Adaptationen** ist bevorzugt auch der Hippocampus beteiligt, der für das Gedächtnis und das Lernen eine führende Funktion hat. Training mindert die physiologische Abnahme dieser Funktionen, unterstützt sie bei neurodegenerativen Erkrankungen und beeinflusst darüber positiv den mentalen Zustand (Hamilton und Rhode 2015).
- Training sorgt über die Stimulation der anabolen Signalstoffe für die **Plastizität des Gehirns** (Neurogenese, Protektion) und darüber werden das **Gedächtnis** und das **Lernen** begünstigt bzw. gefördert und bei neurologischen und psychiatrischen Erkrankungen wird die **Stimmung** gesteigert (Cassilhas et al. 2016).
- Training hat laut einem systematischen Review mit Metaanalyse, das sieben Studien einschloss, bei **Personen mit einer milden bis moderaten Depression** im Alter zwischen 21 und 53 Jahren (n = 659) einen signifikant positiven Einfluss auf das **Arbeitsgedächtnis** mit einer Effektstärke von 0,33 (95-%-KI 0,04–0,61, p = 0,026) aber keine statistisch sicheren Auswirkungen auf die Fähigkeit, interne oder externe Reize für eine angemessene Reaktion auf eine Aufgabe zu unterdrücken („inhibition"; Friedman und Miyake 2004) als auch auf die **kognitive Flexibilität** (Contreras-Osorio et al. 2022a).
- Ein gleichartiges Ergebnis zugunsten des **Arbeitsgedächtnisses** kann bei über **60-jährigen gesunden Personen** (Contreras-Osorio et al. 2022b) nachgewiesen werden. Die **kognitive Flexibilität** ist zwar auch bei diesen Personen nicht sta-

tistisch sicher beeinflusst, aber eine vorteilhafte Entwicklung liegt vor (p = 0,13), während dieser Entwicklungstrend bei den depressiven Personen wesentlich schwächer ist (p = 0,55).

- Training sichert generell, aber eben auch bei **älteren Menschen** (Ji et al. 2021), laut bildgebender, strukturierter Diagnostik den Hippocampus, die parahippocampale Region (Teil des limbischen Systems, visuelles Erkennen und Sprache, Erinnern, assoziative Funktion) sowie das Zerebellum und, obwohl „nur" an der Grenze eines strengen Schwellenwertes, gehen Veränderungen des medialen und oberen präfrontalen Kortex mit kognitiven Leistungen einher.
- Training verbessert die Gedächtnisleistung und das Lernen bei altersbedingten neurodegenerativen Erkrankungen (Liang et al. 2021).
- Beim Morbus Parkinson sorgt das Training über die Stimulation der neurotropen Wachstumsfaktoren für eine günstige Beeinflussung der motorischen und kognitiven Symptome (Kaagman et al. 2024).
- Training bei der Behandlung der **Depression und depressiven Symptomen** ist wirksam und sollte als evidenzbasierte angeleitete und gruppenbasierte Behandlung mit moderaten Trainingsintensitäten und aeroben Trainingsinhalten durchgeführt werden (Heissel et al. 2023).

### 2.4.3 Training, physische Funktion und mentale Gesundheit

- Bei **10-jährigen übergewichtigen bzw. adipösen Kindern** (n = 92, 36 Mädchen, 10,0 ± 1,1 Jahre) senkt Training über 20 Wochen (3–5 Einheiten/Woche, 90 min, Ausdauer und Kraft) das **kardiovaskuläre Risiko, den Body-Mass-Index,** das **viszerale Fett** und den **LDL-C-Spiegel** („low-density lipoprotein cholesterol"), wobei in dieser Studie keine Wirkung auf die **mentale Gesundheit** gefunden werden konnte (Migueles et al. 2023).
- Bei **10-jährigen übergewichtigen bzw. adipösen Kindern** (n = 109, 45 Mädchen, 10,0 ± 1,1 Jahre) führt ein zusätzliches außerschulisches Programm von 90 min dreimal/Woche (Ausdauer 60 min, Kraft 30 min) zu signifikant positiven Effekten zugunsten der **kristallisierten Intelligenz,** dem Wissen und den Fähigkeiten, und der **fluiden Intelligenz,** der Fähigkeit logisch zu denken und Probleme zu lösen. Gleichfalls wird die **kognitive Flexibilität** positiv beeinflusst, woraufhin der geringe Effekt auf die **schulische Leistungsfähigkeit** zurückgeführt wird (Ortega et al. 2022).
- Bei **Personen über 50 Jahre** hat ein **aerobes, Kraft- und multimodales Training** unabhängig vom Gesundheitszustand einen positiven Effekt auf das **zerebrale Gefäßsystem,** die **Kognition** und die **Neuroplastizität** von Arealen, die für die **exekutiven und die gedächtnisrelevanten Funktionen** verantwortlich sind (Bliss et al. 2021).

### 2.4.4  Training, Ruptur des vorderen Kreuzbands und „return to sport"

- Bei Personen mit einer Ruptur des vorderen Kreuzbands (ACL) fallen wesentliche afferente Informationen für die Aktivierungsfähigkeit des Musculus quadriceps femoris akut, systematisch und schleichend im Rahmen der Entwicklung der Gonarthrose aus (Laube 2009).
- Der akute Informationsverlust durch eine ACL-Ruptur ist offensichtlich nicht nur für das Training der sensomotorischen Funktion hoch relevant, sondern auch für neurokognitive Funktionen, was in der Rehabilitation und bei der Bewertung des „return to sport" beachtet werden muss (Piskin et al. 2022).

### 2.4.5  Training und Gehirn: metabolisches Syndrom

- Beim **metabolischen Syndrom** aktiviert das Training über die trainingsbedingte Stimulation der Produktion des BDNF (Gehirn, Muskel) und des Myokins Irisin (vgl. Laube 2023) den Stoffwechsel und begünstigt auf der Basis der Neuroplastizität die kognitive Funktion, die Stimmung und insgesamt den mentalen Zustand (Villamil-Parra und Moscoso-Loaiza 2024).
- Vandersmissen et al. (2025) haben beim **Diabetes mellitus** eine Anzahl von Mediatoren für die trainingsbedingten positiven kognitiven Reaktionen aufgedeckt (neurotrope Substanzen, u. a. BDNF, Stoffwechselwege). Das Ausdauer- und das Krafttraining generieren vergleichbare Wirkungen und beide Trainingsmodi fördern die Neuroplastizität, mindern die zerebralen Entzündungsprozesse (neuroinflammation, inflammaging) und steigern die Insulinsensitivität. Diese Ergebnisse basieren auf 18 von den 22 in das Review eingeschlossenen Studien. Hinsichtlich des Trainingsmodus scheint der Einsatz von Krafttrainingsgeräten vorteilhafter als das Training mit dem Körpergewicht und elastischen Bändern zu sein.
- Die Metaanalyse von Sandrini et al. (2018) findet keine Unterschiede der BDNF-Spiegel zwischen Normalgewichtigen und **adipösen Personen.** Taha et al. (2022) analysierten die BDNF-Spiegel bei 108 Personen, die in 6 Gewichtsklassen eingeteilt werden konnten: Unter-, Normal-, Übergewicht, Adipositas (Klasse I BMI 30,0–34,9 kg/m$^2$, Klasse II 35,0–39,9 kg/m$^2$, Klasse III >40 kg/m$^2$). Die Autoren finden eine systematische Abnahme der Signalstoffkonzentration zwischen den einzelnen Gruppen und eine signifikante negative Korrelation zwischen dem BMI und den BDNF-Spiegeln (r = −0,48, p < 0,01). Die Adipösen der Gruppe II und III haben gegenüber den Normalgewichtigen signifikant geringere Werte, was eine eingeschränkte Neuroprotektion bedeutet. Kognitive Benachteiligungen durch die Adipositas sind bekannt und zusätzlich ist daran die Achse Fettgewebe – Gehirn (Oliveras-Cañellas et al. 2023) beteiligt. Vor dem Hintergrund, dass der BDNF ein wesentlicher neurotroper Signalstoff für die Neurogenese und Neuroprotektion ist und damit die Neuroplastizität und darüber wieder die cerebrale Funktion mitbestimmt, haben Ceylan et al. (2024)

bei Adipösen die Effekte akuter („short-term") und regelmäßig ausgeführter physischer Belastungen („long-term") auf die zirkulierenden BDNF-Spiegel zusammengefasst. Die Ergebnisse bei beiden Belastungsmodi sind heterogen. Akute moderate und hoch intensive Belastungen steigern in Abhängigkeit von der Intensität (3 Studien, n = 104) die Spiegel, eine Reaktion, die auch bei Gesunden zu finden ist. Im Gegensatz zu anderen Studien erhöht ein regelmäßiges Training die Basisspiegel nicht. Trotz einer fehlenden Signifikanz kann eine geringe positive Effektgröße angegeben werden. Auch bei gesunden jüngeren und älteren Menschen sind die Wirkungen minimal. Ein hoch intensives aerobes Training könnte ein Modus sein, um den Spiegel durch regelmäßiges Training über 8- bis 12 Wochen ansteigen zu lassen. Hierfür liegen Studienergebnisse vor. Bei Adoleszenten trifft das für den Intensitätsbereich moderat bis hoch intensiv und einen Trainingszeitraum von 12-Wochen mit 20–60 min/Einheit und 3–5 Trainingseinheiten/Woche zu.

▶ **Wichtig** Mit steigendem Körpergewicht nimmt die signalstoff- bzw. hormonbasierte neuronale Protektion ab, was ein Faktor der nachteiligen kognitiven Konsequenzen bei der Adipositas, dem metabolischen Syndrom und dem Diabetes ist. Zusätzlich beteiligt sich die Fettgewebe-Gehirn-Achse. Trainingseinheiten stimulieren die Produktion des BDNF. Insgesamt scheint längerfristig das eher intensive aerobe dem Krafttraining überlegen zu sein.

### 2.4.6   Training und zerebraler Insult

- Bei Personen nach einem subakuten zerebralen Insult erhöht eine einzelne Trainingseinheit mit intensivem Intervalltraining bzw. ein 40- bis 45-minütiges Training an drei Wochentagen über acht Wochen signifikant die Wachstumsfaktoren BDNF, IGF-1 und den Vascular Endothelial Growth Factor (VEGF), ohne die optimale Dosierung und Belastungsdurchführung ableiten und die funktionellen Ergebnisse definieren zu können (Limaye et al. 2021, Ashcroft et al. 2022).
- Ein Training, welches nach einem zerebralen Insult innerhalb von 6 Monaten startet, mindestens 12 Wochen andauert, mit einem Zeitumfang von 150 min/Woche durchgeführt wird und Krafttraining einschließt, scheint nach einem systematischen Review und einer Metaanalyse (Ali et al. 2021) am wirksamsten zu sein. Laut dem Health-Related Quality of Life (HRQoL)-Fragebogen (subjektive Wahrnehmung von Gesundheit und Krankheit in verschiedenen Lebensbereichen) steigt die gesundheitsbezogene Lebensqualität gering bis mäßig, was langfristig ohne Training nicht aufrechterhalten werden kann. Die körperliche und die psychische Gesundheit verbesserten sich moderat, wogegen die soziale und die kognitive Komponente kaum profitierten.
- Ein zerebraler Insult ist „nicht nur eine strukturelle Schädigung des Gehirns", sondern es gehen damit zugleich Produzenten anaboler Signalstoffe und Interaktionen zugunsten der Struktur und Funktion verloren. So fällt der BDNF-

Spiegel in den Bereichen für die Kognition und die Motorik, was die neuroplastische Regeneration deutlich beeinträchtigt. Dieser Effekt wird durch die häufig begleitende Depression verstärkt (Mojtabavi et al 2022). Das Training zur Stimulation der anabolen Signalstoffe wird somit zur notwendigen Therapieintervention.

### 2.4.7  Training und neurodegenerative und psychiatrische Erkrankungen

- Das Training von **kognitiv beeinträchtigten Personen** (kognitive Defizite, u. a. vaskulär bedingt) verbessert die globale kognitive und die exekutive Funktion, aber nicht die zerebrale Verarbeitungsgeschwindigkeit und das Kurzzeitgedächtnis nach einem 3-maligen wöchentlichen aeroben Training mit einer Dauer von in der Regel 40 min über 24 Wochen. Die Ursache der kognitiven Vorteile werden mit der Neuroplastizität, der verbesserten Durchblutung und der gesteigerten Stoffwechselaktivität erklärt (Karamacoska et al. 2023).
- Die kognitive Funktion von Personen mit einem **Morbus Alzheimer** profitiert insbesondere von aeroben Belastungen, die mindestens 30 min andauern, 3-mal pro Woche ausgeführt werden und einen gesamten Trainingsumfang von maximal 150 min/Woche haben (Zhang et al. 2022).
- Für **psychiatrische Krankheitsbilder** (affektive und Angsterkrankungen) ist die Trainingsmethodik „Braining" entwickelt worden. Laut den Empfehlungen der WHO hinsichtlich der Intensität, der Dauer und der Häufigkeit werden Belastungseinheiten in der Gruppe von 30–45 min mit moderater bis intensiver Anstrengung durchgeführt, die nach einer Erwärmung von über 20–30 min aerobe Intervallbelastungen und Kraftbelastungen einschließen. Dieses Training erreichte eine große Gruppe psychiatrischer Patienten in der ambulanten Versorgung und diese Gruppe hat auch deutlich davon profitiert (Anger et al. 2023).

### 2.4.8  Training und Osteoarthrosen

- Training bei Personen mit **Osteoarthritis** der großen Gelenke verbessert im Verbund mit der **physischen Funktion** die **depressive Stimmung,** die **Selbstwirksamkeit,** die **sozialen Fähigkeiten und Möglichkeiten** und lindert **Schmerzen.** Die Angst wird dagegen nicht reduziert. Als sehr wichtig werden Informationen über die Schmerzursachen angegeben und eine Beratung, um die subjektiven Einstellungen und u. a. das Vermeidungsverhalten gegenüber physischen Aktivitäten zu verändern bzw. abzubauen (Hurley et al. 2018). Das ein wenig später angefertigte Cochrane Review (Ilieva 2019) kommt zu den folgenden Aussagen:
  - Training senkt mit einer Evidenz mittlerer Qualität die Schmerzen (9 Studien, mittlere Interventionsdauer 45 Wochen),
  - steigert die physische Funktion (13 Studien, mittlere Interventionsdauer 41 Wochen),

- mindert mäßig die Depression (7 Studien, mittlere Interventionsdauer 35 Wochen) und
- hat keinen Effekt auf die Ängstlichkeit (4 Studien, mittlere Interventionsdauer 24 Wochen).

Eine Evidenz geringer Qualität gibt es für die Selbstwirksamkeit (11 Studien, mittlere Interventionsdauer 35 Wochen) und die Beeinflussung der sozialen Interaktionen (5 Studien, mittlere Interventionsdauer 36 Wochen; keine beschriebenen Nebenwirkungen). Das entspricht insgesamt vollständig den Ergebnissen der Einzelstudie.

- Personen mit einer Cox- und Gonarthrose reagieren auf ein Trainingsprogramm mit reduzierten Schmerzen (standardisierte Mittelwertdifferenz [SMD] −0,49; 95-%-KI −0,56 bis −0,42), verbesserter Funktion (SMD −0,50; 95-%-KI −0,58 bis −0,41) und Lebensqualität (SMD −0,36; 95-%-KI −0,46 bis −0,27). Das Training muss als eine effektiv wirksame Intervention eingesetzt werden (Varongot-Reille et al. 2024).
- Die Schmerzen bei Arthrosen (n = 4382; 65 ± 6,9 Jahre, 70 % weiblich) werden mit einer Effektstärke (ES) von 0,43 (95%-KI 0,25 bis 0,61, p < 0,001) signifikant durch die Mediation von Bewegungen (ES 0,52), multimodale Interventionen (ES 0,37), Psychotherapie (ES 0,21) und Krafttraining (ES 0,43) klinisch relevant gemindert. Aerobes Training allein hat keinen ausreichenden Effekt. Die Komorbidität Depression bei chronischen Schmerzen (n = 3377; 63 ± 7,0 Jahre, 69 % weiblich) verringert sich gleichfalls signifikant mit einer Effektstärke von 0,29 (95-%-KI 0,08 bis 0,49, p < 0,001), wobei für die Ausdauer und die Kraft keine ausreichenden Wirkungen festgestellt werden konnten. Physische Aktivitäten mit gleichzeitiger bewusster Kontrolle von Körperfunktionen („mind-body exercises") lindern wirksam Schmerzen und die depressive Symptomatik und scheinen nach dieser Metaanalyse dem aeroben und dem Krafttraining überlegen zu sein (Burley et al. 2023).

### 2.4.9  Training und onkologische Erkrankungen

- Training bei Patientinnen mit **Brusttumoren** mit aeroben und kraftorientierten Inhalten verbessert laut Beck depression inventory die Depressivität (p = 0,001) und entsprechend dem EORTC QLQ-C30 (European Organization for Research and Treatment of Cancer Core Quality of Life Questionnaire) die Lebensqualität in den Subskalen physische Funktion, Rollenfunktion, emotionale und soziale Funktion. Des Weiteren belegen die Subskalen der Symptome Ermüdung, Schmerzen und Schlafstörungen signifikante Besserungen. Das Instrument WHOQOL-BREF (Patient Reported Outcome (PRO) beschreibt den globalen Gesundheitszustand krankheitsunabhängig über die vier Gesundheitsdomänen: physische und psychologische Gesundheit, soziale Beziehungen, Umwelt. Es zeigt in allen Subskalen positive Ergebnisse (Aydin et al. 2021).
- Physische Aktivitäten bewirken bei Frauen mit einem Brustkrebs eine deutliche Anhebung des subjektiven Gesundheitszustandes (Fragebogen: Health-Related

Quality of Life). Die Effekte auf die physische Funktion und den mentalen und emotionalen Zustand sind vorhanden, aber schwächer ausgeprägt (Aune et al. 2022).

### 2.4.10  Training und chronische Schmerzen

- Ein Cochrane-Review über 21 Reviews (Geneen et al. 2017) zur Effektivität physischer Aktivitäten und dem Training findet hinsichtlich
  - der **Intensität der Schmerzen** in 18 Studien positive Ergebnisse. Es sind aber deutliche Unterschiede zwischen den Interventionen und den Nachkontrollen zu verzeichnen, weil keine durchgängig konsistenten Ergebnisse vorliegen. Ungenügende Basisdaten zur Schmerzintensität beeinträchtigen die Bewertungsmöglichkeiten.
  - der **physischen Funktion** in 14 Studien signifikante Verbesserungen mit geringen bis zu moderaten Effekten und in einer Studie einen großen Effekt.
  - der **psychischen Funktion und der Lebensqualität** in den meisten Studien positive Wirkungen mit am häufigsten geringer bis zu moderater und in zwei Studien auch großer Effektstärke für die Lebensqualität, aber es sind auch keine Unterschiede festgestellt worden.
- **Negative Nebeneffekte** werden nicht mitgeteilt und der wichtige Parameter **Adhärenz** kann in keinem Review bewertet werden.
- Das Review von Kregel et al. (2017) zu chronisch muskuloskelettalen Schmerzen extrahiert aus 9 Studien, dass eine **kognitive Verhaltenstherapie** vorrangig Veränderungen im präfrontalen Cortex und eine Verlagerung von der affektiven zur sensorisch-diskriminativen Schmerzkomponente auslöst. **Multidisziplinäre Interventionen** bei Kindern (physisches, ergotherapeutisches, Verhaltenstraining) mit einem komplexen regionalem Schmerzsyndrom beeinflussen die funktionelle Konnektivität des Ruhenetzwerkes und der Amygdala und erhöhen die graue Substanz in präfrontalen und subkortikalen Regionen.
- **Akute Schmerzen** werden von den höchsten zerebralen Instanzen vertreten, **chronische Schmerzen** haben pathophysiologische und nachteilige strukturelle und funktionelle Konsequenzen in nahezu allen Gehirnstrukturen (siehe Schmerzkomponenten). So sind die Schlussfolgerungen von Stanisic et al. (2022) nahezu zu erwarten, dass akute (6 von 7 Studien) und chronische Schmerzen (5 von 10 Studien) die trainingsinduzierbare Neuroplastizität beeinträchtigen und Auswirkungen auf die motorische Funktions- und Leistungsfähigkeit sowie das sensomotorische Lernen nicht nur direkt über die Schmerzen vorliegen können.
- Bei der **Fibromyalgie,** die laut ICD-11 neu als „chronisches ausgedehntes Schmerzsyndrom (MG30.01)" zu den primär chronischen Schmerzen gehört, verbessern gering intensive physische Aktivitäten nach acht Wochen einschließ-

lich aerober und koordinativer Inhalte die psychologischen Merkmale Schmerzkatastrophisieren, Angst, Depression und Stressempfinden, die Schmerzwahrnehmung, die Lebensqualität und den Konditionszustand (Izquierdo-Alventosa et al. 2020).

- Trainieren Menschen Ausdauer und Kraft bzw. Tai Chi, nachahmende koordinative und die Aufmerksamkeit fordernde langsame Bewegungsformen aus Kampfszenen, die an einem chronischen ausgedehnten Schmerzsyndrom, einem komplexen regionalen Schmerzsyndrom (CRPS), einer Osteoarthritis oder einem cLBP leiden, über mindestens 12 Wochen, reduziert sich die Schmerzwahrnehmung im Verbund mit einer verbesserten Lebensqualität (Palmer et al. 2023). Die objektive Basis dieser klinischen Wirkung sind Veränderungen in zerebralen Schlüsselregionen des Verhaltens und bevorzugt
  - in den kortiko-limibischen Verknüpfungen (präfrontaler Kortex, Amygdala, Hippocampus), verantwortlich für Emotionen, Kognition, Schmerzmodulation,
  - im „default mode" Netzwerk (Ruhestandsnetzwerk) verantwortlich laut den Hypothesen, u. a. für „Das Ich", Selbstreflexion, Erinnerungen, und
  - im dorsolateralen präfrontalen Kortex, verantwortlich für die Exekutivfunktionen, kognitive Flexibilität, Planung, Hemmung, abstraktes Denken und Arbeitsgedächtnis.
- Cuyul-Vásquez et al. (2023) analysierten die Effektivität der trainingsbedingten Reorganisation abnormer Veränderungen in der grauen und weißen Substanz bei chronischen muskuloskelettalen Schmerzen. Die Autoren konnten nur vier randomisierte kontrollierte Studien einschließen. Drei Studien finden gegenüber Kontrollgruppen eine Reorganisation des Volumens der grauen Substanz im medialen orbitalen präfrontalen Kortex und in den motorischen Arealen bei Personen mit einer Osteoarthritis in dem Inselkortex, dem Hippocampus, der Amygdala und im Thalamus beim chronischen Schmerzsyndrom. Bei Personen mit einem cLBP können strukturelle Konsequenzen im frontalen Kortex, im Volumen der Basalganglien (Nc. caudatus, Putamen) und des Thalamus beobachtet werden. Diese Befunde lassen aber aufgrund der geringen Datenbasis noch keine Aussagen zur Effektivität des Trainings zu.
- Die zentralen Wirkungen werden gleichzeitig in der Peripherie und nach akuten wie auch regelmäßigen Belastungen durch antientzündliche und reduzierte proentzündliche Konsequenzen intraartikulär und systemisch ergänzt (Puts et al. 2023).

▶ **Wichtig** Training ist eine „generalisierte zentrale und periphere Therapieform bei chronischen Schmerzen und allgemein bei chronischen Erkrankungen". Die zentralen Befunde belegen, dass Training zugleich Schmerz-, Psycho- und Verhaltenstherapie ist!

## Fazit

Die Prävalenz nicht übertragbarer chronisch degenerativer Erkrankungen kann durch das Lebensstilmerkmal „systematische und dauerhafte physische Aktivität" stark abgesenkt und die Therapie erfolgreicher werden. Der erkrankte Mensch muss sich entscheiden, ob er die erforderlichen Aktivitäten als „Medikament" für die „eigene Gesundheit" annimmt. Das ist eine psychologische, aber auch eine gesellschaftliche Aufgabe!

Die Lebensqualität wird übergeordnet durch das subjektive Wohlbefinden und die Zufriedenheit bestimmt, wofür wichtige Faktoren zusammenwirken müssen. Dazu gehören in enger Wechselwirkung der biologische und psychologische Gesundheitszustand, der soziale Status und die Lebensbedingungen. Diese Faktoren des bio-psycho-sozialen Krankheitsmodells können nur von einem Facharztteam mit dem dazu notwendigen gesellschaftlichen Hintergrund beeinflusst werden, wobei die Selbstverantwortung für die eigene Gesundheit zwingend erforderlich ist. Sie muss gefordert und durchgesetzt werden. Lebensqualität bedeutet, einen gesunden, gut funktions-, leistungs-, kompensations- und widerstandsfähigen und damit einen zur Selbstbestimmtheit, Selbstwirksamkeit und Mobilität fähigen Organismus zu haben. Somit ist es das Ziel jedes Facharztes, mit seinen fachspezifischen Interventionen die Voraussetzungen für die physische und psychische Fähigkeit zur „Hilfe durch Selbsthilfe mittels des „Medikaments" Training zu schaffen. Das Training kann der Patient nur selbst durchführen, wofür er das voraussetzende Wissen, die Motivation, die psycho-physische Bereitschaft, eine zerebrale Belastungs-, Anstrengungs- und Schmerztoleranz, eine qualifiziertere zerebrale Schmerzhemmung, die positive Beeinflussung der kognitiv-bewertenden und affektiv-emotionalen Schmerzkomponente und in der Summe einen veränderten Lebensstil benötigt. Die psychologischen Zielstellungen sind dabei die schwierigsten Herausforderungen.

Die physische Fitness muss durch Training hergestellt und gesichert werden. Die Wirksamkeit ist von der Pathogenese und dessen Entwicklungsstand abhängig. Die biologischen Möglichkeiten, der psychologische Zustand, der Zeitbedarf und der mögliche Umfang der Reorganisationen werden dadurch bestimmt. Training ist nicht „nur" die Intervention für die Körperperipherie, sondern gleichermaßen für das Gehirn, wenn es mit moderaten bis zu intensiven Anstrengungen durchgeführt wird. Training entwickelt, fördert, erhält und „behandelt" die Gehirnfunktionen in allen Altersklassen und bei prinzipiell allen chronischen Erkrankungen. Training ist gleichzeitig Psycho-, Verhaltens-, Schmerz- und periphere körperliche Therapie und somit die „einzige ganzheitliche Therapie"!

## Literatur

Ali A, Tabassum D, Baig SS, Moyle B, Redgrave J, Nichols S, McGregor G, Evans K, Totton N, Cooper C, Majid A. Effect of Exercise Interventions on Health-Related Quality of Life After Stroke and Transient Ischemic Attack: A Systematic Review and Meta-Analysis. Stroke 2021 Jul;52(7):2445–2455. https://doi.org/10.1161/STROKEAHA.120.032979. Epub 2021 May 27.

Anger Å, Wallerblad A, Kaaman L, Broman R, Holmberg J, Lundgren T, Salomonsson S, Sundberg CJ, Martinsson L. Introducing Braining-physical exercise as adjunctive therapy in psychiatric care: a retrospective cohort study of a new method. BMC Psychiatry 2023 Aug 7;23(1):566. https://doi.org/10.1186/s12888-023-05053-8.

Ashcroft SK, Ironside DD, Johnson L, Kuys SS, Thompson-Butel AG. Effect of Exercise on Brain-Derived Neurotrophic Factor in Stroke Survivors: A Systematic Review and Meta-Analysis. Stroke 2022 Dec;53(12):3706–3716. https://doi.org/10.1161/STROKEAHA.122.039919. Epub 2022 Oct 24.

Aune D, Markozannes G, Abar L, Balducci K, Cariolou M, Nanu N, Vieira R, Anifowoshe YO, Greenwood DC, Clinton SK, Giovannucci EL, Gunter MJ, Jackson A, Kampman E, Lund V, McTiernan A, Riboli E, Allen K, Brockton NT, Croker H, Katsikioti D, McGinley-Gieser D, Mitrou P, Wiseman M, Velikova G, Demark-Wahnefried W, Norat T, Tsilidis KK, Chan DSM Physical Activity and Health-Related Quality of Life in Women With Breast Cancer: A Meta-Analysis. JNCI Cancer Spectr 2022 Nov 1;6(6):pkac072. https://doi.org/10.1093/jncics/pkac072.

Aydin M, Kose E, Odabas I, Meric Bingul B, Demirci D, Aydin Z. The Effect of Exercise on Life Quality and Depression Levels of Breast Cancer Patients. Asian Pac J Cancer Prev 2021 Mar 1;22(3):725–732. https://doi.org/10.31557/APJCP.2021.22.3.725.

Bliss ES, Wong RH, Howe PR, Mills DE. Benefits of exercise training on cerebrovascular and cognitive function in ageing. J Cereb Blood Flow Metab 2021 Mar;41(3):447–470. https://doi.org/10.1177/0271678x20957807. Epub 2020 Sep 20.

Brinjikji W, Luetmer PH, Comstock B, Bresnahan BW, Chen LE, Deyo RA, Halabi S, Turner JA, Avins AL, James K, Wald JT, Kallmes DF, Jarvik JG: Systematic literature review of imaging features of spinal degeneration in asymptomatic populations. AJNR Am J Neuroradiol 2015 Apr;36(4):811–6. https://doi.org/10.3174/ajnr.A4173. Epub 2014 Nov 27.

Burley CV, Casey AN, Jones MD, Wright KE, Parmenter BJ. Nonpharmacological approaches for pain and symptoms of depression in people with osteoarthritis: systematic review and meta-analyses. Sci Rep 2023 Sep 18;13(1):15449. https://doi.org/10.1038/s41598-023-41709-x.

Cardoso SV, Fernandes SR, Tomás MT. Therapeutic Importance of Exercise in Neuroplasticity in Adults with Neurological Pathology: Systematic Review. Int J Exerc Sci 2024 Aug 1;17(1):1105–1119. https://doi.org/10.70252/VZWF7949. eCollection 2024.

Caspersen CJ, Powell KE, Christenson GM: Physical activity, exercise, and physical fitness: definitions and distinctions for health-related research. Public Health Rep 1985 Mar-Apr;100(2):126–31.

Cassilhas RC, Tufik S, de Mello MT. Physical exercise, neuroplasticity, spatial learning and memory. Cell Mol Life Sci 2016 Mar;73(5):975–83. https://doi.org/10.1007/s00018-015-2102-0. Epub 2015 Dec 8.

Ceylan Hİ, Silva AF, Ramirez-Campillo R, Murawska-Ciałowicz E. Exploring the Effect of Acute and Regular Physical Exercise on Circulating Brain-Derived Neurotrophic Factor Levels in Individuals with Obesity: A Comprehensive Systematic Review and Meta-Analysis. Biology (Basel) 2024 May 6;13(5):323. https://doi.org/10.3390/biology13050323.

Contreras-Osorio F, Ramirez-Campillo R, Cerda-Vega E, Campos-Jara R, Martínez-Salazar C, Reigal RE, Hernández-Mendo A, Carneiro L, Campos-Jara C. Effects of Physical Exercise on Executive Function in Adults with Depression: A Systematic Review and Meta-Analysis. Int J Environ Res Public Health 2022a Nov 18;19(22):15270. https://doi.org/10.3390/ijerph192215270.

Contreras-Osorio F, Ramirez-Campillo R, Cerda-Vega E, Campos-Jara R, Martínez-Salazar C, Araneda R, Ebner-Karestinos D, Arellano-Roco C, Campos-Jara C. Effects of Sport-Based Exercise Interventions on Executive Function in Older Adults: A Systematic Review and Meta-Analysis. Int J Environ Res Public Health 2022b Oct 1;19(19):12573. https://doi.org/10.3390/ijerph191912573.

Crump C, Sundquist J, Winkleby MA, Sundquist K. Low stress resilience in late adolescence and risk of hypertension in adulthood. Heart 2016 Apr;102(7):541–7. https://doi.org/10.1136/heartjnl-2015-308597. Epub 2016 Feb 1.

Crump C, Sundquist J, Winkleby MA, Sundquist K: Interactive effects of obesity and physical fitness on risk of ischemic heart disease. Int J Obes (Lond). 2017a Feb;41(2):255–261. https://doi.org/10.1038/ijo.2016.209. Epub 2016 Nov 21.

Crump C, Sundquist J, Winkleby MA, Sundquist K: Aerobic fitness, muscular strength and obesity in relation to risk of heart failure. Heart. 2017b Nov;103(22):1780–1787. https://doi.org/10.1136/heartjnl-2016-310716. Epub 2017 May 12.

Crump C, Sundquist J, Winkleby MA, Sundquist K: Interactive Effects of Aerobic Fitness, Strength, and Obesity on Mortality in Men. Am J Prev Med. 2017c Mar;52(3):353–361. https://doi.org/10.1016/j.amepre.2016.10.002. Epub 2016 Nov 14.

Cuyul-Vásquez I, Ponce-Fuentes F, Salazar J, Fuentes J, Araya-Quintanilla F. Can exercise-based interventions reverse gray and white matter abnormalities in patients with chronic musculoskeletal pain? A systematic review. J Back Musculoskelet Rehabil 2023;36(4):957–968. https://doi.org/10.3233/BMR-220349.

Da Silva-Grigoletto ME, Pereira-Monteiro MR, Aragão-Santos JC, Vasconcelos ABS, Marcos-Pardo PJ, Fortes LS. Brain functional training: a perspective article. Front Aging 2024 Jun 21;5:1368878. https://doi.org/10.3389/fragi.2024.1368878. eCollection 2024.

Fernández-Rodríguez R, Álvarez-Bueno C, Martínez-Ortega IA, Martínez-Vizcaíno V, Mesas AE, Notario-Pacheco B. Immediate effect of high-intensity exercise on brain-derived neurotrophic factor in healthy young adults: A systematic review and meta-analysis. J Sport Health Sci 2022 May;11(3):367–375. https://doi.org/10.1016/j.jshs.2021.08.004. Epub 2021 Sep 1.

Finger JD, Varnaccia G, Borrmann A, Lange C, Mensin GBM: Körperliche Aktivität von Kindern und Jugendlichen in Deutschland – Querschnittergebnisse aus KiGGS Welle 2 und Trend. Journal of Health Monitoring, 2018 3(1) DOI 10.17886/RKI-GBE-2018-006 Robert Koch-Institut, Berlin

Friedman NP, Miyake A. The relations among inhibition and interference control functions: a latent-variable analysis. J Exp Psychol Gen 2004 Mar;133(1):101–135. https://doi.org/10.1037/0096-3445.133.1.101.

Geneen LJ, Moore RA, Clarke C, Martin D, Colvin LA, Smith BH. Physical activity and exercise for chronic pain in adults: an overview of Cochrane Reviews. Cochrane Database Syst Rev 2017 Jan 14;1(1):CD011279. https://doi.org/10.1002/14651858.CD011279.pub2.

Hamilton GF, Rhodes JS. Exercise Regulation of Cognitive Function and Neuroplasticity in the Healthy and Diseased Brain. Prog Mol Biol Transl Sci 2015:135:381–406. https://doi.org/10.1016/bs.pmbts.2015.07.004. Epub 2015 Aug 5.

Heissel A, Heinen D, Brokmeier LL, Skarabis N, Kangas M, Vancampfort D, Stubbs B, Firth J, Ward PB, Rosenbaum S, Hallgren M, Schuch F. Exercise as medicine for depressive symptoms? A systematic review and meta-analysis with meta-regression. Br J Sports Med 2023 Aug;57(16):1049–1057. https://doi.org/10.1136/bjsports-2022-106282. Epub 2023 Feb 1.

Hortobágyi T, Vetrovsky T, Balbim GM, Sorte Silva NCB, Manca A, Deriu F, Kolmos M, Kruuse C, Liu-Ambrose T, Radák Z, Váczi M, Johansson H, Dos Santos PCR, Franzén E, Granacher U. The impact of aerobic and resistance training intensity on markers of neuroplasticity in health and disease. Ageing Res Rev 2022 Sep:80:101698. https://doi.org/10.1016/j.arr.2022.101698. Epub 2022 Jul 16.

Hurley M, Dickson K, Hallett R, Grant R, Hauari H, Walsh N, Stansfield C, Oliver S. Exercise interventions and patient beliefs for people with hip, knee or hip and knee osteoarthritis: a mixed methods review. Cochrane Database Syst Rev 2018 Apr 17;4(4):CD010842. https://doi.org/10.1002/14651858.CD010842.pub2.

Ilieva EM. Are exercise interventions beneficial for people with hip and knee osteoarthritis? - A Cochrane Review summary with commentary. Musculoskelet Sci Pract 2019 Dec:44:102041. https://doi.org/10.1016/j.msksp.2019.07.005. Epub 2019 Jul 20.

Izquierdo-Alventosa R, Inglés M, Cortés-Amador S, Gimeno-Mallench L, Chirivella-Garrido J, Kropotov J, Serra-Añó P. Low-Intensity Physical Exercise Improves Pain Catastrophizing and Other Psychological and Physical Aspects in Women with Fibromyalgia: A Randomized Controlled Trial. Int J Environ Res Public Health 2020 May 21;17(10):3634. https://doi.org/10.3390/ijerph17103634.

Jemni M, Zaman R, Carrick FR, Clarke ND, Marina M, Bottoms L, Matharoo JS, Ramsbottom R, Hoffman N, Groves SJ, Gu Y, Konukman F. Exercise improves depression through positive modulation of brain-derived neurotrophic factor (BDNF). A review based on 100 manuscripts over 20 years. Front Physiol 2023 Mar 8:14:1102526. https://doi.org/10.3389/fphys.2023.1102526. eCollection 2023.

Ji L, Steffens DC, Wang L. Effects of physical exercise on the aging brain across imaging modalities: A meta-analysis of neuroimaging studies in randomized controlled trials. Int J Geriatr Psychiatry 2021 Aug;36(8):1148–1157. https://doi.org/10.1002/gps.5510. Epub 2021 Mar 5.

Kaagman DGM, van Wegen EEH, Cignetti N, Rothermel E, Vanbellingen T, Hirsch MA. Effects and Mechanisms of Exercise on Brain-Derived Neurotrophic Factor (BDNF) Levels and Clinical Outcomes in People with Parkinson's Disease: A Systematic Review and Meta-Analysis. Brain Sci 2024 Feb 21;14(3):194. https://doi.org/10.3390/brainsci14030194.

Karamacoska D, Butt A, Leung IHK, Childs RL, Metri NJ, Uruthiran V, Tan T, Sabag A, Steiner-Lim GZ. Brain function effects of exercise interventions for cognitive decline: a systematic review and meta-analysis. Front Neurosci 2023 May 16:17:1127065. https://doi.org/10.3389/fnins.2023.1127065. eCollection 2023.

Kaufman M, Dyrek P, Fredericson M, Oppezzo M, Roche M, Frehlich L, Noordsy D. The Role of Physical Exercise in Cognitive Preservation: A Systematic Review. Am J Lifestyle Med 2023 Sep 14;18(4):574–591. https://doi.org/10.1177/15598276231201555. eCollection 2024 Jul-Aug

Kregel J, Coppieters I, DePauw R, Malfliet A, Danneels L, Nijs J, Cagnie B, Meeus M. Does Conservative Treatment Change the Brain in Patients with Chronic Musculoskeletal Pain? A Systematic Review. Pain Physician 2017 Mar;20(3):139–154.

Krug S, Jordan S, Mensink GBM, Müters S, Finger JD, Lampert T: Körperliche Aktivität Ergebnisse der Studie zur Gesundheit Erwachsener in Deutschland (DEGS1). Bundesgesundheitsbl 2013 56:765–771 https://doi.org/10.1007/s00103-012-1661-6

Laube W (Hrsg): Sensomotorisches System. Thieme, Stuttgart – New York, 2009a

Laube W: Pathophysiologie des Sensomotorischen Systems nach Verletzungen und bei degenerativen Gelenkerkrankungen. in: Laube, W (Hrsg.): Sensomotorisches System. Thieme, Stuttgart – New York, 2009b, S. 375–439

Laube, W.: Trainingslehre. in: Hütter-Becker, A., Dölken, M. (Hrsg.) Biomechanik, Bewegungslehre, Leistungsphysiologie, Trainingslehre. Thieme, 2011, 309 - 332

Laube W: Schmerztherapie ohne Medikamente – Leitfaden zur endogenen Schmerzhemmung für Ärzte und Therapeuten. Springer, Heidelberg-Berlin, 2022

Laube W: Bewegungsmangel Dekonditionierung, Krankheit, Schmerzen, Alter. Springer, Heidelberg-Berlin, 2023

Liang J, Wang H, Zeng Y, Qu Y, Liu Q, Zhao F, Duan J, Jiang Y, Li S, Ying J, Li J, Mu D. Physical exercise promotes brain remodeling by regulating epigenetics, neuroplasticity and neurotrophins. Rev Neurosci 2021 Feb 15;32(6):615–629. https://doi.org/10.1515/revneuro-2020-0099. Print 2021 Aug 26.

Limaye NS, Carvalho LB, Kramer S. Effects of Aerobic Exercise on Serum Biomarkers of Neuroplasticity and Brain Repair in Stroke: A Systematic Review. Arch Phys Med Rehabil 2021 Aug;102(8):1633–1644. https://doi.org/10.1016/j.apmr.2021.04.010. Epub 2021 May 14.

Liu C, Liang X, Sit CHP. Physical Activity and Mental Health in Children and Adolescents With Neurodevelopmental Disorders: A Systematic Review and Meta-Analysis. JAMA Pediatr 2024 Mar 1;178(3):247–257. https://doi.org/10.1001/jamapediatrics.2023.6251.

Migueles JH, Cadenas-Sanchez C, Lubans DR, Henriksson P, Torres-Lopez LV, Rodriguez-Ayllon M, Plaza-Florido A, Gil-Cosano JJ, Henriksson H, Escolano-Margarit MV, Gómez-Vida J, Maldonado J, Löf M, Ruiz JR, Labayen I, Ortega FB. Effects of an Exercise Program on Cardiometabolic and Mental Health in Children With Overweight or Obesity: A Secondary Analysis of a Randomized Clinical Trial. JAMA Netw Open 2023 Jul 3;6(7):e2324839. https://doi.org/10.1001/jamanetworkopen.2023.24839.

Mojtabavi H, Shaka Z, Momtazmanesh S, Ajdari A, Rezaei N. Circulating brain-derived neurotrophic factor as a potential biomarker in stroke: a systematic review and meta-analysis. J Transl Med 2022 Mar 14;20(1):126. https://doi.org/10.1186/s12967-022-03312-y.

Oliveras-Cañellas N, Castells-Nobau A, de la Vega-Correa L, Latorre-Luque J, Motger-Albertí A, Arnoriaga-Rodriguez M, Garre-Olmo J, Zapata-Tona C, Coll-Martínez C, Ramió-Torrentà L, Moreno-Navarrete JM, Puig J, Villarroya F, Ramos R, Casadó-Anguera V, Martín-García E, Maldonado R, Mayneris-Perxachs J, Fernández-Real JM. Adipose tissue coregulates cognitive function. Sci Adv 2023 Aug 11;9(32):eadg4017. https://doi.org/10.1126/sciadv.adg4017. Epub 2023 Aug 11.

Ortega FB, Mora-Gonzalez J, Cadenas-Sanchez C, Esteban-Cornejo I, Migueles JH, Solis-Urra P, Verdejo-Román J, Rodriguez-Ayllon M, Molina-Garcia P, Ruiz JR, Martinez-Vizcaino V, Hillman CH, Erickson KI, Kramer AF, Labayen I, Catena A. Effects of an Exercise Program on Brain Health Outcomes for Children With Overweight or Obesity: The ActiveBrains Randomized Clinical Trial. JAMA Netw Open 2022 Aug 1;5(8):e2227893. https://doi.org/10.1001/jamanetworkopen.2022.27893.

Oyovwi MO, Ogenma UT, Onyenweny A. Exploring the impact of exercise-induced BDNF on neuroplasticity in neurodegenerative and neuropsychiatric conditions. Mol Biol Rep 2025 Jan 20;52(1):140. https://doi.org/10.1007/s11033-025-10248-1.

Palmer KL, Shivgulam ME, Champod AS, Wilson BC, O'Brien MW, Bray NW. Exercise training augments brain function and reduces pain perception in adults with chronic pain: A systematic review of intervention studies. Neurobiol Pain 2023 Apr 20:13:100129. https://doi.org/10.1016/j.ynpai.2023.100129. eCollection 2023 Jan-Jul.

Pearl R: Lifestyle Medicine: Overcoming Systemic and Cultural Barriers to Better, More Affordable Care. Am J Lifestyle Med 2023 Mar 30;17(5):626–631. https://doi.org/10.1177/15598276231166321. eCollection 2023 Sep-Oct.

Puts S, Liberman K, Leysen L, Forti L, Muyldermans E, Vaes P, Nijs J, Beckwée D, Bautmans I. Exercise-induced effects on inflammatory markers and brain-derived neurotrophic factor in patients with knee osteoarthritis. A systematic review with meta-analysis. Exerc Immunol Rev 2023:29:22–53.

Revelo Herrera SG, Leon-Rojas JE. The Effect of Aerobic Exercise in Neuroplasticity, Learning, and Cognition: A Systematic Review. Cureus 2024 Feb 11;16(2):e54021. https://doi.org/10.7759/cureus.54021. eCollection 2024 Feb.

Piskin D, Benjaminse A, Dimitrakis P, Gokeler A. Neurocognitive and Neurophysiological Functions Related to ACL Injury: A Framework for Neurocognitive Approaches in Rehabilitation and Return-to-Sports Tests. Sports Health 2022 Jul-Aug;14(4):549–555. https://doi.org/10.1177/19417381211029265. Epub 2021 Jul 8.

Rotondo R, Proietti S, Perluigi M, Padua E, Stocchi F, Fini M, Stocchi V, Volpe D, De Pandis MF. Physical activity and neurotrophic factors as potential drivers of neuroplasticity in Parkinson's Disease: A systematic review and meta-analysis. Ageing Res Rev 2023 Dec:92:102089. https://doi.org/10.1016/j.arr.2023.102089. Epub 2023 Oct 14.

RKI - Abteilung für Epidemiologie und Gesundheitsmonitoring Fachgebiet Gesundheitsberichterstattung. Gesundheitliche Lage von Erwachsenen in Deutschland – Ergebnisse zu ausgewählten Indikatoren der Studie GEDA 2019/2020-EHIS. Journal of Health Monitoring, 2021 6(3) https://doi.org/10.25646/8456

Sandrini L, Di Minno A, Amadio P, Ieraci A, Tremoli E, Barbieri SS. Association between Obesity and Circulating Brain-Derived Neurotrophic Factor (BDNF) Levels: Systematic Review of Literature and Meta-Analysis. Int J Mol Sci 2018 Aug 3;19(8):2281. https://doi.org/10.3390/ijms19082281.

Stanisic N, Häggman-Henrikson B, Kothari M, Costa YM, Avivi-Arber L, Svensson P. Pain's Adverse Impact on Training-Induced Performance and Neuroplasticity: A Systematic Review. Brain Imaging Behav 2022 Oct;16(5):2281–2306. https://doi.org/10.1007/s11682-021-00621-6. Epub 2022 Mar 18.

Taha MA, Al-Maqati TN, Alnaam YA, Alharbi SS, Khaneen R, Almutairi H, Al-Harbi M. The Association between Brain-Derived Neurotrophic Factor (BDNF) Protein Level and Body Mass Index. Medicina (Kaunas) 2022 Dec 31;59(1):99. https://doi.org/10.3390/medicina59010099.

Vandersmissen J, Dewachter I, Cuypers K, Hansen D. The Impact of Exercise Training on the Brain and Cognition in Type 2 Diabetes, and its Physiological Mediators: A Systematic Review. Sports Med Open 2025 Apr 24;11(1):42. https://doi.org/10.1186/s40798-025-00836-7.

Varongot-Reille C, Barrero-Santiago L, Cuenca-Martínez F, Paris-Alemany A, La Touche R, Herranz-Gómez A. Effectiveness of exercise on pain intensity and physical function in patients with knee and hip osteoarthritis: an umbrella and mapping review with meta-meta-analysis. Disabil Rehabil 2024 Aug;46(16):3475–3489. https://doi.org/10.1080/09638288.2023.2252742. Epub 2023 Sep 12.

Villamil-Parra W, Moscoso-Loaiza L. Effects of physical exercise on Irisin and BDNF concentrations, and their relationship with cardiometabolic and mental health of individuals with Metabolic Syndrome: A Systematic Review. Exp Gerontol 2024 Dec:198:112640. https://doi.org/10.1016/j.exger.2024.112640. Epub 2024 Nov 24.

World Health Organization: WHO Guidelines on physical activity and sedentary behaviour. Geneva: World Health Organization, 2020. Licence: CC BY-NC-SA 3.0 IGO, ISBN 978-92-4-001512-8 (electronic version), ISBN 978-92-4-001513-5 (print edition)

Ye M, Song T, Xia H, Hou Y, Chen A. Effects of aerobic exercise on executive function of healthy middle-aged and older adults: A systematic review and meta-analysis. Int J Nurs Stud 2024 Dec:160:104912. https://doi.org/10.1016/j.ijnurstu.2024.104912. Epub 2024 Sep 18.

Zhang S, Zhen K, Su Q, Chen Y, Lv Y, Yu L. The Effect of Aerobic Exercise on Cognitive Function in People with Alzheimer's Disease: A Systematic Review and Meta-Analysis of Randomized Controlled Trials. Int J Environ Res Public Health 2022 Nov 25;19(23):15700. https://doi.org/10.3390/ijerph192315700.

Zhang Z, Shi P, Zhang K, Li C, Feng X. The frontal association area: exercise-induced brain plasticity in children and adolescents and implications for cognitive intervention practice. Front Hum Neurosci 2024 Sep 5:18:1418803. https://doi.org/10.3389/fnhum.2024.1418803. eCollection 2024.

# Teil II

# Physiologie

# Bewegungen, die Sensomotorik ein Hauptmerkmal des Lebens: Das sensomotorische System, die abhängigen Strukturen und die physische Aktivität

**3**

> **Trailer** Die Sensomotorik ist für die körperliche, kognitiv-mentale und soziale Entwicklung, den Gesundheitszustand und die therapeutische Reorganisation aller Körperstrukturen essenziell. Das Bewegungsverhalten als Ergebnis der „höchsten zerebralen Instanzen" belegt, dass chronischer Bewegungsmangel und somit die Dekonditionierung die Gehirnfunktionen verändert.
>
> Die aktive Muskulatur kommuniziert ihren Trainingszustand an alle Gewebe. Diese passen sich dem Zustand der Muskulatur an. Bewegungsmangel ist somit Disposition und Hauptrealisationsfaktor der chronisch degenerativen Erkrankungen, denn auch die muskuläre Dekonditionierung wird mit den Geweben geteilt.
>
> Im Sprachgebrauch und in den WHO-Dokumenten wird von physischer Aktivität, Training („exercise") und Fitness gesprochen. Physische Aktivität ist, ohne den Umfang und den Anstrengungsgrad zu berücksichtigen, jede Muskelaktivität. Training ist physische Aktivität, die zu gesundheitsrelevanten Anpassungen führt; das Ergebnis ist die physische Fitness.

## 3.1  Das sensomotorische System: Aktivität sorgt für Entwicklung, Gesundheit und Mobilität

Der Mensch ist mit

- seinen kognitiven Fähigkeiten (Aufmerksamkeit, Wahrnehmen, Erkennen, Gedächtnis, Lernen, Planen, Orientieren, Kreativität, Problemlösen, Selbstbeobachtung, Wissen, Einstellungen, Überzeugungen, Erwartungen),
- seiner Fähigkeit zur Antizipation (Vorwegnahme von Ergebnissen),
- seinem Selbstbewusstsein (Erkennen der eigenen Persönlichkeit, Selbstvertrauen, Zuversicht) und
- seiner Sprache

das am höchsten entwickelte Lebewesen.

Mit diesen exklusiven Fähigkeiten ist der Mensch in Abhängigkeit von der Situation in der Lage

- mit seinem Sprechapparat die Ergebnisse der aktuellen und der gedächtnisbasierten kognitiven Gehirntätigkeiten verbal zu artikulierten (Lautsprache) oder diese in schriftlicher Form (Schriftsprache) auszudrücken

und er unterstützt in Abhängigkeit vom situativen Zusammenhang und geprägt durch seine Individualität

- die Lautsprache zugleich bzw. begleitend in nicht verbaler Form durch kommunikative Bewegungsausführungen, die Gestik (Abb. 3.1).

Die Laut- und die Schriftsprache sowie die Gestik sind durchweg Leistungen des sensomotorischen Systems, mit welchem die Leistungen der höchsten Gehirnfunktionen ausgedrückt und „nach außen" hörbar bzw. sichtbar gemacht werden. Es sind also Bewegungsausführungen zur Kommunikation zwischen den Menschen und darüber hinaus und im Kontext mit der „kommunikativen Sensomotorik, der Gestik", sind Bewegungsausführungen „das menschliche Hauptwerkzeug" der verschiedensten Lebensaktivitäten und Lebenstätigkeiten (Abb. 3.1).

Bewegungen, die **Sensomotorik,** ist das essenziell prägende Element (Abb. 3.2) für

- die körperliche, sensomotorische, mentale (Erleben, Verhalten), kognitive (Intelligenz, Denken, Wahrnehmen, Gedächtnis, Sprache etc, vgl. Stufenmodell der kognitiven Entwicklung, Hauptvertreter: Piaget 1952, vgl. Neimark 1978, Ahnert 2014, Siegler et al. 2016) und soziale **Entwicklung im Kindes- und Jugendalter (komplexe Entwicklungsfunktion),**
- den **Gesundheitszustand in der gesamten Lebensspanne (präventive Funktion)**

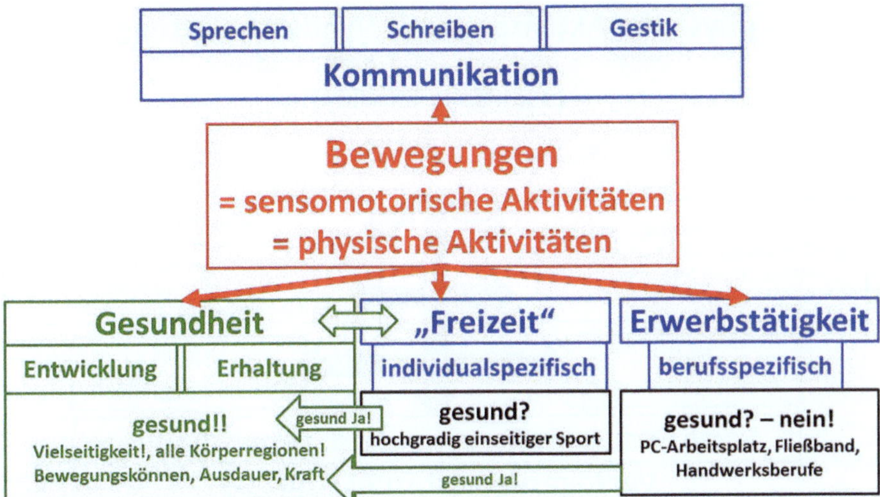


**Abb. 3.1** Bewegungen, sensomotorische Aktivitäten bzw. physische Aktivitäten sind ein Hauptmerkmal des Lebens. Sie sind die Basis der Kommunikation des Menschen (Laut-, Schriftsprache, Gestik) und sie sind im ersten und zweiten Jahrzehnt des Lebens zunächst die essentielle Grundlage für die körperliche und kognitive Entwicklung und danach lebenslang die Basis der physischen und psychischen Gesundheit. Alle Erwerbstätigkeiten erfordern in der Regel höchst gradige berufsspezifische sensomotorische Aktivitäten, die ohne gesundheitsorientierte „Ausgleichsaktivitäten" zumindest eine Disposition aber überhäufig die Realisation von Erkrankungsentwicklungen verantworten. Jede Freizeitaktivität „lebt" gleichfalls von der Sensomotorik. Hochgradig einseitiger Sport z. B. Laufen sorgt durch eine inadäquate Belastungsgestaltung bei mindestens 30–50 % der Akteure für über- und fehlbelastungsbedingte Erkrankungen des Stütz- und Bewegungssystems und ist somit nicht „als Sport im Sinn der Gesunderhaltung" zu betrachten. „Gesundheitssport" ist vielseitiger Sport für alle Körperregionen und -funktionen, womit man „keinen Wettkampf gewinnen kann!"

- die **Verzögerung des Alterungsprozesses** zugunsten einer möglichst langen Erhaltung der sensomotorischen Mobilität und der mentalen (Bewusstsein, Antrieb, psychische Aktivität, Intelligenz, Persönlichkeitseigenschaften) und kognitiven (mentale Prozesse zur Bewältigung von Aufgaben) Funktionen (**Anti-Aging-Funktion**),
- alle **Arbeitstätigkeiten zum Erwerb des Lebensunterhalts (ökonomische Funktion**),
- alle **Aktivitäten außerhalb der Erwerbstätigkeit** inklusive der Mobilität (**Funktion für die Lebensqualität**) und
- für eine langfristige nachhaltige **therapeutische bzw. rehabilitative Reorganisation der Körperstrukturen und -funktionen** in die gesunde bzw. in die gesündere Richtung beim Vorliegen von de facto allen chronischen Erkrankungen im nicht-akuten Zustand und nach Verletzungen (**therapeutische Funktion**).

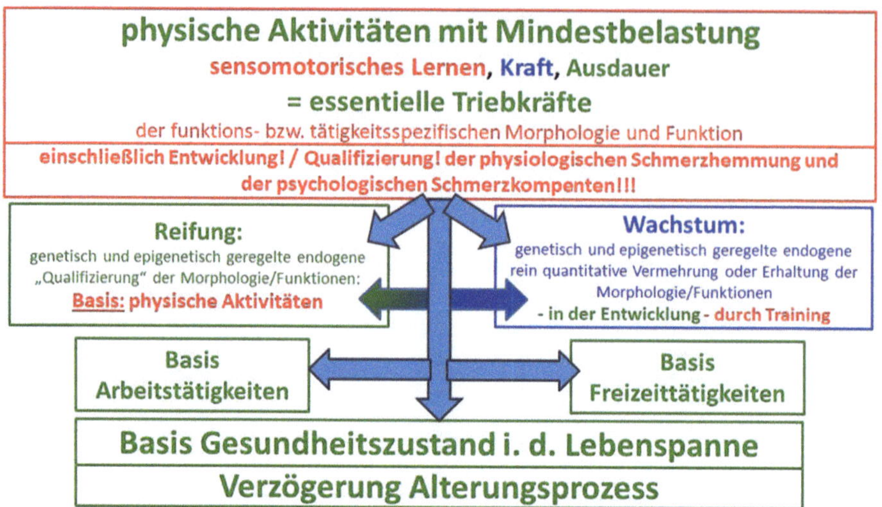



**Abb. 3.2** Bewegungen, physische bzw. sensomotorische Aktivitäten, jeweils ausgeführt mit einem Mindestmaß an Anstrengung, haben in der gesamten Lebensspanne essenzielle Funktionen. Im Kindes- und Jugendalter sorgen sie für die Reifung und das Wachstum des Organismus, wobei dieser Altersbereich für die Entwicklung und Qualifizierung der physiologischen Schmerzhemmungsmechanismen einschließlich der psychologischen Schmerzkomponenten (hervorzuheben: psycho-motorische, affektiv-emotionale und bewertende – kognitive Komponente) herausragend ist. Die Sensomotorik ist die Basis aller Arbeits- und Freizeitaktivitäten. Sie prägt in der gesamten Lebensspanne den Gesundheitszustand und verzögert den Alterungsprozess, den systematischen physiologischen Rück- und Umbau (Involution) aller Körperstrukturen und Funktionen.

▶  **Wichtig** Bewegungen, sensomotorische Aktivitäten, vom Gehirn „gewollt" und initiiert, organisiert und/oder gesteuert (ballistische Bewegungen: Würfe, Sprünge…) oder geregelt (zyklische Bewegungen: Gehen, Laufen, Fahrradfahren, Schwimmen …) qualifizieren zugleich das Gehirn als Generator des Handlungsprogrammes direkt selbst und zusätzlich indirekt durch die biochemische Kommunikation mittels der Signalstoffe der aktiven Muskulatur, u. a. zugunsten der Gedächtnisfunktion und somit der kognitiven Funktionen (vgl. Zusammenfassung Laube 2023). Für diese Wirkungen müssen aber die Bewegungen, die sensomotorischen oder physischen Aktivitäten immer mit einem ausreichenden Anstrengungsgrad und/oder einer ausreichenden Dauer (siehe Empfehlungen der WHO 2020) bis zur Ermüdung ausgeführt werden, um die „positiven" Reaktionen der Entwicklung, der Erhaltung, der Verbesserung oder der Reorganisation der Struktur und Funktion auszulösen.

Die Qualitäten der Sensomotorik basieren auf

- der **Reiz- bzw. Erregbarkeit** als essenzielle Grundlage der Informationsaufnahme durch Sensoren, der Informationsverarbeitung im Nervensystem, der Informationsübermittlung auf die Muskulatur über die motorischen Endplatten zur Auslösung der Muskelkontraktionen,

- dem **Energiestoffwechsel (ATP als „biologisches Geld")** als Basis der energetischen Absicherung aller grundlegenden (Grundumsatz) und aller leistungsbezogenen (Leistungsumsatz) Gewebe- und Organfunktionen und ebenso aller Vorgänge der Reifung, des Wachstums, der Erhaltung und Regeneration der Gewebe und Organe,
- dem **Baustoffwechsel** als Basis aller Strukturanpassungen durch physische Aktivitäten,
- der **Sicherung der Homöostase,** der Selbstregulation zur Aufrechterhaltung eines dynamischen Gleichgewichts bzw. speziell in der Physiologie der Selbstregulation zur Konstanthaltung des inneren Stoffwechselmilieus auf allen Ebenen und
- der **Reifung,** der genetisch und epigenetisch geregelten endogenen „Qualifizierung" der Morphologie und der Funktionen **auf der Basis der physischen Aktivitäten,** und
- dem **Wachstum,** der genetisch und epigenetisch geregelten endogenen rein quantitativen Vermehrung oder Erhaltung der Morphologie und der Funktionen während der körperlichen Entwicklung **infolge physischer Aktivitäten** (frühes Kindesalter [3 bis 6 Jahre]: Spielen; später ab mittlerem Kindesalter [6 bis ca.11/12 Jahre]: sportliche Aktivitäten) und durch **Training** in der gesamten Lebensspanne.

Reifung und Wachstum (Abb. 3.2) sind die wesentlichen Bestandteile und sogar die bestimmenden Faktoren der ontogenetischen Entwicklung eines Menschen (Ontogenese: alle biologischen Vorgänge von der Produktion der Ei- und Samenzellen über die Entwicklung und die gesamte Lebensspanne des Menschen bis zum Tod). Alle diese Eigenschaften und die Reproduktion gehören zu den Hauptmerkmalen des Lebens.

▶  **Wichtig**  Bewegungen, ob Sprache, Schrift, Gestik und alle weiteren sensomotorischen Handlungen und ihre Ergebnisse sind die herausragenden sichtbaren und bewertbaren Formen der Lebenstätigkeiten, indem mit den Muskelaktivitäten für jeden erkennbar die höchsten Funktionen und Leistungen des Gehirns mittels des sensomotorischen Systems (Laube 2009) ausgedrückt werden. Des Weiteren spiegelt sich in der Art und Weise der Bewegungen und der Bewegungsqualität sehr häufig auch der emotionale Zustand des Menschen wider.

Die Prägung der Bewegungen und des Bewegungsverhaltens durch die „höchsten Instanzen" der Gehirntätigkeit weist darauf hin, dass ein chronischer Bewegungsmangel einen sehr ungünstigen Einfluss auch auf die höchsten Gehirnfunktionen haben muss. Die Dekonditionierung durch chronisch ungenügende Bewegungsaktivitäten in jedem Alter, der Alterungsprozess und Krankheiten ohne und mit Schmerzen und vor allem komplexe Schmerzsyndrome verändern die Strukturen und die Funktionen des sensomotorischen Systems. Diese Veränderungen in den „direkten" Strukturen der Sensomotorik, aber auch in den der Sensomotorik übergeordneten Gehirnstrukturen und -funktionen, die die Motivation, den Antrieb und die Zielstellungen der Sensomotorik sowie die zugehörigen Emotionen verantworten, werden anhand der Bewegungen und ihrer konditionellen Möglichkeiten erkennbar.

**Besonders wichtig:** Bewegungen, physische Aktivitäten mit positiven strukturellen und funktionellen Konsequenzen, weil ausreichend häufig, vielseitig, andauernd und intensiv (siehe Sportwissenschaft) sind somit das erforderliche präventive und bei Bedarf das therapeutische Werkzeug von gesunden bzw. zu verbessernden Körperfunktionen und somit zugleich der Lebensqualität. **Bewegungen bzw. physische Aktivitäten** (vgl. Definition der Begriffe: Caspersen et al. 1985; s. hinten) **sind eben nicht gleich Bewegungen bzw. physische Aktivitäten mit gesundheitsrelevanten Ergebnissen, sondern sie sind es nur dann, wenn die Aktivitäten mit einem Mindestanstrengungsniveau ausgeführt werden. Das entspricht der Realisierung des Trainingsprinzips bzw. des Grundsatzes des „wirkungsvollen" Trainingsreizes. Diese von der Trainingswissenschaft empirisch definierte allgemeingültige Gesetzmäßigkeit kann physiologisch erklärt werden. Der Anstrengungsgrad muss immer ausreichend groß sein, um damit die anabolen Systeme zu aktivieren.**

Alle erdenklichen Bewegungen werden durch die Strukturen **des sensomotorischen Systems** einschließlich der höchsten kognitiven und emotionalen Instanzen, der Neuromatrix (Abb. 3.3, Laube 2009), generiert und die Muskulatur als das absolut größte Organ des Körpers macht die Funktion der verantwortlichen Gehirnstrukturen des sensomotorischen Verhaltens sichtbar.

Die Strukturen des sensomotorischen Systems bestehen „nur" aus dem zentralen Nervensystem mit allen höchsten Strukturen für das bewusste Handeln und Erleben und den umfänglichen subkortikalen sensomotorisch relevanten neuronalen Netzwerken, die mit denen der Nozizeption integrativ vernetzt sind, sowie dem peripheren afferenten und efferenten Nervensystem und der Muskulatur. Die Güte der sensomotorischen Funktion, der Stand des Bewegungskönnens, gemeinsam mit den immer dazu gehörenden bewegungsspezifischen konditionellen Möglichkeiten der Ausdauer und der Kraft, ergibt sich

- aus dem Erreichen des Bewegungszieles, der Bewegungsqualität, der Wiederholbarkeit in vergleichbarer Qualität und
- aus der Möglichkeit, die Bewegungen über bestimmte Zeiträume (Ausdauer, z. B. Geh-, Laufstrecken …) und/oder mit den erforderlichen Kraftaufwänden (Kraft:, z. B. Heben, Tragen …) ausführen zu können.

Die oberste Instanz des sensomotorischen Systems ist die Neuromatrix, das Gehirn mit allen neuronalen Netzwerken der bewussten höchsten willentlichen (Volition) sowie der kognitiven Leistungen und der emotionalen Funktionen (Abb. 3.4).

„Federführend" für alle Funktionen ist der präfrontale Kortex, der als „supervisory attentional system" die exekutiven Funktionen („überwachende" Kontrollfunktionen, Steuerung „untergeordneter" Hirnfunktionen, Zielsetzungen, Planungen, Steuerung

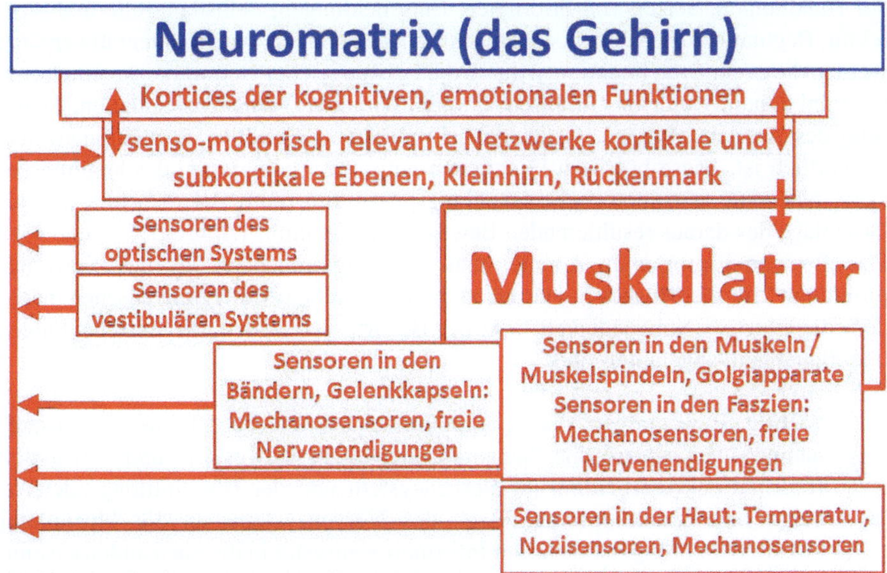


**Abb. 3.3** Die Strukturen des sensomotorischen Systems.

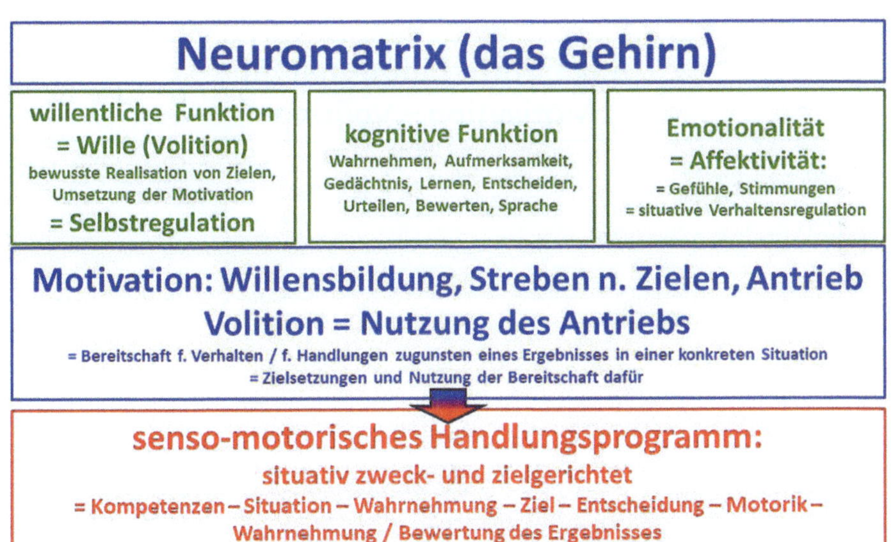


**Abb. 3.4** Die höchsten Funktionen der Neuromatrix, des Gehirns, sind die willentliche Funktion, die Volition, zur bewussten Realisation der Motivation mit den resultierenden Zielen, die kognitiven Funktionen und die Emotionalität für die situative Verhaltensregulation. Diese Gehirnleistungen generieren das senso-motorische Handlungsprogramm und sie bewerten letztendlich das Ergebnis.

der Handlungen, Setzen von Prioritäten, Entscheidungen, Selbstkontrolle und -korrektur, Regulation der Aufmerksamkeit, Arbeitsgedächtnis) vertritt. Integrativ ergänzt werden die exekutiven Funktionen durch die Leistungen der Netzwerke der emotionalen Funktionen, wofür das limbische System (situative Verhaltensregulation, Steuerung des Antriebs, Lernen, Gedächtnis, Emotionen, vegetative Regulationen) verantwortlich ist. Diese höchsten Funktionen generieren gemeinsam das kognitiv basierte bewusste sensomotorische Handlungsprogramm (Abb. 3.4, 3.5, und 3.6) als Grundlage des daraus resultierenden Bewegungsprogramms (Abb. 3.5, 3.7, und 4.1). Das Bewegungsprogramm könnte man „umgangssprachlich als das Softwareprogramm" für die Muskelaktivierungen der angestrebten Bewegung ansehen, nachdem die situative Notwendigkeit bzw. der Bedarf, das Wollen, die Entscheidungen und Planungen, abgelaufen sind.

▶ **Wichtig** Bewegungen, die Sensomotorik, „leben" von der Informationsaufnahme über spezifische Sensoren, der nicht bewussten und bewussten Informationsverarbeitung im Nervensystem und der Übermittlung „der Arbeits- bzw. Funktionsergebnisse" des Nervensystems an die Muskulatur zwecks Wandlung der nervalen Informationsmuster in die nach außen erkennbaren Muskelkontraktionen für die Körperhaltungen und Bewegungen.

Die Neurone des das Gehirn informierenden afferenten **somatosensorischen Nervensystems** (pseudounipolare Nervenzellen; somatische Sensibilität) befinden

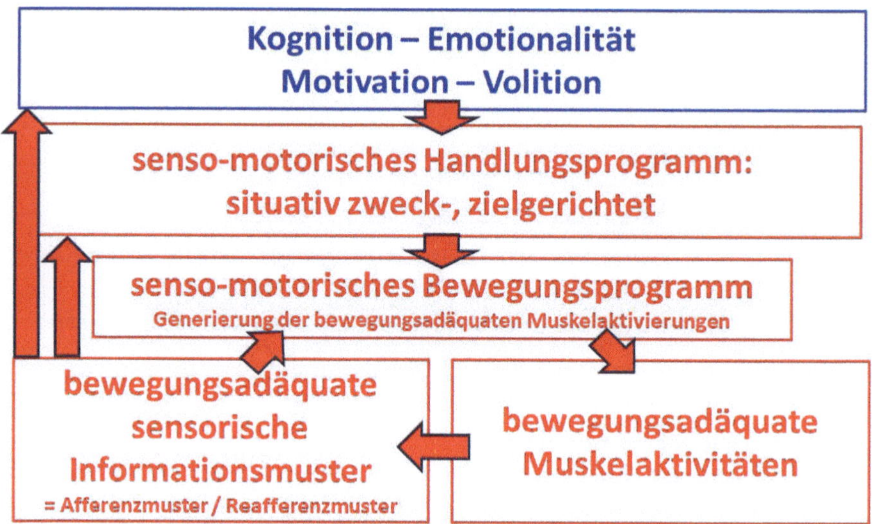


**Abb. 3.5** Auf der Basis des Willens, der Kognition und Emotionalität entsteht das sensomotorische Handlungsprogramm welches dann zur Grundlage des sensomotorischen Bewegungsprogramms wird, indem die konkreten Muster der Muskelaktivierungen „programmiert" werden. Dessen Realisation sorgt für die Bewegung, die wieder das resultierende bewegungsadäquate sensorische Reafferenzmuster generiert.

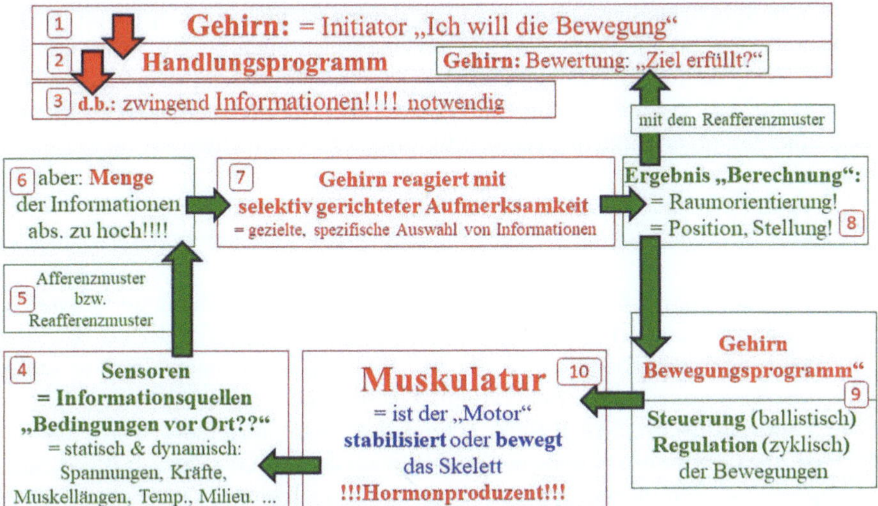


**Abb. 3.6**   Die Sensoren „messen" keine Gelenkwinkel und Körperhaltungen oder -stellungen und ebenso nicht die Positionen der Körperkompartimente zueinander oder auch die Raumposition des Organismus. Dies sind kognitive Leistungen des Gehirns auf der Grundlage der Aktionspotenzialsequenzen der Sensoren (Afferenzmuster) von ihren jeweiligen anatomischen Standorten im Organismus.

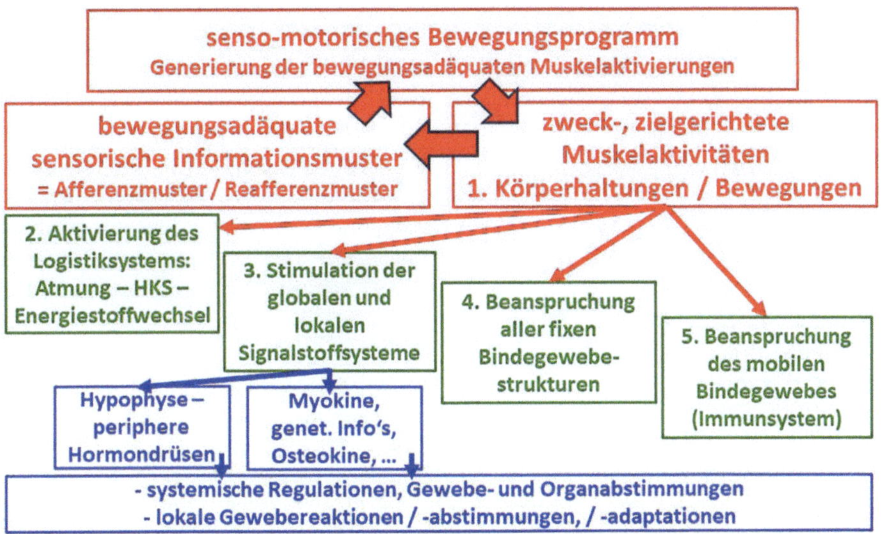


**Abb. 3.7**   Das sensomotorische Bewegungsprogramm sorgt für die zweck- und zielgerichteten bewegungsspezifischen Muskelaktivitäten und diese wiederum für die resultierenden Rückinformationen an das Gehirn (Reafferenzmuster). Die Muskelkontraktionen verlangen die Aktivität des Logistiksystems, stimulieren die Signalstoffproduktionen, beanspruchen die fixen Bindegewebestrukturen und veranlassen das mobile Bindegewebe, das Immunsystem anti-onkologische Funktionen zu stärken.

sich in den Spinalganglien und in den Ganglien im Bereich des Kopfes (z. B. Ggl. trigeminale, Ggl. vestibulare). Die sensorischen Neuronen liefern Informationen aus der Haut, dem myofaszialen Gewebe, den Gelenkkapseln, den Bändern und dem Skelett, um in einem kognitiven Prozess die Wahrnehmung des Körpers in Raum und Zeit zu ermöglichen (Abb. 3.6). Sie sind die erste Station

- der **epikritischen Sensibilität**, deren Sensoren die Informationen für
  - die diskriminatorische Feinwahrnehmung von Berührung, Druck und Vibration und
  - insgesamt für die bewusste Wahrnehmung der Körperstellung, der Positionen der Körperkompartimente zueinander und der Raumorientierung als auch deren bewegungsbedingte Veränderungen, der sogenannten Propriozeption oder Tiefensensibilität, zur Verfügung stellen und
- der **protopathischen Sensibilität**, deren Sensoren die Informationen für die mechanische Grobwahrnehmung aus dem Bereich der Haut und für die Temperaturempfindung liefern und potenziell gewebeschädigende Zustände und/oder schädigungsbedingte Gewebezustände als Schmerzinformationen anzeigen.

> ▶ **Wichtig** Die Bahnen der epikritischen und der protopathischen Sensibilität sind durch Kollateralen vernetzt, sodass die Trennung eher didaktischer Art ist. So haben auch Sensorinformationen aus der Haut propriozeptive Eigenschaften.

An den Enden der peripheren Nervenfaserfortsätze der somatosensorischen Neuronen befindet sich die rezeptive Zone, in der ein adäquater oder spezifischer mechanischer Reiz ein reizstärkenabhängiges Rezeptorpotenzial (Transduktion) hervorruft. Das Rezeptorpotenzial wird nachfolgend in Aktionspotenzialsequenzen, die „körpereigene Sprache", gewandelt und über den peripheren und zentralen Nervenfaserfortsatz nach zentral geleitet. Nach der Übertragung auf das nächste Neuron, z. B. im Rückenmark oder im Hirnstamm, werden die Aktionspotenzialsequenzen über verschiedene neuronale Bahnsysteme (Hinterstrang-, Vorderseitenstrang-, spinozerebelläres System, vestibuläres System) mit ihren zugleich auch informationsverarbeitenden Zwischenstationen zu den obersten zentralen Verarbeitungsstrukturen des Gehirns geleitet. Der oberste Ankunftsort der epikritischen und protopathischen Informationen im Gehirn ist der primäre somatosensorische Kortex, der sowohl an der Sensomotorik als auch wesentlich an der sensorischdiskriminativen Schmerzkomponente beteiligt ist. Da diese oberste zerebrale Struktur sowohl für die Motorik als auch für Schmerzen verantwortlich ist, resultiert in logischer Konsequenz, dass die Motorik durch Schmerzen gestört wird, aber zugleich im Umkehrschluss, dass die Motorik eine wichtige Komponente der „Schmerztherapie" ist.

Die mechanosensiblen Endigungen der Nervenfasern sind von lamellenartig aufgebauten korpuskulären Strukturen umgeben (Haut: Merkel-Tastscheiben, Meisner-Tastkörperchen, Vater-Pacini-Körperchen, Ruffini-Körperchen) oder sie wandeln die rezeptorisch relevanten Veränderungen in spezifische Propriozeptoren, die

Muskelspindeln (Proportional-Differential-Sensoren: Sensoren des Längen-Kontroll-Systems, informieren über Muskellänge [statische Funktion] und die Geschwindigkeit der Dehnung [dynamische Funktion]) und den Golgiapparaten (Sensoren des Spannungs-Kontroll-Systems) in „die körpereigene Sprache" um. Des Weiteren befinden sich sowohl in der Haut als auch im myofaszialen und im Bindegewebe der Gelenke freie mechanosensible Nervenendigungen, die bei intensiven mechanischen Einwirkungen auch als Nozizeptoren fungieren können und solche für die Detektion des Stoffwechselmilieus im interstitiellen Raum (Metabo- oder Chemorezeptoren).

Die Sensoren können anhand ihrer Eigenschaften grundsätzlich in zwei Typen, in Proportional- oder Differentialsensoren, eingeteilt werden. Die Proportionalsensoren sind sogenannte langsam adaptierende („slow adapting", SA) Sensoren. Sie wandeln einen Reiz während der gesamten Einwirkungzeit in die körpereigene Sprache um. Dabei reagieren sie zugleich auf die Intensität des Reizes, indem die „Übersetzungsleistung" schwächer oder stärker ist. Die Differentialsensoren sind schnell adaptierende Sensoren („fast acting", FA, oder „rapid adapting", RA). Sie bilden ausschließlich Änderungen der Reizintensität ab. Sie werden nur aktiv, wenn der Reiz stärker oder schwächer wird. Wird oder ist die Reizintensität konstant, dann werden bzw. bleiben diese Sensoren stumm. Es gibt auch Sensoren, die beide Eigenschaften vereinen und als Proportional-Differential-Sensoren fungieren.

Die **Sensoren des visuellen und des vestibulären Systems** vervollständigen das Informationsspektrum der Mechanosensoren. Das Gehirn verarbeitet diese Informationen in einem kognitiven Prozess, wodurch die komplexe Wahrnehmung der Körperhaltung sowie deren Veränderungen infolge von Bewegungen und jeweils die aktuelle räumliche Orientierung entstehen (Abb. 3.6).

▶ **Wichtig** Die Wertigkeiten der Informationen der einzelnen Sensorsysteme variieren in Abhängigkeit von der Aufgabe und der Situation, sie sind also nicht konstant!

Die Sensoren liefern von ihrem anatomischen Standort im Organismus die „Primärinformationen". Diese werden bereits in den Schaltstellen der aufsteigenden Neuronenketten zu den höchsten zerebralen Strukturen „vorverarbeitet" und durch kollaterale Verschaltungen teilweise integriert, sodass die höchsten Bereiche der Neuromatrix hoch komplex verarbeitete Informationen erhalten.

▶ **Wichtig** Die Sensoren messen keine Gelenkwinkel, Körperhaltungen und auch nicht die Positionierungen der Körperkompartimente zueinander und die Raumposition des Organismus. Dies sind kognitive Leistungen des Gehirns, die immanente essenzielle Funktionsmerkmale der Bewegungsausführungen sind.

Deshalb ist eine vielseitige trainingswirksame physische Aktivität, insbesondere im Kindes- und Jugendalter ein direktes Training der „sensomotorischen" Kognition. Dieser Trainingseffekt hat zugleich Auswirkungen auf die Gedächtnisleistung, die wiederum die Grundlage auch der „nicht-sensomotorischen" Kognition ist. Es ist gut bekannt, dass sportliche Aktivitäten die schulischen und akademischen Leistungen positiv beeinflussen.

In der Abb. 3.6 sind stark vereinfacht die komplexen Vorgänge der Bewegungsregulation zyklischer (Gehen, Laufen, Fahrradfahren, …) bzw. der Bewegungssteuerung ballistischer Bewegungen (Würfe, Sprünge, …) dargestellt. Der Unterschied zwischen der Regulation und der Steuerung besteht darin, dass

- bei der Regulation ein Bewegungsfehler bzw. die Bewegungsqualität während der Bewegungsausführung korrigiert bzw. beeinflusst werden kann und
- bei der Steuerung eine Korrektur erst während der nächsten Bewegungsausführung realisiert werden kann.

Das Gehirn generiert die Motivation und den Antrieb „Ich will mich mit einer bestimmten Zielstellung bewegen" (Abb. 3.6, [1]) und im Kontext der aktuellen Situation wird ein bewusstes, zielgerichtetes Handlungsprogramm [2] erstellt. Um die Bewegung beginnen zu können „muss das Gehirn aber Wissen, aus welcher aktuellen Körperhaltung und Raumposition des Körpers die Bewegung starten wird". Es benötigt zwingend Informationen dafür [3]. Die Wahrnehmung der Körperhaltung gemeinsam mit der Umweltsituation ist eine kognitive Leistung. Das Gehirn benötigt dafür die Informationen der verschiedenen Sensorsysteme ([4], nicht dargestellt: visuell, vestibulär). Die Informationen werden als Afferenzmuster und während der Bewegung als Reafferenzmzmuster [5] zur Verfügung gestellt. Die Menge der Informationen ist aber ständig übergroß. Sie ist vom Gehirn ohne eine „Reduzierung auf die von der Situation und der angestrebten Zielstellung der Bewegungshandlung abhängigen wichtigen Informationen" nicht zu bewältigen [6]. Zur Lösung dieses Problems nutzt das Gehirn den Mechanismus der „selektiv gerichteten Aufmerksamkeit", ein Filtermechanismus, mit dem die „Auswahl der wichtigen Informationen" gezielt für die Bewegungsaufgabe erfolgt [7]. Mit dem kognitiv basierten Auswahlergebnis und der entsprechenden kognitiven Weiterverarbeitung „berechnet, erkennt und bewertet" das Gehirn die aktuelle Körperhaltung und die Raumposition.

Während des Bewegungsvollzuges werden die Veränderungen von Körperhaltung und Raumposition fortlaufend kognitiv verarbeitet. Dies ist die Voraussetzung dafür, dass die Bewegung dem Ziel entsprechend vollendet und der gesamte Bewegungsablauf bewusst nachvollzogen und dann auch verbal ausgedrückt werden kann. Letzteres ist wiederum die Basis für den Lernprozess, indem „Fehler" erkannt und bewusst beeinflussbar werden. Hinzu kommen in einem Lernprozess Hinweise und Korrekturempfehlungen von anderen Personen, potenziell auch durch Selbstbeobachtung (z. B. Spiegel, Videoaufzeichnung), die sowohl auf das Vorstellungsvermögen der ausführenden Person zur Bewegung und deren Ergebnis als auch auf die gemachte Bewegungserfahrung, den kognitiv verarbeiteten und bewusst erlebten Bewegungsablauf, ausgerichtet sind. Der Abgleich zwischen der sensomotorischen Bewegungsaufgabe, der Bewegungsvorstellung und Bewegungserfahrung ermöglicht konkrete Korrekturen oder er ist die Bestätigung einer korrekten Ausführung.

▶ **Wichtig** Bewegung, Sensomotorik bedeutet also immer Denken für das Wahrnehmen der aktuellen Körperhaltung, für die Raumorientierung und die Umweltsituation, aus der bzw. in der eine Bewegung startet. Die Bewegungsausführung ist ein ständiger Denkprozess für das Wahrnehmen der bewegungsbedingten zeitlichen und räumlichen Veränderungen der Körperhaltung! Bewegen, Bewegungslernen und die Erhaltung des Bewegungskönnens einschließlich der immer dazugehörenden bewegungsspezifischen konditionellen Funktionen ist somit eine ständige kognitive Beanspruchung des Gehirns. Das Gehirn und die Körperperipherie (Muskulatur, Logistiksystem, Bindegewebe, Immunsystem) werden immer „als Ganzes" mit jeweils spezifischen Anpassungen trainiert.

Somit ist „spätestens" für ältere Menschen die sensomotorische Koordination des ca. ab dem 5- bis 6. Lebensjahr selbstverständlich und frei verfügbar gewesenen Gehens in der bisherigen Lebensspanne mit den dafür notwendigen konditionellen Voraussetzungen

- der Ausdauer (Gehstrecke),
- der Kraft (Kompensation der Gravitation, Bewältigung der Körpermasse) und
- der Schnellkraft/Schnelligkeit (Gehgeschwindigkeit)

eine zu trainierende Leistung!

Dies gilt für die Verhältnisse beim physiologischen Alterungsprozess und um so mehr bei Störungen der Sensomotorik des Gehens infolge Erkrankungen, deren Komplikationen, und von Verletzungen.

Hat das Gehirn durch die selektive Aufmerksamkeit als „Auswahlfilter" die Informationen für die kognitive Charakterisierung der Ausgangsposition und die Raumorientierung bekommen und „erkannt", erhalten die untergeordneten sensomotorischen Netzwerke den „Auftrag", das Bewegungsprogramm zu erstellen (9), womit ballistische Bewegungen gesteuert und zyklische Bewegungen geregelt werden. Die Muskeln (10) erhalten nun für den Bewegungsvollzug über das efferente motorische Nervensystem (Pyramidenbahn, extrapyramidales System) die aufeinander zeitlich und intensitätsmäßig abgestimmten Ansteuerungssignale. Die Motoneuronen mit den motorischen Endplatten am Ende ihrer Nervenfasern sind die „letzte Instanz des sensomotorischen Nervensystems". Sie sind die Schnittstelle zur Muskulatur. Die auf die Muskelfasern der motorischen Einheiten übertragenen elektrischen Signale werden im Prozess der elektromechanischen Ankopplung in die mechanische Antwort, die Kontraktion (Kreuzbrückenzyklen) umgewandelt. Die Kontraktionen generieren unmittelbar mechanische aber auch stoffwechselbedingte Reize für die Sensoren (4), sodass die kontraktionsbedingten Veränderungen als Reafferenzmuster (5) an das Gehirn zurückgemeldet werden und der beschriebene Prozess fortlaufend fortgesetzt wird. Aus dem Reafferenzmuster „erkennt" und „bewertet" das Gehirn aber zugleich: Ist die Zielstellung der Bewegung erfüllt worden (Zielsensomotorik, vgl. Kap. 4) und mit welcher Bewegungsqualität (Stützsensomotorik, vgl. Kap. 4) konnte die Zielstellung erreicht werden? Mögliche Bewegungsfehler werden erkannt und können im Sinne des Lernens und/oder der Qualifizierung des Bewegungskönnens vermindert bzw. beseitigt werden (siehe sensomotorisches Lernen). Damit ist der Funktionskreis „sensomotorische Kognition" und „sensomotorische Realisation" der Bewegung als lernfähiges sensomotorisches System geschlossen.

▶  **Wichtig**  Das **sensomotorische System** besteht aus

- dem afferenten Nervensystem, welches die Sensoren zur Verfügung stellt,
- dem Gehirn mit den unbewussten und de facto allen bewussten Anteilen,
- dem efferenten motorischen Nervensystem und
- der Muskulatur,

also **„nur aus Nervensystem und Muskulatur"!**

## 3.2  Das sensomotorische System und die abhängigen Körperstrukturen

Alle Körperstrukturen, die nicht zum sensomotorischen System gehören, sind mit dem sensomotorischen System engstens und integrativ verknüpft und ihre Strukturen und Funktionen und somit ihre Gesundheit sind von der Aktivität des sensomotorischen Systems abhängig (Abb. 3.7, 3.8). Das betrifft die hochgradig gesundheitsrelevanten Strukturen

- des Logistiksystems (Atmung, Herz-Kreislauf-System, Energiestoffwechsel),
- des fixen Bindegewebes (Faszien, Gelenkkapseln, Sehnen, Knochen),
- des mobilen Bindegewebes (Immunsystem)
- der neurovegetativen und neurohumoralen Regulationen und
- des Verdauungssystems mit seinem Mikrobiom.

Entsprechend sind alle Strukturen und Funktionen des „Logistiksystems" von einer regelmäßigen, ausreichend langen und ausreichend intensiven Belastung abhängig, wobei Herzfrequenzen von etwa 60–70 % (gegebenenfalls 50–80 %) der maximalen Herzfrequenz erreicht werden sollten. Das Gleiche gilt für

- die Stimulation der globalen Hormonachsen (Hypothalamus-Hypophyse-periphere Hormondrüsen),
- die hochwertig gesundheitsrelevanten Signalstoffproduktionen der Muskulatur (Myokine) und angeregt durch die Muskelkontraktionen auch
- die Signalstoffproduktion der übrigen Gewebe für jeweils sich selbst (auto-, parakrin) und
- die Kommunikationen zwischen den Geweben (endokrin).

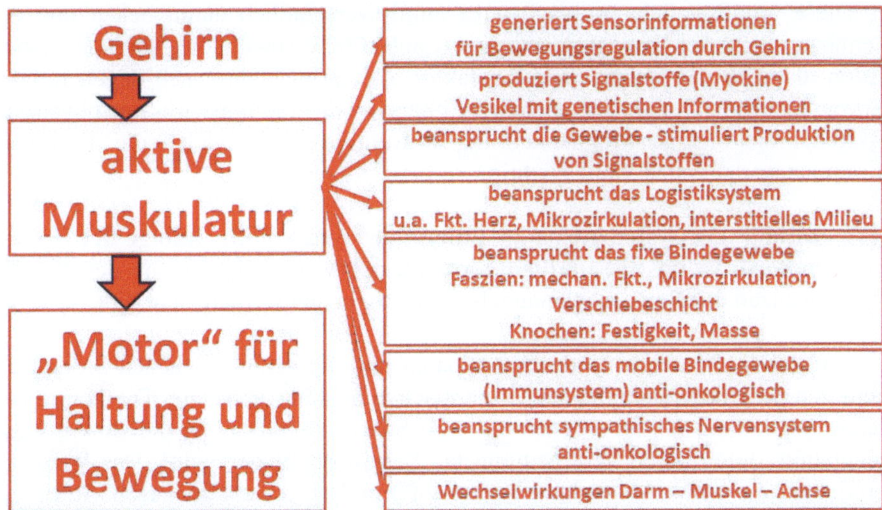


**Abb. 3.8** Links ist das aktive sensomotorische System dargestellt. Die Muskulatur wird als „Motor" für die Körperhaltung und alle Bewegungen vom Gehirn aktiviert. Die aktive Muskulatur hat eine Reihe hoch gesundheitsrelevanter weiterer Funktionen.

Nur die verschiedenen Aktivitäten des sensomotorischen Systems, sensomotorische Koordination (Bewegungskönnen), Ausdauer und Kraft sorgen für die gesunde Funktionsfähigkeit und die erforderliche Belastbarkeit der fixen Bindegewebestrukturen, Verschiebeschichten, Kraftüberträger und Sensorstandorte zu sein. Die trainingswirksame Funktion des sensomotorischen Systems qualifiziert die Immunabwehr gegen onkologische Entwicklungen und vermittelt über die Myokine generalisiert die Aktivierung eines antientzündlichen Netzwerks. Training ist anti-entzündliche Prävention und Therapie! Gleichfalls werden die Produktionskapazitäten und die Funktionsfähigkeit sowohl der globalen als auch der lokalen anabolen Signalstoffsysteme jedes Gewebes, die signalstoffgestützte Kommunikation zwischen den Geweben für den Energie- und den Baustoffwechsel gestärkt und erhalten.

▶ **Wichtig** Der Organismus des Menschen „lebt" von der Aktivität des sensomotorischen Systems zugunsten seiner körperlichen und kognitiven Entwicklung im Kindes- und Jugendalter und im weiteren Verlauf der gesamten Lebensspanne zur Erhaltung gesunder Strukturen und Funktionen, natürlich eingeschlossen der Aufrechterhaltung der Mobilität und der kognitiven Funktionen im Alterungsprozess; bei Bedarf sind die Aktivitäten des sensomotorischen Systems die nachhaltige Therapiekomponente!

Diese grundsätzliche Aussage wird unmissverständlich damit belegt und erkennbar, indem der **Bewegungsmangel** (Laube 2023) sowohl die führende Disposition als auch der Hauptrealisationsfaktor aller primär chronisch degenerativen Erkrankungen ist. Im logischen Umkehrschluss ist die trainingswirksame physische Aktivität die einzige Möglichkeit der Prävention und zugleich die Therapiekomponente der ersten Wahl.Wichtig

> ▶ **Wichtig** Die **systematisch „trainierende" Muskulatur infolge der Sensomotorik ist das Gesundheitszentrum** des Menschen, was mit den Konsequenzen des Bewegungsmangels eindeutig belegt werden kann.

Auf der rechten Seite sind diese benannt und die verantwortlichen Strukturen sind von den Aktivitäten des sensomotorischen Systems abhängig. Die kontrahierende Muskulatur ist der „Generator" von Sensorafferenzen für die Bewegungsregulation, durch deren Verarbeitung das Gehirn qualifiziert wird. Des Weiteren produziert die aktive Muskulatur Signalstoffe und verschickt genetische Informationen für die Kommunikation mit sich selbst und allen anderen Geweben und Organen. Die Muskelkontraktionen stimulieren auch die Signalstoffproduktion in den nicht zum sensomotorischen System gehörenden Geweben. Eine gesunde Struktur und Funktion des Logistiksystems Atmung – Herz-Kreislauf – Blut – Energiestoffwechsel ist auf ausdauerorientierte Belastungen angewiesen. Die Strukturen und Funktionen des fixen Bindegewebes werden beansprucht und so strukturiert. Das mobile Bindegewebe, das Immunsystem werden durch die sensomotorische Aktivität in seiner u. a. anti-entzündlichen und anti-onkologischen Funktion gestärkt und die Darm-Muskel-Achse wird zugunsten der Muskelstruktur beeinflusst.

Der **Bewegungsmangel steht für** eine **ungenügende Bildung von Signalstoffen der Muskulatur, von Myokinen,** die „entsprechend der phylogenetischen Entwicklung" nur von der ausreichend intensiv und/oder langdauernd kontrahierenden Muskulatur produziert werden. Vertreter der Myokine (vgl. Laube 2023[7425]) stimulieren in allen Geweben ein antientzündliches Netzwerk. Mit dieser generalisierten antientzündlichen Wirkung sind die Myokine der physiologische Gegenspieler des entzündungsfördernden Hormons TNF-$\alpha$ des viszeralen Fetts. Beim Bewegungsmangel ist die Bilanz zum Hormon des Fetts im Bauchraum verschoben und im gesamten Körper schwelt eine chronische Entzündung. Auf diese Entzündung reagieren die Gewebe jeweils mit spezifischen pathologischen Entwicklungen, die dann die Diagnose einer chronischen degenerativen Erkrankung verantworten. Beispiele hierfür sind Triggerpunkte als Schmerzgeneratoren, die Arteriosklerose, die diabetische Stoffwechselstörung sowie die Depression.

Die gut trainierte Muskulatur, weil wiederholt aktiv, kommuniziert und vermittelt über ihre Signalstoffe den „guten eigenen Funktionszustand" mit de facto allen anderen Geweben und Organen. Daraufhin passen die nicht zum sensomotorischen System gehörenden Gewebe ihren Funktionszustand an denjenigen der Muskulatur an.

▶  **Wichtig** „**Ist die Muskulatur gut trainiert, ist es auch der gesamte Organismus.**"

Für das Gegenteil sorgt der Bewegungsmangel. Er unterbindet bzw. schwächt nicht nur diese „positiven" Kommunikation der Muskulatur mit sich selbst und den anderen Geweben und Organen, sondern die Muskelatrophie und der defizitäre Zustand des Energie- und des Baustoffwechsels der Muskulatur wird gleichfalls allen anderen Geweben und Organen über die Signalstoffe vermittelt. Dies wird noch durch den Austausch von genetischen Informationen zwischen der Muskulatur und den anderen Geweben unterstützt (Näheres Laube 2023).

▶  **Wichtig**   „**Ist die Muskulatur schlecht trainiert und hat sie einen diabetogenen oder diabetischen Stoffwechsel, dann ist auch der gesamte Organismus gefährdet oder krank**".

Das bedeutet: Ist die Muskulatur in einem guten Funktions- und Trainingszustand so ist es, vermittelt über die Kommunikationen mit Signalstoffen, auch der gesamte Organismus. Ist die Muskulatur atrophiert und stoffwechselgestört oder krank, vermittelt sie dies gleichfalls allen anderen Geweben und Organen.

**Es ist immer der gesamte Körper einschließlich des Gehirns betroffen.**

Der Bewegungsmangel bedeutet die langfristig **defizitäre Aktivierung des Logistiksystems** und resultiert in chronisch degenerativen Erkrankungen des Herz-Kreislauf-Systems, wie der Arteriosklerose und ihrer Folgen bzw. Komplikationen der ischämischen koronaren Herzerkrankung, der „vorzeitigen, nicht altersbedingten Myokardinsuffizienz, dem akuten Myokardinfarkt und dem zerebralen Insult sowie der peripheren arteriellen Verschlusskrankheit (PAVK).

Der **Bewegungsmangel steht für** den **diabetogenen Stoffwechsel** und die „eigentlich verhinderbaren „Volkskrankheiten" Adipositas und Diabetes mellitus Typ II mit allen krankheitsbedingten Konsequenzen und Komplikationen.

▶  **Wichtig** Die Abhängigkeit der Gesundheit des Logistiksystems und des Stoffwechsels von einer ausreichenden ausdauerorientierten sensomotorischen Aktivität wird hiermit mehr als sichtbar.

Der Bewegungsmangel steht ebenfalls für chronisch pathologische Reaktionen, die das **mobile Bindegewebe, das Immunsystem** vermittelt. Im Vordergrund stehen **die chronische generalisierte, sehr schwache, gering intensive, nicht schmerzhafte, sterile Entzündung** und alle ihre langfristigen Folgen (Halle et al. 2004, Syrenicz et al. 2006, Mathur und Pedersen 2008, León-Pedroza et al. 2015, Abd El-Kader et al. 2016), die als Erkrankungen der physischen Inaktivität erkannt worden sind („disease of physical inactivity"; Pedersen 2009).

Der Bewegungsmangel steht für die Disposition und die Realisation von 13 und nach der Adjustierung (Kontrolle der Wahrscheinlichkeit von Fehlentscheidungen) mit dem BMI von 10 onkologischen Erkrankungen (Moore et al. 2016), die die Statistik dieser Erkrankungsgruppe mit anführen. Die Ursache dieses Zusammenhanges ist darin zu suchen, dass das **mobile Bindegewebe, das Immunsystem** ungenügend stimuliert wird (s. u.). Die körperlichen Funktionsmerkmale einer trainingswirksamen physischen Aktivität, des Trainings, sind

- eine verstärkte Blutströmung mit intensiveren Schwerkräften in den Blutgefäßen, wodurch zirkulierende Tumorzellen absterben, nekrotisch werden, bzw. dem organisierten Zelltod, der Apoptose zum Opfer fallen,
- eine verminderte Leptinproduktion des Fettgewebes, wodurch das Wachstum von Tumorzellen reduziert wird,
- eine gesteigerte Produktion von Adiponectin durch das Fettgewebe und von Myokinen durch das Muskelgewebe, was den organisierten Zelltod von Tumorzellen fördert,
- die Freisetzung von extrazellulären Vesikeln aus der aktiven Muskulatur mit anti-onkologischen Faktoren und
- eine gesteigerte Aktivität des sympathischen Nervensystems, wodurch Immunzellen mobilisiert und dadurch die anti-onkologische Kapazität erhöht wird.

Alle Faktoren gemeinsam haben einen eindeutigen anti-onkologischen Effekt (Wang et al. 2022) und sind u. a. gegen Brustkarzinom (Thune et al. 1997), Kolonkarzinom (Wolin et al. 2009), Endometriumkarzinom (Brown et al. 2007) und Prostatakarzinom (Torti und Matheson 2004) wirksam. Insgesamt kann vielfach nachgewiesen werden, dass die physische Aktivität mit trainingswirksamen Intensitäten das onkologische Risiko bei einer relevanten Anzahl von Erkrankungen reduziert als auch die Überlebenschancen erhöht (Friedenreich et al. 2016, McTiernan et al. 2019, Matthews et al. 2020, Friedenreich et al. 2021).

Der Bewegungsmangel steht für defizitäre und pathologische Entwicklungen der fixen Bindegewebestrukturen. Die Faszien bzw. Faszienlayer, die als Kraftüberträger fungieren, sind mechanisch unzureichend belastbar, sodass ihre Belastungsgrenze reduziert ist. Als Standorte von Sensoren weisen sie zudem eine inadäquate Mikrozirkulation auf, wodurch die Sensorfunktionen beeinträchtigt werden, da Nervenstrukturen sehr sensibel auf Sauerstoffmangel reagieren. Schließlich fungieren Faszien als Verschiebeschicht zwischen Muskelfaserbündeln, zwischen verschiedenen Muskeln sowie zwischen Muskeln und Haut. Bei reduzierter und veränderter Stoffwechselaktivität verkleben, verhärten oder versteifen sie, was die Flexibilität des myofaszialen Gewebes und die Beweglichkeit einschränkt. Es entsteht ein Teufelskreis, da die Verklebungen die Durchblutung zusätzlich verschlechtern.

Die Faktoren inadäquates Mikrozirkulationsnetz und die Einschränkungen der Funktion als Verschiebeschicht sind darüber hinaus Quellen von Schmerzafferenzen und die reduzierte mechanische Belastbarkeit bedeutet eine Absenkung der Schwelle zur Entwicklung einer belastungsbedingten entzündlichen Reaktion.

Der **Bewegungsmangel steht für** eine gesundheitlich **nachteilige Veränderung der Funktion der Darm-Muskel-Achse.** Es kann eine Beziehung zwischen der körperlichen Aktivität und dem Mikrobiom gezeigt werden. Das Mikrobiom beeinflusst u. a. die Muskelstruktur und die Muskelfunktion, indem es an der Regulierung der Muskelmasse beteiligt ist. Die zentrale Funktion der Muskulatur als „peripheres Gesundheitszentrum" wird geschmälert oder sogar nachteilig verändert.

## 3.3 Physische Aktivität: Trainings- und Gesundheitswirksamkeit

▶ **Wichtig** Der Organismus des Menschen „lebt" von der Aktivität des sensomotorischen Systems. Die „trainingswirksame" Aktivität ist ohne Alternative der essenzielle biologische Bedarf für die Prävention chronisch degenerativer Erkrankungen und in logischer Konsequenz als therapeutisches Gesundheitstraining" (Laube 2020) die einzige nachhaltige Therapiekomponente! Für den Begriff „therapeutisches Gesundheitstraining" ist auch der Begriff „medizinische Trainingstherapie" eingeführt. Wichtig ist nur: Es muss ein dauerhaftes Training mit allen Beanspruchungsformen sein!

Es erscheint passend und sogar notwendig, die Bedeutung der im täglichen Sprachgebrauch, aber auch in den WHO-Richtlinien (WHO 2011, 2020) und in nahezu allen relevanten nationalen und internationalen Empfehlungen und Leitlinien (u. a. EU-Leitlinien für körperliche Aktivität 2008, S2k-Leitlinie Sportmedizinische Vorsorgeuntersuchung der Deut. Ges. f. Sportmed. und Präv. e.V. 2024, S3-Leitlinie Bewegungstherapie bei onkologischen Erkrankungen. 2024, S3-Leitlinie Nationale Versorgungsleitlinie Chronische KHK. 2022, S2k-Leitlinie 187-050 „Gonarthrose" 2024) verwendeten Begriffe **Bewegung bzw. Bewegungstherapie, physische Aktivität** und **Training („exercise")** zu klären. Alle Dokumente nutzen diese Begriffe entsprechend den Definitionen von Caspersen et al. (1985). Den Inhalt der Begriffe zu kennen führt zu direkt daraus resultierenden praktischen gesundheitsrelevanten Schlussfolgerungen und Konsequenzen für die Prävention und Therapie.

▶ **Wichtig** Der Begriff **„physische Aktivität"** muss die erforderliche Erweiterung **„trainingswirksame" (!) physische Aktivität** bekommen, oder er muss stets mit den trainingswissenschaftlichen Begriffen Intensität, Dauer und Umfang ergänzt werden.

Bei Caspersen et al. bedeutet der Begriff **physische Aktivität**, dass es sich um jede erdenkliche Bewegung durch Muskelaktivitäten handelt, die biologische Energie, ATP, verbraucht.

▶ **Wichtig** Mit einer sehr geringen Kapazität ATP, den „Körper-Euro" (!) produzieren zu können, geht auch im biologischen System Mensch „nichts" bzw. je nach „Finanz(ATP)bedarf der gewollten Bewegungen" nur sehr wenig. Die Leistungsfähigkeit ist gering und die Ermüdung schnell ausgeprägt, weshalb im Resultat die Bewegungen eingestellt werden. „Jede körperliche, muskuläre Aktivität muss mit ATP bezahlt werden". Dies gilt auch für die Vorgänge der Erhaltung aller Körperstrukturen und -funktionen (siehe Grundumsatz oder Ruheenergiebedarf gleich 1 MET gleich Sauerstoffbedarf für die ATP-Bildung in körperlicher Ruhe: Männer 3,5 ml/kg/min, Frauen 3,15 ml/kg/min), die Erholungsprozesse (Restitution, Reparatur; trainierende Personen haben dafür einen gesteigerten Grundumsatz) und erst recht für Investitionen (Adaptationen) in verbesserte Strukturen (Investieren kostet eben ATP, „Geld!"). **Die aerobe Kapazität, die strukturellen und funktionellen Voraussetzungen für eine „ausreichende, gute" ATP-Produktion zu haben, hat einen hohen gesundheitlichen Wert! Sie steht als Ausdauerleistungsfähigkeit für die physische Leistungsfähigkeit, die Erholungs-, Regenerations- und Anpassungsfähigkeit und für eine anti-nozizeptive myofasziale Gewebesituation in den trainierten (!) Körperregionen.**

**Die physische Aktivität, gegeben durch jede erdenkliche Bewegung schließt demnach den Anstrengungsgrad der dazu erforderlichen Muskelaktivitäten nicht ein.** Es sind schlechthin Bewegungen, die vom geringsten bis zum höchsten Anstrengungsgrad ausgeführt werden. Somit zählen auch „Bewegungen während des Sitzens vor dem Fernsehapparat" oder auch „das Gehen in der Wohnung" bzw. das Fahren mit dem Auto und vergleichbare Aktivitäten mit einem sehr geringen Anstrengungsgrad zur physischen Aktivität. Die beispielhaft benannten sensomotorischen Aktivitäten, sofern sie die physischen Aktivitäten systematisch über Zeiträume bestimmen, gehören aber zur „bewegungsarmen Lebensweise", dem „sedentary behavior", die mit einem Energie(ATP)bedarf von maximal 1,5 MET (vgl. oben) abgedeckt werden können. Selbst das langsame, schlendernde Gehen oder vergleichbar gering anstrengende Tätigkeiten mit einem Energie(ATP)bedarf von maximal 3,0 MET sind zwar physische Aktivitäten, gehören aber dennoch weiterhin zur chronischen physischen Inaktivität (vgl. WHO-Angaben, WHO 2020). Langfristig systematische physische Aktivitäten nur in diesem Anstrengungsbereich führen zu den chronisch degenerativen Erkrankungen der physischen Inaktivität („disease of physical inactivity"; Pedersen 2009), dem Hauptmerkmal des derzeit überwiegenden Lebensstils.

▶    **Wichtig** Der **Anstrengungsgrad,** die Bewegungsintensität, ist somit offensichtlich ein hervorstechendes Merkmal physischer Aktivitäten, wenn sie einen gesundheitlichen Wert haben sollen.

Gesundheitlicher Wert bedeutet: Der Organismus wird so intensiv gefordert bzw. physiologisch beansprucht, dass dadurch der „biologische Reiz" gesetzt wird, um die Körperstrukturen und -funktionen zu erhalten oder auszubauen. Das beschreibt der Begriff **„trainingswirksam". Training** („exercise", Caspersen et al.) ist somit ein Teil der physischen Aktivität, der geplant, strukturiert und wiederholt ausgeführt wird, um die physische Fitness zu verbessern oder aufrechtzuerhalten.

**Geplant** heißt: Das Training unterliegt während jeder Einheit als auch insgesamt einem systematischen Zeitregime der Durchführung.

**Strukturiert** bedeutet: Der Aufbau und die Abfolge der Trainingsinhalte sind wichtige Merkmale des Trainings.

**Wiederholt** spricht für sich selbst und steht für den ständigen Bedarf trainingswirksamer physischer Aktivitäten. Training erfordert somit die von der Trainingswissenschaft seit bereits langer Zeit erkannte erforderliche „**Mindestintensität**" (oder auch „**Mindestdauer**") der physischen Aktivitäten, um einen Effekt zugunsten der Leistungsfähigkeit erreichen zu können.

Eine Verbesserung der Leistungsfähigkeit „mit gesundheitlichem Wert" basiert immer auf strukturellen und funktionellen Anpassungen an die körperlichen Belastungen des Gesundheitstrainings, dessen Ziel und Trainingsumfänge nichts mit denen des Leistungssports zu tun haben.

> ▶ **Wichtig** **Gesundheitssport** bedeutet eine gesundheitsrelevante Optimierung der Körperstrukturen und -funktionen in allen Körperregionen; **Leistungssport** bedeutet dagegen ausgeprägte sportart- bzw. bewegungsspezifische Maximierung der Strukturen und Funktionen. Leistungssport ist kein Gesundheitssport!

Die **Ermüdung** ist ein wichtiges Merkmal des Trainings und steht für die Realisierung der Mindestintensität.

> ▶ **Wichtig** Man kann auch sagen, ohne Ermüdung ist eine physische Aktivität nicht oder nur kaum präventiv oder therapeutisch trainingswirksam und somit gesundheitlich relevant! ist das gut und ohne Aufwand erkennbare „klinische" Zeichen der Wirksamkeit.

Ist das Training wirksam, wird in Abhängigkeit von den Inhalten, den gewählten Intensitäten und der Dauer die Fitness verbessert oder erhalten. Die **physische (körperliche) Fitness** (Caspersen et al.) hat eine Anzahl von Attributen, von strukturellen und funktionellen Eigenschaften bzw. Merkmalen, die gesundheits- bzw. fähigkeitsbezogen sind. Diese können durch spezifische Tests, die Leistungsdiagnostik, ermittelt werden. Die Attribute sind u. a. die Bewegungsqualität, die aerobe Kapazität bzw. die maximale Sauerstoffaufnahme bzw. die Ausdauerleistungsfähigkeit. Letztere kann auch anhand der sogenannten Laktatschwellen gemessen werden. Weitere Attribute sind Kraft von Muskeln oder Muskelketten und auch die Geschwindigkeit des Gehens. Aus der Aufzählung wichtiger Merkmale der Fitness wird zugleich sichtbar, dass es „die Fitness" nicht gibt. Sie ist immer trainingsspezifisch, denn es profitieren nur die Strukturen und Funktionen, die auch die Leistung im Training erbringen.
**Man kann nur das, was man trainiert oder trainiert hat.**

▶ **Wichtig** Physische Fitness ist ein bestimmter „messbarer" gesundheits-relevanter Konditionierungs- oder Trainingszustand, in welchem die Körper-strukturen alters- und anforderungsgerecht entwickelt, physiologisch funktionsfähig, leistungsfähig, belastbar und widerstandsfähig sind. Physi-sche Aktivitäten müssen also immer anstrengend bzw. immer trainingswirk-sam sein, sodass der Körper sich entwickelt und die Fitness aufgebaut oder erhalten bleibt oder bei Patienten strukturelle und funktionelle Re-organisationen ausgelöst werden.

Welchen **Anstrengungsgrad** müssen nun physische Aktivitäten haben, um prä-ventiv und/oder therapeutisch wirksam zu sein? Für den gesundheitlichen Wert ist unbedingt hinzuzufügen, dass alle Körperregionen mit allen Leistungsformen sensomotorische Koordination, Ausdauer und Kraft zu trainieren sind. Das präven-tive und **therapeutische Gesundheitstraining ist kein Leistungstraining im leistungssportlichen Sinn,** um Wettkämpfe zu gewinnen. Es ist bewusst hochgra-dig vielseitig. Die trainingsbedingten Vorteile „genießen" nur die im Training ge-förderten Körperbereiche. So ist z. B. das Laufen und das Fahrradfahren keine Prä-vention oder Therapie des „PC-Arbeitsplatzsyndroms", des Schmerzsyndroms des Schulter-Arm-Nackenbereiches mit Triggerpunkten als Schmerzgeneratoren. Eine Prävention erfordert die Belastungsarten Handkurbelarbeit, Schwimmen und Cross-trainer (aber nur, wenn die oberen Extremitäten die Leistung mitbestimmen!).

Der **Anstrengungsgrad** kann sehr einfach und für die Prävention und die Thera-pie ohne nennenswerten Zeitaufwand mit der Borg-Skala (RPE-Skala, CR-Skala) sowie der Anstrengungsskala Sport, die auf der Borg-Skala beruht, kontrolliert wer-den. Ein Ausdauertraining sollte

- laut **RPE-Skala** (Rating of Perceived Exertion, Borg 1962, Borg 1982, Skala von 6–20) mit den subjektiven Intensitätsstufen 11 (Beginner) bis 12 (optimal) bis 14, also insgesamt von ein wenig bis „beginnend" anstrengend, oder
- laut **CR-Borgskala** (Category Ratio Scale, Skala von 0–10) im Bereich von 3 (moderat) bis maximal 5 (stark/schwer; bereits der länger Trainierende) aus-geführt werden.
- Nach der **Anstrengungsskala Sport** (Büsch et al. 2021) sind die subjektiven An-strengungsbewertungen der Stufen 4 (wenig anstrengend) bis 6 (anstrengend) die „richtigen" Intensitäten.

Nutzt man die **Herzschlagfrequenz** (Hf)zur Kontrolle der Belastungsintensität, so beginnt der trainingswirksame Bereich bei 50 % des maximalen Wertes (man kann sich gut noch unterhalten) und er reicht bis ca. 70–75 %. Bereits sehr gut Trai-nierte laufen auch mit 80–85 % des maximalen Hf-Wertes.

Für das Kraft-, Schnellkraft- bzw. Schnelligkeitstraining gibt es ebenfalls Ska-len, die auf der Basis der Borg-Skala entwickelt wurden. Entsprechend der OMNI-Resistance Exercise Scale (OMNI-Res 1–10; Robertson et al. 2003) werden mit den Skalenwerten 6–7 (halbschwer, anfangs noch gut zu bewältigen) Kraftausdauer-training und mit den Skalenwerten 8–9 (schwer) Maximalkrafttraining durchgeführt.

Beim **Krafttraining** gilt es aber zu beachten, dass es sehr viele Dosierungsempfehlungen gibt, die auf der Basis trainingsmethodischer Empfehlungen beruhen und sehr häufig auch mit „Erfahrungen" verknüpft werden. Auch ein auf die **Bewegungsschnelligkeit** ausgerichtetes Training kann mit einer Borg-Skala-Adaptation, der „**perceived velocity 0,1–1,6 scale**"(Bautista et al. 2014) kontrolliert werden.

Das **Ausdauertraining** kann umgangssprachlich als „Krafttraining für den Herzmuskel" bezeichnet werden. Es sichert die Durchblutung für die adäquate Sauerstoffversorgung und die Kapazität für die Produktion der biologischen Energie durch die Mitochondrien für alle Lebensprozesse in den auch „wirklich" trainierten Körperregionen, weil sie die Trainingsleistung erbracht haben.

Damit ist es auch ein Training direkt gegen die Entstehung von Schmerzafferenzen aus den Geweben, denn „Sauerstoffmangel ist eine hervorstechende Schmerzursache". Die Triggerpunkte in der Skelettmuskulatur sind periphere Schmerzgeneratoren. Sie basieren auf einem relativen hochgradigen Sauerstoffmangel, der nach Coletti (2022) den vergleichbaren pathophysiologischen Mechanismus auslöst, der auch zum Vorhofflimmern führt. Triggerpunkte sind somit das Ergebnis eines chronisch degenerativen myofaszialen Krankheitsprozesses infolge eines defizitären Ausdauertrainingszustandes.

Das **Krafttraining**

- erhält oder verbessert bei alten Menschen die Fähigkeit, die alltäglichen sensomotorischen Aktivitäten auszuführen,
- es wirkt der Entwicklung der chronisch degenerativen Erkrankung Sarkopenie entgegen (Wackerhage 2017), die in jedem Alter als Ergebnis der physischen Inaktivität auftritt, sowie ein Ergebnis des physiologischen Alterungsprozesses ist (Cruz-Jentoft et al. 2010, 2019) und
- es hat einen signifikanten Einfluss auf die allgemeine Mortalität, die mit der Kraft des Handgriffes assoziiert ist (Celis-Morales et al. 2018).

## Fazit

Der Mensch ist mit seinen kognitiven Fähigkeiten, dem Selbstbewusstsein und der Sprache das am höchsten entwickelte Lebewesen. Die Laut-, die Schriftsprache, die Gestik wie auch insgesamt alle Bewegungen sind Leistungen des sensomotorischen Systems, mit welchem die höchsten Gehirnfunktionen „nach außen" ausgedrückt und sichtbar werden.

Die Sensomotorik ist das essentiell prägende Element der körperlichen, sensomotorisch relevanten cerebralen, kognitiv-mentalen und sozialen Entwicklung im Kindes- und Jugendalter, des Gesundheitszustandes in der gesamten Lebensspanne, der Verzögerung des Alterungsprozesses zugunsten der Erhaltung der Mobilität und der kognitiv-mentalen Funktionen sowie einer nachhaltigen therapeutischen bzw. rehabilitativen Reorganisation der Körperstrukturen und -funktionen. Sensomotorische Aktivitäten, vom Gehirn „gewollt" und initiiert, organisiert, gesteuert oder geregelt qualifizieren das Gehirn als Generator des Handlungsprogrammes sowie des Verhaltens und gleichzeitig durch die Kommunikation über die Achse Muskulatur – Gehirn zugunsten der Gedächtnisfunktion und der kognitiven Funktionen. Das Bewegungsverhalten als Ergebnis und Ausdruck der Funktion der „höchsten Instanzen" der Gehirntätigkeit weist darauf hin, dass ein chronischer Bewegungsmangel einen ungünstigen und nachteiligen Einfluss auch auf die höchsten Gehirnfunktionen haben muss. Die Dekonditionierung infolge chronisch ungenügender Bewegungsaktivitäten in jedem Alter, Krankheiten ohne und mit Schmerzen und komplexe Schmerzsyndrome verändern die cerebralen Strukturen und die Funktionen.

Bewegungen bedeuten immer Denken für das Wahrnehmen der Körperhaltung, die Raumorientierung und die Umweltsituation. Bewegungslernen und das Bewegungskönnen sind somit eine ständige kognitive Beanspruchung des Gehirns, das gemeinsam mit der Körperperipherie immer „als Ganzes" gefordert und trainiert wird. Die trainierende Muskulatur kommuniziert über ihre Signalstoffe den „Trainingszustand" mit allen anderen Geweben und Organen und daraufhin passen die nicht zum sensomotorischen System gehörenden Gewebe und Organe ihren Funktionszustand an den der Muskulatur an. Der Bewegungsmangel ist deshalb die führende Disposition und der Hauptrealisationsfaktor aller primär chronisch degenerativen Erkrankungen, denn auch die muskuläre Dekonditionierung wird über die Signalstoffe mit allen anderen Geweben geteilt.

Die im täglichen Sprachgebrauch aber auch in den WHO-Empfehlungen und nahezu allen nationalen und internationalen Empfehlungen und Leitlinien verwendeten Begriffe physische Aktivität, Training (exercise) und Fitness gilt es zu klären. Physische Aktivität ist „nur" jede erdenkliche Bewegung durch Muskelaktivitäten, die biologische Energie, ATP, verbraucht. Dieser Begriff schließt den Umfang der beteiligten Muskulatur und den Anstrengungsgrad aus. Der Anstrengungsgrad ist aber das wesentliche Merkmal der physischen Aktivitäten, wenn sie adaptive Folgen und somit einen gesundheitlichen Wert haben sollen. Training ist der Teil der physischen Aktivität, der zur forteilhaften Entwicklung, der Erhaltung oder dem Ausbau der Körperstrukturen führt. Die physische Fitness ist das Ergebnis und kann anhand der strukturellen und funktionellen Eigenschaften sichtbar gemacht werden. Gesundheitssport bedeutet eine gesundheitsrelevante Optimierung und keine Maximierung der Körperstrukturen und -funktionen in allen Körperregionen.

## Literatur

Ahnert L: Theorien in der Entwicklungspsychologie. Springer-Verlag Berlin Heidelberg, 2014, https://doi.org/10.1007/978-3-642-34805-1

Bautista IJ, Chirosa IJ, Chirosa LJ, Martín I, González A, Robertson RJ: Development and validity of a scale of perception of velocity in resistance exercise. J Sports Sci Med 2014 Sep 1;13(3):542–9. eCollection 2014 Sep.

Borg GAV (Gunnar Anders Valdemar): Physical performance and perceived exertion. Thesis. Studia Psychologica et Paedagogica, series altera, investigastions XI. L und: CWK Gleerup; Copenhagen: E. Munksgaard, 1962

Borg GA: Psychophysical bases of perceived exertion. Med Sci Sports Exerc. 1982;14(5):377–81.

Brown WJ, Burton NW, Rowan PJ: Updating the evidence on phhysical activity and health in women. Am J Prev Med 33 (2007) 404–411

Büsch D, Utesch T, Marschall F: Entwicklung und Evaluation der Anstrengungsskala Sport. Ger J Exerc Sport Res, published online, 04. Oktober 2021, https://doi.org/10.1007/s12662-021-00757-z

Caspersen CJ, Powell KE, Christenson GM: Physical activity, exercise, and physical fitness: definitions and distinctions for health-related research. Public Health Rep 1985 Mar-Apr;100(2):126–31.

Celis-Morales CA, Welsh P, Lyall DM, Steell L, Petermann F, Anderson J, Iliodromiti S, Sillars A, Graham N, Mackay DF, Pell JP, Gill JMR, Sattar N, Gray SR: Associations of grip strength with cardiovascular, respiratory, and cancer outcomes and all cause mortality: prospective cohort study of half a million UK Biobank participants. BMJ 2018 May 8:361:k1651. https://doi.org/10.1136/bmj.k1651

Coletti RH: The ischemic model of chronic muscle spasm and pain. Eur J Transl Myol 2022 Jan 18;32(1):10323. https://doi.org/10.4081/ejtm.2022.10323.

Cruz-Jentoft AJ, Baeyens JP, Bauer JM, Boirie Y, Cederholm T, Landi F, Martin FC, Michel JP, Rolland Y, Schneider SM, Topinkova E, Vandewoude M, Zamboni M: Sarcopenia: European consensus on definition and diagnosis. Age Ageing 39, 2010, 412–423

Cruz-Jentoft AJ, Bahat G, Bauer J, Boirie Y, Bruyère O, Cederholm T, Cooper C, Landi F, Rolland Y, Sayer AA, Schneider SM, Sieber CC, Topinkova E, Vandewoude M, Visser M, Zamboni M; Writing Group for the European Working Group on Sarcopenia in Older People 2 (EWGSOP2), and the Extended Group for EWGSOP2: Sarcopenia: revised European consensus on definition and diagnosis. Age Ageing 2019 Jan 1;48(1):16–31. doi:https://doi.org/10.1093/ageing/afy169.

EU-Leitlinien für körperliche Aktivität Empfohlene politische Maßnahmen zur Unterstützung gesundheitsfördernder körperlicher Betätigung Gebilligt von der EU-Arbeitsgruppe „Sport & Gesundheit" auf ihrer Sitzung vom 25. September 2008 Bestätigt von den Sportministern der EU-Mitgliedstaaten auf ihrer Sitzung in Biarritz vom 27.-28. November 2008, Brüssel, den 10. Oktober 2008

Friedenreich CM, Neilson HK, Farris MS, Courneya KS: Physical Activity and Cancer Outcomes: A Precision Medicine Approach. Clin Cancer Res 2016 Oct 1;22(19):4766–4775. doi:https://doi.org/10.1158/1078-0432.CCR-16-0067. Epub 2016 Jul 12.

Friedenreich CM, Ryder-Burbidge C, McNeil J: Physical activity, obesity and sedentary behavior in cancer etiology: epidemiologic evidence and biologic mechanisms. Mol Oncol 2021 Mar;15(3):790–800. doi:https://doi.org/10.1002/1878-0261.12772. Epub 2020 Aug 18.

Halle M, Korsten-Reck U, Wolfarth B, et al.: Low grade systemic inflammation in overweight children: impact of physical fitness. Exerc Immunol Rev 10 (2004) 66–74

Kitajima Y, Eguchi Y, Ishibashi E, Nakashita S, Aoki S, Toda S, Mizuta T, Ozaki I, Ono N, Eguchi T, Arai K, Iwakiri R, Fujimoto K: Age-related fat deposition in multifidus muscle could be a marker for nonalcoholic fatty liver disease. J Gastroenterol 2010 Feb;45(2):218–24. https://doi.org/10.1007/s00535-009-0147-2. Epub 2009 Nov 3.

Laube W (Hrsg): Sensomotorisches System. Thieme, Stuttgart – New York, 2009

Laube W: Sensomotorik und Schmerz. Wechselwirkung von Bewegungsreizen und Schmerzempfinden. Springer, Berlin – Heidelberg, 2020

Laube W: Bewegungsmangel Dekonditionierung, Krankheit, Schmerzen, Alter. Springer, Heidelberg-Berlin, 2023

León-Pedroza JI, González-Tapia LA, del Olmo-Gil E, Castellanos-Rodríguez D, Escobedo G, González-Chávez A: [Low-grade systemic inflammation and the development of metabolic diseases: from the molecular evidence to the clinical practice] [Article in Spanish]. Cir Cir Nov-Dec 2015;83(6):543–51. https://doi.org/10.1016/j.circir.2015.05.041. Epub 2015 Jul 6.

Mathur N, Pedersen BK: Exercise as a mean to control low-grade systemic inflammation. Mediators Inflamm. 2008;2008:109502. https://doi.org/10.1155/2008/109502. Epub 2009 Jan 11

Matthews CE, Moore SC, Arem H, Cook MB, Trabert B, Håkansson N, Larsson SC, Wolk A, Gapstur SM, Lynch BM, Milne RL, Freedman ND, Huang WY, Berrington de Gonzalez A, Kitahara CM, Linet MS, Shiroma EJ, Sandin S, Patel AV, Lee IM: Amount and Intensity of Leisure-Time Physical Activity and Lower Cancer Risk. J Clin Oncol 2020 Mar 1;38(7):686–697. https://doi.org/10.1200/JCO.19.02407. Epub 2019 Dec 26.

McTiernan A, Friedenreich CM, Katzmarzyk PT, Powell KE, Macko R, Buchner D, Pescatello LS, Bloodgood B, Tennant B, Vaux-Bjerke A, George SM, Troiano RP, Piercy KL; 2018 PHYSICAL ACTIVITY GUIDELINES ADVISORY COMMITTEE*: Physical Activity in Cancer Prevention and Survival: A Systematic Review. Med Sci Sports Exerc 2019 Jun;51(6):1252–1261. https://doi.org/10.1249/MSS.0000000000001937.

Moore SC, Lee IM, Weiderpass E, Campbell PT, Sampson JN, Kitahara CM, Keadle SK, Arem H, Gonzalez AB, Hartge P, Adami HO, Blair C, Borch KB, Boyd E, Check DP, Fournier A, Freedman ND, Gunter M, Johannson M, Khaw KT, Linet MS, Orsini N, Park Y, Riboli E, Robien K, Schairer C, Sesso H, Spriggs M, Dusen RV, Wolk A, Matthews CE, Patel AV: Association of leisure-time physical activity with risk of 26 types of cancer in 1.44 Mio. adults. JAMA Intern Med. 2016;176:816–25.

Neimark ED: Die Entwicklung des Denkens beim Heranwachsenden. Theoretische und empirische Aspekte der formalen Operationen. In: Steiner G (Hrsg.): Piaget und die Folgen. Entwicklungspsychologie. Denkpsychologie, Genetische Psychologie. Zürich, 1978, 155–171

Pedersen BK: The Diseasome of Physical Inactivity and the role of myokines in muscle-fat cross talk. J Physiol 587 (2009) 5559–5568

*Piaget J:* In: Edwin G. Boring, Heinz Werner, Herbert S.Langfeld, Robert M.Yerkes (Hrsg.): *A History of Psychology in Autobiography.* Band IV. Clark University Press, Worcester 1952, S. 237–256, https://doi.org/10.1037/11154-011

Robertson RJ, Goss FL, Rutkowski J, Lenz B, Dixon C, Timmer J, Frazee K, Dube J, Andreacci J: Concurrent Validation of the OMNI Perceived Exertion Scale for Resistance Exercise, Med Sci Sports Exerc 35(2), 2003, 333–341

Siegler R, Eisenberg N, DeLoache J, Saffran J: Theorien der kognitiven Entwicklung. In: Pauen, S. (eds) Entwicklungspsychologie im Kindes- und Jugendalter. 2016. Springer, Berlin Heidelberg. https://doi.org/10.1007/978-3-662-47028-2-4

S3-Leitlinie Nationale VersorgungsLeitlinie Chronische KHK. 2022, Register-Nr.: nvl – 004

S2k-Leitlinie Sportmedizinische Vorsorgeuntersuchung der Deutschen Gesellschaft für Sportmedizin und Prävention e.V. 04-2024, AWMF Register-Nr.: 066-002

S3-Leitlinie Bewegungstherapie bei onkologischen Erkrankungen. 2024, Register-Nr.: 032-058OL

S2k-Leitlinie 187-050 „Gonarthrose (Living Guideline)". 2024, Register-Nr.: 187 – 050

Syrenicz A, Garanty-Bogacka B, Syrenicz M, Gebala A, Walczak M: Low-grade systemic inflammation and the risk of type 2 diabetes in obese children and adolescents. Neuro Endocrinol Lett. 2006 Aug;27(4):453–8.

Thune I, Brenn T, Lund E, et al.: Physical activity and risk of breast cancer. N Engl J Med 336 (1997) 1269–1275

Torti DC, Matheson GO: Exercise and prostate cancer. Sports Med 34 (2004) 363–369

Wackerhage H: Sarcopenia: Causes and Treatments. Dtsch Z Sportmed 2017 (07–08) 178–184. https://doi.org/10.5960/dzsm.2017.289.

Wang T, Zhang Y, Taaffe DR, Kim JS, Luo H, Yang L, Fairman CM, Qiao Y, Newton RU, Galvão DA: Protective effects of physical activity in colon cancer and underlying mechanisms: A review of epidemiological and biological evidence. Crit Rev Oncol Hematol 2022 Feb;170:103578. https://doi.org/10.1016/j.critrevonc.2022.103578. Epub 2022 Jan 7.

World Health Organization: Global Recommendations on Physical Activity for Health. 1.Exercise. 2.Life style. 3.Health promotion. 4.Chronic disease – prevention and control. 5.National health programs. WHO Press, World Health Organization, Genf, Schweiz, 2011

WHO guidelines on physical activity and sedentary behaviour: at a glance. Geneva: World Health Organization; 2020. Licence: CC BY-NC-SA 3.0 IGO.

World Health Organization: WHO Guidelines on physical activity and sedentary behaviour. Geneva: World Health Organization, 2020. Licence: CC BY-NC-SA 3.0 IGO, ISBN 978-92-4-001512-8 (electronic version), ISBN 978-92-4-001513-5 (print edition)

Wolin KY, Yan Y, Colditz GA, et al.: Physical activity and colon cancer prevention: a meta-analysis. Br J Cancer 24; 100 (2009) 611–116

# Posturale Regulationen – die sensomotorischen Grundbausteine der Bewegungssicherheit und Qualität: Gleichgewicht, Präzision, Stabilität, Wiederholbarkeit

4

> **Trailer** Alle Bewegungen haben „ihre eigenen" **posturalen Regulationen** und konditionellen Fähigkeiten. Bewegen ist Informationsverarbeitung, wofür die Sensorsysteme und die kognitive Leistung die Voraussetzungen sind. Das Bewegungskönnen hat die Faktoren Trainingszustand, Alterungsprozess und die impliziten cerebralen Reorganisationen infolge Verletzungen und Erkrankungen.
>
> Die posturalen Regulationen, sind „komplexe, auch antizipatorische reflektorische Subprogramme" gegen die Gravidität, für das Gleichgewicht und die Positionierung der Körperanteile zueinander und im Raum. Die Kopf-HWS-Region hat die führende Funktion für die Raumorientierung, Richtungswahrnehmung und den Positionssinn. Die Sensorik des Fußes und der unteren Extremität passt das Stehen und Gehen an die plantaren Druckverhältnisse an. Das Bewegungskönnen ist gravierend von den konditionellen Fähigkeiten abhängig, denn sie sorgen für die „Mühelosigkeit (Kraft)", die Wiederholungsfähigkeit (Ausdauer) aber auch für die Qualität der Bewegungen.

Die Bewegungen des Menschen,

- die das „Basisrepertoire des Alltages bzw. der Mobilität des täglichen Bedarfs" prägen wie Aufstehen, Hinsetzen, Gehen, Laufen, Treppen steigen, Gegenstände anheben, tragen und handhaben, Sprechen, usw.

als auch all jene

- der beruflichen Tätigkeiten und
- der Freizeitaktivitäten wie u. a. Sport und/oder alle Hobbytätigkeiten

sind auf der Basis der Motivation, der emotionalen Situation und den erforderlichen oder den gewünschten Bewegungszielen erlernte cerebral angeregte Willkürbewegungen.

Alle **sensomotorischen Aktivitäten** sind zu erlernen gewesen und daraus resultierend haben sie „immer ihre eigenen"

- **bewegungsspezifischen posturalen Regulationen** (s. später) und
- **bewegungsspezifischen konditionellen Fähigkeiten.**

## 4.1    Die Ziel- und die Stützsensomotorik und ihre Informationsbasis

Alle sensomotorischen Bewegungen haben immer grundsätzlich zwei integrierte Komponenten. Die **„Ziel- und die Stützsensomotorik"** (Abb. 4.1 und 4.2).

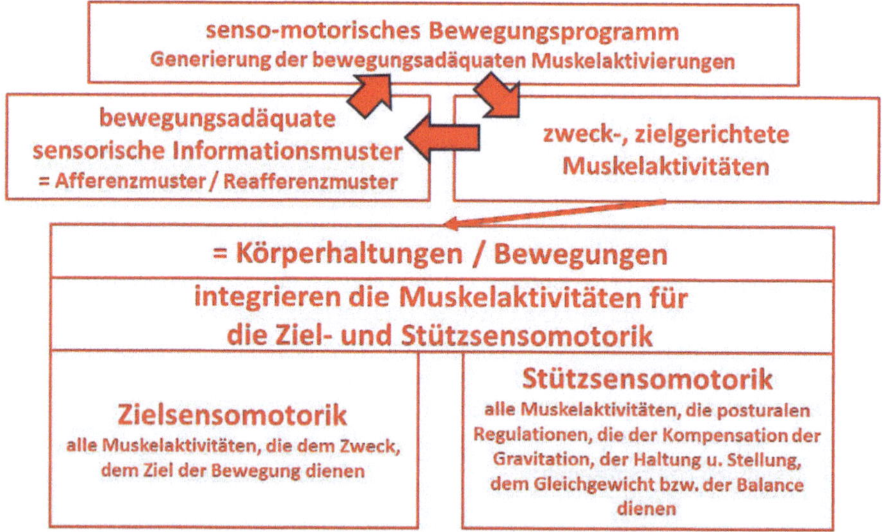


**Abb. 4.1**  Das sensomotorische Bewegungsprogramm enthält die Aktivierungsmuster der Muskulatur für die zweck- und zielgerichtet durchzuführende Bewegung. Die Ausführung der Bewegung generiert adäquate sensorische Rückinformationen (Reafferenzmuster), mit denen das Gehirn die laufende Bewegung reguliert oder die nächste Bewegungswiederholung beeinflusst werden kann. Das Bewegungsprogramm kann didaktisch unterteilt werden in die Muskelaktivitäten für die Zielsensomotorik, die Muskelaktivitäten mit denen das Bewegungsziel erreicht werden soll und für die Stützsensomotorik, die Muskelaktivitäten die das Gleichgewicht und die Bewegungspräzision vertreten.

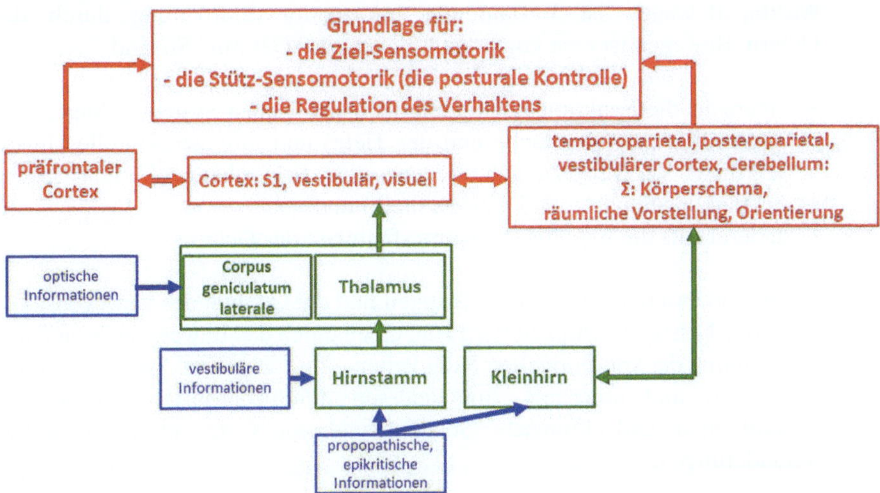



**Abb. 4.2** Alle sensorischen Systeme, die protopathische, die epikritische, die visuelle und die vestibuläre Sensibilität, liefern Informationen über den Hirnstamm und den Thalamus als dem „Tor zum Bewusstsein" an den primären sensomotorischen Cortex und die vestibulären und visuellen Cortexareale. Mit diesen Informationen, ergänzt von denen durch die Vernetzung mit dem Cerebellum, generiert der temporo- und posteroparietale Cortex gemeinsam mit dem parieto-insulären vestibulären Cortex das Körperschema und die räumliche Vorstellung und Orientierung. Diese sehr komplexe kognitive Leistung wird zur Grundlage der Zielsensomotorik, die stets untrennbar mit den muskulären Aktivitäten der Stützsensomotorik verbunden ist und der Regulation des Verhaltens, das von beobachtbaren sensomotorischen Aktivitäten geprägt wird.

▶ **Wichtig** Kurz, die **Zielsensomotorik** steht für alle Muskelaktivitäten, die dem Bewegungsziel dienen und die **Stützsensomotorik** für alle Muskelaktivitäten, die dem sicheren Bewegungskönnen, der Kompensation der Gravidität, dem Gleichgewicht und der Bewegungsqualität dienen. Beide Komponenten sind immanente physiologische Komponenten jeder Bewegung und nur didaktisch voneinander zu trennen.

Für den Start als auch die Ausführung der sensomotorischen Bewegungsleistungen sind die **somatosensorischen Informationen aus dem Körperinneren und aus der Umwelt** (epikritische und protopathische Sensibilität) sowie die **vestibulären und visuellen Informationen** die Grundlage für das kognitive Erkennen

- der aktuellen Körperhaltung sowie für die Raumorientierung und deren dynamische Veränderungen während einer Bewegung als **Basis für die Qualität der laufenden Bewegungsregulation** von zyklischen oder der Bewegungssteuerung von ballistischen Bewegungen während der nächsten Bewegungswiederholung,
- der **Umweltsituation** und deren Beeinflussung durch die Bewegung und letztendlich
- für die **kognitive Bewertung** des Bewegungsergebnisses und den resultierenden Entscheidungen über die Weiterführung der Bewegungshandlung oder deren ergebnisabhängigen Anpassung.

▶ **Wichtig** Bewegen ist fortlaufende Informationsverarbeitung durch das Gehirn. Bewegen ist eine kognitive Leistung des Gehirns! So sind

- einerseits die Funktionstüchtigkeit der sensorischen Systeme (Auge, Ohr, Sensibilität der Oberfläche und der Tiefe) und ihre „strukturelle Unversehrtheit" (s. Verletzungen, degenerative Erkrankungen, metabolische Erkrankungen wie z. B. Diabetes mell.) und
- andererseits die kognitive Leistungsfähigkeit des Gehirns

die Voraussetzungen für die Fähigkeit und die Qualität des Bewegens. Die kognitive Leistungsfähigkeit wird zum einen durch das Bewegungslernen und das Training der konditionellen Fähigkeiten (Ausdauer, Kraft) unterstützt und qualifiziert und unterliegt zum anderen durch chronisch degenerative Erkrankungen und chronische Schmerzsyndrome systematisch nachteilige Veränderungen.

Mit den **vestibulären Informationen** (Abb. 4.2) der **Maculaorgane** Sacculus und Utriculus werden die Gravidität und lineare Beschleunigungen (Translationsbewegungen) detektiert (spezifischer Reiz: Sacculus: vertikale Beschleunigungen [Fahrstuhl], Utriculus: horizontale Beschleunigungen [z. B. Anfahren bzw. Bremsen des Autos]). Sie fungieren auch als Propriozeptoren, indem sie an dem Erkennen von Lageänderungen beteiligt sind. Aus den Informationen der **Bogengänge** resultiert die Positionierung und die Bewegung des Kopfes im Raum (spezifischer Reiz: Rotationen). Durch die „Verrechnung" mit den Informationen der Propriozeptoren des Halses (s. später) kann die Position des Kopfes zum Körper erkannt werden. Über Reflexmechanismen wird die Motorik zur Stabilisierung des Sehens koordiniert (s. später). Insgesamt sind die Informationen für die **Gleichgewichtsregulation** essentiell, was u. a. ein sicheres Gehen ermöglicht.

▶ **Wichtig** Orientierung und Gleichgewicht sind immer eine kognitive Leistung auf der Basis der vestibulären, visuellen und der propriozeptiven Informationen mit situativ variabler Wertigkeit.

Die **visuellen Informationen** (Abb. 4.2) und das gesamte visuelle System liefern die räumliche Wahrnehmung und die räumlichen Beziehungen von z. B. Gegenständen zum eigenen Körper und von situativen Veränderungen.

Die **propriozeptiven Informationen** sind die essentielle Basis für die Eigenwahrnehmung (Abb. 4.2)

- der Position der Körperkompartimente Kopf, Rumpf und Gliedmaßen zueinander (Positionssinn) und den zeitlichen Veränderungen während aller Bewegungen inklusive der Muskelspannungen, der Kraft, der Bewegungsgeschwindigkeit und der Bewegungsschwere (Element des Bewegungssinns),
- der Raumpositionen der Körperkompartimente zueinander über deren Eintrag in ein zentrales Körperschema (Element des Bewegungssinns) wobei

- die Afferenzen der Golgi-Apparate und wahrscheinlich auch der Muskelspindeln die informatorischen Elemente des Krafteinsatzes und der Schwere der Belastung sind (Proske und Gandevia 2012).

Die **Informationen der Muskelspindeln** vertreten wesentlich den **Bewegungssinn.** Die Informationen der Mechanosensorik der Haut und der Gelenkkapseln haben dafür eine geringere Wertigkeit.

▶   **Wichtig**  Die wesentliche Beteiligung der Informationen der Muskelspindeln am **Bewegungssinn** belegt den sehr wichtigen Beitrag eines guten **muskulären Trainingszustandes** für die Qualität der posturalen Regulationen. Die Muskelspindeln sind defacto die einzigen „trainierbaren Sensoren", denn sie regeln ständig über den Kontraktionszustand der intrafusalen Muskelfasern ihre Empfindlichkeit und passen sie stets der aktuellen Muskellänge, gleichbedeutend der aktuellen Gelenkposition an. Dadurch steht das Längen-Kontroll-System des Muskels, der Eigenreflex, bei jedem Gelenkwinkel vollwertig zur Verfügung. Er wird im Kontext des Willkürmotorikprogramms variabel als sensomotorischer Baustein eingebunden. Vielseitige und häufige sensomotorische, gleich muskuläre Aktivitäten sind somit zugleich „Training der intrafusalen Muskelfasern der Muskelspindeln" und sichern eine adäquat schnelle und präzise Empfindlichkeitsregulation des Längen-Kontroll-Systems. Somit ist der **Trainingszustand der Muskulatur** insbesondere bei alten Menschen nicht nur aus der Sicht der Kraft, sondern auch aus der Sicht der informatorischen Grundlage des Bewegungssinns eine wichtige Komponente des **sicheren Gehens.**

Die Qualität und Effektivität des Bewegungssinns werden positiv oder negativ durch die längerfristig wirkenden Faktoren

- **guter Trainingszustand der Muskulatur** oder
- **schlechter Trainingszustand der Muskulatur** durch chronische physische Inaktivität (Atrophie, inaktivitäts- und/oder adipositasbedingte Sarkopenie) und
- den **Alterungsprozess** (physiologische Sarkopenie),

durch den unmittelbar kurzfristig wirkenden Faktor

- akute **Verletzung mit Sensorverlusten** (siehe z. B. Ruptur des vorderen Kreuzbandes (VKB), Bandverletzungen des Sprunggelenkes) und

durch den daraus resultierenden Faktor

- **cerebrale Reorganisation** infolge eines durch die Sensorverluste eingeschränkten und veränderten Informationszuflusses, der entsprechend veränderten Informationsverarbeitung und der impliziten Strukturveränderung durch die Deafferenzierung nach Verletzungen und dem kurzfristig wirkenden reversiblen physiologischen Faktor

- belastungsbedingte **zentrale und periphere Ermüdung** beeinflusst.

Hierfür sprechen die defizitären sensomotorischen Befunde der muskulären Aktivierungsfähigkeit, der gestörten intra- und intermuskulären Koordination und der Haltungsinstabilität infolge

- einer chronischen verletzungsbedingten Insuffizienz des Sprunggelenks (Liu et al. 2024, Hu et al. 2024, Xue et al. 2024),
- der funktionellen Teilparese des M. quadr. fem. nach einer ACL-Ruptur einschließlich nach der ACL-Rekonstruktion (Laube et al. 1994, 1998, Laube 1997, Laube 2009a, b),
- der funktionellen Defizite des M. glut. med. nach einer Hüfttotalendoprothese (Laube et al. 1998, 2009a, vgl. Kap. 8)
- der Entwicklung einer Sarkopenie des M. multifidus (medialer Anteil des M. erector spinae) mit einem der Hauptmerkmale Fettinfiltration im Rahmen einer zervikalen Radikulopathie bei Spondylose (Mitsutake et al. 2016) und
- der veränderten Sensorik im Alterungsprozess (Laube 2008, 2009b).

Gut bekannt ist auch, dass bei der belastungsbedingten zentralen und peripheren Ermüdung der Fehler der Gelenkpositionierung mit der Reduzierung der Kraftfähigkeit systematisch ansteigt. Dies wird wiederum als Hinweis gewertet, dass aus dem informatorischen propriozeptiven Input nicht allein der Positions- und Bewegungssinn entsteht, sondern dass er wahrscheinlich zusätzlich mit dem zentral generierten Anstrengungsempfinden für die Kompensation der Gravitation in Verbindung gebracht werden kann (Proske 2005, 2006). Aber das Element Anstrengungsempfinden für den Positionssinn ist nicht unwidersprochen und wird als bedenkenswert angesehen, indem die Interaktionen zwischen dem motorischen Programm und dem daraufhin generierten afferenten Informationsmuster als die vorrangig bestimmenden Faktoren untersucht werden sollten (Fortier und Basset 2012).

▶ **Wichtig** Der Bewegungssinn wird stark durch den Trainingszustand des Bewegungskönnens, gleich dem Funktionszustand des Gehirns, und dem Konditionierungszustand der Muskulatur, durch Verletzungen mit gravierenden Sensorverlusten und den Alterungsprozess beeinflusst. Somit ist bei chronisch sehr langfristig Inaktiven, Personen mit chronisch degenerativen Erkrankungen insbesondere mit Schmerzsyndrom und bei alten Menschen die Sensomotorik des Gehens betroffen.

**Die Zielsensomotorik** dient

- der bewussten Absicht, der Zielstellung der Bewegung.

Sie wird durch das „zu bewertende" Merkmal „ist die Aufgabe bzw. das Ziel der Bewegungsausführung erreicht worden oder nicht" charakterisiert. Die hauptverantwortlichen Strukturen des cerebralen Netzwerkes (Neuromatrix) für die Zielsensomotorik sind der präfrontale Cortex (Setzen von Prioritäten, Planungen, Lösung komplexer Aufgaben, exekutive Funktionen, Arbeitsgedächtnis, Antizipation von Konsequenzen ausgeführter Handlungen; Zusammenarbeit mit dem Nc. accumbens des mesolimbischen Systems, der für die Motivationslage verantwortlich ist), die somatosensorischen und motorischen Cortizes, die Basalganglien und das Cerebellum. Eine Bewegung mit einer konkreten Zielstellung ausführen zu können bzw. ausgeführt zu haben besagt aber noch nichts über die Ökonomie oder die Qualität der Bewegungsausführung aus.

Die **Stützsensomotorik** steht

- für alle qualitativen und quantitativen Bewegungsmerkmale des Bewegungskönnens (Abb. 4.3) und die ständige Aufrechterhaltung bzw. die Wiederherstellung des Gleichgewichts.

Dafür werden permanent die relevanten sensorischen Informationen (Abb. 4.2) selektiert und umgehend in die erforderlichen motorischen Reaktionen umgesetzt. In diesem neurophysiologischen Verarbeitungsprozess müssen zum einen die neurophysiologischen Unterschiedlichkeiten jedes sensorischen Systems ausgeglichen bzw. in Einklang gebracht werden und zum anderen die Wertigkeiten jedes sensorischen Systems bedarfsgerecht ständig neu kalibriert werden.

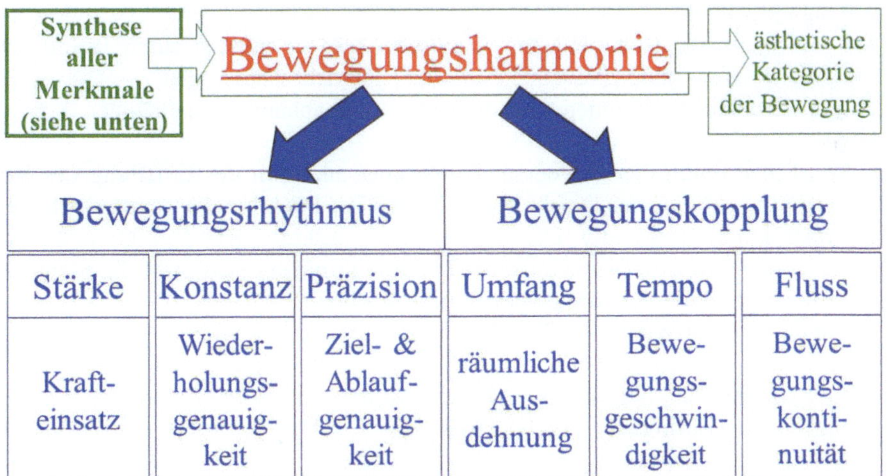


**Abb. 4.3** Die Bewegungsmerkmale, die im Wesentlichen der Stützsensomotorik zuzuordnen sind. Die Bewegungsharmonie kann als Oberbegriff benutzt werden und resultiert aus der Synthese der unten benannten einzelnen Merkmale. Bei der beobachtenden Analyse des Gehens sind sie die wichtigen qualitativen Bewertungskategorien. Quantitativ sind sie sehr aufwändig kinetisch und kinematisch mit Bewegungsanalysesystemen zu objektivieren.

Die Stützsensomotorik bestimmt die Bewegungsausführung. Diagnostisch ist sie qualitativ zu erkennen (Abb. 4.3) an

- einem „korrekten" Bewegungsablauf
- der Präzision der Bewegung,
- der Bewegungsstabilität,
- der Wiederholbarkeit mit vergleichbarer Qualität und
- dem Gleichgewichtsverhalten bzw. der Sicherung der Balance

als Ergebnis der sensomotorischen Koordination der muskulären Aktivitäten unter statischen und dynamischen Bedingungen für eine konkrete Zielsensomotorik. Wie gut eine Bewegung ausgeführt werden kann ist somit vom Stand der Qualifikation der Stützsensomotorik für die zu erlernende oder die zu erhaltende Zielbewegung abhängig.

Hierbei ist aber unbedingt zu beachten, dass das sensomotorische System, das Gehirn, zwar die hoch komplexen „Grundbausteine" für die Stützsensomotorik, die posturalen Regulationen (s. später), zur Verfügung hat, aber

- dass diese für jede neu zu erlernende Bewegung spezifisch angepasst, qualifiziert (Ausführbarkeit und Qualität der Bewegung!) und auch erhalten (Alterungsprozess: Sturzprophylaxe!) werden müssen, weshalb der Lernprozess für eine gute Bewegungsqualität in Abhängigkeit vom Schwierigkeitsgrad der Bewegung sehr zeitaufwändig sein kann und ist, und
- dass sich in diesem Lernprozess die posturalen Bewegungsbausteine bewegungsspezifisch und gegenseitig selbst qualifizieren, denn die Bausteine „sind umgangssprachlich
  - einerseits als „Rohdiamanten" anzusehen und sie müssen durch Training in die zur Bewegung „passende Funktion" gebracht werden und
  - andererseits funktionieren sie nicht absolut unabhängig voneinander.

Es ist also durch das Bewegungslernen aber auch mit der Erhaltung des Bewegungskönnens eine spezifische Koordination der Funktion der verantwortlichen Gehirnstrukturen notwendig. Das bedeutet eine strukturelle und funktionelle Anpassung der neuronalen Netzwerke im Sinn **„die Funktion bestimmt die Struktur und die sorgt wieder für die gewünschte Funktion"**.
Daraus resultieren dann (Abb. 4.3)

- ein harmonischer, abgestimmter **Bewegungsrhythmus**, als Ergebnis der systematischen **zeitlichen Aktivierung** der aufeinanderfolgenden Muskelkontraktionen der beteiligten myofaszialen Ketten, wodurch zugleich der räumliche Charakter der Bewegung entsteht (**Bewegungsmerkmal der zeitlichen Ordnung der Muskelaktivierungen**),
- eine „korrekte", die Bewegung charakterisierende **Kopplung der Bewegungen der einzelnen Körperkompartimente**, sodass sich der „gesamte" Bewegungsablauf durch „korrekte" Teilbewegungen (siehe Lerntraining zur Qualifizierung

von Teilbewegungen, die letztendlich zur Gesamtbewegung zusammengefügt werden) zusammensetzt (**Bewegungsmerkmal der Qualität der Kombination von Teilkörperbewegungen**),

- ein **fließender, kontinuierlicher Bewegungsablauf (Bewegungsmerkmal der Bewegungskontinuität)**,
- ein Bewegungsablauf mit einer hohen **Bewegungspräzision bzw. Qualität** der zielgerichteten Bewegung (**Bewegungsmerkmal der Bewegungsgenauigkeit**),
- die Stabilität gleiche Bewegungen mit vergleichbarer Qualität ausführen zu können (**Bewegungsmerkmal der Wiederholungsfähigkeit und -qualität**),
- ein der Bewegung angemessener Bewegungsumfang (**Bewegungsmerkmal der räumlichen Bewegungsausführung**),
- eine der Bewegung angemessene, zielführende Ausführungsgeschwindigkeit (**Bewegungsmerkmal der Bewegungsgeschwindigkeit**) und
- ein der Bewegung angemessener, zielführender, abgestimmter Krafteinsatz der Muskeln der myofaszialen Ketten mit einer adäquaten zeitlichen und räumlichen Koordination (**Bewegungsmerkmal der Krafteinsätze**).

Die Stützsensomotorik drückt mit diesen Merkmalen den Entwicklungsstand des sensomotorischen Lernprozesses oder den Fortbestand der Ausführbarkeit der konkreten Bewegungsfertigkeit aus. Diese Bewegungsmerkmale sind somit auch zugleich die Beurteilungskriterien der qualitativen Diagnostik des Bewegungskönnens. Die hauptverantwortlichen Strukturen des cerebralen Netzwerkes sind die Basalganglien, das Cerebellum, der Hirnstamm und das Rückenmark.

▶ **Wichtig** Da jede Stützsensomotorik ein spezifisches Element der Zielbewegung ist, gilt es für eine möglichst lange zu erhaltende Mobilität die Zielbewegung Gehen durch die „Trainingsbelastung Gehen" unter variablen Bedingungen zu erhalten. Eine notwendige Ergänzung ist das Krafttraining, um ausreichend Kraftkapazität für die Kompensation der Gravidität und das Bewegen der Körpermasse zu haben. Die erforderliche Ausdauer resultiert aus der zu trainierenden Gehstrecke.

## 4.2 Sensomotorische Bausteine der Stützsensomotorik, die posturalen Regulationen

Für die Stützsensomotorik hat die Phylogenese einfache (Rückenmark) bis sehr hoch komplexe Reflexsysteme (Hirnstamm und höher), besser sensomotorische „Subprogramme" entwickelt, die als unwillkürliche sehr umfängliche, „zunächst unspezifische" Bewegungsbausteine, als **posturale Regulationen** zur Verfügung stehen. Die sensomotorischen Subprogramme müssen an jede neu zu erlernende Bewegung spezifisch angepasst werden und werden bei steigendem Schwierigkeitsgrad der Bewegung gleichfalls qualifiziert, um die Bewegung mit guter Raumorientierung, hoher Qualität und Wiederholbarkeit ausführen zu können.

Die **posturale Kontrolle** bedeutet zugleich statisches und/oder dynamisches Gleichgewicht und posturale Orientierung. Das **posturale Gleichgewicht** basiert auf einer sensomotorischen Strategie zur Stabilisierung des center of mass, beim Stehen und Gehen in der Regel gemessen als center of pressure,

- bei allen willkürlichen Bewegungsausführungen als auch
- bei der Kompensation extern bedingter Störungen des Gleichgewichts.

Die **posturale Orientierung** besteht in der aktiven Ausrichtung des Rumpfes und des Kopfes in Bezug auf die Wirkung der Gravidität, die Unterstützungsfläche des Fußes, die visuelle Situation und die körperinternen Referenzen.

Für alle posturalen Zielstellungen werden in Abhängigkeit von den Anforderungen an die Gleichgewichtsregulation und/oder vom Bewegungsziel und der Umweltsituation jeweils situativ geprägt und gewichtet somatosensorische, vestibuläre und visuelle Informationen integriert. Der kognitive Aufwand für diese Regulationen wird von der sensomotorischen Anforderung als auch den Kapazitäten des individuellen posturalen Systems bestimmt (Horak F, Macpherson 1996, Horak 2006). Letzteres besagt, dass die posturalen Regulationen, sichtbar gemacht am Bewegungskönnen absolut bzw. an der Qualität des Bewegungskönnens vom Trainings- bzw. Dekonditionierungzustand aber auch von krankheitsbedingten Veränderungen im

- sensomotorischen System,
- passiven Stütz- und Bewegungsapparat,
- Stoffwechsel und
- Schmerzsystem abhängig sind.

Das betrifft eben auch das Stehen, Gehen und Laufen. Beim Stehen bedeutet Gleichgewichtsregulation, dass der Körperschwerpunkt im Bereich der Unterstützungsfläche, der Fläche der Fußsohle gehalten wird. Für die **Körperhaltung**, gegeben durch die Relationen zwischen den Körpersegmenten, die Kompensation der Gravidität, die Kontrolle des center of mass in der Unterstützungsfläche und die Einwirkung von Umgebungsfaktoren als auch für die **"Subjektive posturale Vertikale"**, der Wahrnehmung der aufrechten Haltung auf der Basis einer "internen Repräsentation", werden die somatosensorischen, vestibulären und visuellen Informationen aber auch Erfahrungen, also Gedächtnisinhalte integriert (Bisdorff et al. 1996, Dieterich und Brandt 2019). Hierbei variiert die Wertigkeit und damit die Wichtung der Informationen aus den verschiedenen Quellen in Abhängigkeit von der Zielstellung und der Situation.

Beim Gehen wird während der jeweiligen single-support-Phase das center of mass nach vorn verlagert und definiert damit die Fläche in welchem das center of pressure wirken kann und bestimmt die Unterstützungsfläche, die Fläche aller möglichen Kontaktpunkte mit dem Untergrund. Der Stabilitätsspielraum kennzeichnet den dynamischen Abstand zwischen dem center of mass und dem center of pressure. Physiologisch gealterte Personen (66.9 ± 4.3 Jahre) haben beim Gehen sogar einen größeren Stabilitätsspielraum in der Frontalebene, eine größere Abduktion im Hüftgelenk und ein größeres Eversionsmoment im Sprunggelenk und in der Sagittalebene ist die Relation zwischen dem Stabilitätsspielraum und dem Hüftgelenk enger als bei jüngeren Menschen (26.3 ± 3.6 Jahre). Gleichfalls ist der Stabilitätsspielraum in der medio-lateralen Richtung größer. Dies könnte bei gesunden älteren Menschen insgesamt für eine intensivere Kopplung zwischen dem Hüftgelenk und dem center of mass zugunsten des dynamischen Gleichgewichts sprechen (Siragy et al. 2024), welches natürlich auch im Ergebnis der dynamischen Integration aller sensorischen Qualitäten entsteht.

Mit automatischen posturalen Regulationen werden Gleichgewichtsstörungen des Stehens reguliert. Während des Stehens auf flachen festen Unterlagen sind stereotype Aktivitäten beginnend in der Muskulatur des Sprunggelenks und aufsteigend in der Oberschenkel- und Rumpfmuskulatur mit Latenzen von 73–110 ms nachweisbar. Das center of mass wird in die Ausgangsposition zurückgeführt. Aufgrund des Starts der aktiven Kompensation mit der Sprunggelenkmuskulatur wird dieses Muster als **"Sprunggelenkstrategie"** bezeichnet. Stehen die Personen auf einer Fläche, die kürzer als die Unterstützungsfläche ist, haben die Muskelreaktionen vergleichbare Latenzen aber ein anderes Muster. Direkt aktiv wird die Rumpf- und Oberschenkelmuskulatur und die Kompensation erfolgt über das Hüftgelenk, indem eine Kraft gegen die Unterstützungsfläche generiert wird. Die Muskulatur des Sprunggelenks wird nur wenig aktiv. Dieses Muster ist die **"Hüftstrategie"**. Horizontale Verschiebungen der Bodenfläche werden mit einer Kombination aus beiden Strategien beantwortet (Horak und Nashner 1986). Die Sprunggelenk- ist gegenüber der Hüftstrategie robuster und energieeffizienter (Morasso 2022).

Mit einer **antizipatorischen posturalen Regulation** wird der erste Schritt (anticipatory postural adjustments) des Gehens vorbereitet. Sie ist an der Kinematik erkennbar und wird offensichtlich durch die Aktivität der Substantia nigra pars reticulata mit vertreten (Heilbronn et al. 2019). Die sensomotorische posturale Antizipation besteht darin, dass

- dem Schritt vorausgehende posturale muskuläre Aktivitäten eine vorausschauende Kompensation des sich erwartungsgemäß verändernden Körperschwerpunkts durch den Bewegungsvollzug absichern und
- das dynamische Gleichgewicht und die Bewegungspräzision garantieren.

Die antizipatorischen Muskelaktivitäten sichern sowohl das Gleichgewicht als auch die posturale Körperorientierung. Dadurch kann die Bewegung fließend beginnen und durchgeführt werden. Diese Muskelaktivitäten sorgen u. a. für die fließende Initiierung des ersten Schrittes, indem der Körperschwerpunkt nach vorn lateral verlagert und beschleunigt wird und dadurch das „künftige" Schwungbein entlastet wird. Auch Bewegungen der oberen Extremität z. B. im Stehen oder im Sitzen werden durch antizipatorische Muskelaktivitäten so vorbereitet und ausgeführt, dass keine Auslenkung des Körperschwerpunktes und somit keine Körperschwankungen stattfinden. Sie werden im Vorherein verhindert.

▶ **Wichtig** Für jede Körperhaltung und Bewegung sind die **Regulation des Gleichgewichts** und die **Raumorientierung** auf der Basis der Integration somatosensorischer, vestibulärer und visueller Informationen absolut essentiell. Es gibt keine Bewegung bei der die dem Ziel dienenden Muskelaktivitäten nicht zwingend mit denen für die dynamische Beibehaltung oder Regulation des Gleichgewichtes verbunden sein müssen, um die Bewegung überhaupt ausführen zu können und um die Bewegungsqualität und somit der Sicherheit der Bewegungsausführung zu garantieren.

Selbst während des Stehens muss der Körperschwerpunkt ständig im Bereich der Unterstützungsfläche Fußsohle gehalten werden, was mittels der Pedographie exzellent dargestellt werden kann. Ohne diese Technik ist das Stehen des gesunden Menschen „scheinbar" ruhig und stabil, aber die Technik lässt erkennen, dass ständig subtile Korrekturbewegungen in die Richtungen nach vorn – hinten, nach medial – lateral stattfinden und so eine „Bewegungsfläche" entsteht.

▶ **Wichtig** Die **posturalen Regulationen sind höchst komplexe afferenz-gesteuerte motorische Subprogramme** bzw. „**sensomotorische Basisfunktionselemente oder -bausteine" der unbewussten Regulationsebenen** (Abb. 4.4), die im Lernprozess in jede neue willkürliche Zielbewegung spezifisch eingebaut und an sie angepasst werden müssen. Sie werden aber auch zusätzlich mit steigendem Schwierigkeitsgrad der Bewegung spezifisch qualifiziert.

Die Abb. 4.4 versucht die nicht einfachen physiologischen Verhältnisse darzustellen. Die höchsten Gehirnstrukturen der willkürlichen Handlungsebene sorgen für die Motivation verbunden mit der jeweils zugehörigen Emotion und für den resultierenden Antrieb. Das „willkürliche Gehirn" generiert eine Bewegungsvorstellung und eine Handlungsstrategie auf der Basis der aktuellen Wahrnehmungen, Ziele und Entscheidungen. Darin eingeschlossen ist die Vorwegnahme, die Antizipation des gewünschten bzw. angestrebten Bewegungsergebnisses. Diese Leistungen für eine situativ angepasste Bewegungshandlung resultieren aus den neurophysiologischen Prozessen in den „bewussten Gehirnbereichen". Das auf der Handlungsstrategie basierende Handlungsprogramm wird „dem unbewussten Bereich, den Prozessen der unwillkürlichen Sensomotorik übergeben", der daraus unter der **Nutzung der posturalen Regulationen** das zweckgerichtete Bewegungsprogramm erstellt und durchführt. Das „Durchführungsprogramm" wird dem bewussten Bereich zur Verfügung gestellt, um damit einen „Sollwert" für die Bewertung der realen Bewegungsausführung zu haben. Das Programm wird realisiert und es resultieren Rückinformationen, mit denen das Gehirn

- den Bewegungsablauf regelt und
- die zugleich mit dem „Sollwert" verglichen werden, woraus das Gehirn den Bewegungserfolg erkennt.

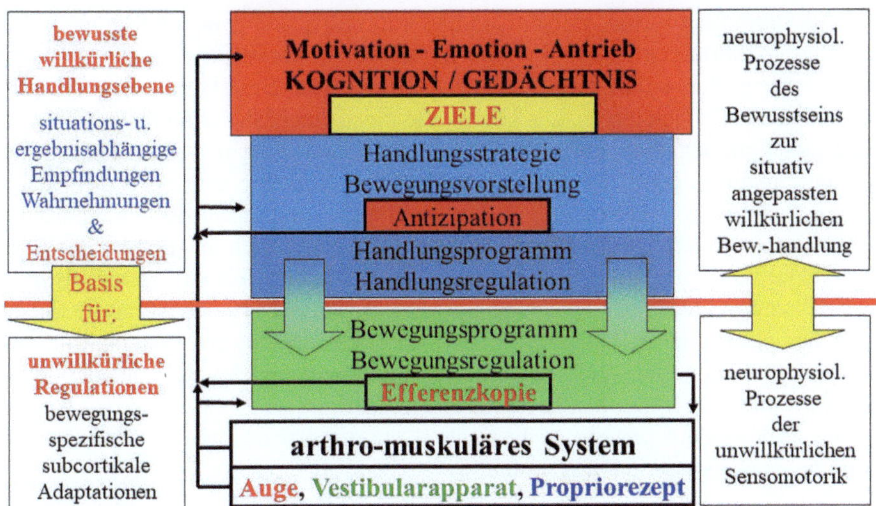


**Abb. 4.4** Die höchsten bewussten cerebralen Ebenen generieren die Motivation, die Emotionen und den Anrieb für situative zielgerichtete adäquate Zielbewegungen. Im Gesamtergebnis stellen sie die Handlungsstrategie für den Zweck der Bewegung, die dazugehörige Bewegungsvorstellung und die Antizipation der Ergebnisse zur Verfügung. Diese neurophysiologischen Vorgänge veranlassen bzw. sind der Stimulus für die unbewussten Regulationsebenen, das Bewegungsprogramm zu erstellen und während der Ausführung dennoch immer unter dem „bewussten Antrieb" die Bewegungsregulation auszuführen. Die bewusste Ebene erhält eine Efferenzkopie die mit der vorher bereits generierten Antizipation abgeglichen werden kann, um letztendlich bewusst das Ergebnis charakterisieren zu können. Die neurophysiologischen Vorgänge der bewussten Ebene nutzen in Abhängigkeit vom Trainingszustand der sensomotorischen Koordination, dem Bewegungskönnen, die der unbewussten Ebenen für die Bewegungsqualität, die Bewegungssicherheit und die Wiederholbarkeit mit gleicher Qualität.

▶ **Wichtig**  In der Zusammenfassung dieser Vorgänge muss aber unbedingt darauf hingewiesen werden, dass eine klare Abtrennung zwischen den „bewussten" und den „unbewussten" Funktionsbereichen sicher als didaktisch gekennzeichnet werden muss. Die Prozesse laufen in der Realität gerichtet in der gesamten Neuromatrix ab, also die bewussten und unbewussten Bereiche funktionieren auf Grund der intensiven Vernetzung integrativ.

Die Tatsache, dass die posturalen Regulationen die Ausführbarkeit, die Qualität von Willkürbewegungen und natürlich insbesondere mit dem letztgenannten Merkmal die Bewegungsleistung bzw. das Bewegungsergebnis bestimmen, hat dazu geführt, dass sich die Trainingsmethodik sehr ausführlich unter dem Begriff **„koordinative Fähigkeiten"** damit beschäftigt hat. Sportwissenschaftlich sind die **„koordinativen Basisfähigkeiten" als Konstrukte formuliert** worden. Es sind demnach primär **„erfahrungs- und praxisrelevante sportwissenschaftliche Postulate" und keine physiologischen Erklärungen.** Die Physiologie beschreibt diese Vorgänge unter der Thematik „Gehirn und sensomotorisches Lernen" bzw. „Mechanismen der Bewegungsregulation".

Die extrem komplexen, vielseitigen und mit- und nacheinander verknüpften Bewegungsausführungen in der Sportart Geräteturnen waren die Grundlage für die Formulierung der unten aufgezählten koordinativen Basisfähigkeiten (Grigore 2001). Es handelt sich um jeweils höchst komplexe cerebrale Leistungen, wobei die Anteiligkeiten der einzelnen Postulate zwischen den sehr verschiedenen Bewegungsausführungen der Sportart erheblich variieren. Sie sind auch nicht unabhängig voneinander. Bevorzugt in den technisch kompensatorischen Sportarten (Gerätturnen, Leistungsgymnastik, Eiskunstlauf) aber auch in allen anderen erfordert die bewegungsspezifische Aneignung einen sehr frühen Trainingsbeginn, weil das sehr junge Gehirn besonders plastisch dafür ist. Dennoch ist für die Entstehung der plastischen Anpassungen des Gehirns insgesamt ein systematisch aufgebauter und sehr langdauernder Trainingsprozess mit vielen tausenden Wiederholungen und vorbereitenden Lernphasen erforderlich.

Die insbesondere „erfahrungsbedingten" sportwissenschaftlichen Postulate der Trainingspraxis sind die Fähigkeiten:

| | |
|---|---|
| • Balancesinn | |
| • Sinn der räumlichen und zeitlichen Orientierung | |
| • Sinn der Koordination mobiler Körpersegmente | |
| • Sinn zur Analyse | • der Gesamtbewegung, |
| | • der Bewegungsdekomposition, |
| | • der Bewegungssynthese |
| • Sinn zum Bewegungsrhythmus | |
| • Sinn zur Koordination großer Muskelgruppen bzw. der myofaszialen Ketten | |
| • Sinn zur Einschätzung von | |
| | • Distanzen |
| | • Bewegungsrichtungen |
| | • Bewegungsamplituden |
| | • Bewegungsgeschwindigkeiten |
| • Sinn zum Anstrengungsgrad (primär zentral!!!!) | |

▶ **Wichtig** Dies sind die „sportwissenschaftlichen Bausteine", die der „Physiologie der posturalen Regulationen" entsprechen. Es sind aber keine „fertig angeborenen Bausteine", sondern es sind strukturell angelegte Funktionsmöglichkeiten des sensomotorischen Systems, die bedarfsgerecht insbesondere in der Lebensphase mit der höchsten cerebralen Plastizität, der Kindheit und frühen Jugend, entwickelt werden können. Die koordinativen „Basisfähigkeiten" aus sportwissenschaftlicher Sicht und die posturalen Regulationen aus physiologischer Sicht, sind also in der Summe angelegte, höchst komplexe und qualifizierbare cerebrale Leistungen der nicht bewussten sensomotorischen Ebenen, die mit dem bewussten Erlernen und Stabilisieren jeder „Zielbewegung" für diese angepasst aber gleichzeitig auch zusätzlich qualifiziert werden.

Je nach der Bewegungsart und der Bewegungsschwierigkeit sind der Anteil und insbesondere die Qualitäten der posturalen Regulationen sehr different und die bewegungsspezifische Aneignung ist, wie bereits hervorgehoben, teilweise nur durch exzessives sensomotorisches Lerntraining möglich. Absolut im Vordergrund stehen hier die auch bereits erwähnten sogenannten technisch-kompositorischen Sportarten Geräteturnen, künstlerische Gymnastik und Eiskunstlauf aber gleichfalls auch alle Leistungen auf höchstem sensomotorischem Niveau jeder anderen Sportart. Jede sensomotorische Leistung ist lernspezifisch und für sich zu erreichen aber nicht gegenseitig ersetz- oder gar austauschbar. Vergessen darf man hier aber auch nicht die sensomotorischen Leistungen von z. B. Instrumentalisten, die denen der Hochleistungssportler gleich zu setzen sind. Entsprechend sind auch bei ihnen ein sehr, sehr früher „Trainingsbeginn" und durchgängig sehr hohe „Trainingsumfänge (tägliche Übungszeiträume)" erforderlich, um sich die jeweils spezifische Sensomotorik anzueignen, diese ständig zu qualifizieren und auch zu erhalten.

▶ **Wichtig** Alle koordinativen Fähigkeiten beruhen auf den von der Motivation geführten kognitiven Prozessen zur zielgerichteten, situationsabhängigen dynamischen Analyse des Afferenz- und Reafferenzmusters (nach cerebraler Verarbeitung der zeitlichen und räumlichen Informationen zur körperlichen Situation), dem Erkennen und dem Entscheiden über die Aus- und Weiterführung der Bewegungen. Deshalb ist ein vielseitiges sensomotorisches Training bei Kindern und Jugendlichen zugleich „das Instrument der Gehirnentwicklung" zugunsten der kognitiven Fähigkeiten und der Handlungskompetenzen. Das muss absolut natürlich nicht unbedingt Leistungssport sein, der im Umfang des Trainings mit einem Gesundheitssport nichts zu tun hat!

Insbesondere ein sehr vielseitiges gesundheitsorientiertes Bewegungstraining steht

- für die beanspruchungsbedingte Selbstorganisation des Gehirns und dessen Erhaltung in allen Lebensphasen und
- es wird aus koordinativer und konditioneller Sicht im Alter zum Training zur Verhinderung von Stürzen, denn jede Bewegung hat „ihre eigenen" konditionellen Fähigkeiten und hat einen Wert gegen den letztendlich unvermeidbaren Alterungsprozess.

▶ **Wichtig** Die posturalen Regulationen sind die Bausteine des Bewegungsverhaltens und des Gleichgewichts auch der einfachen Bewegungen des Alltags, die jedem Menschen zur Verfügung stehen. Es kommt nur darauf an, sie im Training für die Erhaltung von alltäglichen Zielbewegungen zu nutzen. Dies gilt mit dem Fortschreiten des Alters eben auch für das sichere Gehen. Diese „bewusste" trainingsbedingte Nutzung muss aber vor dem Eintreten der altersbedingten Defizite beginnen, denn die verantwortlichen cerebralen Netzwerke und somit die Leistungen unterliegen eben auch zu einem sehr großen Anteil dem „unwiderruflichen involutiven Ab- und Umbau" durch den Alterungsprozess. Sie stehen mit fortschreitender Zeit immer weniger zur

Verfügung. Spät gestartetes Training generiert noch Erfolge aber sie sind in Abhängigkeit vom Stand des Alterungsprozesse weniger effektiv.

Für alle Bewegungen sind der Funktionszustand der Neuromatrix, das intensiv und sehr komplex vernetzte Gehirn, und die darin eingeschlossen neuronalen Netzwerke für die posturalen Regulationen verantwortlich. Hier sei unbedingt besonders darauf hingewiesen, in die Funktionen des Gehirns für die Initiierung und die Ausführungen von Bewegungen ist direkt die **Schmerzhemmung** integriert. Sie wird „immer bedeutender, je intensiver oder langdauernder die Bewegungen sind. Entsprechend sind bei Gesunden wie bei Patienten

- altersadäquate kurze hohe ermüdende Kraftanstrengungen und
- eine über den Zeitfaktor ausgebildete deutliche Ermüdung bei Ausdaueranstrengungen

entweder Schmerzprävention bzw. Schmerztherapie.

▶ **Wichtig**   Da die **Prävalenz chronischer Schmerzerkrankungen** ansteigt und die Therapie eine absolute medizinische und soziale Herausforderung ist, muss immer hervorgehoben werden, dass **nur Training die körpereigene Schmerzhemmung** besonders effektiv im frühen Alter aber auch in der gesamten Lebensspanne qualifiziert, aufrechterhält oder den Therapieerfolg bestimmt.

   **Pharmakotherapie**, auch wenn sicher unverzichtbar, ist „keine! Schmerztherapie“, sondern nur die „Unterdrückung der Schmerzwahrnehmung“ und/oder zugleich die Hemmung von schmerzauslösenden Entzündungsreaktionen aber ohne damit zugleich deren Ursache zu behandeln.

Die Entwicklung qualitativ sehr guter bewegungsspezifischer posturaler Regulation und deren Erhaltung bedeutet sehr viele Wiederholungen auszuführen. Die zu qualifizierenden posturalen Regulationen stehen dabei zusammenfassend für die folgenden sensomotorischen Leistungen:

1. ständiger Ausgleich bzw. ständige Kompensation der Gravidität.
   Diese sensomotorische Fähigkeit sorgt für die stabile aufrechte Körperposition im Raum unter dem Einfluss der Schwerkraft. D.b. automatisch werden die ständig wirkenden inneren und äußeren Kräfte kompensatorisch ausgeglichen.
2. Der Körperschwerpunkt wird immer in der Unterstützungsfläche Fußsohle gehalten und das bipedale Stehen und Gehen wird ermöglicht.
   Diese sensomotorischen Leistungen sorgen bereits beim Sitzen für die aufrechte Position des Körperstammes und des Kopfes. Das Stehen kann im dynamischen Gleichgewicht ausgeführt werden und das Gehen und Laufen ist problemlos in aufrechter Körperhaltung durchführbar.

3. Die Sicherung und Wiederherstellung der „normalen" Positionen der Körperkompartimente zum Kopf und zueinander.
4. Die Stabilisierung und/oder die Kopplung der Körpersegmente zueinander und im Raum bei allen dynamischen sensomotorischen Aktivitäten.

Mit den beiden letztgenannten posturalen Leistungen werden die charakteristische Körperhaltung und -stellung erhalten oder sie wird bei Auslenkung dahin zurückgeführt und wieder eingenommen. Die Stellung des Kopfes im Raum und zum Rumpf und die Positionierungen des Rumpfes und der Extremitäten zueinander werden kontinuierlich gesichert.

Der Rumpf und die unteren Extremitäten folgen reflektorisch der „sensomotorischen Führungsfunktion" der Kopf-Halsregion, indem sie in den Normalpositionierungen zueinander gehalten oder in diese zurückgeführt werden. Hierfür ist die Kopfregion „privilegiert" mit allen möglichen Sensorqualitäten ausgestattet (Abb. 4.5). Sie ist der einzige Ort der visuellen und der vestibulären Sensoren. Die Ausstattung der epikritischen Sensibilität mit Muskelspindeln und Golgiapparaten (Tiefensensibilität) für die sensomotorische Feinregulation der Kopfpositionierung, also das sensomotorische fine tuning der posturalen Regulationen zugunsten der „sensomotorischen Führungsfunktion des Kopfes" ist deutlich überproportional (Kulkarni et al. 2001, Abb. 4.6). Die epikritische Sensibilität ist funktionell ausgesprochen eng mit der protopathischen Sensibilität (Oberflächensensibilität) vernetzt und unterstützt die Funktion der epikritischen Sensibilität.

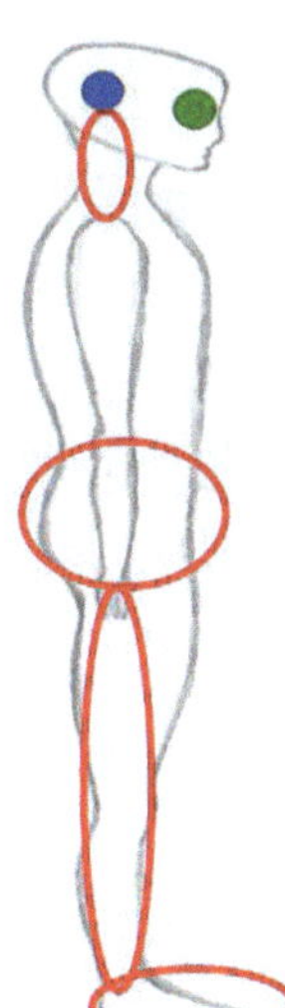


**Abb. 4.5** Die Schwerpunktregionen des Körpers mit Sensoren. Die Kopf-Hals-Region ist mit allen Sensorsystemen besetzt, visuell, vestibulär, epikritisch und protopathisch. Die Wirbelsäule und die iliosakrale Region ist systematisch mit Sensoren des epikritischen Sensibilität ausgestattet. Ebenso der Fuß und die untere Extremität, die gemeinsam als wichtiger „Sensor" für das bipedale Stehen und Gehen fungieren besitzen die epikritische und protopathische Sensibilität.

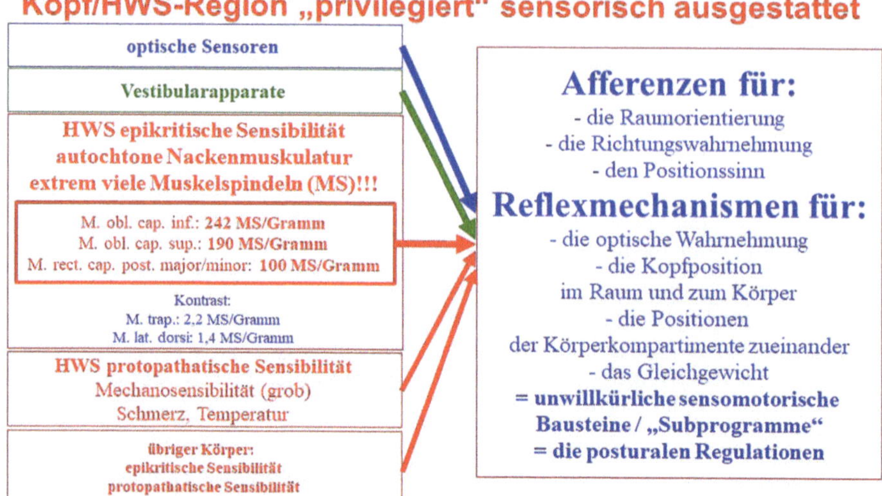


**Abb. 4.6**  Die Kopf-Hals-Region ist mit allen Sensorsystemen ausgestattet und damit die „privilegierte" Körperregion. Hier finden sich die Sensoren des visuellen und vestibulären Systems. Die Ausstattung mit Sensoren der epikritischen Sensibilität, mit Muskelspindeln ist in einigen Muskeln überproportional erheblich größer als in allen anderen Muskeln des Körpers. Die Sensoren des protopathischen Systems im Halsbereich liefern zugleich relevante Informationen für die Propriozeption und darüber hinaus für die mechanische Grobwahrnehmung, die Schmerzen und die Temperatur. Die epikritischen und die protopathischen Sensoren des übrigen Körpers vervollständigen das Informationsmuster für die Regulation der aufrechten bipedalen Körperhaltung und der Bewegungen.

Die **afferenen Informationen der Kopf-Halsregion sind essentiell für:**

- die Raumorientierung
- die Richtungswahrnehmung und
- den Positionssinn sowie

**für Reflexmechanismen zugunsten:**

- einer stabilen visuellen Wahrnehmung
- der Kopfposition im Raum und zum Körper
- der Positionen der Körperkompartimente zueinander und
- des dynamischen Gleichgewichts.

Für die jeder Bewegung zugehörigen posturalen Regulationen stehen also eine große Anzahl reflektorischer Bausteine zur Verfügung. Hier steht eben die Kopf-Hals-Region, die mit allen Sinnesorgansystemen ausgestattet ist, im Vordergrund. Mit dieser „Vollausstattung" hat die Kopf-Hals-Region „die Führungsfunktion" jeder sensomotorischen Aktivität, was bei einfachen Bewegungen kaum oder nicht auffällt aber bei der Betrachtung komplizierter Bewegungsausführungen mit hoher zeitlicher Auflösung gut sichtbar wird. So ist es bei „einfachen" Bewegungen für jeden Menschen Normalität, dass das Sehen problemlos funktioniert, also das Bild der Umwelt stabil wahrgenommen werden kann, wofür komplexe reflektorische Aktivitäten sorgen. Insgesamt sorgen 6 Reflexmechanismen für die „Führungsfunktion der Kopf-Hals-region. Das sind

- der vestibulo-okuläre Reflex (VOR, Nystagmus)
- der optokinetische Reflex (optokinetischer Nystagmus)
- der cerviko-okuläre Reflex (COR)
- der vestibulo-(sacculo)-collische Reflex (VCR)
- der cerviko-collische Reflex (CCR; über $\gamma$-Schleife)
- der vestibulo-spinale Reflex (VSR) und
- der cerviko-spinale Reflex (CSR).
- Ergänzt werden diese mit einander vernetzten Reflexmechanismen durch die Körper-Körper-Stellreflex.

Die Sensoren des epikritischen und der protopathischen Systems liefern insgesamt entsprechend der dreidimensionalen Struktur des Körpers ständig ein räumlich-zeitliche Informationsmuster für die bewusste Wahrnehmung der aktuellen Körperhaltung und aller Bewegungen auf der Basis aller Informationsquellen.

5. Die Organisation von antizipatorischen muskulären Ausgleichsaktivitäten und -bewegungen.
   Durch die letztgenannte Funktion werden Schwerpunktveränderungen wie z. B. das Anheben der Arme „im Voraus" so ausgeglichen bzw. begleitet, sodass keine Schwankungen des Körpers entstehen, die für einen stabilen Stand wieder rückgängig gemacht werden müssen. Destabilisierende Effekte werden muskulär minimiert, sodass sie subjektiv nicht auffallen. Sie können durch EMG-Dokumentationen sichtbar gemacht werden.

▶ **Wichtig** Der Kopf mit seiner „sensorischen Vollausstattung" führt alle Bewegungen und die posturalen Subprogramme helfen den Körperstamm und die unteren Extremitäten zum Kopf und zueinander in die „Normalposition" zu bringen. Man könnte umgangssprachlich von „Kopfsteuerung" sprechen. Die epikritischen und die protopathischen Sensorinformationen der Füße und der unteren Extremitäten werden stets mit den vestibulären und visuellen „verrechnet" und durch die Integration der Informationen aller Sensorquellen entsteht das dynamische Gleichgewicht für das Stehen und Gehen. Man könnte hier dann umgangssprachlich von einer „Fußsteuerung" sprechen, wobei immer „Kopf- und Fußsteuerung eine funktionelle Einheit" bilden.

Die Informationen aller Sensoren sind die absolute Basis für die Regulation der Sensomotorik aber auch aller anderen Körperfunktionen. Werden die afferenten und die efferenten Nervenfasern des Plexus brachialis (C5 – Th1; 9 verunfallte junge

Menschen, Gesslbauer et al. 2017) gezählt, dann sind 93 % aller Fasern afferent, also liefern dem Gehirn Informationen. Nur 7 % werden für die Motorik benötigt. Das bedeutet, es sind nur ca. 1700 Motoneurone für die Feinmotorik der Hand erforderlich. Ein weiteres Ergebnis für die Bereiche C7, Th12, L3 und S1 (6 Personen, mittl. Alter 43 Jahre, Liu et al. 2015) lieferte einen Anteil sensorischer Nervenfasern zwischen 73 und 80 %.

▶ **Wichtig** Es besteht eine absolute Dominanz der Informationen für das Gehirn gegenüber der exekutiven, der die Muskulatur ansteuernden Funktion. Die „richtigen und wichtigen" Informationen auszuwählen spielt eine hervorragende Rolle im Lernprozess von Bewegungen und benötigt sehr viele Wiederholungen und somit Zeit.

Auf Grund des sehr hohen Besatzes mit Muskelspindeln kann man einige kleine **Muskeln der HWS auch als „Sensormuskeln"** bezeichnen. Der M. obliquus capitis superior, der bei einseitiger Kontraktion den Kopf zur gleichen Seite neigt und bei beidseitiger Kontraktion ein Dorsalflektor des Kopfes ist, enthält pro Gramm Muskulatur 242 Muskelspindeln. Der M. obliquus capitis inferior, der bei einseitiger Kontraktion den Atlas und den Kopf zur gleichen Seite rotiert, ist mit 190 Muskelspindeln/Gramm Muskulatur besetzt und der M. rectus capitis posterior major und minor, die bei einseitiger Kontraktion den Kopf zur gleichen Seite neigen und rotieren und bei beidseitiger Kontraktion gleichfalls eine Dorsalflexion des Kopfes bedingen, sind mit ca. 100 Muskelspindeln/Gramm Muskelgewicht versorgt. Im Gegensatz besitzen der M. trapezius und der M. latissimus dorsi nur 2,2 bzw. 1,4 Muskelspindeln/Gramm Muskulatur (Kulkarni et al. 2001). Andere Autoren fanden gleichfalls eine stark erhöhte Anzahl dieser Sensoren in den Muskeln der HWS (M. obl. cap. inf., M. splenius, M. rect. cap. major, M. semispinalis cap.), wobei sie vorrangig in den tiefen Bereichen gemeinsam mit einer sehr hohen Anzahl langsam kontrahierender Muskelfasern zu finden sind (Richmond und Abrahams 1975, 1979, Richmond et al. 1999).

Bei einem 21 Wochen alten Fetus, ein Alter bei dem zwar die Muskelmasse natürlich bei weitem nicht dem erwachsenen Menschen entspricht aber die Anzahl und die Funktion der Muskelspindeln vollständig ausgebildet sind (vgl. Cuajunco 1940, 1942, Bowden 1963), hat Amonoo-Kuofi (1982) im gesamten Verlauf der autochtonen Muskulatur links 1650 und rechts 1634 Muskelspindeln gefunden. In absoluten Zahlen ausgedrückt befinden sich die Sensoren vorrangig im intermediären (bei Amonoo-Kuofi 1982, 1983: M. longissimus, wird ansonsten dem lateralen Trakt zugeordnet; 45 % aller Sensoren) und ohne sehr großen Abstand gefolgt im medialen Strang (M. spinalis, M. semispinalis, M. multifidus, Mm. rotatores; 37 % aller Sensoren). In den aufeinanderfolgenden Wirbelsäulenabschnitten zeigen sich dabei systematische Variationen der Sensoranzahl zwischen den Muskeln des medialen, des intermediären und des lateralen (M. iliocostocervicalis; 18 % aller Sensoren) Stranges (Abb. 4.7). Im cervikalen Bereich sind die Spindeln bevorzugt in den medialen Muskeln (vgl. auch Abb. 4.6) mit einem deutlichen Maximum in Höhe C4 lokalisiert. Im thorakalen und lumbalen Bereich (T1 – L5) sind sie im M. longissimus häufiger als im medialen und lateralen Strang zu finden und im lumbalen Bereich konnte die absolut größte Anzahl von Sensoren gezählt werden. Auffällig ist auch eine Konzentration der Sensoren in der cerviko-thorakalen und der thorako-lumbalen Übergangszone, was auf eine verstärkte Funktion des sensorischen Monitorings dieser Regionen hinweist (Amonoo-Kuofi 1982). Die korrekte Bewertung und der direkte Vergleich der Sensoranzahl ist aber von den Muskelvolumina abhängig, denn nur dann kann die Sensordichte berechnet werden. Ist das Volumen der autochtonen Muskulatur bekannt (Amonoo-Kuofi 1983), dann hat der laterale Stang die relativ größte und der mediale Strang die geringste Spindeldichte in allen Wirbelsäulenabschnitten. Hierbei ist der thorakale Abschnitt mit der höchsten Dichte versehen.

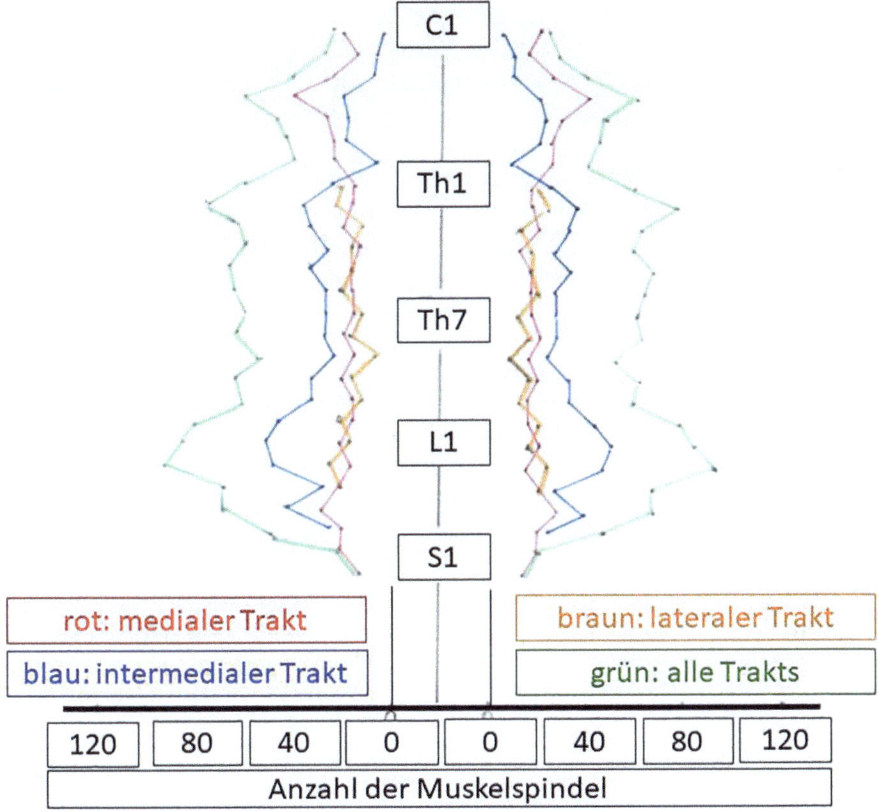


**Abb. 4.7** Anzahl der Muskelspindeln im medialen, intermediären und lateralen Trakt der autochtonen Muskulatur (vgl. Text) von C1 bis S1. Die Anzahl variiert in den Abschnitten der Wirbelsäule und absolut finden sich im lumbalen Bereich die meisten Muskelspindeln (gezeichnet nach Amonoo-Kuofi 1982).

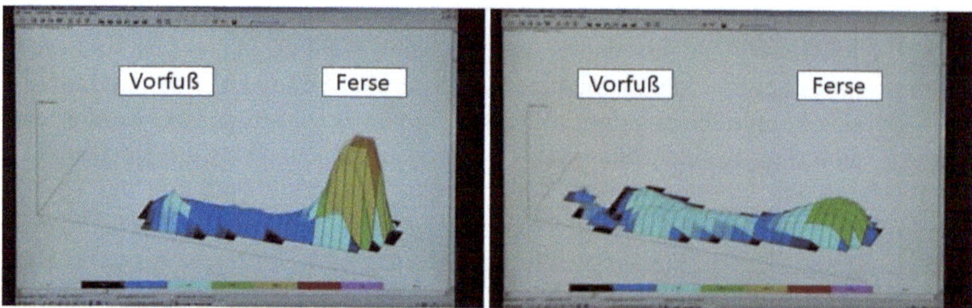



**Abb. 4.8** Zwei Befunde der Pedobarographie. Es sind summarisch die plantaren Druckwerte, die während eines Abrollvorganges des Gehens in den Bereichen der Fußsohle auftreten, dargestellt. Inadäquat hohe Druckwerte können mit Einlagen beeinflusst werden, sodass es eine sehr praxisrelevante Diagnostik ist.

▶ **Wichtig** Die relativ hohe Dichte an Muskelspindeln in der lateralen autochtonen Muskulatur des thorakalen Wirbelsäulenabschnittes spricht für einen wesentlichen Beitrag dieses Wirbelsäulenabschnittes für die Kontrolle und die Regulation der Körperhaltung und des Brustkorbs.

Die Sensorik des Fußes und der unteren Extremität hat die Funktion, die Sensomotorik des Stehens und Gehens an die Bodenstruktur und die dynamischen plantaren Druckverhältnisse des Abrollvorganges zugunsten des Gleichgewichts anzupassen. Die plantaren Druckwerte können sehr anschaulich mit der Pedobarographie sichtbar gemacht werden (Abb. 4.8) und während der Diagnostik natürlich auch die Dynamik.

Für die, den Menschen charakterisierende hoch wichtige sensomotorische Leistung des sicheren bipedalen Gehens ist die Fußsohle vorrangig mit schnell adaptierenden Mechanosensoren ausgestattet (Kennedy und Inglis 2002, Schneider et al. 2004, Strzalkowski et al. 2015, 2018, Viseux 2020). Kennedy und Inglis (2002) fanden 14 % bzw. 15 % Mechanosensoren des Typs slow adapting I bzw. II (Proportionalsensoren: Druck strukturierter Fächen, Dehnungen) und 57 % bzw. 14 % Mechanosensoren des Typs rapid adapting I und II (Differentialsensoren: Geschwindigkeit, Vibration). Schneider et al. (2004) haben sogar nur rapid adapting Sensoren gefunden. Auf alle Fälle, es überwiegen absolut die Sensoren, welche die Dynamik der Druckverhältnisse wiedergeben. Das ist auch die Voraussetzung, dass die Muskelaktivitäten darauf angepasst werden können. Dazu sind die Sensoren regional different verteilt (Abb. 4.9).

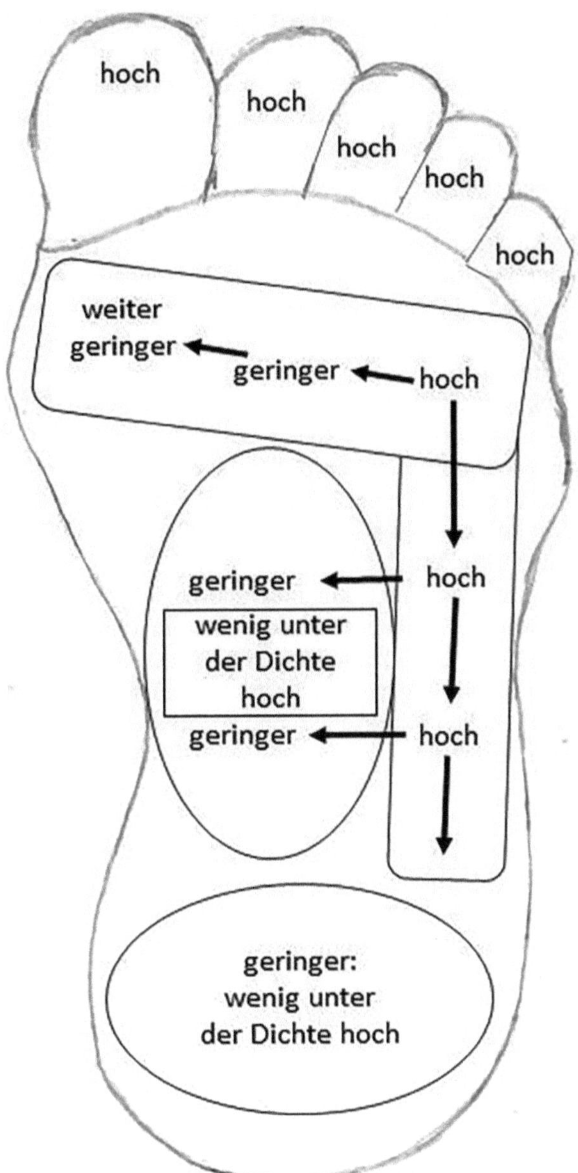



**Abb. 4.9**  Die Dichte der Mechanosensoren in der Fußsohle. Alle Zehen weisen eine hohe Dichte auf. Gleichfalls ist die Dichte im äußeren (lateralen) Bereich des vorderen Quergewölbes hoch und nimmt zum inneren (medialen) Bereich systematisch ab. Der äußere (laterale) Bereich des Fußrandes hat bis zum Beginn der Fersen eine hohe Sensordichte und der Bereich der Ferse ist nur mit gering weniger Sensoren ausgestattet. In allen Bereichen ist der Anteil der schnell adaptierenden (fast adapting bzw. rapid adapting) Sensoren bei ca. 50 %. Der Sensorbesatz und die Sensorqualitäten entsprechen einem „ursprünglichen" Greiforgan Fuß, welches beim Menschen zum Sensororgan für Informationen zugunsten des Gleichgewichts für den bipedalen Stand und das Gehen verändert ist (Graphik nach den Ergebnissen von Viseux 2020).

## 4.3    Bewegungskönnen und konditionelle Fähigkeiten

Die **sensomotorische Koordination**, das **Bewegungskönnen** bzw. die Qualität der Bewegungsausführung ist zusätzlich gravierend von den **konditionellen Fähigkeiten** abhängig, denn sie sorgen für die „Mühelosigkeit (Kraft)" und die Wiederholungsfähigkeit (Ausdauer) der Bewegungen.

So ist es eben ein Unterschied, ob ein Mensch gerade noch ein- oder zweimal von einem Stuhl aufstehen kann oder ob er es zügig und problemlos sehr, sehr häufig ausführen kann. Das Bewegungsprogramm, die sensomotorische Koordination, steht dafür im ersten Fall zwar „noch" mit qualitativen Abstrichen zur Verfügung aber die notwendige Maximal- und Kraftausdauerfähigkeit ist defizitär. Hierfür ist Krafttraining erforderlich!

Gleiches gilt für eine zurücklegbare Gehstrecke. Für sehr viele Wiederholungen der zyklischen sensomotorischen Aktivität Gehen ist die Ausdauerfähigkeit erforderlich. So ist es ein Unterschied, ob das Gehen nur noch oder wieder über eine kleine Strecke möglich ist, aber für längere Strecken die Ausdauer nicht mehr ausreicht. Gehen zu können besagt also nichts über die mögliche Strecke aus. Hierfür ist Ausdauertraining erforderlich.

Noch Fahrradfahren zu können bedeutet nicht gleichwertig leistungsfähig beim Gehen oder Laufen sein zu können. Mit dem Erlernen und dem Erhalten jedweder Bewegungsform werden die dazu gehörigen konditionellen Fähigkeiten ausgebildet. Jede Bewegung hat ihre eigene spezifische Ausdauer und Kraft. Die bewegungsspezifischen konditionellen Fähigkeiten sind nicht „eins zu eins" auf andere Bewegungen übertragbar.

▶    **Wichtig** So ist eben grundsätzlich die sensomotorische Koordination die Basis für die Ausführbarkeit jedweder Bewegung (Trainingsmethodik: Bewegungsart) und die bewegungsspezifischen aber auch allgemeinen konditionellen Fähigkeiten Kraft und Ausdauer bestimmen über die Ermüdungsentwicklung den möglichen Umfang und die mögliche Intensität der Ausführbarkeit einer Bewegung.

### Fazit

Die Bewegungen des Alltags, jene des Berufes und der Freizeitgestaltung sind cerebral angeregte Willkürbewegungen. Alle sind zu erlernen gewesen. Deshalb haben sie „ihre eigenen" bewegungsspezifischen **posturalen Regulationen** und konditionellen Fähigkeiten. Bewegen ist fortlaufende Informationsverarbeitung durch das Gehirn und so sind die sensorischen Systeme und die kognitive Leistung des Gehirns die Voraussetzungen dafür. Das Bewegungskönnen wird durch den Trainingszustand des sensomotorischen Systems, den Ermüdungszustand, den Alterungsprozess und durch Verletzungen und Erkrankungen mit den resultierenden impliziten cerebralen Reorganisationen bestimmt.

Jede Bewegung hat die integrierten Komponenten „Ziel- und die Stützsensomotorik". Die Zielsensomotorik dient der Aufgabenstellung. Die Stützsensomotorik, gegeben durch die **posturalen Regulationen,** sorgt für das Gleichgewicht und die Raumorientierung. Wichtig ist, dem Gehirn stehen zwar die hoch komplexen „reflektorischen Grundbausteine bzw. Subprogramme" der posturalen Regulationen zur Verfügung, aber diese müssen für jede zu erlernende Bewegung spezifisch angepasst, qualifiziert und auch erhalten werden. Das **posturale Gleichgewicht** stabilisiert das center of mass und kompensiert externe Störungen. Die **posturale Orientierung** sorgt für die aktive Positionierung des Rumpfes und des Kopfes in Bezug auf die Gravidität, die Unterstützungsfläche des Fußes, die visuelle Situation und die körperinternen Referenzen. Das betrifft auch das Stehen, Gehen und Laufen. Mit den **antizipatorischen posturalen Regulationen** werden die zu erwartenden Veränderungen des Körperschwerpunkts kompensiert. Der kognitive Aufwand dafür wird von der sensomotorischen Anforderung, dem Trainings- bzw. Dekonditionierungzustand aber auch von krankheitsbedingten Veränderungen im sensomotorischen System, dem passiven Stütz- und Bewegungsapparat, dem Stoffwechsel und dem Schmerzsystem bestimmt.

Die posturalen Regulationen stehen zusammenfassend für die ständige Kompensation der Gravidität, die Sicherung des Körperschwerpunkte in der Unterstützungsfläche Fußsohle, die Sicherung oder Wiederherstellung der „normalen" Positionen der Körperkompartimente zum Kopf und zueinander, die Stabilisierung und/oder die Kopplung der Körpersegmente zueinander und im Raum bei allen dynamischen sensomotorischen Aktivitäten. Hierbei hat die mit allen Sensorsystemen ausgestattete Kopf-HWS-Region die führende Funktion für die Raumorientierung, die Richtungswahrnehmung und den Positionssinn. Die Sensorik des Fußes und der unteren Extremität hat die Funktion, die Sensomotorik des Stehens und Gehens an die Bodenstruktur und die dynamischen plantaren Druckverhältnisse des Abrollvorganges anzupassen. Generell dominieren im Nervensystem absolut die Strukturen für das Informieren des Gehirns gegenüber der Ansteuerung der Muskulatur.

Die sensomotorische Koordination, das Bewegungskönnen bzw. die Qualität der Bewegungsausführung ist zusätzlich gravierend von den konditionellen Fähigkeiten abhängig, denn sie sorgen für die „Mühelosigkeit (Kraft)", die Wiederholungsfähigkeit (Ausdauer) aber auch für die Qualität der Bewegungen.

## Literatur


Amonoo-Kuofi HS: The number and distribution of muscle spindles in human intrinsic postvertebral muscles. J Anat 1982 Oct;135(Pt 3):585–99.

Amonoo-Kuofi HS: The density of muscle spindles in the medial, intermediate and lateral columns of human intrinsic postvertebral muscles. J Anat 1983 May;136(Pt 3):509–19.

Bisdorff AR, Wolsley CJ, Anastasopoulos D, Bronstein AM, Gresty MA. The perception of body verticality (subjective postural vertical) in peripheral and central vestibular disorders. Brain. 1996;119:1523–34.

Bowden REM: Muscle spindles in the human foetus. Acta biologica Szeged 9,1963,35–39

Cuajunco F: Development of the neuromuscular spindle in human fetuses. Carnegie Institute, Washington Publication 518. Contributions to Embryology 28, 1940, 95–128.

Cuajunco F: Development of the human motor end plate. Carnegie Institute, Washington Publication 541. Contributions to Embryology 30, 1942, 127–152.

Dieterich M, Brandt T. Perception of Verticality and Vestibular Disorders of Balance and Falls. Front Neurol. 2019;10:172.

Fortier S, Basset FA: The effects of exercise on limb proprioceptive signals. J Electromyogr Kinesiol 2012 Dec;22(6):795–802. https://doi.org/10.1016/j.jelekin.2012.04.001. Epub 2012 May 11.

Gesslbauer B, Hruby LA, Roche AD, Farina D, Blumer R, Aszmann OC: Axonal components of nerves innervating the human arm. Ann Neurol. 2017 Sep;82(3):396–408. https://doi.org/10.1002/ana.25018. Epub 2017 Sep 8.

Grigore V: Gimnastica artistică – bazele teoretice ale antrenamentului sportiv. [Artistic gymnastics – Theoretical bases of sports training]. Bucharest: „Semne" Publishing House. 2001. 194.

Heilbronn M, Scholten M, Schlenstedt C, Mancini M, Schöllmann A, Cebi I, Pötter-Nerger M, Gharabaghi A, Weiss D. Anticipatory postural adjustments are modulated by substantia nigra stimulation in people with Parkinson's disease and freezing of gait. Parkinsonism Relat Disord 2019 Sep:66:34–39. https://doi.org/10.1016/j.parkreldis.2019.06.023. Epub 2019 Jun 27.

Horak FB, Nashner LM. Central programming of postural movements: adaptation to altered support-surface configurations. J Neurophysiol 1986 Jun;55(6):1369–81. https://doi.org/10.1152/jn.1986.55.6.1369.

Horak F, Macpherson J. Postural orientation and equilibrium. In: Rowell LB, Shepherd JT, editors. Handbook of Physiology. New York: Oxford UP; 1996. p. 255–92.

Horak FB. Postural orientation and equilibrium: what do we need to know about neural control of balance to prevent falls? Age Ageing 2006 Sep:35 Suppl 2:ii7–ii11. https://doi.org/10.1093/ageing/afl077.

Hu X, Feng T, Li P, Liao J, Wang L: Bilateral Sensorimotor Impairments in Individuals with Unilateral Chronic Ankle Instability: A Systematic Review and Meta-Analysis. Sports Med Open 2024 Apr 8;10(1):33. https://doi.org/10.1186/s40798-024-00702-y.

Kennedy PM, Inglis JT: Distribution and behaviour of glabrous cutaneous receptors in the human foot sole. J Physiol. 2002 Feb 1;538(Pt 3):995–1002.

Kulkarni V, Chandy MJ, Babu KS: Quantitative study of muscle spindles in suboccipital muscles of human foetuses. Neurol India 2001 Dec;49(4):355–9.

Laube W, Schultheiß A, Baron R, Bachl N: Zur Diagnostik der funktionellen Teilparese des M. quadr. fem. nach Verletzungen des Kniegelenkes durch Erfassung von Rekrutierungsfähigkeit und Entladungsverhalten. In: Scholle, H.Ch., Struppler, A., Freund, H.-J., Hefter, H., Schumann, N.P.: Motodiagnostik – Mototherapie. Universitätsverlag Druckhaus Mayer GmbH. Jena, 1994, 277–284.

Laube W: Neurophysiologische Funktionsstörungen des M. quadr. fem. nach Kreuzbandverletzungen und Aspekte zur indikationsgerechten Therapie, Orthopädie-Technik 48, 1997, 1018–1033.

Laube W, Weber J, Thue L, Schomacher J: Persistierende Kraftdefizite nach Hüft-TEP und Kreuzband-OP infolge gestörter Muskelaktivierung. Manuelle Therapie 2, 1998, 120–129.

Laube W, Weber J, Thue L, Schleicher W: Persistierende Kraftdefizite nach Hüft-TEP und Kreuzband-OP infolge gestörter Muskelaktivierung, Kinesiologische Elektromyographie II, Manuelle Therapie 2, 1998, 120–129.

Laube W: Sensorik, sensomotorisches System und Alterungsprozess. in: van den Berg F, Wulf D: Angewandte Physiologie. Bd. 6 Alterungsprozesse und das Alter verstehen. Thieme, Stuttgart-New York, 2008, 169–194.

Laube W: Pathophysiologie des Sensomotorischen Systems nach Verletzungen und bei degenerativen Gelenkerkrankungen. in: Laube, W (Hrsg.): Sensomotorisches System. Thieme, Stuttgart – New York, 2009a, S. 375–439.

Laube W: Physiologie des Alterungsprozesses. in: Laube, W (Hrsg.): Sensomotorisches System. Thieme, Stuttgart – New York, 2009b, S. 339–374.

Liu Y, Zhou X, Ma J, Ge Y, Cao X: The diameters and number of nerve fibers in spinal nerve roots. J Spinal Cord Med 2015 Jul;38(4):532–7. https://doi.org/10.117 9/1079026814Z.000000000273. Epub 2014 Mar 7.

Liu N, Yang C, Song Q, Yang F, Chen Y: Patients with chronic ankle instability exhibit increased sensorimotor cortex activation and correlation with poorer lateral balance control ability during single-leg stance: a FNIRS study. Front Hum Neurosci 2024 Apr 26:18:1366443. https://doi.org/10.3389/fnhum.2024.1366443. eCollection 2024.

Mitsutake T, Sakamoto M, Chyuda Y, Oka S, Hirata H, Matsuo T, Oishi T, Horikawa E: Greater Cervical Muscle Fat Infiltration Evaluated by Magnetic Resonance Imaging is Associated With Poor Postural Stability in Patients With Cervical Spondylotic Radiculopathy. Spine (Phila Pa 1976) 2016 Jan;41(1):E–14. https://doi.org/10.1097/BRS.0000000000001196.

Morasso P. Integrating ankle and hip strategies for the stabilization of upright standing: An intermittent control model. Front Comput Neurosci 2022 Nov 17:16:956932. https://doi.org/10.3389/fncom.2022.956932. eCollection 2022.

Proske U, Gandevia SC: The proprioceptive senses: their roles in signaling body shape, body position and movement, and muscle force. Physiol Rev 2012 Oct;92(4):1651–97. https://doi.org/10.1152/physrev.00048.2011.

Proske U: What is the role of muscle receptors in proprioception? Muscle Nerve 2005 Jun;31(6):780–7. https://doi.org/10.1002/mus.20330.

Proske U: Kinesthesia: the role of muscle receptors. Muscle Nerve 2006 Nov;34(5):545–58. https://doi.org/10.1002/mus.20627.

Richmond F J R, Abrahams V C: Morphology and distribution of muscle spindels in dorsal muscles of the cat neck. J Neurophysiol 38 (1975) 1322–1339

Richmond F J R, Abrahams V C: Physiological properties of muscle spindels in dorsal neck muscles of the cat. J Neurophysiol 42 (1979) 604–615

Richmond FJ, Singh K, Corneil BD: Marked non-uniformity of fiber-type composition in the primate suboccipital muscle obliquus capitis inferior. Exp Brain Res 1999 Mar;125(1):14–8. https://doi.org/10.1007/s002210050652.

Schneider F, Krenn V, Hans V, Walter M: Verteilungsmuster enkapsulierter Mechanorezeptoren im Bereich der Fußsohle des Menschen. Deutsche Gesellschaft für Unfallchirurgie. Deutsche Gesellschaft für Orthopädie und orthopädische Chirurgie. Berufsverband der Fachärzte für Orthopädie. 68. Jahrestagung der Deutschen Gesellschaft für Unfallchirurgie, 90. Tagung der Deutschen Gesellschaft für Orthopädie und Orthopädische Chirurgie und 45. Tagung des Berufsverbandes der Fachärzte für Orthopädie. Berlin, 19.–23.10.2004. Düsseldorf, Köln: German Medical Science; 2004. Doc04dguO13-1449

Siragy T, Russo Y, Horsak B. Mediolateral Margin of Stability highlights motor strategies for maintaining dynamic balance in older adults. PLoS One 2024 Oct 31;19(10):e0313034. https://doi.org/10.1371/journal.pone.0313034. eCollection 2024.

Strzalkowski ND, Mildren RL, Bent LR: Thresholds of cutaneous afferents related to perceptual threshold across the human foot sole. J Neurophysiol 2015 Oct;114(4):2144–51. https://doi.org/10.1152/jn.00524.2015. Epub 2015 Aug 19.

Strzalkowski NDJ, Peters RM, Inglis JT, Bent LR: Cutaneous afferent innervation of the human foot sole: what can we learn from single-unit recordings? J Neurophysiol 2018 Sep 1;120(3):1233–1246. https://doi.org/10.1152/jn.00848.2017. Epub 2018 Jun 6.

Viseux FJF: The sensory role of the sole of the foot: Review and update on clinical perspectives. Neurophysiol Clin 2020 Feb;50(1):55–68. https://doi.org/10.1016/j.neucli.2019.12.003. Epub 2020 Jan 29.

Xue X, Wang Y, Xu X, Li H, Li Q, Na Y, Tao W, Yu L, Jin Z, Li H, Wang R, Hua Y: Postural Control Deficits During Static Single-leg Stance in Chronic Ankle Instability: A Systematic Review and Meta-Analysis. Sports Health 2024 Jan-Feb;16(1):29–37. https://doi.org/10.1177/19417381231152490. Epub 2023 Mar 5.

# Die Stabilität des Stehens und Gehens – Koordination, Kraft und Ausdauer

▶ **Trailer** Die Integration der höchsten Hirnfunktionen mit der Sensomotorik und den posturalen Regulationen kann bei Trainierten, Dekonditionierten und Patienten gezeigt werden. Sportliche Leistungen sind eng mit der posturalen Stabilität verbunden; die Ausdauer stellt dabei einen markanten Parameter dar. Bewegungsmangel und die daraus resultierende Dekonditionierung beeinträchtigen ebenfalls die posturalen Regulationen. Entwicklungsbedingt behinderte Kinder können ihre posturale Kontrolle durch Spiele verbessern. Bei chronisch degenerativen Erkrankungen ist auch die posturale Stabilität – einschließlich derjenigen des Gehens – beeinflusst. Der konditionelle Status der Muskulatur bestimmt die Balancefähigkeit wesentlich mit. Balancetraining als Sturzprophylaxe ist daher notwendig und sollte frühzeitig beginnen. Wie in Therapie und Rehabilitation üblich, gibt es kein allgemeingültiges „Standardtrainingsprogramm" zur Reduktion der Sturzgefahr; gesichert ist jedoch die Erkenntnis, dass neben koordinativen Inhalten auch die konditionellen Komponenten Kraft und Ausdauer von großer Bedeutung sind.

Die sehr enge integrative Verknüpfung der höchsten, **intellektuellen Hirnfunktionen** mit der **Sensomotorik** und insbesondere auch mit der Komponente **Stützsensomotorik** bzw. den **posturalen Regulationen** (Kap. 4) zeigt sich sowohl bei

- sehr gut trainierten Personen,
- primär dekonditionierungsbedingten Funktionsdefiziten auch bei Personen, die keine Merkmale chronisch degenerativer Erkrankungen aufweisen,
- primärer und sekundärer Dekonditionierung und den daraus folgenden chronisch degenerativen Krankheitsbildern,


W. Laube, *Gehen und Gangsicherheit*,
https://doi.org/10.1007/978-3-662-72826-0_5

- primär neurologischen Krankheitsbildern und
- entwicklungs- (ICP) und ischämisch (Insult) bedingten zerebralen Funktionseinbußen oder -störungen.

Defizitäre posturale Regulationen, die nicht primär einer neurologischen Krankheitsursache zugeordnet werden können, müssen somit als häufig angesehen werden, denn die Hauptursache Bewegungsmangel (Laube 2023) sorgt

- für eine Dekonditionierung durch eine systematisch langfristig eingeschränkte sensomotorische Aktivität und
- der Alterungsprozess, unterstützt die nachteiligen Folgen einer physischen Inaktivität, wodurch die involutiven Vorgänge „nicht mehr altersadäquat, sondern vorzeitig" ablaufen.

Das Ergebnis sind Gleichgewichtsdefizite bzw. Balance-Erkrankungen („balance disorders"), die auf gleichzeitig ablaufenden inaktivitäts- und involutionsbedingten strukturellen und funktionellen Veränderungen im Gehirn basieren. Die zentrale Dekonditionierung und der Strukturwandel werden „wirkungsvoll" durch die peripheren Funktionseinbußen (Ausdauer [aerobe Kapazität], Kraft) begleitet. Die Verarbeitung der visuellen, vestibulären und somatosensorischen Informationen ist infolge einer ungenügend aufgebauten, ab- und umgebauten zerebralen Vernetzung in Relation zum Bedarf für die Körperhaltung und von Bewegungen minderwertig bis gestört. Des Weiteren werden die aktuellen Wertigkeiten der Informationen aus den einzelnen Informationsquellen inadäquat festgelegt.

> **Wichtig** Klinisch sind die Defizite der Gleichgewichtsregulation erst bei ausgeprägten Veränderungen zu erkennen, aber mit den diagnostischen Parametern der statischen und dynamischen **Posturografie** sind frühzeitig Abweichungen bzw. Vergrößerungen des Schwankens beim Stehen und Gehen (sog. statisches und dynamisches Gleichgewicht) erkennbar und sollten auch frühzeitig therapeutisch durch die sensomotorischen Aktivitäten des Lerntrainings beeinflusst werden.

Die Balancekontrolle ist in jedem Alter eine „essenzielle Basisfähigkeit" der Aktivitäten des täglichen Lebens. Hervorzuheben ist, dass es eine „reine Statik" nicht gibt! Das biologische System Mensch ist auch im sogenannten Ruhezustand, wie z. B. dem scheinbar „ruhigen und bewegungslosen" Stehen immer in einem dynamischen Gleichgewicht. Er schwankt physiologisch in engen Grenzen. Mit der entsprechenden Technik „Posturografie" ist die dynamische Stabilisierung des Stehens eineindeutig nachweisbar. Subjektiv wird es dem Menschen bewusst, wenn durch das Schließen der Augen die visuelle Kontrolle wegfällt und das Gleichgewicht „nur" noch mit den Informationen des Gleichgewichtsorgans und der Somatosensorik der Füße und der unteren Extremität (der pedo-kranialen Kette) geregelt werden muss, letzteres vom Orthopäden Gregor Pfaff als „Fußregulation" (s. GHBF-Konzept) bezeichnet.

Eine qualitative Einschränkung der Gleichgewichtsregulation, also ein umfänglicheres Schwanken oder eine größere Variabilität beim Gehen muss als Merkmal der Dekonditionierung angesehen werden. Dekonditionierung bedeutet eine „funktionelle Schwäche", welche unbekannt lange allen primär chronisch degenerativen Erkrankungen vorausgeht und dann auch ein Merkmal der Erkrankungen bleibt, wenn therapeutisches Training nicht zum langfristigen Therapieregime gehört.

Im Sinn einer Hypothese ist der Dekonditionierungszustand mit einem bereits vom „physiologischen dynamischen Normalzustand der Schwankungsamplitude" abweichenden statischen und/oder dynamischen Gleichgewichtsverhalten beim Stehen bzw. Gehen, aber auch einer inadäquaten

- proaktiven Gleichgewichtsregulation, der situationsgerechten Antizipation und somit Kompensation einer vorhergesagten Störung, und
- reaktiven Gleichgewichtsregulation, der sturzsichernden Kompensation einer unerwarteten Störung,

als eine Disposition für sehr schleichende sensomotorisch bedingte Fehlbelastungen der kranio-pedalen Gelenkketten zu betrachten. Beginnende Veränderungen und später die Störungen des Gleichgewichtsverhaltens sind der Dekonditionierung bzw. der Maladaptation des Gehirns zuzuschreiben.

▶ **Wichtig** „Sturzprophylaxe" sollte nicht als absolute Domäne des Alters betrachtet werden. Die auf der Sturzgefahr beruhenden zerebralen und konditionellen strukturellen und funktionellen Einbußen beginnen sich in Abhängigkeit vom Lebensstil zeitig auszubilden. „Verlorene" Strukturen sind nur mit systematischem Trainingsaufwand zu beseitigen bzw. zu kompensieren oder auch in Abhängigkeit vom Ausmaß der Verluste gar nicht mehr rückgängig zu machen, wenn sich Dekonditionierung, chronisch degenerative Erkrankungen und der Alterungsprozess „addieren". Bei klinischem Bedarf, gegeben durch orthopädische, traumatologische, neurologische oder internistische Ursachen, sind orthopädieschuhtechnische Hilfsmittel notwendig, um die Statik und/oder Schmerzen so zu beeinflussen, dass ein „aktives" Trainingsprogramm durchgeführt werden kann.

## 5.1 Gleichgewichtskontrolle: die posturalen Regulationen und der Trainingszustand bei Gesunden

Bei **Sportlern** ist die **spezifische Leistungsfähigkeit** (Beispiel Eishockey) eng mit der **posturalen Stabilität,** der zerebellären posturalen Regulationskomponente (Interactive Balance System [IBS] neurodata GmbH, Vienna, Austria) und der maximalen **Kraft** (Kniegelenk, Schulter) verbunden. Gleichfalls ist die Erholungsfähigkeit, der **Ausdauertrainingszustand,** ein markanter (signifikanter) Parameter von sportlichen Leistungen (Schwesig et al. 2017) und ihrer Stabilität mit hohen spezifischen koordinativen und posturalen Anforderungen. Die Konsequenz im Leistungssport war „früher" das sportartunspezifische Ausgleichstraining und „heute" wird es „modern als Neuroathletik bezeichnet. Es geht ganz einfach um vielfältige koordinative, eben auch „sportartfremde" Trainingsanforderungen mit dem Ziel des „erweiterten" sensomotorischen Lernens,

- um der „Monotonie" der Sportart zu begegnen und
- um durch eine hohe Variabilität von beherrschten Bewegungsleistungen proaktive und reaktive sensomotorische Leistungen zur Verfügung zu haben, mit denen u. a. die Verletzungsgefahr gesenkt werden kann.

Sensomotorisches Koordinations- bzw. Lerntraining ist immer Training des Gehirns, ob nun sportartspezifisch oder sportartunspezifisch. Das Gehirn ist ebenso beim präventiven und therapeutischen Gesundheitstraining das hervorzuhebende Zielorgan!

▶ **Wichtig** Die sensomotorische Koordination, das Bewegungskönnen auf hohem Niveau, wird wesentlich durch die konditionellen Fähigkeiten Kraft und Ausdauer mitbestimmt. Dies steht auf der Grundlage, dass bereits während des Lernens und im Weiteren während der bewussten oder auch unbewussten Qualifizierung von Bewegungen durch sehr häufige Wiederholungen die zur Bewegung gehörenden konditionellen Funktionen ausgebildet und trainiert werden. Die Ausdauerfähigkeit steht für die Möglichkeit, viele Wiederholungen ausführen zu können und zugleich für die Erholungsfähigkeit. Die Kraftausdauerfähigkeit steht für die wiederholt „flüssige" Bewegung der Körperanteile und die Überwindung von Zusatzlasten.

Die Verknüpfung der physischen Aktivitäten mit der Fähigkeit zur Gleichgewichtsregulation kann einerseits mit positiven Konsequenzen auf der Seite des Leistungs- und des leistungsorientierten Sports, aber andererseits mit negativen Konsequenzen auf der Seite einer erzwungenen **hochgradigen Einschränkung der physischen Aktivität** nachgewiesen werden. Menschen im dritten bis vierten Lebensjahrzehnt (n = 24, 34,6 ± 7 Jahre), die infolge eines Strafvollzuges seit 8,75 ± 4,8 Jahren eine „überproportional ausgeprägte physische Inaktivität" zeigen, weisen selbst gegenüber den Personen mit einem physisch inaktiven Lebensstil in der Freiheit (n = 30, 36,0 ± 7,5 Jahre) eindrückliche Defizite der posturalen Regulationen auf. Die Parameter der Stabilometrie bei offenen und geschlossenen Augen weichen in Abhängigkeit vom Ausmaß der Inaktivität stark nachteilig voneinander ab und können mit einem vorzeitigen Alterungsprozess verglichen werden (Łapiński et al. 2022). Physische Inaktivität bedeutet Inaktivität des Gehirns und in logischer Konsequenz auch den Abbau der Fähigkeit, das Gleichgewicht zu regulieren.

▶ **Wichtig** Eine chronische physische Inaktivität wirkt sich selbst im 2.- bis 3. Lebensjahrzehnt bereits gravierend nachteilig auf die sensomotorische Fähigkeit der Gleichgewichtsregulation im Stehen und ableitbar auch im Gehen aus. Diese Aussage kann auf alle Komponenten der posturalen Regulationen (Kap. 4) erweitert werden. Das Gehen/Laufen muss bewusst durch sportliche Aktivitäten und unbewusst durch ausreichende entsprechende Aktivitäten im täglichen Leben in der gesamten Lebensspanne trainiert werden.

Physisch **gut trainierte Frauen über 65 Jahre** (n = 36, 67,1 ± 5,4 Jahre), die an der „University of the Third Age" eingeschrieben sind, weisen ein sehr geringes Sturzrisiko auf. Die Schwankungsamplitude im Stehen in der Frontalebene („medial-lateral stability index", MLSI) und der allgemeine Stabilitätsindex („overall stability index", OSI) weisen auf das Sturzrisiko hin, wobei insbesondere der allgemeine Stabilitätsindex bei geschlossenen Augen die Prognose am sichersten wiedergibt. Die posturografischen Merkmale der Gleichgewichtskontrolle ohne visuelle Kontrolle des Stehens sind offensichtlich für das Erkennen der Entwicklung und für das Bestehen einer Erkrankung der Balancefähigkeit am sensitivsten (Bednarczuk und Rutkowska 2022).

## 5.2  Gleichgewichtskontrolle: die posturalen Regulationen bei sensomotorischen Entwicklungsstörungen und Training

Bei **entwicklungsbedingt intellektuell behinderten Kindern** (n = 15 Kontrolle, n = 15 Experiment, Jungen, 6–13 Jahre) mit einem IQ zwischen 55 und 70 verbessert ein 8-wöchiges physisches **H(and)-E(nergy)-M(ove)-S(tability)-Ball-Trainingsprogramm** die **posturalen Regulationen und somit die Balancefähigkeit** (Balance Error Scoring System, Y-Balance, „timed get up and go") gravierend (Balayi et al. 2022). Spiele sind grundsätzlich das „ideale Instrument" für die Förderung der Bewegungsvielfalt der Zielsensomotorik. Dessen integrale Hauptkomponente ist die Gleichgewichtsregulation, ohne welche die Bewegungsziele nur unsicher oder gar nicht erreicht werden können. Das HEMS-Balltraining, wie generell alle Spielformen, stellen sehr hohe Anforderungen an die Koordination zwischen den visuellen Informationen und der Sensomotorik der oberen bzw. der unteren Extremitäten einschließlich des Körperstamms. Sie verlangen stets auch eine hohe Konzentrationsleistung, um einen Ball zu werfen, zu fangen, damit umzugehen und/oder schießen zu können.

▶ **Wichtig** Spielen ist ein „ideales" sensomotorisches Koordinationstraining bzw. eine Trainingsmethodik zur Sturzprophylaxe. Es stellt sehr variabel hohe dynamische Anforderungen an die posturalen Regulationen und generiert entsprechende darauf ausgerichtete Adaptationen. Mit der Spieldauer werden die konditionellen Fähigkeiten angesprochen und ausgebaut.

Führen **intellektuell benachteiligte Heranwachsende** (n = 15 Kontrolle, n = 15 Experiment, 14–19 Jahre) ein **Balancetraining** durch (2-mal/Woche, 40 min/Tag, 8 Wochen), so können anhand des Schwankens während des Stehens („postural sway"), dem Einbein-Stand-Test (jeweils Koordination), dem „time up and go"-Test, dem 10-Minuten-Gehen (Kombination Koordination, Kraft und Ausdauer) und dem „sit-to-stand"-Test (spezifische Kraft) signifikante Verbesserungen nachgewiesen werden (Lee et al. 2016).

▶ **Wichtig** Die Verbesserung der Funktion des sensomotorischen Systems durch ein Training des Gleichgewichtsverhaltens integriert auch neuronale Anpassungen zugunsten der Kraftfähigkeit, weil die Verbesserung der Kraft primär auf einer neuronalen Adaptation beruht. Hierbei sind die Effekte auf die Kraftfähigkeit sicher vom Trainingszustand abhängig.

## 5.3 Gleichgewichtskontrolle: die posturalen Regulationen eine Verknüpfung von Koordination und Kondition

Eine **chronische physische Inaktivität,** der **Bewegungsmangel** sorgt für die **Dekonditionierung** (vgl. Laube 2023), unterstützt die **involutiven Alterungsprozesse** und verursacht die **nicht übertragbaren chronisch degenerativen Erkrankungen.**

Alle Strukturen des sensomotorischen Systems,

- die Sensorsysteme mit ihren neuronalen Informationsverarbeitungsstrukturen,
- die Strukturen der unbewussten und der obersten bewussten Ebenen und Funktionen sowie
- die Muskulatur sind jeweils spezifisch betroffen.

Aus der Sicht der Sensorik führen die Sensoren für die dynamischen Veränderungen (Differentialsensoren; schnell adaptierend; informieren „nur" über Änderungen von mechanischen Reizen, wie Druckwerte, Spannungen, Muskellängen) die involutiven Verluste an, die Vernetzung der neuronalen Strukturen wird auf allen Ebenen systematisch ab- und umgebaut, wodurch die Verarbeitungsgeschwindigkeit und die Verarbeitungsqualität geringer werden. Die Muskulatur unterliegt beim physiologischen Altern der altersbedingten Sarkopenie bzw. es entwickelt sich vorzeitig die inaktivitäts- und/oder die adipositasbedingte Sarkopenie. Integral eingeschlossen in die dekonditionierungsbedingten und involutiven Veränderungen sind natürlich auch die Funktionsfähigkeit der Mechanismen der posturalen Regulationen zur Regulation der Körperhaltung sowie des Gleichgewichts.

▶ **Wichtig** Es gilt grundsätzlich: Ausreichend häufige und anstrengende physische Aktivitäten erhalten einerseits die Körperstrukturen und Funktionen bzw. der Ab- und Umbau läuft mit fortschreitendem Alter weniger schnell ab. Andererseits verantwortet ein ungenügend aktiver Lebensstil („sedentary life style") strukturelle und funktionelle Defizite mit Übergängen in degenerative Veränderungen und die altersbedingten involutiven Vorgänge werden gefördert. Die Mechanismen des Gleichgewichtsverhaltens sind immer in die jeweiligen positiven oder negativen Wirkungen integriert.

Diese grundsätzliche Aussage kann auch für die Regulation des Gleichgewichts belegt werden. Vorrangig erkennbar an den posturografischen Merkmalen

- der Schwankungsgeschwindigkeit und der Verteilung der Schwankungen beim bipedalen Stehen,
- der anterior-posterioren und medio-lateralen Auslenkung und
- der Schwankungsgeschwindigkeit im Einbeinstand auf harter Unterlage mit offenen und geschlossenen Augen,

haben physisch Inaktive bis und über 65 Jahre eine Minderung der Gleichgewichtsfunktion. Hervorzuheben ist, dass **aerobes Training** einer solchen Entwicklung bzw. der eingeschränkten Funktion klar entgegensteht (Catalàn et al. 2021).

▶  **Wichtig**   Nach diesen Ergebnissen belegt das **Ausdauertraining seine hoch wichtige „Mehrfach-Funktion".** Es

- verbessert oder erhält die Durchblutung der Gewebe und sichert die aerobe, das heißt, energetische Kapazität für die Aktivitäten des täglichen Lebens, also für die Leistungsfähigkeit und für eine gute Ermüdungsresistenz,
- sorgt für die energetische Basis der Erholungsprozesse, die die Restitution, die Regeneration und die Adaptation einschließen, und ist damit für die Erhaltung der Gewebestrukturen verantwortlich und steht degenerativen Veränderungen wie der Sarkopenie entgegen,
- sorgt über die Myokine für ein generalisiertes anti-entzündliches Milieu und
- sorgt über die Sicherung einer guten Durchblutungsinfrastruktur zusätzlich für ein anti-entzündliches Gewebemilieu und wirkt der Entwicklung von Triggerpunkten als Ergebnis einer chronisch degenerativen Muskelerkrankung (Coletti 2022) entgegen.

Alle diese Mechanismen haben sicher auch einen Anteil an der Erhaltung der Gleichgewichtsfähigkeit.

Defizite der Ausdauer, identisch mit der Rarifizierung der Dichte des Mikrozirkulationsbettes, einer Veränderung der Verteilung der Kapillaren in den Geweben und einer geminderten aeroben Kapazität bedeutet chronischer relativer Sauerstoffmangel. Ein systematisch sich entwickelnder relativer Sauerstoffmangel destabilisiert fortschreitend die Skelettmuskelfasern und es entstehen die Triggerpunkte (Coletti 2022), die dann das Schmerzgeschehen „diktieren". Diese Veränderungen   sind   in   der   Regel   kombiniert   mit   einem   gestörten

Belastungs-Erholungs-Zyklus, indem die für die Regeneration notwendigen Erholungsphasen ständig inadäquat zu kurz sind. Zusätzlich unterstützt die chronisch verminderte Sauerstoffversorgung den degenerativen Prozess des myofaszialen Gewebes in Richtung Sarkopenie, dem der Abbau der Mikrozirkulation vorausgeht (Hendrickse und Degens 2019). Die Muskelschwäche aus der Sicht sowohl der kontraktilen Kraft als auch der Kontraktionsgeschwindigkeit mindert die Qualität der muskulären Reaktionen im Dienst des Gleichgewichtes, wie auch aller posturalen Regulationen. Die Entwicklung der Sarkopenie verstärkt das Defizit der Muskelfunktion weiter. Das Ausdauertraining hat neben der sehr gut bekannten Förderung eines sehr gut ausgebauten Mikrozirkulationsnetzes in der Muskulatur, welche die Trainingsleistung erbringt, zudem eine vergleichbare Funktion für das Mikrozirkulationsnetz des Gehirns und hier besonders in den zerebralen Bereichen der Sensomotorik. So entsteht eine Verknüpfung zwischen der Ausdauerleistungsfähigkeit und der energetischen Absicherung der sensomotorischen Netzwerke der Neuromatrix.

▶ **Wichtig**   Da Ausdauertraining

- nicht nur die Gefäßinfrastruktur in der Muskulatur, sondern auch die Gefäßneubildung, die Vasogenese im motorischen Kortex stimuliert, (Swain et al. 2003) und
- darüber hinaus die Bildung von Myokinen und von anabolen Signalstoffen im Gehirn selbst (u. a. „brain derived nerve factor") anregt,

ist es die „Anstrengungsform der ersten Wahl" auch für die Erhaltung und Förderung der zerebralen Strukturen und Funktionen zugunsten der mentalen Gesundheit und der Sensomotorik (einschließlich ihres Funktionsanteils der Stützsensomotorik), gleich den posturalen Regulationen. Diese „erhaltende" Funktion sorgt sicher nicht „vollständig" automatisch für die Qualität des Gleichgewichtsverhaltens, sondern sie ist die Voraussetzung effektiver Lernvorgänge.

Trainieren 72,4-Jährige ( ± 0,7 Jahre; Kontrollgruppe 71,8 ± 1,5 Jahre) über drei Monate ein Posture-Balance-Mobility-Programm (2-mal 60 min/Woche), zeigt sich die Gleichgewichtsregulation auf hartem Boden unbeeinflusst, weil möglicherweise der Trainingsumfang zu gering war. Dagegen weisen die posturografischen Werte der Trainingsgruppe für die Parameter Schwankungsfläche, Gesamtauslenkung, Schwankung anterior-posterior und medio-lateral beim Stehen mit und ohne visuelle Kontrolle auf einer weichen Schaumstoffunterlage hochgradige Verringerungen und somit eine sicher deutlich verbesserte Stabilität aus (Hue et al. 2004). Low et al. (2017) führten ein Review mit Metaanalyse durch, um die Fragen zu beantworten: „Welche posturografischen Variablen spiegeln bei alten Menschen die Veränderungen der posturalen Kontrolle wider?" und „Welche Wirkungen haben das Balance- bzw. das Krafttraining sowie ein Training mit multiplen Trainingsinhalten?" Die Metaanalyse der Parameter des bipedalen Stehens zeigt, dass ein spezifisches Balancetraining signifikant den Gesamtweg der Schwankungen und die zugehörige Bewegungsgeschwindigkeit als auch diese Parameter in der anterior-posterioren Richtung bei offenen und geschlossenen Augen reduziert. Das Krafttraining und kombinierte Trainingsinhalte erzeugen diese Adaptationen nicht. Eine sensomotorisch koordinative Funktion muss eben auch durch sensomotorisches Koordinationstraining, durch Lerntraining, erlernt, erhalten oder verbessert werden. Low et al. kritisieren aber auch, dass die Standardisierung der Untersuchungsprotokolle als ein Mangel betrachtet werden muss.

> **Wichtig** Es muss immer trainiert werden, was der Mensch können muss oder möchte. Das bedeutet, das Gleichgewichtsverhalten im Stehen und Gehen zu erhalten oder zu verbessern bedeutet immer: Es muss auch konkret Gleichgewichtstraining mit variablen Inhalten durchgeführt werden. Dies gilt „erst recht" bei „gesunden Menschen mit einem physiologischen Alterungsprozess", aber auch bei Menschen mit chronisch degenerativen Erkrankungen, wie Arthrosen oder Stoffwechselstörungen, z. B. Diabetes mellitus Typ 2. Jede Funktionsverbesserung ist immer trainingsspezifisch. Die Kraft und die Ausdauer sind zwar „Logistikfunktionen auch des Gleichgewichtsverhaltens" und bestimmen als Risikofaktoren die Sturzgefährdung mit, aber es sind keine spezifischen Trainingsformen dafür. Die sensomotorische Koordination des Stehens und Gehens muss auch mit diesen Belastungsformen trainiert werden, wobei zu kompensierende Störungen des Gleichgewichts notwendige Trainingsinhalte sind.

## 5.4  Gleichgewichtskontrolle: die posturalen Regulationen und chronisch degenerative Erkrankungen

Die chronisch degenerative Erkrankung **Morbus Parkinson** zeichnet sich u. a. durch fortschreitend weniger Bewegungsaktivitäten und eine Einschränkung der Bewegungsgeschwindigkeit aus (Bradykinesie), was natürlich auch die Sensomotorik des Gehens mit der zugehörigen posturalen Stabilität betrifft. Ein 8-wöchiges **Krafttraining** hat gegenüber einem **Balancetraining** (Schlenstedt et al. 2015) einen größeren und damit zugleich einen klinisch relevanten Effekt auf die Fullerton Advanced Balance Scale (FAB). Die FAB basiert auf einer sensomotorischen Testbatterie aus 10 statischen und dynamischen Anforderungen zur Diagnostik der posturalen Kontrolle bei älteren Menschen. Das Krafttraining lässt den Score signifikant um 2,4 Punkte (p = 0,04) ansteigen. Dieser Anstieg ist leicht größer als der statistisch kleinste Betrag, der eine relevante, „echte" Veränderung („minimal detectable change" [MDC] 95-%-KI 2,25) anzeigt. Das Balancetraining erzeugt dagegen nur eine Verbesserung um 0,3 Punkte (p = 0,53). Dennoch sind beide Trainingseffekte statistisch nicht voneinander zu trennen (p = 0,14), sodass die Wirkung des Krafttrainings zugunsten der posturalen Kontrolle als Trend zu verstehen ist.

▶ **Wichtig** Die Kraft der Muskulatur ist offensichtlich ein sehr wichtiges konditionelles Funktionsmerkmal der Gleichgewichtskontrolle, der posturalen Regulationen. Dies ist auch sehr gut mit den aufeinanderfolgenden Wirkungen des Krafttrainings in Übereinstimmung zu bringen. In Abhängigkeit vom Ausgangszustand der Kraftfähigkeit, dem Alter, dem Geschlecht und der Dosierung des Krafttrainings stehen in den ersten Wochen bis zu vielen Monaten vorrangig die neuronalen Anpassungen im Vordergrund, die dann systematisch von strukturellen der Muskulatur, der Hypertrophie, abgelöst werden. Krafttraining ist zunächst Koordinationstraining und deshalb wirkt es sich auf das Gleichgewichtsverhalten aus, aber ist nicht spezifisch!.

Mit dem medio-lateralen Stabilitätsindex können gesunde Personen von denen mit einer Parkinsonerkrankung (Hoehn-Yahr scale: 2–3) differenziert werden. Selbst der Krankheitsfortschritt zwischen dem leichten zum mittelschweren Stadium kann abgebildet werden. Mit einer auf der Graphentheorie basierenden Netzwerkanalyse zwischen verschiedenen Punkten der Fußsohle („graph theory analysis": „graph connectivity approach") während des Gehens können Gangmerkmale ermittelt werden, die den Parkinsonkranken charakterisieren (Mazumder et al. 2019). Chronische degenerative muskuloskelettale Erkrankungen, **Osteoarthrosen**, die im fortgeschrittenen Stadium in aller Regel auch mit chronischen Schmerzen einhergehen, sind durch eine veränderte Sensomotorik mit eingeschränktem Gleichgewichtsverhalten charakterisiert. Die Biomechanik der Gelenkbewegungen ist gestört und der Funktionszustand des zugehörigen myo-faszialen Gewebes ist aus der Sicht der Ausdauer (Durchblutung, aerobe Kapazität!) und der Kraft (Kompensation externer Kräfte, Belastung des Bindegewebes) defizitär. Zu diesem „Endzustand" der Krankheitsentwicklung gehört ein systematisch fortschreitend verändertes Afferenzmuster mit direkten Konsequenzen für die Bewegungsausführungen. Es hat sich über den unbekannt langen Zeitraum des Krankheitsfortschritts im Sinn einer chronischen Deafferenzierung entwickelt und prägt das Bewegungsverhalten. Das bedeutet, das Gehirn als Instanz der Informationsverarbeitung und der Generierung des Handlungs- und Bewegungsprogramms (vgl. Kap. 3, Abb. 3.4, 3.5 und 3.6) hat langfristig mit adäquaten strukturellen und funktionellen Veränderungen reagiert. Darin eingeschlossen ist die zentrale nozizeptive Sensibilisierung, die zusätzlich einen sehr nachteiligen Einfluss auf die bewussten höchsten Gehirnfunktionen und die Sensomotorik hat. Die Komponente Gleichgewichtsregulation ist untrennbar betroffen.

▶ **Wichtig** Die Osteoarthrose der großen Gelenke geht sicher mit einem sensomotorischen Defizit der Haltungs- und Bewegungskontrolle einher. Führende Folgen und Merkmale sind die chronischen Verluste der propriozeptiven Sensorik, die durch die Informationsverluste und -defizite zugehörigen Veränderungen in den sensomotorisch relevanten zerebralen Verarbeitungsstrukturen, die sich ausbildende mangelhafte Verknüpfung zwischen den Strukturen der Sensomotorik und denen der Schmerzhemmung, die Dekonditionierung der Muskulatur mit dem Abbau der kontraktilen Fähigkeiten, der Kontraktionsgeschwindigkeit, den gleichlaufenden Strukturveränderungen der Mikrozirkulation und der aeroben Kapazität sowie die Störungen der Gelenkmechanik durch die Degeneration der Gelenkstrukturen. Alle Strukturveränderungen gemeinsam verantworten neben der veränderten Haltungskontrolle des Stehens natürlich auch die Sensomotorik des Gehens.

Die komplexen strukturellen und funktionellen Veränderungen infolge der Entwicklung der Osteoarthrose betreffen klinisch in der Regel zunächst akzentuiert ein Gelenk. Dennoch handelt es sich um eine generalisierte Krankheitsentwicklung. Gemeinsam mit den Alterungsprozessen führen diese Veränderungen letztlich zur Sturzgefährdung und zum Stürzen älterer Menschen. Jüngere Menschen sind offensichtlich noch relativ geschützt – durch „relativ umfänglichere" physische Aktivitäten und altersbedingt höhere Reserven der konditionellen Fähigkeiten. Dennoch müssen auch diese physischen Aktivitäten dem Bewegungsmangel zugeordnet werden.

▶ **Wichtig** Pizzigalli et al. (2016) haben die posturografischen Merkmale der posturalen Kontrolle für eine Prognose und die Abgrenzung der Sturzgefährdung analysiert. Die Amplitude des „Center of Pressure" (CoP), seine Änderungsgeschwindigkeit als auch die anterior-posteriore und die medio-laterale Schwankung differenzieren die Personen mit Stürzen von denen ohne Stürze.

So weisen 67-jährige, noch unabhängige mobile Frauen mit einer **Gonarthrose** laut den Kriterien des American College of Rheumatology (ACR) und den radiografischen Kriterien nach Kellgren-Lawrence unter visueller Kontrolle anhand der totalen Auslenkungen des CoP (cm), der anterior-posterioren Schwankung (cm), der Auslenkungsgeschwindigkeit (cm/s) und der Streuung des CoP ($cm^2$) gegenüber Nichtbetroffenen eine höhere posturale Instabilität auf. Mittels einer Diskriminationsanalyse können aber beide Gruppen „noch" nicht voneinander getrennt werden. Die Streuung des CoP bei fehlender visueller Kontrolle steht indirekt proportional mit dem Score der Activities-Specific Balance Confidence Scale (ABC) in Verbindung, welche die Zuversicht wiedergibt, Aktivitäten des täglichen Lebens ohne Gleichgewichtstörungen ausführen zu können (Taglietti et al. 2017). Ein niedriger Score zeigt somit eine höhere subjektive Erwartung und das Auftreten von Gleichgewichtsproblemen an.

Klarer wird die eingeschränkte und defizitäre Gleichgewichtsregulation bei Menschen mit einer Osteoarthrose in einem systematischen Review (Lawson et al. 2015). Die 12 am häufigsten gemessenen Schwankungsmerkmale des CoP, mit denen in Studien mit moderater und hoher Qualität die posturale Kontrolle charakterisiert wird, weisen unabhängig von der Mess- und Testmethodik bei der Osteoarthrose instabilere Verhältnisse aus. Aber wie aus dem klinischen Alltag für die Relation zwischen Schmerzen und dem bildgebenden Befund allgemein sehr gut bekannt, können auch die Abweichungen von der Gleichgewichtsregulation nicht mit den radiographischen Befunden in Übereinstimmung gebracht werden. Die Merkmale des Gleichgewichts und die bildgebenden Befunde liefern in keiner Weise übereinstimmende Ergebnisse.

Personen mit einer **Coxarthrose** gehen langsamer, die Schrittlänge ist kürzer, der Bewegungsumfang des Hüftgelenks in der Sagittalebene und die maximale Extension sind kleiner und der 6-Minuten-Walk-Test weist eine verringerte Gehleistung aus (Steingrebe et al. 2022). Im Endstadium einer Coxarthrose haben Truszczyńska et al. (2016) bei Patienten direkt vor der Implantation einer Hüftgelenktotalendoprothese (n = 52, 62,0 ± 9,9 Jahre) deutliche Abweichungen der posturografischen Funktionsmerkmale gegenüber gleichaltrigen klinisch gesunden Personen (n = 47, 59,2 ± 6,8 Jahre) gefunden. Die totalen Auslenkungen des CoP, der Schwankungsweg, die Schwankung medio-lateral und die Bewegungsgeschwindigkeiten erwiesen sich als wesentlich vergrößert und trennen sie von den nicht operationsbedürftigen Personen

> ▶ **Wichtig**  Zum klinischen Bild degenerativer muskuloskelettaler Erkrankungen gehören auch aktiv behandlungsbedürftige Gleichgewichtsstörungen. Daran sollte der Hausarzt und/oder der Orthopäde bereits bei den ersten Anzeichen und erst recht mit der sicherzustellenden Diagnose denken, um dem Patienten neben der zwingend notwendigen Konditionierung mittels therapeutischem Gesundheitstraining auch ein vielfältiges koordinatives Lerntraining zu verordnen.

## 5.5  Gleichgewichtskontrolle: die posturalen Regulationen in der Lebensspanne

Die posturalen Regulationen, die koordinativen Fähigkeiten der Balance, der Bewegungsqualität und der Orientierung sind, wie bisher gut erkennbar geworden, prägende qualitative Merkmale des Bewegungskönnens und **nie eine „eigenständige" Leistung des sensomotorischen Systems.** Dies gilt über die gesamte Lebensspanne für die Aktivitäten des täglichen Lebens in Beruf und Freizeit sowie für die sportlichen Leistungen, aber eben auch für die eingeschränkte Balancefähigkeit und deren erforderliche therapeutische Beeinflussung bei z. B. primären und sekundären zerebralen Schäden oder neurologischen Erkrankungen sowie bei muskuloskelettalen Erkrankungen

> ▶ **Wichtig**  Immer gehört zur Balancefähigkeit auch der konditionelle Status der Muskulatur der unteren Extremität und des Körperstamms, besser der pedokranialen Muskelkette. Die kontraktile Kraftfähigkeit („strength") und die

Muskelleistung („power"; Produkt aus Kraft und Kontraktionsgeschwindigkeit, Hill'sche Beziehung) aber auch die Ausdauerfähigkeit sind wichtige Komponenten der Balance.

Die Balance hängt von der Fähigkeit ab, schnell mit angepasst koordinierten Muskelaktivierungen zu reagieren und davon, dass die Muskulatur auf die Aktivierung eine adäquat hohe Kraft in sehr kurzer Zeit zur Verfügung stellen kann, was wiederum von der Maximalkraft abhängig ist. Beim Gehen oder Laufen auf unebenen Untergründen und beim Lernen und Erhalten der Sensomotorik des Gehens wird mit der Strecke bzw. der Anzahl der Wiederholungen auch die Ausdauerfähigkeit zu einer relevanten Komponente für eine präzise bzw. eine sich qualitativ verbessernde Ausführung ohne Sturzgefahr. Zum Bewegungskönnen gehört eben immer auch die Kondition dazu.

Die **Kopplung Balance – Kraftfähigkeiten** sollte somit in der gesamten Lebensspanne vorhanden sein. Dieser Zusammenhang kann laut einem systematischen Review mit Metaanalyse (Muehlbauer et al. 2015) auch bei gesunden Personen aller Altersgruppen (Kinder 6–12 Jahre, Jugendliche 13–18 Jahre, junge Erwachsene 19–44 Jahre, Erwachsene im mittleren Alter 45–64 Jahre, alte Menschen $\geq$ 65 Jahre) mit einer kleinen Stärke der Verknüpfung zwischen den Parametern der Balance und der Muskelkraft bzw. der Muskelleistung nachgewiesen werden. Enger sind die signifikanten Verknüpfungen zwischen dem dynamischen Balanceverhalten unter Steady-State-Bedingungen, der Ganggeschwindigkeit und der maximalen Kraft bei Kindern im Vergleich zu den jungen Erwachsenen und den über 65-Jährigen, aber auch zwischen den jungen Erwachsenen und den alten Menschen. Die doch unerwartet geringe Stärke der Verknüpfungen zwischen der koordinativen Leistung und den Kraftfähigkeiten werden der gut bekannten Spezifik jeder Körperhaltung und Bewegung zugeschrieben. Es gilt immer wieder zu wiederholen: Zu jedem Bewegungskönnen gehört immer eine spezielle, darauf abgestimmte Kondition.

▶ **Wichtig** Umgangssprachlich ausgedrückt wird mit der Bewegungsspezifik die bekannte Tatsache wiedergegeben: Der Mensch kann nur das, was er häufig ausführt bzw. trainiert hat. Das Bewegungskönnen bzw. die sensomotorische Koordination und die vorhandene Kraftfähigkeit stehen somit nicht automatisch in einem engen Zusammenhang. Dieser muss durch Wiederholungen, durch das Lerntraining bzw. den Prozess der Erhaltung das Bewegungskönnen intensiviert werden, indem die Koordination der Muskelaktivierungen mit den konditionellen Möglichkeiten oder Voraussetzungen in Übereinstimmung gebracht werden.

Dies ist auch aus dem Sport gut bekannt und muss auf die Prävention und Therapie übertragen werden. Ein Sprinter wird nicht schneller, weil er sich eine höhere Kraftfähigkeit der Muskeln der unteren Extremität antrainiert hat. Er wird erst dann schneller, wenn er diese erweiterte Fähigkeit während des Laufens zum „neuen richtigen" Zeitpunkt und über die „neue richtige" Dauer einsetzt, also wenn er die sensomotorische Koordination der Muskelaktivierungen auf die gesteigerte Kraftfähigkeit abstimmt.

Die Wirksamkeit eines Trainings auf instabilen und stabilen Unterlagen hinsichtlich der Kraft, der Muskelleistung und der Balancefähigkeit haben Behm et al. (2015) in ihrem Review mit Metaanalyse untersucht, wobei leider Ergebnisse eines solchen Vergleichs für das Kindesalter und für Erwachsene im mittleren und höheren Alter in der Literatur nicht vorlagen.

▶ **Wichtig** Das Training auf instabilen Unterlagen steigert im Vergleich mit Kontrollpersonen effektiv die Kraft, die Muskelleistung und die Balance bei Jugendlichen, jungen und alten Erwachsenen. Das Training auf instabilen und stabilen Unterlagen verursacht bei Jugendlichen und jungen Erwachsenen nur inkonsistent unterschiedliche Ergebnisse, sodass beide Trainingsformen einzusetzen sind.

Mit einem handygestützten Gerät (Sway Medical, Tulsa, OK, USA) können anhand von drei Messungen, die jeweils im Abstand von sieben bis maximal zehn Tagen durchgeführt wurden (n = 55; 26,7 ± 9,9 Jahre), sowohl die Balance in fünf einzelnen Standtests – beidbeiniger Stand, Tandemstand links vorn, Tandemstand rechts vorn, Einbeinstand rechts und Einbeinstand links – als auch der „composite balance score" als Synopsis der Schwankungswerte dieser fünf Standpositionen mit moderater bis guter Reliabilität (Zuverlässigkeit) diagnostiziert werden.

Eine reliable, klinisch relevante Veränderung des Composite Score wird mit 9 Punkten angegeben (Caccese et al. 2022). Die gute Reliabilität unterstützt die etwas früher mitgeteilten Ergebnisse, dass das Gleichgewichtsverhalten selbst im ersten und zweiten Lebensjahrzehnt keine „stabile Standardgröße" ist. Die Normwerte des „composite sway balance score" als auch des „reaction time test", gemessen mit den Reaktionszeiten beim schnellstmöglichen Schütteln des Sway-Medical-Messgerätes, sind selbst zwischen dem 9. und 21. Lebensjahr vom Alter und dem Geschlecht abhängig (Brett et al. 2020). Die Älteren weisen in der Regel jeweils die besseren Scores auf, mit steigendem Alter haben bei der Balance die weiblichen und bei der Reaktionszeit die männlichen Personen Vorteile.

Das Balancetraining bei gesunden Kindern und Adoleszenten hat unabhängig vom Alter, dem Geschlecht, dem Trainingszustand, der Sportart und der Trainingsmethode moderate bis große positive Wirkungen auf die Parameter der statischen und der dynamischen Balance. Mit der Analyse der Dosis-Wirkungs-Beziehung (Trainingsdauer, Häufigkeit, Umfang) konnte aber keine Trainingsmodalität gefunden werden, mit welcher hervorzuhebende Trainingswirkungen prognostizierbar sind. Zusätzlich können die sich ergänzenden und interagierenden Wirkungen von Trainingsinhalten nicht beurteilt werden. 12 Trainingswochen, 2 Trainingseinheiten/ Woche, insgesamt 24–36 Trainingseinheiten und in der Summe 30–60 min Training/Woche sind sehr effektiv. Zukünftig sollte zusätzlich der Parameter Trainings-intensität in die Analyse eingeschlossen werden (Gebel et al. 2018).

▶ **Wichtig** Kinder und Jugendliche sollten hochgradig vielseitig „trainingswirk-sam", also mit ausreichender Anstrengung und Dauer körperlich aktiv sein. Damit bestimmen sie zugleich die Qualität des Gleichgewichtsverhaltens und der verschiedenen Komponenten der posturalen Regulationen (vgl. Kap. 4). Spiele jeder Art und das Turnen sind dafür die effektivsten Sportarten.

Der Mensch ist in jedem Alter trainierbar und erst recht sollte dies im Alter ge-nutzt werden, um die Mobilität und damit auch die Lebensqualität möglichst lange zu erhalten. Mit fortschreitendem Alter stehen die sensomotorischen Basics des täg-lichen Lebens, das Aufstehen, Stehen, Gehen und kombinierte sensomotorische Aktivitäten, stark im Vordergrund. Dafür müssen sowohl die Bewegungsprogramme als auch die konditionellen Voraussetzungen Kraft und Ausdauer trainiert werden. Das Wichtigste hierbei ist die Prävention, das frühzeitige Beginnen, denn hat die altersbedingte Involution stattgefunden, ist die Trainierbarkeit zwar noch nicht völ-lig erloschen, aber der angestrebte Effekt ist immer schwieriger zu erreichen. Ein Balancetraining von 78-Jährigen über 5 Wochen (10 Einheiten), welches das Kraft-training der Wadenmuskulatur einschließt, verbessert die statische Balance mit ge-schlossenen Augen, steigert die Anzahl der möglichen Wiederholungen, sich in den Zehenstand zu erheben („unilateral heel-rise test") und wiederholt vom Stuhl auf-stehen zu können („30-second chair stand test", TuG), reduziert den Zeitbedarf für den „time-up and go-test und erhöht den Activity Balance Confidence Score. Die Kraft der Wadenmuskulatur, gemessen an der Fähigkeit, den Zehenstand 10-mal und häufiger ausführen zu können, weist zugleich auf einen Zeitwert des TuG hin, der keine Sturzgefährdung anzeigt (Maritz und Silbernagel 2016).

▶ **Wichtig** Die Anzahl des Ausführens des Zehenstandes kann nach diesen Er-gebnissen in das Set der Parameter für eine Prognose des Sturzrisikos auf-genommen werden. Dies belegt ebenfalls den direkten Zusammenhang der Koordinationsfähigkeit der Bewegung und der Kraft als die zugehörige Kon-dition. Beide Komponenten sind gemeinsame Merkmale des Sturzrisikos.

Bei über 65-Jährigen spricht ein guter „sway balance score" für eine höhere An-zahl täglicher Schritte, also eine größere Mobilität und eine geringere Depressivität (Beck Depression Inventory; Yerlikaya et al. 2023).

▶ **Wichtig** Die Wechselbeziehung zwischen einer ausreichend anstrengenden und häufigen physischen Aktivität, einem gut funktionsfähigen posturalen System und der Depressivität besteht auch im Alter.

Ein Balancetraining mit über 65-jährigen Wohnheimbewohnern ist eine effektive Methodik, mit der die Stabilität beim Stehen und Gehen (statisches und dynamisches Gleichgewicht), das proaktive (Antizipation einer vorhergesagten Störung) und das reaktive (Kompensation einer unerwarteten Störung) Gleichgewicht gestärkt werden können. Die Verbesserung der Gleichgewichtsfähigkeit wird ab einem Training von mindestens 11–12 Wochen effektiv, wenn drei 30- bis 45-minütige Trainingseinheiten/Woche und insgesamt 36–40 Trainingseinheiten durchgeführt werden bzw. wenn das Training/Woche einen Umfang von 90–120 min hat (Lesinski et al. 2015). Kritisch zu bewerten ist, dass die Studien in der Regel die trainingsmethodischen Merkmale des Belastungsprogramms nur grob mitteilen und deshalb eine Analyse der Dosis-Wirkungs-Beziehung immer unvollständig bleiben muss. Des Weiteren kann belegt werden, dass bei alten Menschen ein überwachtes, kontrolliertes und somit „trainingsmethodisch begleitetes" Gleichgewichts- und auch Krafttraining eine wesentliche größere Wirksamkeit hat als ein selbständiges, nicht überwachtes Training (Lacroix et al. 2016, 2017). Für das Training mit Personen ab dem 60. Lebensjahr bestätigen auch Gómez-Redondo et al. (2024) mit ihrem systematischen Review mit Metaanalyse diese Aussage. Die höhere Effektivität eines trainingsmethodisch begleiteten Trainings gilt mit Sicherheit in jeder Phase der Lebensspanne.

▶ **Wichtig** Das Balancetraining zugunsten der Sturzprophylaxe ist zwingend notwendig, sollte frühzeitig beginnen, ist hochwertig präventiv und therapeutisch wirksam und benötigt lange Zeiträume oder besser: Es wird als ein Bestandteil des täglichen Lebens durchgeführt. Wie für die Therapie und Rehabilitation auch, gibt es kein allgemeingültiges „Standardtrainingsprogramm" gegen die Sturzgefahr, aber es gibt das Wissen, dass neben den koordinativen Inhalten auch die konditionellen Komponenten Kraft und Ausdauer sehr wichtig sind.

## Fazit

Die enge integrative Verknüpfung der höchsten, **intellektuellen Hirnfunktionen** mit der **Sensomotorik** und den **posturalen Regulationen** zeigt sich bei gut Trainierten, primär Dekonditionierten, den chronisch degenerativen und neurologischen Krankheitsbildern und bei frühkindlichen und späteren ischämisch bedingten zerebralen Funktionsdefiziten und Schädigungen. Die Verknüpfung der physischen Aktivitäten mit der Fähigkeit zur Gleichgewichtsregulation kann mit positiven Konsequenzen auf der Seite des Leistungs- und des leistungsorientierten Sports und mit negativen Konsequenzen auf der Seite der physischen Inaktivität nachgewiesen werden.

Bei **Sportlern** ist die **spezifische Leistungsfähigkeit** eng mit der **posturalen Stabilität,** der zerebellären posturalen Regulationskomponente und der maximalen **Kraft** verbunden. Gleichfalls ist die Erholungsfähigkeit, der **Ausdauertrainings-**

**zustand,** ein markanter Parameter nicht nur von sportlichen Leistungen, sondern auch der posturalen Stabilität.

Der **Bewegungsmangel** beeinträchtigt alle Strukturen und Funktionen des sensomotorischen Systems und so sind auch die posturalen Regulationen einbezogen. Die **zentrale Dekonditionierung** sorgt klinisch für Defizite der Gleichgewichtsregulation erst bei ausgeprägten Veränderungen, aber die **Posturografie** macht frühzeitig Abweichungen beim Stehen und Gehen erkennbar. Eine Dekonditionierung bedeutet eine generalisierte funktionelle Schwäche u. a. durch implizite Maladaptationen im Gehirn, die unbekannt lange allen primär chronisch degenerativen Erkrankungen vorausgeht und ein Merkmal der Erkrankungen bleibt.

Bei **entwicklungsbedingt intellektuell behinderten Kindern** verbessert ein komplexes koordinatives Training die **posturale Kontrolle.** Spiele sind das „ideale Instrument", denn die Gleichgewichtsregulation ist eine wesentliche integrale Komponente.

**Chronisch degenerative Erkrankungen** zeichnen sich u. a. durch sich fortschreitend verändernde Informationsmuster für das Gehirn, eine sekundäre physische Inaktivität, eine Einschränkung der Bewegungsgeschwindigkeit und durch Schmerzen aus. Dies beeinträchtigt die Sensomotorik des Gehens mit der zugehörigen posturalen Stabilität. Zum klinischen Bild degenerativer muskuloskelettaler Erkrankungen gehören auch aktiv behandlungsbedürftige Gleichgewichtsstörungen. Mithilfe der Posturografie können Personen ohne Sturzereignisse von solchen mit Stürzen unterschieden werden.

Zur Balancefähigkeit gehört immer auch der **konditionelle Status der Muskulatur** der unteren Extremität und des Körperstamms, besser der pedo-kranialen Muskelkette. Die konditionellen Fähigkeiten beeinflussen markant die Gleichgewichtskontrolle. Die Kraft ist offensichtlich ein sehr wichtiges Funktionsmerkmal der posturalen Regulationen, denn Krafttraining ist zunächst Koordinationstraining. Die Kopplung Balance – Kraftfähigkeiten kann für die gesamte Lebensspanne gefunden werden. Das Gleichgewichtsverhalten ist selbst im ersten und zweiten Lebensjahrzent keine „stabile Standardgröße". Balancetraining hat bei gesunden **Kindern und Jugendlichen** unabhängig von Alter, Geschlecht, Trainingszustand, Sportart und Trainingsmethode moderate bis große positive Wirkungen auf die Parameter der statischen und der dynamischen Balance.

Mit fortschreitendem **Alter** stehen die sensomotorischen Basics des täglichen Lebens, das Aufstehen, Stehen, Gehen und kombinierte sensomotorische Aktivitäten, stark im Vordergrund. Dafür müssen sowohl die Bewegungsprogramme als auch die konditionellen Voraussetzungen Kraft und Ausdauer trainiert werden. Balancetraining zugunsten der Sturzprophylaxe ist zwingend notwendig, sollte frühzeitig beginnen, ist präventiv und therapeutisch wirksam und benötigt lange Zeiträume. Wie für die Therapie und Rehabilitation gilt: Es gibt kein allgemeingültiges „Standardtrainingsprogramm" gegen die Sturzgefahr, aber es gibt das Wissen, dass neben den koordinativen Inhalten auch die konditionellen Komponenten Kraft und Ausdauer sehr wichtig sind.

## Literatur

Balayi E, Sedaghati P, Ahmadabadi S: Effects of neuromuscular training on postural control of children with intellectual disability and developmental coordination disorders: Neuromuscular training and postural control. BMC Musculoskelet Disord 2022 Jul 2;23(1):631. https://doi.org/10.1186/s12891-022-05569-2.

Bednarczuk G, Rutkowska I: Factors of balance determining the risk of falls in physically active women aged over 50 years. PeerJ 2022 Feb 15:10:e12952. https://doi.org/10.7717/peerj.12952. eCollection 2022.

Behm DG, Muehlbauer T, Kibele A, Granacher U: Effects of Strength Training Using Unstable Surfaces on Strength, Power and Balance Performance Across the Lifespan: A Systematic Review and Meta-analysis. Sports Med 2015 Dec;45(12):1645–69. https://doi.org/10.1007/s40279-015-0384-x.

Brett BL, Zuckerman SL, Terry DP, Solomon GS, Iverson GL: Normative Data for the Sway Balance System. Clin J Sport Med 2020 Sep;30(5):458–464. https://doi.org/10.1097/JSM.0000000000000632.

Caccese JB, Teel E, Van Patten R, Muzeau MA, Iverson GL, VanRavenhorst-Bell HA: Test-Retest reliability and preliminary reliable change estimates for Sway Balance tests administered remotely in community-dwelling adults. Front Digit Health 2022 Nov 2:4:999250. https://doi.org/10.3389/fdgth.2022.999250. eCollection 2022.

Catalán Edo P, Serrano Ostariz E, Sánchez Latorre M, Villarroya Aparicio A: Postural control in adults. Influence of age and aerobic training (Artikel in Spanisch). Rev Esp Salud Publica 2021 Jan 27:95:e202101025.

Coletti RH: The ischemic model of chronic muscle spasm and pain. Eur J Transl Myol 2022 Jan 18;32(1):10323. https://doi.org/10.4081/ejtm.2022.10323.

Gebel A, Lesinski M, Behm DG, Granacher U: Effects and Dose-Response Relationship of Balance Training on Balance Performance in Youth: A Systematic Review and Meta-Analysis. Sports Med 2018 Sep;48(9):2067–2089. https://doi.org/10.1007/s40279-018-0926-0.

Gómez-Redondo P, Valenzuela PL, Morales JS, Ara I, Mañas A: Supervised Versus Unsupervised Exercise for the Improvement of Physical Function and Well-Being Outcomes in Older Adults: A Systematic Review and Meta-analysis of Randomized Controlled Trials. Sports Med 2024 Jul;54(7):1877–1906. https://doi.org/10.1007/s40279-024-02024-1. Epub 2024 Apr 22.

Hendrickse P, Degens H: The role of the microcirculation in muscle function and plasticity. J Muscle Res Cell Motil 2019 Jun;40(2):127–140. https://doi.org/10.1007/s10974-019-09520-2. Epub 2019 Jun 5.

Hue OA, Seynnes O, Ledrole D, Colson SS, Bernard PL: Effects of a physical activity program on postural stability in older people. Aging Clin Exp Res 2004 Oct;16(5):356–62. https://doi.org/10.1007/BF03324564.

Lacroix A, Kressig RW, Muehlbauer T, Gschwind YJ, Pfenninger B, Bruegger O, Granacher U: Effects of a Supervised versus an Unsupervised Combined Balance and Strength Training Program on Balance and Muscle Power in Healthy Older Adults: A Randomized Controlled Trial. Gerontology 2016;62(3):275–88. https://doi.org/10.1159/000442087. Epub 2015 Dec 9.

Lacroix A, Hortobágyi T, Beurskens R, Granacher U: Effects of Supervised vs. Unsupervised Training Programs on Balance and Muscle Strength in Older Adults: A Systematic Review and Meta-Analysis. Sports Med 2017 Nov;47(11):2341–2361. https://doi.org/10.1007/s40279-017-0747-6.

Łapiński P, Truszczyńska-Baszak A, Drzał-Grabiec J, Tarnowski A: Postural stability disorders-early signs of aging-in physically non-active prisoners. PeerJ 2022 Jan 10:10:e12489. https://doi.org/10.7717/peerj.12489. eCollection 2022.

Laube W: Bewegungsmangel Dekonditionierung, Krankheit, Schmerzen, Alter. Springer, Heidelberg-Berlin, 2023

Lawson T, Morrison A, Blaxland S, Wenman M, Schmidt CG, Hunt MA: Laboratory-based measurement of standing balance in individuals with knee osteoarthritis: a systematic review. Clin

Biomech (Bristol, Avon) 2015 May;30(4):330–42. https://doi.org/10.1016/j.clinbiomech.2015.02.011. Epub 2015 Feb 21.

Lee K, Lee M, Song C: Balance training improves postural balance, gait, and functional strength in adolescents with intellectual disabilities: Single-blinded, randomized clinical trial. Disabil Health J 2016 Jul;9(3):416–22. https://doi.org/10.1016/j.dhjo.2016.01.010. Epub 2016 Feb 16.

Lesinski M, Hortobágyi T, Muehlbauer T, Gollhofer A, Granacher U: Effects of Balance Training on Balance Performance in Healthy Older Adults: A Systematic Review and Meta-analysis. Sports Med 2015 Dec;45(12):1721–38. https://doi.org/10.1007/s40279-015-0375-y.

Low DC, Walsh GS, Arkesteijn M: Effectiveness of Exercise Interventions to Improve Postural Control in Older Adults: A Systematic Review and Meta-Analyses of Centre of Pressure Measurements. Sports Med 2017 Jan;47(1):101–112. https://doi.org/10.1007/s40279-016-0559-0.

Maritz CA, Silbernagel KG: A Prospective Cohort Study on the Effect of a Balance Training Program, Including Calf Muscle Strengthening, in Community-Dwelling Older Adults. J Geriatr Phys Ther 2016 Jul-Sep;39(3):125–31. https://doi.org/10.1519/JPT.0000000000000059.

Mazumder O, Gavas R, Sinha A: Mediolateral stability index as a biomarker for Parkinson's disease progression: A graph connectivity based approach. Annu Int Conf IEEE Eng Med Biol Soc 2019 Jul:2019:5063–5067. https://doi.org/10.1109/EMBC.2019.8857224.

Muehlbauer T, Gollhofer A, Granacher U: Associations Between Measures of Balance and Lower-Extremity Muscle Strength/Power in Healthy Individuals Across the Lifespan: A Systematic Review and Meta-Analysis. Sports Med 2015 Dec;45(12):1671–92. https://doi.org/10.1007/s40279-015-0390-z.

Pizzigalli L, Micheletti Cremasco M, Mulasso A, Rainoldi A: The contribution of postural balance analysis in older adult fallers: A narrative review. J Bodyw Mov Ther 2016 Apr;20(2):409–17. https://doi.org/10.1016/j.jbmt.2015.12.008. Epub 2015 Dec 18.

Schwesig R, Hermassi S, Edelmann S, Thorhauer U, Schulze S, Fieseler G, Delank KS, Shephard RJ, Chelly MS: Relationship between ice hockey-specific complex test and maximal strength, aerobic capacity and postural regulation in professional players. J Sports Med Phys Fitness 2017 Nov;57(11):1415–1423. https://doi.org/10.23736/S0022-4707.17.07020-7. Epub 2017 Jan 31.

Schlenstedt C, Paschen S, Kruse A, Raethjen J, Weisser B, Deuschl G: Resistance versus Balance Training to Improve Postural Control in Parkinson's Disease: A Randomized Rater Blinded Controlled Study. PLoS One 2015 Oct 26;10(10):e0140584. https://doi.org/10.1371/journal.pone.0140584. eCollection 2015.

Steingrebe H, Stetter BJ, Sell S, Stein T: Effects of Hip Bracing on Gait Biomechanics, Pain and Function in Subjects With Mild to Moderate Hip Osteoarthritis. Front Bioeng Biotechnol 2022 Jul 11:10:888775. https://doi.org/10.3389/fbioe.2022.888775.

Swain RA, Harris AB, Wiener EC, Dutka MV, Morris HD, Theien BE, Konda S, Engberg K, Lauterbur PC, Greenough WT: Prolonged exercise induces angiogenesis and increases cerebral blood volume in primary motor cortex of the rat. Neuroscience 117 (2003) 1037–1046

Taglietti M, Dela Bela LF, Dias JM, Pelegrinelli ARM, Nogueira JF, Batista Júnior JP, Carvalho RGDS, McVeigh JG, Facci LM, Moura FA, Cardoso JR: Postural Sway, Balance Confidence, and Fear of Falling in Women With Knee Osteoarthritis in Comparison to Matched Controls. PM R 2017 Aug;9(8):774–780. https://doi.org/10.1016/j.pmrj.2016.11.003. Epub 2016 Nov 19.

Truszczyńska A, Trzaskoma Z, Białecki J, Drzał-Grabiec J, Dadura E, Rąpała K, Tarnowski A: The effect of unilateral osteoarthritis of the hip on postural balance disorders. Hip Int 2016 Nov 10;26(6):567–572. https://doi.org/10.5301/hipint.5000395. Epub 2016 May 23.

Yerlikaya T, Bağkur M, Taş S, Öniz A, Özgören M: The Relationship of Depression Level and Physical Activity with Postural Control in Geriatric Individuals. Noro Psikiyatr Ars 2023 Aug 21;60(4):356–362. 10.29399/npa.28217. eCollection 2023.

# Das Gehen in der Lebensspanne

▶ **Trailer** Im 5.–6. Lebensjahr sollten Kinder sicher gehen, rennen und auf einem Bein Stehen können. Der Bewegungsmangel, chronisch degenerative Erkrankungen und der Alterungsprozess beeinflussen stark diese Fähigkeit. Mit dem Alter nehmen schleichend alle Funktionen des sensomotorischen Systems ab und so auch die posturale Kontrolle, die fortschreitend vom visuellen System geprägt wird.

**Stehen** ist eine hochgradige subkortikal und spinal organisierte Körperhaltung. Anspruchsvolle Aufgaben benötigen umfänglicher kognitive Prozesse und kognitive Defizite mindern die Balancekontrolle. **Gehen** basiert auf den subkortikalen und kortikalen Funktionen, der aerobe Kapazität, dem Trainingszustand, der Dekonditionierung und der Pathogenese chronisch degenerativer Erkrankungen.

Der kognitive Funktionszustand ist ein wichtiges Merkmal der Sensomotorik und sollte immer gemeinsam mit orthopädischen, traumatologischen und/oder internistischen Befunden diagnostiziert und in die Therapie einbezogen werden.

## 6.1 Die posturale Kontrolle bestimmt das Stehen und Gehen

Die **posturale Kontrolle** sichert

- beim **Stehen** das sogenannte statische Gleichgewicht, was immer ein Dynamisches ist, und
- beim **Gehen** die Dynamik des „fließenden" Gleichgewichtverhaltens, die Präzision, die Bewegungssicherheit, die Stabilität und die Fähigkeit, situative Veränderungen, Störungen durch unebene Untergründe und durch unvorhergesehene Hindernisse zu kompensieren.

© Der/die Autor(en), exklusiv lizenziert an Springer-Verlag GmbH, DE, ein Teil von Springer Nature 2026
W. Laube, *Gehen und Gangsicherheit*,
https://doi.org/10.1007/978-3-662-72826-0_6

Spätestens im 5.–6. Lebensjahr können Kinder mit einer gesunden sensomotorischen Entwicklung unter freier variabler Verfügbarkeit gehen und rennen, aber auch auf einem Bein stehen und hüpfen. Dann bleibt die Sensomotorik des Stehens und Gehens bis zum „höheren" Alter weitestgehend variabel verfügbar, wobei der Begriff „höheres Alter" interindividuell sehr differenziert zu betrachten ist. Eine Bewegung mit variabler freier Verfügbarkeit bedeutet nach dem Lernphasenmodell von Meinel und Schnabel (1977, 1998), dass die Bewegung nach den Lernphasen „Grobkoordination" und „Feinkoordination" in der dritten und höchsten Lernstufe gegenüber Störungen durch oder aus der Umwelt mit sehr hoher Kompensationsfähigkeit, also mit großer Variabilität, sicher ausgeführt werden kann. Das Gehen ist ohne Sturzgefahr.

In der späten Lebensphase wird der Mensch durch den physiologischen Alterungsprozess gebrechlich oder chronische degenerative Erkrankungen und/oder deren Komplikationen verantworten eine vorzeitige Gebrechlichkeit. Die Entwicklung zur Gebrechlichkeit führt dazu, dass die Menschen mit interindividuellem zeitlichem Fortschritt systematisch Defizite und Störungen der sensomotorischen Funktionen und somit auch des Gehens ausbilden. Das Bewegungskönnen und die „Logistikfunktionen der Bewegungen", die Ausdauer und die Kraft nehmen fortschreitend ab. Das Gehen wird langsamer und instabiler. Das Gehen, obwohl immer eine Willkürbewegung, wird „weniger" automatisch und verlangt verstärkt die funktionellen Ressourcen der bewussten Hirnstrukturen. Die physische und die kognitiv-mentale Alltagsbewältigung werden schwieriger und insgesamt reduziert sich die Belastbarkeit.

## 6.2 Gehen ein „Fingerabdruck": Produkt des Lernens, der physischen Aktivität und des Alterns

Das Stehen, Gehen, Laufen, Treppensteigen, Tragen usw. sind die grundlegenden sensomotorischen Leistungen des Alltags. Sie werden je nach Situation und Bedarf ausgeführt und funktionieren subjektiv einfach, ohne Überlegung und ohne Aufwand. Die Gehfähigkeit bleibt lange erhalten, wird aber dennoch fortschreitend unsicherer.

Das Erlernen des bipedalen Gehens startet zwischen dem 10. und 15. Lebensmonat und ist zunächst unkontrolliert und unsicher. Spätestens mit ca. 14 bis 18 Monaten wird es die führende Fortbewegungsart. Der physiologische Bewegungsdrang, der ständige selbst initiierte und durch die Eltern angeleitete und unterstützte sensomotorische Lernprozess vom Drehen über das Sitzen, das aufrechte Stehen und letztendlich zum Gehen qualifiziert durch die ständigen Lernwiederholungen die entsprechenden sensomotorischen Fähigkeiten mit den erforderlichen Gleichgewichtsregulationen gegen die Schwerkraft, die notwendigen konditionellen Leistungen und letztendlich das bipedale Gangmuster, das sich zu einem biomechanischen (Simonsen 2014, Brüggemann GP 2015, Nigg et al. 2017a, b) und neurophysiologischen Fingerabdruck der Person entwickelt.

Voll entwickelt ist die Gangsensomotorik etwa mit dem 5. bis 6. Lebensjahr, indem es das sensomotorische Qualifikationsstadium der „freien Verfügbarkeit" (s. oben) erreicht. Bei normaler Anatomie und sensomotorischer Entwicklung ist das Gehen unter fast allen äußeren Bedingungen sicher ausführbar. Die posturalen Regulationen sind ausgebildet, indem das Kind balancieren, rückwärtslaufen, einen Ball fangen und werfen kann.

▶ **Wichtig** Das Erlernen des Stehens und Gehens ist ein physiologischer Lernprozess, angetrieben und realisiert durch den natürlichen Bewegungsdrang des Kindes und der notwendigen fördernden Unterstützung der Eltern.

Die Sensomotorik der Alltagsleistungen wird im fortgeschrittenen Alter durch die involutiven Vorgänge des Alterungsprozesses aber auch bereits vorzeitig infolge des Bewegungsmangels und der resultierenden chronischen degenerativen Erkrankungen ohne und insbesondere mit Schmerzsyndrom interindividuell variabel beeinträchtigt. Die Beeinträchtigung bezieht alle sensomotorischen Leistungen, die sensomotorische Koordination, das Bewegungskönnen und die dazugehörende Ausdauer (Gehstrecke) sowie die Kraft (Kompensation der Gravidität, Bewegung der Körpermasse) ein. Wesentlich sind zusätzlich die von der Sensomotorik abhängige Funktions- und Leistungsfähigkeit des Logistiksystems wie auch der weiteren abhängigen Körperstrukturen (Kap. 3) beteiligt, denn auch in diesen Systemen finden die Alterungsprozesse und die Krankheitsprozesse statt.

▶ **Wichtig** Bewegungsmangel und der Alterungsprozess haben grundsätzlich die gleichen Ergebnisse der strukturellen und funktionellen Einbußen.

Das kalendarische Alter hat insofern einen Einfluss, indem

- die Reserven des noch jüngeren Menschen die Folgen des Ab- und Umbauprozesses lange maskieren können und
- zusätzlich der Bewegungsmangel sensomotorische Leistungen nicht abfordert und die funktionelle Schwäche somit unbemerkt bleibt.

Die Defizite werden erst dann bemerkbar, wenn eine lange nicht erforderlich gewesene sensomotorische Leistung abverlangt wird oder die „übrig gebliebenen" täglichen Bewegungsanforderungen betroffen sind. Die Funktionsfähigkeit fällt global. Jenseits des 65.–70. Lebensjahres werden die Sturzgefahr bzw. Stürze zum „Merkmal des Alters". Sehr häufig werden die Sturzgefahr und die Stürze durch Schmerzen im Fuß und/oder im Verlauf der pedo-kranialen myofaszialen Ketten gefördert.

## 6.3    Die Energetik des Gehens

Aus biomechanischer Sicht hat das Gehen zwei funktionell zusammenhängende und interagierende Komponenten. Erstens die Vorwärtsbewegung und zweitens die Bewegungen der oberen Extremitäten und des Rumpfes zur Kompensation der geringen zyklischen symmetrischen Verschiebungen des Körperschwerpunktes in vertikaler und lateraler Richtung. Dadurch bleibt die Summe aus

- der potenziellen Energie, dem Produkt aus Masse und Höhe des „center of mass" des Körpers oder eines Körpersegments zum Untergrund, und
- der kinetischen Energie, dem Produkt aus Masse und dem Quadrat der Geschwindigkeit des „center of mass", erhalten.

Die mechanische Energie wird zwischen den aufeinanderfolgenden Schritten übertragen. Sie spiegelt die funktionelle Leistung und deren Kapazität wider. Mittels der Bewegungsanalyse können die **interne mechanische Arbeit** für die Bewegung der Körpersegmente in Relation zum „center of mass" und die **externe mechanische Arbeit** für die erforderliche Veränderung des „center of mass" nach außen in die Umgebung berechnet werden. Über die externe Arbeit lässt sich die frei gewählte Schrittfrequenz vorhersagen (Minetti et al. 1995).

> **Wichtig**  Die zu leistende mechanische Arbeit beim Gehen wird aktiv durch den Energiemetabolismus der Muskeln für die Kontraktionen und passiv durch die elastischen Eigenschaften des Bindegewebes abgedeckt. Mechanik und Energiestoffwechsel sind dabei eine funktionelle Einheit (Peyré-Tartaruga et al. 2021), sodass die Sauerstoffaufnahme in Relation zur Geschwindigkeit des Gehens oder Laufens als leistungsdiagnostischer Parameter gleichfalls auch die Bewegungsökonomie wiedergibt.

Der **Sauerstoffverbrauch** ist demnach der bevorzugte und vor allem auch der unverzerrte physiologische Beanspruchungsparameter, mit dem die **Effizienz des Gehens** charakterisiert werden kann. Die Beanspruchung durch das Gehen kann eingeschätzt und zugleich die Mehrbeanspruchung infolge krankheits- oder verletzungsbedingter Veränderungen der Gangsensomotorik sichtbar gemacht werden.

> **Wichtig**  Der **Sauerstoffmehrverbrauch** steht in direktem Zusammenhang mit den Beeinträchtigungen der Sensomotorik des Gehens bei chronischen degenerativen Erkrankungen und ihren Komplikationen oder Störungen der zerebralen Funktionen. Er kann zugleich als Marker des Dekonditionierungszustandes angesehen werden.

Die Ergebnisse zum Energieverbrauch beim Gehen in Relation zum Körpergewicht, dem Fettanteil, der Fettmasse oder dem BMI sind nicht konsistent. Hierbei ist zu beachten, dass nicht „nur" der metabolische Energieverbrauch betrachtet werden darf, sondern auch die Energie, welche durch die passiv mechanischen Eigenschaften des myofaszialen Gewebes genutzt wird. Sicher erscheint, dass

- chronische degenerative Erkrankungen des muskuloskelettalen Systems,
- die Erkrankungen des Stoffwechsels, die das Gehirn und wiederum die Strukturen des muskuloskelettalen Systems einschließen, und
- des Herz-Kreislauf-Systems

die Sensomotorik des Gehens beeinflussen und verändern. Dies gilt natürlich auch für die primär entzündlichen Erkrankungen des rheumatischen Formenkreises, den Zustand nach gravierenden Verletzungen (z. B. Ruptur des vorderen Kreuzbandes und Rekonstruktion) sowie viele weitere Erkrankungen, die Funktionsstörungen des sensomotorischen Systems bedingen.

▶ **Wichtig** Die Biomechanik und Energetik des Gehens, wie die jeder anderen Bewegung basiert klar auf

- der Qualität der zerebralen Strukturen für die Bewegungsausführung, also dem Stand des Lernens bzw. der Erhaltung der sensomotorischen Koordination für die Bewegung,
- dem metabolischen Aufwand für die Bewegung, welcher der Bewegungsqualität und somit der energetischen Ökonomie des Bewegungsablaufes entspricht,
- der metabolisch bedingten Ermüdungsentwicklung (aerobe Kapazität), welche die Aufrechterhaltung der Bewegungsqualität und die mögliche Dauer der Bewegungsausführung bestimmt,
- dem kontraktilen Trainingszustand der Muskulatur (Laube 2009) bzw.
- der Ausprägung des Dekonditionierungszustandes, der immer alle Funktions- und Organsysteme einschließt und mit einem großen Zeitfaktor in die chronischen degenerativen Erkrankungen mündet (Laube 2023).

Alle Faktoren bilden ein Funktionssystem. Sie interagieren miteinander und können nur didaktisch getrennt und somit auch aufgezählt werden.

Kinder (8–9 Jahre) gehen mit einer Geschwindigkeit von 3 km/h mit der höchsten mechanischen Effizienz. Die interne mechanische Arbeit zur Bewegung der Körpersegmente ist bei übergewichtigen Kindern bei 4 und 5 km/h größer als bei den Normalgewichtigen. Dagegen ist die externe Arbeit, die Gesamtarbeit und die mechanische Effizienz bei allen Geschwindigkeiten zwischen 1 km/h und 5 km/h zwischen beiden Gruppen nicht unterschiedlich. Aber bei gleichem Energieaufwand haben die adipösen Kinder eine um 0,4 km/h geringere optimale Gehgeschwindigkeit, die zur verringerten Mobilität beiträgt (Oliveira et al. 2020).

Nardon et al. (2021) konnte den $O_2$-Mehrverbrauch beim Gehen bei **zerebralparetischen Kindern** im Vergleich mit gesunden darstellen, wobei der Sauerstoffverbrauch zugleich sehr eng mit dem Schweregrad der Schädigung, eingeschätzt anhand des Gross Motor Function Classification Systems, korreliert.

Browning et al. (2006) und andere finden den metabolischen Nettoaufwand beim Gehen bei der **Adipositas** durch den erhöhten prozentualen Fettanteil (r = 0,66) und durch das Geschlecht geprägt. Bei adipösen Menschen wird er ca. um 10 % gesteigert angegeben, bei Frauen ist er um ca. 10 % höher als bei Männern und adipöse Frauen müssen eine Zunahme der Geschwindigkeit generell mit höheren Zuwachsraten beantworten. Die bevorzugte Geschwindigkeit des selbstgewählten Gehens entspricht aber stets etwa derjenigen mit dem minimierten Bruttoenergieaufwand/Distanzeinheit. Diesem Ergebnis widersprechen die Ergebnisse von Tucker et al. (2024). Die Autoren fanden beim Gehen auf dem Laufband mit einer Geschwindigkeit von 1,34 m/s (n = 205, Frauen 115, %-Fettanteil 3,0 %–52,8 %, BMI 17,5–43,2 kg/m$^2$) keine statistischen Verknüpfungen des Körperfettanteils, der Fettmasse und des BMI mit dem Netto-Energieverbrauch auf einem Signifikanzniveau von p $\leq$ 0,05, sondern „nur" einen Trend (jeweils R$^2$ $\leq$ 0,011; entspricht r = 0,10). Der Nettoenergiebedarf war zwischen Frauen und Männern und für alle BMI-Bereiche (Normal-, Übergewicht, Adipositas) vergleichbar ähnlich. Der Bruttoenergieverbrauch des Gehens und die Stoffwechselrate während des Stehens ist aber mit den Merkmalen %-Körperfett, Fettmasse und BMI eng negativ verbunden (p $\leq$ 0,008). Ein hoher Körperfettanteil allein scheint die Ökonomie des Gehens und somit den Energiebedarf nicht zu beeinflussen. Wie bei Kindern untersucht, sind beim Gehen Normal- und Übergewichtiger die mechanischen Energiewerte des „center of mass" sehr ähnlich. Aber die adipösen Kinder weisen einen geringer ausgeprägten Pendelähnlichen Energiewiedergewinnungsmechanismus auf und nutzen offensichtlich deutlich vermehrt dehnungsbedingte elastische Energie (Retraktionskraft). Davon könnte vorrangig die Arbeitsleistung während der Doppelunterstützungsphase (Lastübernahme, „loading response") profitieren (Peyré-Tartaruga et al. 2023). Die Nutzung der Retraktionskraft verbraucht keine biologische Energie, die der aerobe Stoffwechsel zur Verfügung stellen muss. Somit ist das ein Hinweis, warum Übergewichtige einen vergleichbaren Energiebedarf haben können.

Gegenüber Gesunden realisieren **Diabetiker** jede beliebige Gehgeschwindigkeit zwischen 0,50 und 1,75 m/s mit einer gesteigerten metabolischen Rate. Die Nettorate ist bei einer um 7 % geminderten selbst gewählten Gehgeschwindigkeit (1,42 m/s bzw. 1,33 m/s, p = 0.045) um 14 % höher. Dabei gehen aber beide Personengruppen, die Gesunden und die Diabetiker, jeweils mit einem noch sehr gut vergleichbaren minimalen Brutto-Energieverbrauch/Distanzeinheit (3,32 J/kg/m bzw. 3,53 J/kg/m). Die geringeren sensomotorischen Leistungen der Patienten gehen aufgrund der zur Stoffwechselstörung führenden und sie unterhaltenden Dekonditionierung mit einer vergleichbaren Intensität der Beanspruchung einher (Caron et al. 2018).

Menschen mit einem **Schlaganfall** gehen wahrscheinlich aus zwei Gründen langsamer.

- Zum einen aufgrund der Störung der sensomotorischen Funktion und wahrscheinlich
- zum anderen aufgrund des „erhöhten und nicht mehr ausreichend realisierbaren" hohen aeroben, energetischen Bedarfs für die Realisierung der funktionell gestörten Gangsensomotorik mit der „vorher üblichen" Geschwindigkeit.

Unterschiedlich schwer beeinträchtigte Personen gehen stets langsamer und haben dennoch einen höheren $VO_2$-Verbrauch gegenüber klinisch Gesunden, wobei die Höhe der aeroben Beanspruchung (% der $VO_2$max.) beim frei gewählten Gehen vom Grad der sensomotorischen Beeinträchtigung abhängig ist. Steigern die Patienten die Gehgeschwindigkeit, wird schnell die respiratorische Schwelle, die „Ausdauerschwelle" überschritten und ein Abbruch der Belastung wird objektiv begründet. So sind bei Schlaganfallpatienten in Abhängigkeit vom Grad der Störung die „gleichen" täglichen Aktivitäten mit einer deutlich höheren Beanspruchung verbunden und unwillkürlich werden die sensomotorischen Leistungen kompensatorisch zusätzlich eingeschränkt (Blokland et al. 2021, 2023).

Personen mit einer **Gonarthrose** gehen langsamer, mit einem längeren Gangzyklus, einer geringeren Kadenz und kürzeren Schrittlängen (Sun et al. 2017). Der $O_2$-Mehrverbrauch beim Gehen steht bei orthopädischen Patienten in direktem Zusammenhang mit der Schwere einer Gehbehinderung (Waters und Mulroy 1999). Patienten mit einer **Knietotalendoprothese** gehen langsamer und die Kadenz ist beidseits geringer. Letzteres spricht für ein insuffizientes Verhältnis zwischen der Änderung der kinetischen und der potenziellen Energie zur Änderung der gesamten mechanischen Energie beim Gehen. Die Patienten nutzen die nicht operierte Seite als „Stütze" zum automatischen, nicht willkürlich durch das sensomotorische System organisierten „impliziten Schutz" der operierten Extremität. Die operative Behandlung der Gonarthrose verursacht Differenzen der kinetischen Energie zwischen beiden Extremitäten und gegenüber vergleichbaren Personen ohne eine Operationsindikation. Die Operierten haben einen gesteigerten kinetischen Energieaufwand für das Gehen, der zyklische mechanische Energieaustausch und die Energierückgewinnung sind defizitär, das „center of mass" liegt höher und somit der Wert der potenziellen Energie zugunsten eines adaptiven kompensatorischen sensomotorischen Gangmusters. Die Mechanik der gesamten Gelenkkette der unteren Extremität ist verändert (Zhou et al. 2024).

▶ **Wichtig** Somit muss auch der energetische Aufwand für das Gehen automatisch größer sein, was eine höhere aerobe Kapazität für gleiche Gehstrecken bzw. Gehgeschwindigkeiten erfordert. Die aerobe Kapazität ist aber infolge der in der Regel primären und der zusätzlichen krankheitsbedingen sekundären physischen Inaktivität gering bis sehr gering. Entsprechend ist die Ermüdbarkeit groß und beeinflusst und begrenzt „schnell" den sensomotorischen Bewegungsablauf des Gehens. Das limitiert zusätzlich die Gehstrecke und führt darüber hinaus zu „ausgeweiteten und umfänglicheren" Fehlbelastungen in der kranio-pedalen Gelenkkette. Es besteht eine klare Indikation für das dem klinischen Zustand angepasste Ausdauertraining, um zur Sicherung der Belastbarkeit die biomechanischen Konsequenzen positiv zu beeinflussen.

Ein Review (Natarajan et al. 2022) belegt, dass die verschiedenen **degenerativen Erkrankungen der Wirbelsäule,** die lumbale Stenose, die lumbale Hernie und der Low Back Pain (LBP) zu charakteristisch veränderten Mustern der Gangsensomotorik führen. Die lumbale Stenose zeichnet sich durch Asymmetrien und eine hohe Variabilität aus, bei einer Hernie sind bevorzugt die Geschwindigkeit, die Kadenz, die Dauer der „landing response" und die Gangvariabilität betroffen und der LBP zeichnet sich durch marginale Veränderungen der zeitlichen und räumlichen Gangmerkmale aus. Die Gangasymmetrie und die Gangvariabilität können als relevante Merkmale zur Unterscheidung der Gangprofile der degenerativen Erkrankungen genutzt werden. Die spinale lumbale Stenose verursacht signifikante Veränderungen aller räumlich-zeitlichen Merkmale des Gehens. Die Kadenz, die Schrittlänge, die Gehgeschwindigkeit und die Dauer der Schritte verändern sich gegenüber Gesunden um $-14\,\%$, $-24\,\%$, $-37\,\%$ und $+16\,\%$. Die Analytik des Gehens könnte zukünftig für die klinische Bewertung des funktionellen Status und die Wirksamkeit von Interventionen genutzt werden (Perring et al. 2020).

Die **Fibromyalgie**, mit einer Prävalenz von 1,4 bis 6,6 % der Gesamtbevölkerung, ist eine der häufigsten chronischen Schmerzerkrankungen und charakterisiert sich u. a. anhand der Symptome generalisierte myofasziale Schmerzen oder mindestens in vier Körperregionen, verminderte Leistungsfähigkeit u. a. durch die Schwäche der Muskulatur und abnormale Ermüdbarkeit (Deutsche Schmerzgesellschaft 2024). Zu diesen klinischen Zeichen gehört auch eine auf die Schmerzen und die zentralen Störungen zurückzuführende veränderte Sensomotorik des Gehens. Die Analyse der Biomechanik, der Energetik (rel. $VO_2$, ml/kg/min), der Atmung, der Herzfrequenz und der subjektiven Anstrengungsempfindung mittels Borg-Skala bei Gehbelastungen auf dem Laufband mit 2–5 km/h (1 % Steigung) bestätigt deutlich veränderte Gangmuster. Dennoch wurden keine signifikanten Unterschiede des Metabolismus zwischen den Patienten und den Gesunden bei allen Geschwindigkeiten gefunden, obwohl die Borg-Werte, die Schmerzen und die Daten des SF-36-Fragebogens signifikante Differenzen aufzeigen. So können die intensivere subjektive Anstrengung und die Ermüdbarkeit beim Gehen nicht ihren Ursprung im metabolischen Aufwand der Muskulatur haben (MacPhee et al. 2013). Es müssen bei dieser Krankheitsentität zentrale Ursachen führend sein.

Personen im **Alter** zwischen 60 und 96 Jahren mit einem inadäquaten Ergebnis beim Narrow-Walk-Test (Gehstrecke 6 m, 20 cm breiter Korridor, freie individuelle Gehgeschwindigkeit, Person darf die Begrenzung des Korridors nicht betreten oder ihn verlassen, dann Test positiv) benötigen einen gesteigerten energetischen Aufwand (indirekte Kalorimetrie: Messung Sauerstoffaufnahme) beim „individuell geprägten, freien" Gehen über 2,5 min und sie gehen langsamer als jene, die den Test erfolgreich absolvieren können. Ebenso steigt der Energiebedarf über drei zunehmend anspruchsvollere Balancetests ($p < 0{,}0001$). Nach einem 2,4-jährigen Kontrollzeitraum haben Menschen mit sich verschlechternder Balance und abfallender Gehgeschwindigkeit einen erhöhten energetischen Bedarf beim Narrow-Walk-Test und den Balancetests als jene Personen, deren Funktionsfähigkeit stabil blieben, und diejenigen, die verbesserte Ergebnisse aufwiesen, verminderten sogar ihren Sauerstoffbedarf für das Gehen (Brown et al. 2023).

> **Wichtig** Die Präzision des Gehens, die Qualität der zugehörigen posturalen Regulationen, die Gehgeschwindigkeit und die Ergebnisse von Balancetests sind von der aeroben Kapazität, dem Ausdauertrainings- bzw. Funktionszustand abhängig. Hier kann eine Parallele zwischen der aeroben Kapazität, dem Strukturzustand der Mikrozirkulation und der zerebralen wie auch der kontraktilen Funktion der Muskulatur gezogen werden. Eine dekonditionierte aerobe Kapazität und Mikrozirkulation führen sowohl zu zerebralen Funktionseinbußen als auch zur Entwicklung der Sarkopenie, der degenerativen neuromuskulären Muskelerkrankung. Die Konsequenz ist sensomotorisches Koordinations-, Ausdauer- und Krafttraining als die drei notwendigen Säulen des präventiven und insbesondere therapeutischen Programms.

Generell darf davon ausgegangen werden, dass eine abfallende Gehgeschwindigkeit mit einem Defizit an aerober Kapazität und damit einer reduzierten Ermüdungsresistenz vergleichbar ist. Entsprechend weisen Personen mit einer geringeren ($<$1,01 m/s) gegenüber einer höheren ($\geq$1,01 m/s) habituellen Gehgeschwindigkeit auch eine geringere maximale Sauerstoffkapazität (ml/kg/min), einen höheren Sauerstoffbedarf beim Gehen mit der individuell bevorzugten Gehgeschwindigkeit und einen höheren Score für die Ermüdbarkeit (Pittsburgh Fatigability Scale [PFS] Physical Score: range 0–50; n = 849, alle Vergleiche p < 0,05) auf. Liegt die $VO_2$max um eine Standardabweichung höher, entspricht dies einer Zunahme der Gehgeschwindigkeit um 0,1 m/s, während ein ähnlich gesteigerter Wert beim „üblichen" Gehen mit einer Abnahme der Gehgeschwindigkeit bis 0,23 m/s einhergeht. Der Ermüdungsscore ist ein signifikanter Vermittler zwischen der $VO_2$max. und der Gehgeschwindigkeit, was bei der Gruppe der „Langsamgeher" am ausgeprägtesten ist (Garcia et al. 2024). Es besteht keine lineare Abhängigkeit der Gehgeschwindigkeit von der aeroben Kapazität. Dies betrifft auch die Mortalität, die mit dem Unterschreiten der Grenze von 20 ml/kg/min exponentiell ansteigt (Bachl et al. 2006).

> **Wichtig** Die Gehgeschwindigkeit ist aus biomechanischer und somit metabolischer Sicht – ähnlich wie die Kraft des Faustschlusses für die Muskelkraft – ein wertvoller Hinweis auf den Konditions- oder Krankheitszustand.

## 6.4  Kennzeichen und Merkmale des Alterungsprozesses

Als **Kennzeichen des Alterungsprozesses** liegen neun klassische und fünf erweiterte Kennzeichnen vor (Granic et al. 2023). Zu diesen gehören u. a.

- epigenetische Veränderungen (der DNA-Code bleibt erhalten, aber die Ablesbarkeit wird verändert und/oder blockiert),
- der Verlust der Proteostase, die Erhaltung eines gesunden, funktionstüchtigen Bestandes an Proteinen,

- die mitochondrialen Dysfunktionen bzw. Mitochondropathien, die defizitär veränderte bzw. gestörte Bildung von biologischer Energie (ATP) als energetischer Grundlage aller Lebensprozesse – von der Gewebeerhaltung über die Leistungsfähigkeit bis zur Erholung – sowie der begleitende oxidative Stress als Grundlage von Gewebeschädigungen,
- die zelluläre Seneszenz, die Einschränkung und das Versiegen der Teilungsfähigkeit von Zellen durch die Verkürzung der Teleomere (DNA-Sequenzen inklusive der assoziierten Proteine am Ende jedes Chromosoms),
- die Abnahme der Stammzellen, aus denen durch Teilung der Stammzellpool erhalten wird und aus denen durch Entwicklung spezifische Körperzellen für den Ersatz oder die Reparatur (z. B. Satellitenzellen im Muskel) entstehen können,
- die veränderte und eingeschränkte Kommunikation zwischen den Zellen und Geweben,
- chronische, wenig intensive Entzündungsprozesse
- neuronale Dysfunktionen und
- die Einschränkungen der Infrastruktur der Mikrozirkulation.

Als **Übersetzung** der biologischen **Merkmale des Alterungsprozesses** kann man sagen:

- Die Fähigkeiten für physische Aktivitäten werden immer geringer und die Mobilität fällt bis zur Immobilität (Pflegebett).
- Die Fähigkeit zur Gewebeerhaltung und den Adaptationsvorgängen wird geringer (Epigenetik, Protease, Dysfunktionen Mitochondrien, Stammzellen, Mikrozirkulation etc.).
- Die energetische Grundlage aller Lebensprozesse wird kritisch.
- Die Abstimmung der Struktur und Funktion zwischen den Zellen, Geweben und Organen wird defizitär.
- Eine chronische generalisierte Entzündung verändert und schädigt alle Gewebe und Organe im Sinn degenerativer Erkrankungsentwicklungen.

## 6.5    Alterungsprozess des sensomotorischen Systems

Es gilt leider für alle Menschen, dass mit dem fortschreitenden Alterungsprozess

- die sogenannten **propriozeptiven Fähigkeiten**, die Wahrnehmung der Körperhaltung, der Positionen der Körperkompartimente Kopf, Rumpf und Extremitäten zueinander, der Position im Raum und der bewegungsbedingten Veränderungen als auch die Empfindung der Bewegungsgeschwindigkeit, der Muskelspannungen und des Krafteinsatzes als informationsbasierte zerebrale kognitive Leistungen,
- die kognitiven Leistungen für die situativ angepasste **Bewegungsorganisation und -ausführung (Handlungsprogramm),**

- die **Kraft** der Muskulatur (Entwicklung der Dynapenie und Sarkopenie) und
- die energetische Basis aller Lebensprozesse, die **aerobe Kapazität,**

systematisch abnehmen.

Das hat eine direkte, schleichende und zunächst lange unbemerkte Auswirkung auf die posturalen Regulationen des Gleichgewichts und der Bewegungspräzision. Letztendlich entsteht das klinische Merkmal dieser biologischen Vorgänge, die Entwicklung von sensomotorischen Unsicherheiten, die Sturzgefährdung und das Stürzen und zu guter Letzt die Gebrechlichkeit.

Die **Qualität der posturalen Kontrolle, das Bewegungskönnen bzw. die sensomotorische Koordination des Gehens** steht mit den **konditionellen Fähigkeiten und Fertigkeiten** in direkter Verbindung (vgl. Kap. 5). Dies ist sicher daran zu erkennen, weil sich im Rahmen des Alterungsprozesses eben systematisch gemeinsam mit der qualitativen Einschränkung der sensomotorischen Koordination für die Zielbewegung Gehen und alle anderen Bewegungen und der darin integrierten posturalen Kontrolle (Leistung von Rückenmark und Gehirn) sich gleichlaufend die Defizite der konditionellen Fähigkeiten Kraft und Ausdauer entwickeln (Logistiksystem: insbesondere Herzkreislauf und Energiestoffwechsel).

▶ **Wichtig** Der Alterungsprozess des sensomotorischen Systems bezieht mit spezifischen Veränderungen in den neuronalen Strukturen und in der Skelettmuskulatur alle Strukturbestandteile ein. Die Funktions- und Leistungsfähigkeit des sensomotorischen Systems, einschließlich die Regenerationsfähigkeit, nehmen ab.

Die möglichst lange Erhaltung der gerichteten kognitiven Verarbeitung der propriozeptiven, vestibulären und visuellen Informationen für das Gehen

- für die Körper- und Raumwahrnehmung sowie die aktuelle Situation als die voraussetzende zerebrale Leistung des „afferenten Schenkels" des sensomotorischen Systems
- für eine der Aufgabe und der Situation angepasste motorische Antwort als Leistung des „efferenten Schenkels"

muss die Hauptzielstellung des Lebensstils und aller aktiven präventiv-therapeutischen Interventionen sein.

Ein wichtiges Hilfsmittel für diese Zielstellung ist die Intensivierung (gesteigerter Druck) und die qualitative Veränderung (Modifizierung des Musters der Stimulation) der afferenten Informationen von der Fußsohle durch Schuheinlagen (vgl. Kap. 14, 15, 16, und 17). Davon profitiert die Balancefähigkeit deutlich. Des Weiteren stimuliert ein Training des bewusst gestörten Gehens wichtige „stabilisierende" Reflexmechanismen sowie die Interaktionen zwischen den Sensorinformationen der Oberflächen- und Tiefensensibilität (Felicetti et al. 2021), dadurch werden die Stabilität motorischer Reaktionen gefördert und zugleich die sensomotorische Vielfältigkeit zur Beherrschung kritischer Situationen trainiert.

Reduzierte somatosensorische Informationen haben einen ausgeprägteren nachteiligen Effekt auf die Modulation der Doppelunterstützungsphase des Gangzyklus (beide Füße Bodenkontakt, ca. 20 % des Gangzyklus) als kontraktile Defizite und Fußdeformitäten (Nardone et al. 2014).

> ▶ **Wichtig** Der Mensch kann dem Alterungsprozess effektiv durch ein präventives bzw. therapeutisches Gesundheitstraining begegnen. Hilfsmittel, wie z. B. Schuheinlagen, können den Effekt unterstützen. Einlagen können mit ihrer Verstärkerfunktion der afferenten Informationen zugunsten der Propriozeption der Verstärkerfunktion eines Hörgerätes zugunsten des Hörens und Verstehens gleichgesetzt werden.

Im Rahmen der altersbedingten Veränderungen im epikritischen und protopathischen System und der zentralen Integration der verschiedenen Informationsquellen werden die posturale Kontrolle der Körperhaltung und alle Bewegungen fortschreitend mehr von den Informationen des visuellen Systems geprägt, obwohl dieses System natürlich ebenso altersbedingte Defizite ausbildet.

> ▶ **Wichtig** Mit steigendem Alter läuft insgesamt der Prozess der Integration und der Wichtung der sensorischen Informationen aus den verschiedenen Quellen (visuell, vestibulär, epikritisch, protopathisch) für die posturalen Regulationen sowohl mit verringerter Qualität als auch zeitverzögert ab und es kann ergänzend zu „informatorischen Konflikten" kommen. Die Funktion der Neuromatrix für die posturale Kontrolle wird stärker auf die visuellen Informationen abgestimmt (Chen et al. 2021). **Die Qualität des Sehens wird mit fortschreitendem Alter ein wichtiger Faktor für die Regulation von Haltung und Bewegung.**

Im Rückenmark und im Gehirn nehmen vorrangig die Vernetzung der neuronalen Netzwerke und die Geschwindigkeit der Informationsleitung ab, wodurch die Verarbeitungskapazität und die -geschwindigkeit vermindert werden. Daraus resultiert insgesamt eine Sensomotorik mit einer geringeren Qualität und zusätzlich steigt die Zeitverzögerung, mit der sensomotorische Leistungen zur Verfügung gestellt werden können. Die Einschränkung der zerebralen Funktions- und Leistungsfähigkeit ist ein wesentlicher Faktor der Sturzgefahr.

> ▶ **Wichtig** Alle sensomotorischen Strukturen des Nervensystems reduzieren die Funktionsfähigkeit und die Muskulatur wird zeitlich weniger korrekt und intensiv in Funktion versetzt. **Der Mensch kann diese Entwicklung durch ein vielseitiges Training mit koordinativen, Ausdauer- und Kraft-orientieren Anteilen verzögern.**

Aus der Sicht der Muskulatur werden aktuell weniger altersbedingte Veränderungen der Funktionseigenschaften der noch vorhandenen Muskelfasern für den kontraktilen Leistungsverlust angesehen. In den Vordergrund gerückt sind die Faktoren mit dem deutlich größeren Einfluss wie

- die eingeschränkte neuronale Ansteuerung durch das Gehirn und
- die Veränderung der Zusammensetzung der Muskulatur (Venturelli et al. 2018).

Die altersbedingte Strukturänderung der Muskulatur basiert auf dem Untergang schneller Motoneuronen und der daraus resultierenden Denervierung der zugehörigen Muskelfasern. Die „herrenlos" gewordenen Muskelfasern werden zum Teil von langsamen Motoneuronen übernommen, wodurch die ehemals schnellen Muskelfasern langsame werden. Der alternde Muskel wird fortschreitend langsamer. Entsprechend fallen die Kapazität für die Generierung von Kraft und die Kontraktionsgeschwindigkeit ab. Beide Funktionen sind den schnellen motorischen Einheiten mit ihren Muskelfasern zuzuordnen. Zusätzlich entwickelt die Muskulatur die Sarkopenie mit den Hauptmerkmalen Kraft- und Leistungsverlust sowohl auf der Basis der kontraktilen Eigenschaften als auch einer reduzierten Innervation, also einer eingeschränkten Funktion der neuronalen Strukturen Gehirn und Rückenmark.

▶ **Wichtig** Die Muskulatur wird in Richtung einer langsam kontrahierenden Muskelfaserzusammensetzung umgebaut und verliert somit an Kraftfähigkeit und die Schnelligkeit der Muskelverkürzung. Die Muskelleistung (Kraft mal Verkürzungsweg/Zeit, Hill'sche Beziehung) wird geringer. **Der Mensch kann dieser Entwicklung durch ausreichend frühzeitig begonnenes Krafttraining und schnellkraft- bzw. schnelligkeitsorientiertes Training verzögernd entgegenwirken.**

**Ausdauertraining** ist zwar effektiv und sehr wichtig, um die aerobe Kapazität zugunsten der physischen Leistungen, der Mobilität, sowie der Erholungs-, Restitutions- und Adaptationsfähigkeit möglichst lange zu erhalten, aber es unterbindet die altersbedingten muskulären Umbauprozesse nicht. Werden bei gesunden jungen (26 ± 5 Jahre) und alten (71 ± 4 Jahre) Menschen als auch bei umfänglich ausdauertrainierenden alten „Master"-Athleten (69 ± 3 Jahre) im vorderen Schienbeinmuskel die Anzahl und die Größe der motorischen Einheiten und die Stabilität der neuromuskulären Erregungsübertragung geprüft, so kann festgestellt werden, dass der Querschnitt des Muskels (MRI) bei allen Gruppen vergleichbar ist. Zwischen den beiden Gruppen der älteren Menschen unterscheidet sich die geschätzte Anzahl der motorischen Einheiten nicht, sodass das Ausdauertraining ohne „Vorteil" geblieben ist. Der altersbedingte Verlust konnte durch das Ausdauertraining nicht verhindert werden, denn gegenüber den jungen Menschen beträgt die Anzahl der motorischen Einheiten nur noch 45 % bzw. 40 % (Athleten). Den altersbedingten Strukturveränderungen entsprechend sind die motorischen Einheiten der alten Menschen deutlich größer, denn der Verlust der motorischen Einheiten macht viele schnelle Muskelfasern „herrenlos" und ein großer Teil davon wird von langsamen Motoneuronen übernommen. Die Größe der langsamen motorischen Einheiten, das Innervationsverhältnis, wächst an. Dieser Prozess wird bei Sportlern offensichtlich gefördert. Ihre motorischen Einheiten sind gegenüber jungen Menschen um 56 % größer und die der nicht trainierenden „nur" um 43 %. So läuft trotz eines langfristigen Ausdauertrainings der altersbedingte Verlust und Remodulierungsprozess der Muskulatur sehr ähnlich (Piasecki et al. 2016). Die Auswirkungen von Krafttraining bleiben dabei hier noch offen, die aber von Tøien et al. (2023) vorgelegt werden. Sehr lange und umfänglich krafttrainierende alte „Master"-Athleten (Gewichtheber, n = 10, 73 ± 4 Jahre, rel. VO$_2$max 33,2 ± 6,8 ml/kg/min) haben gegenüber jungen habituell trainierenden Menschen (Freizeitsport, n = 11, 25 ± 4 Jahre, rel. VO$_2$max 63.1 ± 6.6 ml/kg/min) im Musculus vastus lateralis (Biopsie) noch den gleichen Anteil an Typ-II-Muskelfasern (52,0 ± 16,4 % gegen 51,1 ± 14,4 %). Die Gruppierung der Muskelfasern ist vergleichbar und es können bei relativ großer Streuung kaum atrophische Fasern gefunden werden (0,2 ± 0,7 % gegen 0,1 ± 0,4 %). Der maximale Kraftwert des Musculus quadriceps femoris der alten Sportler ist im Trend grenzwertig höher (170,0 ± 18,9 kg gegen 151,0 ± 24,4 kg, p = 0,08). Dies gilt gleichfalls für den Kraftanstieg (3993 ± 894 gegen 3470 ± 1394 Newton pro Sekunde). Ausdauertrainierte „Master"-Athleten (n = 8, 72 ± 6 Jahre, rel. VO$_2$max. 47,5 ± 8,1 ml/kg/min) und alte aktive Freizeitsportler (n = 13, 75 ± 6 Jahre, rel. VO$_2$max 35,2 ± 3,8 ml/kg/min) besitzen dagegen signifikant weniger schnelle Muskelfasern (39,3 ± 11,9 % bzw. 35,0 ± 12,4 %) als die Kraftsportler und junge Menschen. Des Weiteren finden sich bei ihnen die Merkmale des Alterungsprozesses, indem vermehrt atrophische (1,2 ± 1,0 % bzw. 1,1 ± 1,4 %) und gruppierte Muskelfasern gefunden werden können (Tøien et al. 2023).

▶ **Merke**  Nur das Krafttraining erhält die Muskelstruktur der jüngeren Lebensphase wesentlich länger. Dafür benötigt der schnelle Muskelanteil die hoch intensiven Reize des Krafttrainings, wodurch das erforderliche gewebeerhaltene Signalstoffprofil stimuliert wird. Ausdauertraining liefert ein anderes Profil, denn hierbei wird die Muskulatur nicht „kraftorientiert", sondern „stoffwechselorientiert" beansprucht und adaptiert nicht in die kontraktile, sondern in die Richtung der aeroben Kapazität (Mitochondrien).

Der maximale Kraftanstieg bei der Beinpresse zwischen 100–600 ms ist bei einer gemischten Gruppe aus Freizeitmarathonläufern, Sprintern, Kraftsportlern und Untrainierten moderat mit der fettfreien Masse der unteren Extremitäten, dem %-Anteil an Typ-II-Muskelfasern (Musculus vastus lateralis) und der maximalen isometrischen Kraft verbunden (r = 0,32–0,50), wobei der Muskelquerschnitt noch deutlich enger mit dem prozentualen Anteil der Typ-II- und Typ-IIx-Fasern korreliert (r = 0,60–0,85). Bei den Sprintern steht die Zeit des Kraftanstiegs bis 250 ms hochgradig mit den Merkmalen der Muskelfaserstruktur in Verbindung. Für die Ausdauersportler und die Untrainierten allein ist eine solche Verknüpfung nicht nachweisbar. Der FTF-Faseranteil (Anteil schnell kontrahierender Muskelfastern) ist die Determinante des maximalen Kraftanstiegs. Die vorliegende Arbeit belegt dies vorrangig für den Fasertyp IIx, die schnellsten motorischen Einheiten, und weniger für die gesamte Typ-II-Faserpopulation (Methenitis et al. 2019). Der Typ IIx wird vorrangig durch die Schnelligkeit und die Schnellkraft angesprochen.

▶    **Wichtig**   Die Muskulatur verliert durch den Alterungsprozess vorrangig motorische Einheiten des schnellen Spektrums, dabei ist sicher die schnellste Population, die IIx-Einheiten, zuerst betroffen. Wie belegt, verzögert langfristiges (Maximal-)Krafttraining den altersbedingten Wandel des Muskelfaserspektrums und erhält weitestgehend lange die Kraftfähigkeit. Die Fähigkeit, sehr schnell Kraft zur Verfügung stellen zu können, muss durch das Training der Schnelligkeit und der Schnellkraft erfolgen. Beide Fähigkeiten, altersadäquate „ausreichende" Maximalkraft und „ausreichende" Schnelligkeit sowie Schnellkraft, sind im Alter bestimmende Funktionskapazitäten sowohl

- für die Erhaltung eines sicheren Gangbildes bei der Bewältigung von voraussehbaren und insbesondere bei nicht erkennbaren Hindernissen, dem Stolpern, als auch
- gegen die allgemeine Sturzgefahr infolge der Dekonditionierung und der Seneszenz.

Das Training des sicheren Gehens und Laufens muss frühzeitig, also präventiv, beginnen und schließt die Trainingsformen

- Ausdauer für die Bewegungskoordination (zerebrale Funktion), die aerobe Kapazität und die Ermüdungsresistenz (Logistik- bzw. Stoffwechselfunktion) und
- Kraft, Schnelligkeit und Schnellkraft für die Erhaltung der Muskelstruktur und -funktion (zerebrale plus kontraktile Funktion) ein.

**Sturzprophylaxe beginnt zeitlich sehr weit vor dem „kritisch werdenden" Alter, denn die Erhaltung von Struktur und Funktion benötigt lange Zeiträume. Ist die Struktur einmal endgültig verloren (z. B. Muskelfaserverluste) oder ist die Struktur ab- und umgebaut (Verlust der cerebralen Vernetzung, der aeroben Kapazität, Sarkopenie) ist trotz der weiter bestehenden Trainierbarkeit ein Wiederaufbau nur noch sehr begrenzt möglich.**

Der Strukturwandel der alternden Muskulatur ist vielfach beschrieben. Messa et al. (2020) analysierte im M. vastus lateralis die Gruppierung von Muskelfasern, die sich aus dem Denervierungs- und Reinnervierungsprozess ergibt, bei jungen (19–27) und alten (66–82) Nichtsportlern und bei Sportlern verschiedener Altersgruppen (20–29, 38–65, 66–85 Jahre, Teilnehmer in den Wettkämpfen European Veteran Athletics Championship, World Master Athletics Championship, European Veterans Athletics Championship, „track and field organization"). Sie fanden keine signifikanten altersbedingten Auswirkungen auf die Fasergruppengröße oder die Fasergruppenanzahl bei Sportlern und Nichtsportlern. Die Gruppierung entsprach weitestgehend der von der Fasertypzusammensetzung abhängigen Erwartung.

Diese Ergebnisse widersprechen dem altersbedingten Muskelumbau als auch der Förderung der Reinnervation durch physisches Training.

▶ **Wichtig** Der Widerspruch kann aber aufgelöst werden, wenn der Motoneuronenverlust und somit die Denervierung und die Reinnervierung nicht unbedingt zu einer Gruppierung der Fasertypen führt.

Bei der Bewertung der sensomotorischen Leistungen der Ziel- mit ihrer spezifisch integrierten Stützsensomotorik gilt es aber immer zu beachten, dass nicht nur das kalendarische Alter ein wichtiger Faktor ist, sondern dass der **Konditionierungszustand** in jedem Alter einen großen Einfluss hat. Eine Dekonditionierung, die sich daraus entwickelnden chronisch degenerativen Erkrankungen und der Alterungsprozess führen zu grundsätzlich vergleichbaren Ergebnissen. So entwickelt der Skelettmuskel des „chronisch inaktiven", des adipösen Menschen jeden Lebensalters und des „alten" Menschen (Cruz-Jentoft et al. 2010, 2019) die chronisch neuro-myogene degenerative Erkrankung **Sarkopenie,** die mit der Kardiomyopathie und der Herzmuskelinsuffizienz sehr eng verwandt ist (Barbalho et al. 2020).

▶ **Wichtig** Die Tatsache, dass die Sarkopenie nicht allein ein charakteristisches Merkmal des fortgeschrittenen Alterungsprozesses ist, sondern in jedem Alter auch zur chronischen physischen Inaktivität und der Adipositas gehört, erfordert unbedingt, dass nicht nur das Lebensalter eines Menschen betrachtet werden muss, sondern der Trainingszustand des sensomotorischen Systems gegenüber dem kalendarischen Alter ein viel wichtigerer Faktor ist. **Die Muskulatur muss durch Training zum „Gesundheitszentrum des Körpers" werden, welches sehr viele gleichwertige und miteinander abhängige gesundheitsrelevante Funktionen hat.**

Charakteristische Merkmale der degenerativen Muskelerkrankung **Sarkopenie** sind

- der Verlust von Muskelfasern und deren Ersatz durch Fett- und Bindegewebe,
- die inaktivitätsbedingte chronische, gering intensive und nicht schmerzhafte Entzündung,
- die dysfunktionalen Mitochondrien bzw. die Mitochondropathien und
- Veränderungen und Defizite der intrinsischen Funktionseigenschaften (Kraftgeneration, Kontraktionsgeschwindigkeit) der verbleibenden Muskelfasern.

Der sarkopenische Muskel unterliegt somit sehr schleichenden strukturellen und funktionellen Veränderungen. Bevorzugt werden wie beim physiologischen Alterungsprozess schnell kontrahierende Muskelfasern denerviert und zum Teil von langsamen Motoneuronen reinnerviert. Dadurch konvertieren sie zu langsamen Muskelfasern, denn die Motoneuronen „bestimmen" die kontraktilen Eigenschaften „ihrer" Muskelfasern. Die Störungen und die Erkrankung der Mitochondrien sorgen für energetische Defizite und pathologischen, gewebeschädigenden oxidativen

Stress. Die Infrastruktur der Mikrozirkulation als Basis der Gewebever- und -entsorgung werden durch den Bewegungsmangel und den Alterungsprozess abgebaut. Die Fettinfiltration und die Proliferation des Bindegewebes verstärken die Versorgungsdefizite. Ein Teufelskreis!

▶ **Wichtig** Die inaktivitäts- und adipositasbedingte neuro-myogene Erkrankung Sarkopenie kann problemlos durch Training – bei ausreichender körperlicher Aktivität mit entsprechenden Anstrengungsgraden, Belastungsdauern am Stück und Belastungsumfängen pro Woche (vgl. Empfehlungen der WHO 2020) – durch strukturelle Anpassungen verhindert werden. Die Wirkungen der unmöglich zu verhindernden „echten" altersbedingten Sarkopenie (ca. ab dem 70.–75. Lebensjahr) können durch Training mit positiven Effekten modifiziert werden, indem u. a. die Reinnervation unterstützt wird (Mosole et al. 2013, 2022, Coletti et al. 2022) sowie Verluste von Mikrozirkulation und aerober Kapazität des Muskels verzögert werden. Allerdings ist die Effektivität der positiven Effekte an ein bereits längerfristiges Training gebunden. Wie auch sonst gilt: Prävention ist das Nonplusultra.

## 6.6 Stehen und Gehen im Alter

Die Kontrollsysteme der Körperhaltung sorgen für die „korrekte" Positionierung des Menschen im Raum. Daraus resultieren das Gleichgewicht, aber auch die Orientierung. Dafür generiert das Gehirn eine „räumliche und zeitliche interne Repräsentation der Körperposition", welche die Umweltsituation einbezieht und „vorausschauende" motorische Reaktionen ermöglicht. An dieser wichtigen Funktion sind die wichtigsten Gehirnbereiche beteiligt.

▶ **Wichtig** Gleichgewicht und Raumorientierung sind innewohnende Leistungen der Sensomotorik, wofür mit aufsteigendem Niveau der motorischen Anforderungen für die Körperhaltung, von Bewegungsausführungen und in Abhängigkeit von der Umweltsituation der Anteil kognitiver Leistungen erhöht wird.

**Bipedales ruhiges Stehen** wird „nur" mit dem willkürlichen Antrieb „es tun zu wollen" möglich und es ist unter dieser übergeordneten Zielstellung eine hochgradig subkortikal und spinal organisierte Körperhaltung. Der Wille zum Stehen bedeutet aber zugleich, dass auch kognitive Ressourcen an dieser doch sehr einfachen, scheinbar primitiven Alltagsaktivität beteiligt sind. Soll die Körperhaltung „Stehen" mit anspruchsvollen sensomotorischen Anforderungen ausgeführt werden, wie z. B. dem Stehen auf einem Bein, auf instabilen und unebenen Unterböden, im Tandemstand oder unter „fordernden" Umgebungsbedingungen, z. B. in einer eng stehenden Gruppe, so steigt auch umgehend der Bedarf einer stärkeren Beteiligung kognitiver Prozesse für die Kontrolle der Haltung und die „Beherrschung" der Situation. Die motorische Aufmerksamkeitsleistung des prämotorischen Kortex, aber auch die bereits angesprochene interne räumliche Repräsentation erfordern den kognitiven Mehraufwand. Lajoie et al. (1993) haben fast erwartungsgemäß einen aufsteigenden Bedarf der Aufmerksamkeitsleistung vom Sitzen über das Stehen zum Gehen gezeigt.

▶ **Wichtig** Essenziell sind ein vielseitiges Gleichgewichtstraining, ein Training spezifischer kognitiver Leistungen des Gehirns und die Erkenntnis, dass die Qualität des Gleichgewichtsverhaltens ganz klar ein Produkt des Lernens variabler Aufgabenstellungen ist.

**Einfaches aufrechtes Stehen und das unbeeinflusste Gehen** kann umfänglich durch spinale Netzwerke generiert werden. Dies gilt auch noch für das **Geradeausgehen** in einer sehr gut überschaubaren Umgebung ohne erkennbare potenzielle Störmöglichkeiten oder Hindernisse. Sind **Variationen der Sensomotorik des Gehens** durch z. B. Richtungswechsel oder das Gehen in einer Gruppe erforderlich, ist eine gesteigerte Aufmerksamkeitsleistung für die situative Beherrschung notwendig. Entsprechend werden die supraspinalen Netzwerke für die Aufmerksamkeit aktiver. Je höher die aktuell zu beherrschenden Anforderungen und selbst die voraussichtlichen Anforderungen für die Sicherung des Gleichgewichts sind, desto größer wird die erforderliche Beteiligung der höchsten zerebralen bewussten Netzwerke.

▶ **Wichtig** Selbst die Basisaktivitäten des Alltags (Sitzen, Stehen und Gehen) benötigen in aufsteigender Reihenfolge die Rekrutierung bewusster Gehirnressourcen, um die Balance zu sichern.

**Für das Gehirn ist „Stehen nicht gleich Stehen".** Dies gilt sicher gleichfalls für alle weiteren vergleichbaren Körperhaltungen, ebenso für das Gehen und de facto auch für alle Bewegungen des täglichen Lebens. Mit der Aktivierung des präfrontalen Kortex bei älteren klinisch gesunden Frauen und Männern (n = 19, 70,2 ± 4,5 Jahre) und jenen mit einer milden kognitiven Beeinträchtigung (Patienten, n = 21, 71,2 ± 3, Jahre) kann dies anhand der Durchblutung (fNIRS) sichtbar gemacht werden. Die Durchblutung spiegelt die Gehirnaktivierung wider. Die gesunden und die mild beeinträchtigten Personen unterscheiden sich beim alleinigen Stehen und beim Stehen mit einer zweiten Aufgabe, einer sogenannten Multitasking-Aufgabe, jeweils anhand der pedografischen Merkmale des Schwankens und in der Aktivierung des präfrontalen Kortex (Brodmann Area [BA] 45 rechts und links, BA 10 rechts, BA 46 links, BA 11 rechts). Die Parameter der Gleichgewichtskontrolle trennen beide Gruppen und im Gegensatz zu den gesunden Kontrollpersonen reagieren die kognitiv beeinträchtigten Personen auf die Zweitaufgabe mit einer zusätzlichen signifikanten Verschlechterung der Balancekontrolle. Beim einfachen Stehen muss die Aktivierung der höchsten Gehirninstanz desto größer werden, je geringer die Balancefähigkeit ist, d. h. hohe Gehirnaktivierung gleich schlechte Balance oder gute Balance gleich geringe Aktivierung. Während der Multitasking-Anforderung sind die Verhältnisse umgekehrt. Eine hohe Gehirnaktivierung geht unter diesen Anforderungsbedingungen auch mit einer schlechten Balancefähigkeit einher, d. h.

hohe Gehirnaktivierung gleich schlechte Balance oder gute Balance gleich geringe Aktivierung. Die kognitiv Schwachen müssen also bei Mehrfachaufgaben das Gehirn kompensatorisch intensiver aktivieren (Xu et al. 2024).

▶  **Wichtig**  Kognitive Defizite sind gleichbedeutend mit einer qualitativ schlechteren Balancekontrolle. Somit ist der möglichst zeitige Beginn der Prävention von kognitiven Beeinträchtigungen durch anstrengende, biologische strukturell und funktionell wirksame physische Aktivitäten eine Intervention der ersten Wahl, um auch der Sturzgefährdung vorzubeugen.

Das **Gehen ist immer eine Willkürbewegung.** Es basiert auf einer diffizilen Balancekontrolle. Wenn der Untergrund fest und stabil ist, keine Hindernisse vorhanden sind und keine Störeinflüsse einwirken, sorgen üblicherweise die propriozeptiven Informationen der Muskelspindeln und der Golgiapparate für das „korrekte", vorrangig spinale, also automatisch generierte Bewegungsmuster (spinaler Gang- bzw. Mustergenerator: Nervennetzwerk im Rückenmark, das eigenständig komplexe Bewegungsabläufe zur Fortbewegung generieren kann). „Der Automatismus" steht dennoch unter willkürlicher Kontrolle, denn er ist vom Gehirn situativ bewusst angeregt. Das Gehen hat eine Ursache und ein Ziel. Werden aber dem Gehirn die propriozeptiven Informationen durch die Unterbrechung des Hinterstrangs genommen (Tractus spinobulbaris, epikritische und propriozeptive Sensibilität, Tierexperiment, Mäuse), können Tiere zwar noch weitestgehend automatisch fast normal gehen, aber äußere Störungen des Gehens werden nicht mehr beherrscht. Das Gehirn sorgt somit für die Abstimmung der Sensomotorik des Gehens mit der Umweltsituation und verantwortet erforderliche motorische Korrekturen (Santuz et al. 2022), wofür kognitive Ressourcen eingesetzt werden müssen. Bei neurologischen Erkrankungen mit einer spinalen oder sensiblen Ataxie (Vitamin-B$_{12}$-Mangel, Alkohol, multiple Sklerose, Metastasen) ist gleichfalls die Gangsensomotorik betroffen. Die fehlenden propriozeptiven Afferenzen verursachen ein sehr unsicheres und abnormes Gangbild, was bis zur Gehunfähigkeit führen kann.

▶  **Wichtig**  Das sichere, den Umgebungsbedingungen angepasste Gehen ist kein „rein automatischer «nur» auf der unteren neuronalen Ebene generierter Bewegungsablauf", sondern es erfordert die Funktionen auch der höchsten Gehirninstanzen. Die propriozeptiven, die vestibulären und die visuellen Informationen sind die Grundlage für das stabilisierende, korrigierende und kompensierende Bewegungsprogramm des Gehens. Bei einem unsicheren Gehen müssen alle diese Informationsquellen als mögliche Ursache geprüft werden.

Der Alterungsprozess im Gehirn reduziert vorrangig die Vernetzung, wodurch die Verarbeitungskapazität und die Geschwindigkeit der Informationsverarbeitung geringer werden. Das spiegelt sich gleichfalls in der Sensomotorik des Gehens wider. Die Gehgeschwindigkeit und die Sicherheit des Gehens sind betroffen. Sehr markant, weil bereits vor der Reduzierung der Geschwindigkeit des Gehens diagnostizierbar, sind sogenannte Multitasking-Aufgaben betroffen. Das Gehen wird infolge einer gleichzeitig auszuführenden kognitiven Aufgabe wie z. B. dem Rechnen oder auch schon einer Unterhaltung langsamer. Dieser Effekt wird deutlicher, wenn der Alterungsprozess zusätzlich kognitive Einbußen verantwortet.

> **Wichtig** Das Merkmal Gehgeschwindigkeit ohne und insbesondere während der Ausführung einer zweiten, kognitiven Aufgabenstellung charakterisiert den funktionellen Zustand des Gehirns für die Organisation und Ausführung des „sensomotorischen Programms Gehen" (Geschwindigkeit, Sicherheit) und die gleichzeitige Nutzung kognitiver, nicht sensomotorisch relevanter cerebraler Kapazitäten (Multitasking).

Die Nutzung und Konnektivität zerebraler Ressourcen beim einfachen Gehen mit individueller Geschwindigkeit und der Multitasking-Aufgabe, gleichzeitig ein Gespräch zu führen, kann mit der funktionellen Magnetresonanz-Bildgebung im Ruhezustand („resting-state", fMRI) bei kognitiv gesunden alten Menschen (72,5 ± 5,2 Jahre, Min-Max.: 65–87 Jahre) sichtbar gemacht werden. Es zeigen sich vier Resting-State-Netzwerke, die unter beiden Anforderungsbedingungen gemeinsam mit der Gehgeschwindigkeit in Verbindung stehen und dafür verantwortlich sind. Diese Netzwerke weisen während beider Anforderungsmodi eine gut vergleichbare funktionelle Verknüpfung auf. Es handelt sich um die sensomotorischen, visuellen, vestibulären und fronto-parietalen kortikalen Regionen. Zugunsten der Gehgeschwindigkeit während des Gehens mit einem Gespräch erfolgt zusätzlich eine größere Intensität der Verknüpfungen („connectivity") in den sensorischen und motorischen (supplementärer motorischer Kortex: Vorbereitung komplexer Bewegungsmuster) und in den und mit den frontoparietalen Regionen im präfrontalen Kortex, dem „Vorstandvorsitzenden des Gehirns" („supervisory attentional system") (Yuan et al. 2015).

Mit fortschreitendem Alter benötigen die Menschen für die sensomotorischen und kognitiven Leistungen immer größere Hirnregionen und zusätzlich steigt deren Anzahl (Seidler et al. 2010), um die Atrophie der sensomotorischen Regionen und der Verknüpfungen zwischen den beiden Großhirnrinden (des Corpus callosum) zu kompensieren. Des Weiteren laufen Veränderungen im dopaminergen System des Gehirns ab, welche für die nachlassende Grob- und Feinregulation der Bewegungen, aber auch für die kognitiven Verluste sorgen. So ist die Mobilität alter Menschen sehr eng vom strukturellen und funktionellen Zustand, dem Volumen der grauen und weißen Substanz, abhängig. Die kortikale Kontrolle des Gehens bezieht ausgedehnt beide Gehirnhälften mit den für die Körperhaltung und das Gehen gut bekannten Regionen (parietaler, frontaler Kortex, Basalganglien, Zerebellum) ein. Die Aktivierung des präfrontalen Kortex muss sowohl beim vorgestellten Gehen als auch beim Gehen mit höheren kognitiven Anforderungen verstärkt werden (Holtzer et al. 2014).

▶ **Wichtig** Das Gehen wird von den strukturellen und funktionellen Einbußen des Gehirns bestimmt. So ist der kognitive Funktionszustand ein wichtiges Merkmal der Motorik und sollte immer gemeinsam mit orthopädischen, traumatologischen und/oder internistischen Befunden diagnostiziert und in die Therapie einbezogen werden.

## Fazit

Die **posturale Kontrolle** sichert beim Gehen das dynamische Gleichgewicht, die Präzision, die Bewegungssicherheit, die Stabilität und die Kompensationsfähigkeit situativ bedingter Störungen durch unebene Untergründe und unvorhergesehene Hindernisse oder Ereignisse.

Ca. im 5.–6. Lebensjahr sollten Kinder mit einer gesunden sensomotorischen Entwicklung frei variabel verfügbar gehen, rennen, auf einem Bein stehen und hüpfen können. Diese Sensomotorik bleibt, interindividuell sehr differenziert, bis zum Alter weitestgehend erhalten. In der späten Lebensphase bestimmen heute vorrangig der Bewegungsmangel, chronisch degenerative Erkrankungen und der Alterungsprozess diese Fähigkeit. Die „Logistikfunktionen der Bewegungen", Ausdauer und Kraft, nehmen fortschreitend ab. Das Gehen, obwohl immer eine Willkürbewegung, wird weniger automatisch, langsamer, instabiler und verlangt verstärkt die funktionellen Ressourcen der bewussten Hirnstrukturen.

Die mechanische Arbeit beim Gehen wird aktiv durch den Energiemetabolismus der Muskeln und umfänglich passiv durch die elastischen Eigenschaften des Bindegewebes abgedeckt. Mechanik und Energiestoffwechsel bilden eine funktionelle Einheit, sodass die Sauerstoffaufnahme in Relation zur Geschwindigkeit als leistungsdiagnostischer Parameter auch die Bewegungsökonomie wiedergibt. Ein $O_2$-Mehrverbrauch kann als Marker des Dekonditionierungszustandes angesehen werden und er steht in direktem Zusammenhang mit den Beeinträchtigungen der Sensomotorik des Gehens bei chronischen degenerativen Erkrankungen sowie den Maladaptationen der zerebralen Funktionen.

Die Biomechanik des Gehens basiert klar auf der Qualität der zerebralen Strukturen für die Bewegungsausführung, dem metabolischen Aufwand für die Bewegung, der aeroben Kapazität, dem Trainingszustand der Muskulatur, der Ausprägung der Dekonditionierung und dem Stand der Pathogenese chronischer degenerativer Erkrankungen. Alle Faktoren interagieren miteinander und können nur didaktisch getrennt aufgezählt werden. Eine dekonditionierte aerobe Kapazität und Mikrozirkulation ist die Grundlage sowohl zerebraler Funktionseinbußen als auch der Entwicklung der Sarkopenie.

Mit fortschreitendem Alter nehmen sehr schleichend die sogenannten **propriozeptiven Fähigkeiten** ab, also die Wahrnehmung der Körperhaltung, der Positionen von Kopf, Rumpf und Extremitäten zueinander, der Position im Raum sowie bewegungsbedingter Veränderungen, ebenso wie die Empfindung von Bewegungsgeschwindigkeit, Muskelspannung und Krafteinsatz als informationsbasierte zerebrale kognitive Leistungen. Ebenso systematisch nehmen die kognitiven Leistungen für eine situativ angepasste Bewegungsorganisation und -ausführung sowie die konditionellen Fähigkeiten ab. Die posturale Kontrolle wird fortschreitend mehr von den Informationen des optischen Systems geprägt, obwohl dieses System ebenso altersbedingte Defizite ausbildet. Die Sturzprophylaxe muss somit zeitlich sehr weit vor dem „kritisch werdenden" Alter beginnen und die Tatsache, dass die Sarkopenie kein Alleinstellungsmerkmal des Alterungsprozesses ist, macht es erforderlich, stets den muskulären Trainingszustand zu bewerten.

**Bipedales ruhiges Stehen** wird nur mit dem willkürlichen Antrieb „es tun zu wollen" möglich und es ist unter dieser übergeordneten Zielstellung eine hochgradige subkortikal und spinal organisierte Körperhaltung. Somit sind dennoch immer auch kognitive Ressourcen an dieser sehr einfachen, scheinbar primitiven Alltagsaktivität beteiligt. Soll die Körperhaltung Stehen in anspruchsvollen sensomotorischen Anforderungen ausgeführt werden, wie dem Einbein- oder Tandemstand und dem Stehen auf instabilen Unterböden, dann steigt umgehend der Bedarf kognitiver Prozesse für die Kontrolle. Somit sind kognitive Defizite gleichbedeutend mit einer qualitativ schlechteren Balancekontrolle.

Das sichere, den Umgebungsbedingungen angepasste **Gehen** ist kein rein automatischer nur auf der unteren neuronalen Ebene generierter Bewegungsablauf, sondern erfordert die Funktionen der höchsten Gehirninstanzen. Die propriozeptiven, die vestibulären und die visuellen Informationen sind die Grundlage für das stabilisierende, korrigierende und kompensierende Bewegungsprogramm des Gehens. Bei einem unsicheren Gehen müssen alle diese Informationsquellen als mögliche Ursache geprüft werden. Das Merkmal Gehgeschwindigkeit ohne und insbesondere während der Ausführung einer zweiten, kognitiven Aufgabenstellung charakterisiert den funktionellen Zustand des Gehirns für die Organisation und Ausführung des „sensomotorischen Programms Gehen" (Geschwindigkeit, Sicherheit) und die gleichzeitige Nutzung kognitiver, nicht sensomotorisch relevanter zerebraler Kapazitäten (Multitasking). Der kognitive Funktionszustand ist ein wichtiges Merkmal der Sensomotorik und sollte immer gemeinsam mit orthopädischen, traumatologischen und/oder internistischen Befunden diagnostiziert und in die Therapie einbezogen werden.

## Literatur

Bachl N, Schwarz W, Zeibig J: Fit ins Alter. Springer Eirn-New York, 2006.

Barbalho SM, Flato UAP, Tofano RJ, Goulart RA, Guiguer EL, Detregiachi CRP, Buchaim DV, Araújo AC, Buchaim RL, Reina FTR, Biteli P, Reina DOBR, Bechara MD: Physical Exercise and Myokines: Relationships with Sarcopenia and Cardiovascular Complications. Int J Mol Sci 2020 May 20;21(10):3607. https://doi.org/10.3390/ijms21103607.

Ben Tekaya A, Ben Dhia S, Hannech E, Rouached L, Bouden S, Tekaya R, Saidane O, Mahmoud I, Abdelmoula L: Foot function in rheumatoid arthritis: Correlation between the Rheumatoid and Arthritis Outcome Score and performance-based physical tests. Musculoskeletal Care 2023 Jun;21(2):362–371. https://doi.org/10.1002/msc.1702. Epub 2022 Oct 18.

Blokland I, Gravesteijn A, Busse M, Groot F, van Bennekom C, van Dieen J, de Koning J, Houdijk H: The relationship between relative aerobic load, energy cost, and speed of walking in individuals post-stroke. Gait Posture 2021 Sep:89:193–199. https://doi.org/10.1016/j.gaitpost.2021.07.012. Epub 2021 Jul 21.

Blokland IJ, Schiphorst LFA, Stroek JR, Groot FP, van Bennekom CAM, van Dieen JH, de Koning JJ, Houdijk H: Relative Aerobic Load of Daily Activities After Stroke. Phys Ther 2023 Mar 3;103(3):pzad005. https://doi.org/10.1093/ptj/pzad005.

Brown C, Simonsick E, Schrack J, Ferrucci L: Impact of balance on the energetic cost of walking and gait speed. J Am Geriatr Soc 2023 Nov;71(11):3489–3497. https://doi.org/10.1111/jgs.18521. Epub 2023 Aug 2.

Browning RC, Baker EA, Herron JA, Kram R: Effects of obesity and sex on the energetic cost and preferred speed of walking. J Appl Physiol (1985) 2006 Feb;100(2):390–8. https://doi.org/10.1152/japplphysiol.00767.2005. Epub 2005 Oct 6.

Brüggemann GP: Bewegung und Belastung: Ansätze zur Vermeidung von Gelenksabnutzung und Überlastungsschäden. Internationale Fachmesse und Kongress, Köln, 20.–21.10.2015.

Caron N, Peyrot N, Caderby T, Verkindt C, Dalleau G: Effect of type 2 diabetes on energy cost and preferred speed of walking. Eur J Appl Physiol 2018 Nov;118(11):2331–2338. https://doi.org/10.1007/s00421-018-3959-z. Epub 2018 Aug 7.

Chen YC, Huang CC, Zhao CG, Hwang IS: Visual Effect on Brain Connectome That Scales Feedforward and Feedback Processes of Aged Postural System During Unstable Stance. Front Aging Neurosci 2021 Jul 22:13:679412. https://doi.org/10.3389/fnagi.2021.679412. eCollection 2021.

Coletti C, Acosta GF, Keslacy S, Coletti D: Exercise-mediated reinnervation of skeletal muscle in elderly people: An update. Eur J Transl Myol 2022 Feb 28;32(1):10416. https://doi.org/10.4081/ejtm.2022.10416.

Cruz-Jentoft AJ, Baeyens JP, Bauer JM, Boirie Y, Cederholm T, Landi F, Martin FC, Michel JP, Rolland Y, Schneider SM, Topinkova E, Vandewoude M, Zamboni M: Sarcopenia: European consensus on definition and diagnosis. Age Ageing 39, 2010, 412–423.

Cruz-Jentoft AJ, Bahat G, Bauer J, Boirie Y, Bruyère O, Cederholm T, Cooper C, Landi F, Rolland Y, Sayer AA, Schneider SM, Sieber CC, Topinkova E, Vandewoude M, Visser M, Zamboni M; Writing Group for the European Working Group on Sarcopenia in Older People 2 (EWGSOP2), and the Extended Group for EWGSOP2: Sarcopenia: revised European consensus on definition and diagnosis. Age Ageing 2019 Jan 1;48(1):16–31. https://doi.org/10.1093/ageing/afy169.

Deutsche Schmerzgesellschaft: https://www.dgschmerzmedizin.de/versorgung/dgs-praxisleitfaden/dgs-praxisleitfaden-Fibromyalgie. abgerufen 17.10.2024.

Felicetti G, Thoumie P, Do MC, Schieppati M: Cutaneous and muscular afferents from the foot and sensory fusion processing: Physiology and pathology in neuropathies. J Peripher Nerv Syst 2021 Mar;26(1):17–34. https://doi.org/10.1111/jns.12429. Epub 2021 Jan 21.

Garcia RE, Blackwell TL, Forman DE, Coen PM, Nicklas BJ, Qiao YS, Cawthon PM, Toledo FGS, Goodpaster BH, Cummings SR, Newman AB, Glynn NW: Role of Walking Energetics and Perceived Fatigability Differs by Gait Speed: The Study of Muscle, Mobility and Aging (SOMMA). J Gerontol A Biol Sci Med Sci 2024 Sep 1;79(9):glae187. https://doi.org/10.1093/gerona/glae187.

Laube W (Hrsg): Sensomotorisches System. Thieme, Stuttgart – New York, 2009.

Granic A, Suetterlin K, Shavlakadze T, Grounds MD, Sayer AA: Hallmarks of ageing in human skeletal muscle and implications for understanding the pathophysiology of sarcopenia in women and men. Clin Sci (Lond) 2023 Nov 29;137(22):1721–1751. https://doi.org/10.1042/CS20230319.

Holtzer R, Epstein N, Mahoney JR, Izzetoglu M, Blumen HM: Neuroimaging of mobility in aging: a targeted review. J Gerontol A Biol Sci Med Sci 2014 Nov;69(11):1375–88. https://doi.org/10.1093/gerona/glu052. Epub 2014 Apr 16.

Lajoie Y, Teasdale N, Bard C, Fleury M: Attentional demands for static and dynamic equilibrium. Exp Brain Res 1993;97(1):139–44. https://doi.org/10.1007/BF00228824.

Laube W: Bewegungsmangel Dekonditionierung, Krankheit, Schmerzen, Alter. Springer, Heidelberg-Berlin, 2023.

MacPhee RS, McFall K, Perry SD, Tiidus PM: Metabolic cost and mechanics of walking in women with fibromyalgia syndrome. BMC Res Notes 2013 Oct 18:6:420. https://doi.org/10.1186/1756-0500-6-420.

Meinel K, Schnabel G: Bewegungslehre: Abriss einer Theorie der sportlichen Motorik unter pädagogischem Aspekt. 1977, Berlin, Verlag Volk und Wissen.

Meinel K, Schnabel G: Bewegungslehre – Sportmotorik: Abriss einer Theorie der sportlichen Motorik unter pädagogischem Aspekt. Sportverlag Berlin, 9. Auflage, 1998.

Messa GAM, Piasecki M, Rittweger J, McPhee JS, Koltai E, Radak Z, Simunic B, Heinonen A, Suominen H, Korhonen MT, Degens H: Absence of an aging-related increase in fiber type grouping in athletes and non-athletes. Scand J Med Sci Sports 2020 Nov;30(11):2057–2069. https://doi.org/10.1111/sms.13778. Epub 2020 Aug 28.

Methenitis S, Spengos K, Zaras N, Stasinaki AN, Papadimas G, Karampatsos G, Arnaoutis G, Terzis G: Fiber Type Composition and Rate of Force Development in Endurance- and Resistance-Trained Individuals. J Strength Cond Res 2019 Sep;33(9):2388–2397. https://doi.org/10.1519/JSC.0000000000002150.

Minetti AE, Capelli C, Zamparo P, di Prampero PE, Saibene F: Effects of stride frequency on mechanical power and energy expenditure of walking. Med Sci Sports Exerc 1995 Aug;27(8):1194–202.

Mosole S, Rossini K, Kern H, Löfler S, Simone Fruhmann H, Vogelauer M, Burggraf S, Grim-Stieger M, Cvečka J, Hamar D, Sedliak M, Šarabon N, Pond A, Biral D, Carraro U, Zampieri S: Reinnervation of Vastus lateralis is increased significantly in seniors (70-years old) with a lifelong history of high-level exercise. Eur J Transl Myol Basic Appl Myol. 2013;23 (4):205–10.

Mosole S, Rossini K, Kern H, Löfler S, Fruhmann H, Vogelauer M, Burggraf S, Grim-Stieger M, Cvečka J, Hamar D, Sedliak M, Šarabon N, Pond A, Biral D, Carraro U, Zampieri S: Reinnervation of Vastus lateralis is increased significantly in seniors (70-years old) with a lifelong history of high-level exercise (2013, revisited here in 2022). Eur J Transl Myol 2022 Feb 28;32(1):10420. https://doi.org/10.4081/ejtm.2022.10420.

Nardon M, Ruzzante F, O'Donnell L, Adami A, Dayanidhi S, Bertucco M: Energetics of walking in individuals with cerebral palsy and typical development, across severity and age: A systematic review and meta-analysis. Gait Posture 2021 Oct:90:388–407. https://doi.org/10.1016/j.gaitpost.2021.09.190. Epub 2021 Sep 21.

Nardone A, Corna S, Turcato AM, Schieppati M: Afferent control of walking: are there distinct deficits associated to loss of fibres of different diameter? Clin Neurophysiol 2014 Feb;125(2):327–35. https://doi.org/10.1016/j.clinph.2013.07.007. Epub 2013 Aug 12.

Natarajan P, Fonseka RD, Kim S, Betteridge C, Maharaj M, Mobbs RJ: Analysing gait patterns in degenerative lumbar spine diseases: a literature review. J Spine Surg 2022 Mar;8(1):139–148. https://doi.org/10.21037/jss-21-91.

Nigg BM, Mohr M, Nigg S: Muscle tuning and preferred movement path – a paradigm shift. Current Issues in sport Science 2 (2017a) 4–15.

Nigg BM, Vienneau J, Smith AC, Trudeau MB, Mohr M, Nigg SR: The Preferred Movement Path Paradigm: Influence of Running Shoes on Joint Movement. Med Sci Sports Exerc 2017b Aug;49(8):1641–1648. https://doi.org/10.1249/MSS.0000000000001260.

Oliveira HB, da Rosa RG, Gomeñuka NA, Carvalho AR, Costa RFD, Peyré-Tartaruga LA: When mechanical work meets energetics: Obese versus non-obese children walking. Exp Physiol 2020 Jul;105(7):1124–1131. https://doi.org/10.1113/EP088558. Epub 2020 Jun 10.

Perring J, Mobbs R, Betteridge C: Analysis of Patterns of Gait Deterioration in Patients with Lumbar Spinal Stenosis. World Neurosurg 2020 Sep:141:e55–e59. https://doi.org/10.1016/j.wneu.2020.04.146. Epub 2020 May 7.

Peyré-Tartaruga LA, Dewolf AH, di Prampero PE, Fábrica G, Malatesta D, Minetti AE, Monte A, Pavei G, Silva-Pereyra V, Willems PA, Zamparo P: Mechanical work as a (key) determinant of energy cost in human locomotion: recent findings and future directions. Exp Physiol 2021 Sep;106(9):1897–1908. https://doi.org/10.1113/EP089313. Epub 2021 Jul 14.

Peyré-Tartaruga LA, Oliveira HB, Dewolf AH, Buzzachera CF, Martinez FG, Ivaniski-Mello A: Pendular mechanism determinants and elastic energy usage during walking of obese and non-obese children. Exp Physiol 2023 Nov;108(11):1400–1408. https://doi.org/10.1113/EP091408. Epub 2023 Sep 18.

Piasecki M, Ireland A, Coulson J, Stashuk DW, Hamilton-Wright A, Swiecicka A, Rutter MK, McPhee JS, Jones DA: Motor unit number estimates and neuromuscular transmission in the tibialis anterior of master athletes: evidence that athletic older people are not spared from age-related motor unit remodeling. Physiol Rep 2016 Oct;4(19):e12987. https://doi.org/10.14814/phy2.12987.

Santuz A, Laflamme OD, Akay T: The brain integrates proprioceptive information to ensure robust locomotion. J Physiol 2022 Dec;600(24):5267–5294. https://doi.org/10.1113/JP283181. Epub 2022 Nov 15.

Seidler RD, Bernard JA, Burutolu TB, Fling BW, Gordon MT, Gwin JT, Kwak Y, Lipps DB: Motor control and aging: links to age-related brain structural, functional, and biochemical effects. Neurosci Biobehav Rev 2010 Apr;34(5):721–33. https://doi.org/10.1016/j.neubiorev.2009.10.005. Epub 2009 Oct 20.

Simonsen EB: Contributions to the understanding of gait control. Dan Med J. 2014 Apr;61(4):B4823.

Sun J, Liu Y, Yan S, Cao G, Wang S, Lester DK, Zhang K: Clinical gait evaluation of patients with knee osteoarthritis. Gait Posture 2017 Oct:58:319–324. https://doi.org/10.1016/j.gaitpost.2017.08.009. Epub 2017 Aug 16.

Tøien T, Nielsen JL, Berg OK, Brobakken MF, Nyberg SK, Espedal L, Malmo T, Frandsen U, Aagaard P, Wang E: The impact of life-long strength versus endurance training on muscle fiber morphology and phenotype composition in older men. J Appl Physiol (1985) 2023 Dec 1;135(6):1360–1371. https://doi.org/10.1152/japplphysiol.00208.2023. Epub 2023 Oct 26.

Tucker WJ, Sawyer BJ, Bhammar DM, Ware EW, Angadi SS, Gaesser GA: Treadmill walking economy is not affected by body fat and body mass index in adults. Physiol Rep 2024 May;12(10):e16023. https://doi.org/10.14814/phy2.16023.

Venturelli M, Reggiani C, Richardson RS, Schena F: Skeletal Muscle Function in the Oldest-Old: The Role of Intrinsic and Extrinsic Factors. Exerc Sport Sci Rev 2018 Jul;46(3):188–194. https://doi.org/10.1249/JES.0000000000000155.

Waters RL, Mulroy S: The energy expenditure of normal and pathologic gait. Gait Posture 1999 Jul;9(3):207–31. https://doi.org/10.1016/s0966-6362(99)00009-0.

World Health Organization: WHO Guidelines on physical activity and sedentary behaviour. Geneva: World Health Organization, 2020. Licence: CC BY-NC-SA 3.0 IGO, ISBN 978-92-4-001512-8 (electronic version), ISBN 978-92-4-001513-5 (print edition).

Xu G, Zhou M, Chen Y, Song Q, Sun W, Wang J: Brain activation during standing balance control in dual-task paradigm and its correlation among older adults with mild cognitive impairment: a fNIRS study. BMC Geriatr 2024 Feb 10;24(1):144. https://doi.org/10.1186/s12877-024-04772-1.

Yuan J, Blumen HM, Verghese J, Holtzer R: Functional connectivity associated with gait velocity during walking and walking-while-talking in aging: a resting-state fMRI study. Hum Brain Mapp 2015 Apr;36(4):1484–93. https://doi.org/10.1002/hbm.22717. Epub 2014 Dec 11.

Zhou H, Zhang Y, Agarwal A, Arnold G, Wang W: A preliminary study on analysis of lower limb energy during walking in the patients with knee replacement. Heliyon 2024 Mar 13;10(6):e27960. https://doi.org/10.1016/j.heliyon.2024.e27960. eCollection 2024 Mar 30.

# Teil III

# Pathophysiologie der Sensomotorik des Gleichgewichts

# Sensomotorik und Gelenkverletzungen: Prototyp ACL-Ruptur

**7**

> **Trailer** Gravierende Verletzungen verändern bleibend die Biomechanik der Hüft-, Knie- und/oder Sprunggelenke und das sensomotorische System ist auf der sensorischen Seite verletzt. Die Bewegungsregulation inklusive der posturalen Regulationen, die selbst bei gesunden Personen ein Risiko für Verletzungen darstellen, sind nachteilig beeinflusst.
>
> Die Ruptur des vorderen Kreuzbandes am Knie (ACL-Ruptur) ist der Prototyp einer defizitären posturalen Stabilität und eines eingeschränkten Bewegungssinns – und das nicht nur auf der verletzten Seite. Der Ausfall von Sensorinformationen erfordert eine Neuanpassung der Wertigkeiten der propriozeptiven, vestibulären und visuellen Informationen, verändert implizit neuroplastisch die zerebralen Strukturen und hat auch neurokognitive Konsequenzen. Daraus resultieren ungünstigere motorische Strategien für die Sicherung der Körperhaltung und für die Bewegungsregulation, die ausschließlich mit einem sehr frühzeitig beginnenden Training positiv beeinflusst werden können.

## 7.1 Gelenkverletzungen: biomechanische und sensomotorische Folgen

Die Bindegewebestrukturen (Gelenkkapsel mit den integrierten Bändern und im Kniegelenk zusätzlich die Kreuzbänder) haben eine duale Funktion. Zum einen bestimmen die äußere derbe, aus Kollagen bestehende Schicht der Gelenkkapsel (Membrana fibrosa) mit den ausgebildeten Bändern und im Kniegelenk auch die Kreuzbänder wesentlich die biomechanische Stabilität und die passive Führung des Gelenks. Zum anderen enthält die aus lockerem Bindegewebe bestehende innere Schicht (Membrana synovialis) Gefäße, afferente Aβ-Nervenfasern mit Ruffinikörperchen als Sensorstruktur für die Somatosensibilität, afferente Typ III- und IV-Nervenfasern mit ihren freien sensorischen Endigungen für die Mechanosensibilität und die Nozizeption; und die Synovialis bildet und resorbiert die Synovialflüssigkeit für die Versorgung des Knorpels sowie die Entsorgung von belastungsbedingtem Gewebeabrieb.

Aus der Sicht der Sensomotorik sind grundsätzlich beide Funktionen wichtig:

- Erstens: Die „passive" biomechanische statische Stabilisierung und die „passive" biomechanische dynamische Sicherung der norm- bzw. regelrechten Gelenkführung im gesamten Bereich der „range of motion" (ROM) liefern die „passiv bedingte Komponente" des anatomisch entsprechenden Musters der Afferenzen aus den Bindegewebestrukturen des Gelenks.
- Zweitens: Die Funktion der „aktiv" stabilisierenden und/oder der bewegenden Muskulatur generiert ein funktionsabhängiges räumlich-zeitliches Afferenzmuster aus dem Gelenkbindegewebe und dem myofaszialen Gewebe als propriozeptiven Informationsanteil für die posturalen Regulationen der Körperhaltung und für die Bewegungsregulation.

Nach einer gravierenden Gelenkverletzung ohne oder auch mit Operation entspricht die biomechanische Funktion der Bindegewebestrukturen nicht mehr den anatomischen Verhältnissen. Dadurch ist die Biomechanik der Gelenkbewegung verändert. Die traumatisch bedingte „passive" Veränderung der Anatomie ist immer gleichfalls eine Strukturzerstörung des sensomotorischen Systems auf der sensorischen Seite. Die nervalen Strukturen mit ihren Sensoren fallen bleibend aus, weshalb die posturalen Regulationen und insgesamt die Bewegungsregulation nachteilig beeinflusst sind. Entsprechend ist die Qualität von Gelenkbewegungen nach gravierenden Verletzungen, die mit Zerstörungen der in den Bindegewebestrukturen vorhandenen Mechanosensoren des sensomotorischen Systems einhergehen, deutlich verringert. Sind die Gelenke der unteren Extremität, aber auch die Wirbelsäule betroffen, bedeutet dies beeinträchtigte posturale Regulationen für die Balancefähigkeit und die Bewegungsqualität. Es gibt aber auch Hinweise, dass die statische und die dynamische Balancefähigkeit selbst bei gesunden Personen ein Marker für das Risiko von Sportverletzungen sein kann und darüber hinaus auch mit der sportlichen Leistungsfähigkeit in z. B. den Sportarten Handball und Volleyball zusammenhängt (Vrbanić et al. 2007).

▶ **Wichtig** Die spezifischen, durch Training an jede neu zu erlernende Bewegungshandlung anzupassenden posturalen Regulationen für die Stützsensomotorik (Marker der Bewegungsqualität) und die ständige Erhaltung der sensomotorischen Integration von Ziel- und Stützsensomotorik bestimmen die Bewegungspräzision, das Gleichgewichtsverhalten und die Wiederholbarkeit der Bewegungen mit einer guten Qualität.

Darüber hinaus bestimmen sie sowohl die Rate und Intensität von Gelenkfehlbelastungen, von Mikro- und möglichen Makrotraumata als auch den Bewegungserfolg in der jeweiligen Sportart und ebenso in der Berufstätigkeit sowie bei allen Freizeitbelastungen.

Dieser „physiologischen Tatsache" nachkommend werden Screening-Programme entworfen, um das Risiko kontaktloser Verletzungen z. B. des Kreuzbandes bei Landungen durch eine überproportionale Abduktion zu ermitteln. Die Diagnostik schließt die Mobilität der Gelenke, die Kraft der Rumpf- und der Hüft-, Knie- und Sprunggelenkmuskulatur, die Balancefähigkeit, neurokognitive Funktionen zur Beurteilung des visuellen und verbalen Gedächtnisses, die Reaktionszeit, die zerebrale Verarbeitungsgeschwindigkeit (ImPACT-Test) und verschiedene Sprungtests, z. B. reaktiver beidbeiniger Sprung, Einbeinsprünge, Analyse von Landungen, ein (Clark 2021).

▶ **Wichtig** Die Vielschichtigkeit der diagnostischen Screening-Programme für die Risikoabschätzung von Verletzungen belegt zugleich den Bedarf, die Ziele und Inhalte präventiver Trainingsaktivitäten zur Verletzungsprophylaxe und des rehabilitativen Trainings zur Minimierung des Risikos erneuter Verletzungen konkret zu definieren.

Aber wie bei allen Trainingsprogrammen für die Prävention und Therapie sehr gut bekannt ist, haben sie zwar positive Wirkungen in die angestrebte Richtung, doch konkrete Empfehlungen zu den Anteilen der Trainingskomponenten Art, Umfang und Intensität können nicht gegeben werden und bleiben damit unklar (Taylor et al. 2015). Hervorzuheben sind Trainingsbelastungen, welche die sensomotorische Koordination der unteren Extremität und die Kraftfähigkeiten zugunsten der Stabilität von Landungen fördern (Petushek et al. 2019).

▶ **Wichtig** Gleichgewichtstraining, das Training von Sprüngen und Landungen sowie die Verbesserung der konditionellen Fähigkeiten Kraft und Ausdauer (energetische Absicherung der Muskelfunktionen) der unteren Extremität sind notwendige therapeutische Interventionen – wie bei allen orthopädischen Behandlungen und Versorgungen in diesem Körperbereich.

## 7.2  Sensomotorik und Ruptur des vorderen Kreuzbandes

Die Strukturzerstörung des sensomotorischen Systems durch eine Ruptur des vorderen Kreuzbandes auf der afferenten Seite hat komplexe Konsequenzen für das Kniegelenk, die Sensomotorik insgesamt und darüber hinaus auch für die neurokognitiven Funktionen (Piskin et al. 2022), denn das reduzierte und veränderte Afferenzmuster verantwortet implizit sekundär strukturelle Veränderungen im Gehirn.

▶ **Wichtig** Die Deafferenzierung hat komplexe implizite Folgen für die Funktion des Gehirns – sowohl für die Sensomotorik als auch für die Kognition.

Die ausfallenden Informationen durch die Deafferenzierung beeintraechtigen die posturalen Regulationen für die statische und dynamische Balance, die zerebralen Leistungen für das statische und dynamische Erkennen der Gelenkposition bzw.

deren Änderungen (Positions-, Bewegungssinn) und somit die Bewegungspräzision, Die neurophysiologischen Ursachen der funktionellen Teilparese des Musculus quadriceps femoris reduzieren interindividuell ausgeprägt die generierbare maximale Kraft und die Fähigkeit, Kraft so schnell wie möglich zur Verfügung stellen zu können (Schnellkraft: Beschleunigungen verleihen, Reaktivkraft). Die Ruptur des vorderen Kreuzbandes kann als Prototyp der gestörten Sensomotorik nach Verletzungen mit gravierenden Verlusten von Sensoren angesehen werden (Laube et al. 2025).

Ein systematisches Review mit Metaanalyse zur **posturalen Funktion**, für welches in den Jahren 1996–2016 nur 11 relevante Studien (ACL n = 329, Kontrolle n = 265; Lehmann et al. 2017) gefunden worden sind, weist nach einer allerdings sehr variablen Zeitspanne zwischen Verletzung und Test bzw. Operation und Test im Vergleich zu Kontrollpersonen starke Einbußen der **statischen Balance** beim Stehen auf der verletzten Seite mit offenen Augen aus. Die Schwankungsamplituden in die anterior-posteriore und die medio-laterale Richtung waren erheblich vergrößert und ebenso die Geschwindigkeit des Schwankens. Der Vergleich zwischen der verletzten und unverletzten Seite zeigte eine gesteigerte Amplitude, aber keinen Unterschied in der Geschwindigkeit der Schwankungen. Das posturale Verhalten auf der nicht verletzten Seite wies anhand dieser diagnostischen Parameter keine Unterschiede zu den Gesunden auf.

> ▶ **Wichtig** Das Ergebnis einer Ruptur des Kreuzbandes ist eine **posturale Instabilität**, eine **defizitäre Stützsensomotorik**, die immer auch qualitative **Defizite der Zielsensomotorik** bedeuten. Der Ausfall von physiologisch sehr wichtigen Sensorinformationen verändert unmittelbar die Bewegungsregulation und mittel- bis langfristig auch die Struktur der verantwortlichen Nervennetzwerke, denn sie adaptieren aufgrund der Plastizität strukturell an das eingeschränkte und veränderte Afferenzmuster, die Deafferenzierung. Diese pathophysiologischen Folgen auf der Basis der sensorischen Informationsausfälle sind eine Hauptkomponente für eine hohe Rate von Re-Rupturen nach der Wiederaufnahme der Arbeits- bzw. insbesondere der vorher ausgeübten sportlichen Aktivitäten.

Das Stehen auf instabilen gegenüber stabilen Unterböden beansprucht das Gehirn selbst bei gesunden Personen bedeutend intensiver. Mit dem Schwierigkeitsgrad der Gleichgewichtsaufgabe werden der frontale und der parietale Kortex deutlich aktiver. Dieser Aktivitätsanstieg korreliert mit der Vergrößerung der Amplitude des Center of Pressure (CoP, Ue et al. 2024). Diese Reaktion ist auf ein intensiveres und „erweitertes" Afferenzmuster zurückzuführen. Zu beachten ist, dass bei Personen mit einer ACL-Ruptur hoch relevante Sensorinformationen fehlen. Der Ausfall der Kreuzbandsensoren erfordert deshalb eine neurophysiologische Neuanpassung der Wertigkeiten, eine „neue" Wichtung der propriozeptiven Informationen sowohl innerhalb des somatosensiblen Profils des Afferenzmusters, aber auch bevorzugt in Relation zu den vestibulären und, je nach den Bedingungen, unter denen die Bewegungen ausgeführt werden, auch den visuellen Informationen. Der Sensorausfall erzwingt, implizit eine „neue" multisensorische Integration für die Bewegungsleistungen. Umgehend und längerfristig – für Wochen bis zu Monaten – sind die posturale Instabilität und die „funktionelle Teilparese" des Musculus quadriceps femoris (Laube et al. 1994, Laube 2009) das klinische Ergebnis.

Die „**propriozeptive Neuwichtung**" für die **statische und dynamische Balance** nach einer vorderen Kreuzbandruptur kann während des beidbeinigen Stehens auf unterschiedlich festen Unterlagen und bei gleichzeitiger bilateraler Einwirkung von Vibrationen (80 Hz, Amplitude 0,5 mm) auf den Musculus triceps surae und die lumbale paravertebrale Muskulatur anhand von Verschiebungen des CoP berechnet werden (Attalin et al. 2024). Die propriozeptive Gewichtung („proprioceptive weighting", eRPW) informiert darüber, ob die Haltungskontrolle beim Stehen bevorzugt durch die Aktivität der Unterschenkelmuskulatur (Knöchelstrategie) ausgeführt wird oder ob ein Wechsel in Richtung der Muskulatur der Beckenregion (Hüftstrategie) stattfindet. ACL-Verletzte haben auf instabilen Unterlagen eine deutlich beeinträchtigte propriozeptive Anpassung und eine schlechtere posturale Kontrolle. Dies spricht für die funktionelle Veränderung der Gewichtung propriozeptiver Informationen. Daraus resultieren ungünstige motorische Strategien für die Sicherung der Körperhaltung beim Wechsel von harten auf weiche Bodenverhältnisse. Eine solche funktionelle Störung der dynamischen posturalen Kontrolle infolge eines Wechsels zu instabilen Bodenverhältnissen liegt allerdings auch bei Personen mit chronischen Rückenschmerzen im unteren Rücken (cLBP) und einem Schmerzniveau von VAS > 2 vor (Cheng et al. 2023). Auch hier bestimmen degenerative Veränderungen das somatosensible und das nozizeptive Afferenzmuster und es kann von einer neuroplastischen Entwicklung im Sinn einer chronischen Schmerzerkrankung ausgegangen werden.

▶ **Wichtig** Akute und letztendlich chronische degenerativ bedingte Verluste der Somatosensibilität und die Nozizeption und die Intensität der Schmerzempfindung bei chronischen muskulo-skelettalen Erkrankungen sind offensichtlich unabhängige Ursachen für eine vergleichbare ungünstige Sensomotorik der Körperhaltung und sicher auch für eine reduzierte Qualität der Bewegungsausführungen. So können die sensomotorischen Auswirkungen akuter traumatischer Informationsverluste wahrscheinlich als ein „Modell" für die schleichenden sehr langfristigen Veränderungen durch chronisch degenerative muskuloskelettale Erkrankungen angesehen werden.

Die nachteiligen und verbleibenden impliziten Folgen im Gehirn nach einer ACL-Ruptur und der ärztlichen Feststellung einer erneuten vollen Funktionsfähigkeit (ACL: n = 14, 20,7 ± 2,0 Jahre, postoperativ: 3,9 ± 2,3 Jahre, Min.-Max.: 1–9 Jahre, Kontrolle n = 14, 21,2 ± 1,4 Jahre; Miko et al. 2021) werden in der Balancefähigkeit auf einem Bein sichtbar, wenn gleichzeitig entweder eine motorische oder eine kognitive Aufgabe ausgeführt wird. Grundsätzlich weisen Personen mit ACL gegenüber den Unverletzten größere Schwankungsflächen und medio-laterale Auslenkungen auf. Beim Ausbleiben der visuellen Kontrolle wird die Haltungsstabilität des Einbeinstandes durch eine zweite motorische Anforderung deutlich schlechter und die Bewältigung einer zusätzlichen kognitiven Aufgabe steigert gleichfalls die Instabilität.

▶ **Wichtig** Die ACL-Verletzung geht mit langfristigen bis bleibenden Einschränkungen der posturalen Kontrolle unter motorischen und kognitiven Dual-Task-Bedingungen einher. Diese dualen Beanspruchungen müssen dann auch vorrangig trainiert werden!

Offensichtlich kann die Stabilität des beidbeinigen, aber nicht des einbeinigen Stehens wiederhergestellt werden und Mehrfachaufgaben beeinträchtigen das statische Verhalten des einbeinigen Stehens. Dies ist auch für das **Gehen** sehr relevant und betrifft die Haltungsstabilität in der Übergangsphase von der beidbeinigen („double support") zur einbeinigen Belastung („single support"). In dieser Phase haben ACL-Verletzte posturale Defizite. Die Anpassung des CoP nach dem Erreichen des Einbeinstandes ist bei fehlender visueller Kontrolle signifikant verändert. Dies betrifft vergleichbar die verletzte wie die unverletzte Seite. So ist beim Gehen die Stabilisierung der Körperhaltung beidseits gemindert (Dingenen et al. 2015).

▶ **Wichtig** Die Qualität der posturalen Regulation beim Gehen ist bei der Lastübernahme von der bipedalen Standphase zur Einbeinstandphase reduziert.

Werden die Translation mit einem KT-2000-Arthrometer auf der verletzten Seite geprüft und die zerebrale Aktivierung mittels EEG gemessen, erfolgt in der frühen Phase des Tests (die ersten 1000 ms) eine signifikant intensive Aktivierung des kontralateralen somatosensorischen Kortex sowohl im Vergleich mit der nicht verletzten Seite als auch im Vergleich mit den Kontrollpersonen. Der zerebrale Aktivitätsgrad in der nachfolgenden Sekunde der Testausführung korreliert mit der Auslenkung der Translation, der Laxität. Diese Ergebnisse weisen auf eine posttraumatisch veränderte zerebrale Aktivierungsstrategie im Sinn einer neuromechanischen Entkopplung hin. Das bedeutet zugleich eine veränderte sensomotorische Wahrnehmung und Kontrolle des Kniegelenkes nach einer ACL-Ruptur (An et al. 2019).

Der propriozeptive Informationsverlust infolge der Zerstörung des Kreuzbandes sorgt implizit für eine **Neuwichtung der visuellen Informationen und somit für eine cerebrale Umstrukturierung** dafür. Die propriozeptiven Einschränkungen erfordern in den ersten sechs postoperativen Monaten anhand der Nutzung der somatosensorischen (Quotient Schwankungsfläche offene Augen/Schwankungsfläche geschlossene Augen) und visuellen Informationen (Quotient Schwankungsfläche instabile Unterlage offene Augen/stabile Unterlage offene Augen) eine Verschiebung zugunsten der Funktion des visuellen Systems für die Gleichgewichtsregulation (Wein et al. 2021). Diese Veränderung konnte auch anhand eines veränderten zerebralen Aktivierungsprofils für die Regulation der Kniegelenkextension und -flexion gezeigt werden. Die Bildgebung der funktionellen Magnetresonanz belegte 38,1 ± 27,2 Monate nach der Operation, dass bei dieser Bewegungsausführung der kontralaterale Motorkortex, der Gyrus lingualis (primärer visueller Kortex) und der ipsilaterale sekundäre somatosensorische Kortex intensiver und der ipsilaterale Motorkortex und das Zerebellum vermindert aktiv sind. Dieses Muster spricht für eine Abkehr von einer sensorisch-motorischen zugunsten einer visuell-motorischen Strategie für die Kniebewegungen (Grooms et al. 2017). Von einer visuellen Neuwichtung für die Haltungsregulation des Stehens auf einem Bein kann auch vor der operativen Rekonstruktion ausgegangen werden. Nach der Rekonstruktion haben die visuellen Informationen möglicherweise aber wieder eine sehr ähnliche Wertigkeit wie bei nicht verletzten Personen. Aber eine relevante Effektstärke zugunsten der letztgenannten Bewertung wird nur in einer von sechs in einer Metaanalyse eingeschlossenen Studien (Wikstrom et al. 2017) erreicht. Diese Studie hat als einzige das Gleichgewicht mit dem Sensory Organization Test Score objektiviert und bestimmt herausragend die differenzierende Interpretation. Wird dieses Ergebnis reproduziert, könnte dies ein Hinweis für eine sehr langfristige **Reorganisation der sensorischen Informationsquelle „rekonstruiertes Kreuzband"** sein. Die verstärkte visuelle Abhängigkeit für die Haltungsstabilität beim einbeinigen Stehen resultiert auch aus den Untersuchungen von Tortoli et al. (2024). Diejenigen mit einem rupturierten Band regulieren gegenüber denjenigen mit einem rekonstruierten Band offensichtlich mehr mithilfe der visuellen Informationen. Lösen aber Operierte zusätzlich visuell-kognitive Anforderungen, steigt das Defizit der Stabilität.

Bei Gesunden enthalten beide Kreuzbänder eine sehr große Anzahl fast aller Typen von Mechanosensoren. Der Sensorreichtum der Kreuzbänder gegenüber den weiteren Bindegewebestrukturen des Kniegelenks spricht für die sehr hohe „Wertigkeit ihrer propriozeptiven Informationen für den Haltungs- und Bewegungssinn" (Banios et al. 2022). Nach der Rupturierung des Kreuzbandes wird die minimal notwendige Zeit für die zumindest partielle Restitution der Sensorik mit 18 bis 28 Monate beziffert und gleichfalls diskutiert, dass der Nachweis von potenziellen sensorischen Signalen nicht identisch ist mit der vorher vorhanden gewesenen „physiologischen Nutzung" der Signale für die Regulation sensomotorischer Aktivitäten (Ochi et al. 1999, 2002). Ochi et al. (1999) fanden somatosensorisch evozierte Potenziale (SEP) durch eine direkte elektrische Stimulation bei ca. 50 % noch nicht operierter und bei fast allen rekonstruierten Kreuzbändern. Dieser Befund kann zunächst nicht als Nachweis für Mechanorezeptoren angesehen werden, sondern spricht „nur" für das Vorhandensein von erregbaren Nervenfasern. Erfolgt eine mechanische Stimulation nicht operierter Kreuzbänder, können in 58 % der Fälle SEP ausgelöst werden und die elektrische Stimulation provoziert bei 73 % der Verletzten SEP. Nach der Rekonstruktion sorgt die mechanische Stimulation bei 86 % der Personen für SEP (Ochi et al. 2002). Chun et al. (2017) haben im erhaltenen ACL-Restgewebe nach einer Rekonstruktion Mechanorezeptoren gefunden, wobei die Anzahl aber wesentlich unter den Erwartungen blieb. Die erste Arbeit, die nach sehr langen Zeiträumen in menschlichen re-rupturierten ACL-Autografts (Patellasehne, n = 14, OP-Reruptur 25 bis >120 Monate; Semitendinosus, n = 12, OP-Reruptur 6 bis 120 Monate) bzw. Allografts (Patellasehne, n = 3, OP-Rerutptur 25–120 Monate), erneut freie Nervenendigungen und Ruffini-Körperchen nachgewiesen hat, haben Rebmann et al. (2020) vorgelegt. Die höchste Anzahl von Rezeptoren fanden die Autoren in den Semitendinosus-Autografts. Mit dem Fortschreiten der Zeit zwischen OP und Re-Ruptur konnte eine Vergrößerung der Anzahl beider Rezeptortypen ermittelt werden, was einem Reinnervationsprozess entsprechen könnte. Nach der Re-Ruptur nehmen die Strukturen wieder ab.

Analysen der **Reproduktion der Gelenkpositionierung** (Test der sogenannten Propriozeption, Haltungs- und Bewegungssinn) belegen, dass die ACL-Verletzung eindeutig eine eingeschränkte Genauigkeit der Positionierung gegenüber der Gegenseite (Strong et al. 2021, Feming et al. 2022, Hu et al. 2023) hervorruft. Die Genauigkeit ist aber vom einzustellenden Winkel abhängig und auf der unverletzten Seite sind gleichfalls Einbußen feststellbar. So macht die Untersuchung des zeitlichen Verlaufs der aktiven Wiedereinstellung einer Gelenkposition nach einer Ruptur ohne bzw. mit Rekonstruktion mehrere Aspekte der Funktionsstörungen sichtbar (Zhao et al. 2023).

- Erstens besteht ein Unterschied zwischen der Wahrnehmung und der Fähigkeit zur Reproduktion der Gelenkposition von 30° oder 60°. Die Positionierung des kleineren Winkels ist gegenüber dem größeren wesentlich stärker nachteilig betroffen.
- Zweitens verschlechtert sich ohne Operation nach der Verletzung auch der Positionssinn der nicht verletzten Seite mit dem zeitlichen Abstand zur Verletzung. Im 6. bis 12. posttraumatischen Monat wird der ungünstigste Wert erreicht, und dieser Funktionszustand bleibt dann offensichtlich erhalten.
- Drittens ist auf der verletzten Seite der Positionssinn in den ersten sechs Monaten im Vergleich zur Gegenseite ungünstiger, kann durch therapeutische Interventionen besser werden und nach dem 12. Monat sind beide Seiten auf einem gleichartigen ungenauen Niveau.
- Viertens ist in den ersten sechs postoperativen Monaten die Genauigkeit eingeschränkt. Zusätzlich verschlechtert sich in dieser Zeit auch die unverletzte Seite und erreicht das Niveau der operierten Seite.

▶ **Wichtig** Nach einer ACL-Ruptur ist der Positionssinn auf der verletzten Seite verschlechtert, aber auch der Positionssinn der unverletzten Seite ist stark nachteilig betroffen. Es gibt auf beiden Seiten keine gesunden Verhältnisse mehr! Dies basiert auf der neuronalen Vernetzung zwischen beiden Körperseiten, sodass der Informationsverlust auf der einen Seite sich auch auf die motorische Funktion der anderen Seite auswirkt. Als ein physiologischer Reflex sei der Flexorreflex mit gekreuztem Extensorreflex benannt (schmerzhafte Reizung der Fußsohle und Flexion der Muskeln der unteren Extremität auf dieser Seite zwecks Entfernung vom Reiz und gleichzeitige reflektorische Extension der Muskeln der Gegenseite zur Verhinderung eines Sturzes), der rhythmisch ablaufend ein sehr grobes Gangmuster generiert.

Die ungünstigen verletzungsbedingten sensomotorischen Konsequenzen für die **Körperhaltung und das Gleichgewichtsverhalten** können ausschließlich durch ein gezieltes **Training** positiv beeinflusst werden, denn dafür sind neuroplastische Veränderungen essenziell erforderlich. Der rehabilitative sensomotorische Lernprozess der Balance sollte auch so zeitig wie möglich beginnen. Startet er bereits am fünften postoperativen Tag, dann weist die Posturografie im dritten Monat ein besseres statisches Gleichgewichtsverhalten gegenüber denjenigen aus, die erst am 30. postoperativen Tag das gleichartige Trainingsprogramm aufgenommen haben. Bevorzugt die Schwankungsamplituden fallen geringer aus, wobei die Schwankungsgeschwindigkeiten deutlich weniger vom Training profitieren und weiter signifikant größer bleiben (Grueva-Pancheva und Stambolieva 2023).

▶ **Wichtig** Bei diesem Ergebnis ist zu beachten, dass auch trainingsmethodische Aspekte für die Differenzen verantwortlich sein können, denn der deutlich spätere Trainingsbeginn bedeutet insgesamt einen geringeren Gesamttrainingsumfang des sensomotorischen Lerntrainings der Balance für die Ausbildung der angestrebten neuronalen Adaptationen.

Das **Training der Balance** über 4 Wochen (3-mal/Wo., je 20 min) sorgt bei bereits voll belastbaren Personen nach einer ACL-Rekonstruktion sicher für neuroplastisch gestützte funktionelle Verbesserungen der statischen Gleichgewichtsfunktion. Dabei macht es keinen Unterschied, ob das Training mit sogenannten Multitasking- (n = 14, 32,6 ± 9,3 Jahre) oder mit Singletasking-Beanspruchungen (n = 14, 34,2 ± 6,2 Jahre) durchgeführt wird (Hallaj Mazidluie et al. 2024). Dieses grundsätzlich zu erwartende Ergebnis darf nicht darüber hinwegtäuschen, dass multitasking Aufgaben für ACL-Verletzte herausfordernder als bei Gesunden sind und die posturalen Regulationen Nachteile aufweisen (Miko et al. 2021).

Infolge der Verletzung des sensomotorischen Systems kommt es darauf an, die posturale Stabilität, den Bewegungssinn und die Kraft des Quadrizeps zu „therapieren". Die ersten beiden Faktoren sind eine Domäne des sensomotorischen Lernens. Das Krafttraining beim Gesunden wie beim Verletzten basiert zunächst in einer relativ langen ersten Phase auf einem zerebralen Lernprozess, der systematisch in den Wiederaufbau der „peripheren" kontraktilen Funktion übergeht. Im Unterschied zu den Gesunden beinhaltet das Lernen nach der ACL-Ruptur aufgrund der funktionellen Teilparese zusätzlich die Widerherstellung der Fähigkeit zur vollständigen Aktivierungsfähigkeit (Rekrutierungsfähigkeit) des Muskels. Eine Fähigkeit, die beim Gesunden unabhängig vom Trainingszustand vorhanden ist. Es gibt beim Gesunden hinsichtlich der Aktivierungsfähigkeit eines Muskels, gleichbedeutend mit dem Spektrum seiner motorischen Einheiten, keine „autonom geschützte Reserve". Das steht ganz im Gegensatz zur notwendigen „autonom geschützten Reserve des Stoffwechsels", die nach einer erschöpfenden Belastung als energetische Grundlage für die gefahrlose Erholung vorhanden sein muss.

So besteht für die statische und dynamische Stabilität zwischen dem Bewegungssinn, der taktilen Sensibilität der Fußsohle und der Kraft eine Relation (Hu et al. 2023). Die statische (Stehen über 2 min) und die dynamische (Einbeinlandung aus

35 cm Höhe) anterior-posteriore und medio-laterale Stabilisationsfähigkeit bei Personen in der späten Rehabilitationsphase (n = 44, 27,9 ± 6,8 Jahre, 10,3 ± 3,6 Monate postoperativ) steht mit der Kraft des Quadrizeps und der Fähigkeit in Verbindung, den Beginn einer passiven Bewegung und die Bewegungsrichtung  – Extension oder Flexion im Kniegelenk – genau zu erkennen. Der Effektivwert der CoP-Schwankungen (CoP-„root mean square") während des Stehens in die anterior-posteriore Richtung korreliert mit der taktilen Sensibilität (Semmes–Weinstein-Monofilament) der großen Zehen und des Fußgewölbes und der Wert in die medio-laterale Richtung korreliert mit dem Bewegungssinn der Flexion und der taktilen Sensibilität der großen Zehe und der Ferse.

> **Wichtig** Hu et al. (2023) kommen zu der Schlussfolgerung, dass die statische Stabilität offensichtlich bevorzugt durch die Qualität der plantaren Sensibilität unter Beteiligung des Bewegungssinns und die dynamische Stabilität bevorzugt durch die Kapazität der Kraft unter Beteiligung des Bewegungssinns gesichert wird.

Werden die präoperativen Merkmale der Balance nach der Operation über zwei Jahre verfolgt (Interactive Balance System: vier unabhängige Kraftmessplatten für die Vorfüße und die Fersen, acht Testsituationen, Frequenzanalyse der Schwankungen [des Kraft-Zeit-Signals], Zuordnung von Frequenzbereichen zur Funktion verschiedener zerebraler Netzwerke, Berechnung: Stabilitätsindikator, Gewichtsverteilungsindex; vgl. Schwesig 2006), weisen bevorzugt die Parameter des visuell-nigrostrialen sowie des peripher vestibularen Systems positive Entwicklungen auf. Des Weiteren können mit dem Stabilitätsindikator, der Gewichtsverteilung und der medio-lateralen Gewichtsverteilung sichere Verbesserungen gefunden werden (Bartels et al. 2019). Die Regulation des beidbeinigen Stehens weist bei rehabilitierten ACL-Personen (24,8 ± 6,7 Jahre, postoperativ: 9,2 ± 1,6 Monate) keine Differenzen zu Kontrollpersonen mehr auf. Dies gilt auch, wenn die visuelle Kontrolle nicht mehr zur Verfügung steht, das Stehen auf weichen Unterlagen ausgeführt wird und kognitive Anforderungen (Rückwärtszählen) bewältigt werden müssen (Lion et al. 2018).

> **Wichtig** Für das Erkennen noch möglicher Einschränkungen der posturalen Kontrolle sowie das Trainieren der Körperhaltung sind deutlich herausfordernde Belastungen auf einem Bein inklusive sogenannter Dual-Task-Aufgaben erforderlich und es müssen Landungsbewegungen analysiert werden.

Für die Wiederaufnahme der sportlichen Aktivitäten („return to sport") müssen die Funktionen des sensomotorischen Systems weitestgehend wieder zur Verfügung stehen, um den Belastungsaufbau zu beginnen und sie spezifisch für die Sportart weiter qualifizieren zu können. Das sensomotorische Koordinationstraining ist die Voraussetzung für die Reduzierung des Risikos einer erneuten Verletzung. Die Kinetik des Hüftgelenks in der Transversalebene, die Kinematik des Kniegelenks in der frontalen Ebene und die wirkenden sagittalen Kraftmomente während Landungen gemeinsam mit dem Funktionszustand der posturalen Stabilität lassen Aussagen über das Risiko einer ACL-Re-Ruptur zu (Paterno et al. 2010).

Wesentliche Funktionen sind die Kraft und die sogenannte Propriozeption (Ma et al. 2022), der Positions- und Bewegungssinn bzw. im umfänglicheren Sinn die Körperwahrnehmung. Die Kraft der Extension des Kniegelenks hat einen statistisch sicheren, moderaten Anteil an der Summe der insgesamt sieben funktionellen Testergebnisse der Knee Santy Athletic Return to Sport Tests (K-STARTS), einer validierten Testbatterie zur Objektivierung funktioneller Verbesserungen nach ACL-Ruptur (Blakeney et al. 2018, vgl. Franck et al. 2021). Eingeschlossen ist eine psychologische Skala (Anterior Cruciate Ligament–Return to Sport after Injury Scale) zur Beurteilung der Fähigkeit, die sportlichen Belastungen wieder aufzunehmen. Auch die Kraft der Flexion des Kniegelenks und die Wahrnehmung der Extension und Flexion als auch die taktile Sensibilität im Bereich von Metatarsale 5 haben einen Anteil an den funktionellen Bewegungsleistungen der Testreihe. Insgesamt ist die Kraft der Parameter mit der höchsten Priorität für die physischen Leistungen. Mit einem akzentuiert auf das Lernen und die Kraftfähigkeit ausgerichteten Programm besteht die Möglichkeit, dass die dynamische Stabilität, gemessen mittels einer Batterie von drei verschiedenen einbeinigen Landungsaufgaben (Dynamic Postural Stability Index), weitestgehend in Relation zu Kontrollpersonen, aber auch zwischen der operierten und der nicht verletzten unteren Extremität wiederhergestellt werden kann (Head et al. 2019).

## 7.3     Sensomotorik und Verletzungen des Sprunggelenks

Laut einer Metaanalyse und mit einem Evidenzlevel 4 weichen bei einer posttraumatischen Sprunggelenkinstabilität während des Einbeinstandes unter visueller, aber auch ohne diese Kontrolle die posturalen Regulationen in alle Richtungen (Pedobarografie) von gesunden Personen ab (Xue et al. 2024). Gleichfalls mittels eines systematischen Reviews mit Metaanalyse kann belegt werden, dass diese sensomotorischen Defizite bei einer unilateralen chronischen Sprunggelenkinstabilität nicht auf die verletzte Seite beschränkt sind. Im Vergleich zu gesunden Personen zeigen die Verletzten auch auf der nicht verletzten Seite leichte bis mittelschwere Beeinträchtigungen der statischen Balance bei geöffneten Augen (SMD 0,32, 95-%-KI: 0,08 bis 0,56), der funktionellen Leistungsfähigkeit (SMD 0,37; 95-%-KI: 0,08 bis 0,67), des Bewegungssinns (SMD 0,52; 95-%-KI: 0,09 bis 0,95) und eine verzögerte Aktivierung des Musculus tibialis anterior (SMD 0,60, 95-%-KI: 0,19 bis 1,01; Hu et al. 2024). Das Stehen auf dem Bein mit der funktionellen Sprunggelenkinstabilität geht im Vergleich mit unverletzten Personen mit einer intensiveren Aktivierung des kontralateralen primären somatosensorischen Kortex, des bilateralen primären motorischen und des gleichseitigen prämotorischen und des supplementär motorischen Kortex einher. Die Effektgrößen sind hoch. Die die reduzierte Balancefähigkeit widerspiegelnden pedobarografischen Befunde des CoP in der mediolateralen und der anterio-posterioren Richtung korrelieren mit der intensiveren Aktivierung des primären motorischen, des prämotorischen und des supplementär motorischen Kortex. Somit benötigen instabile Personen beim einbeinigen Stehen deutlich größere zerebrale Ressourcen für die posturalen Regulationen (Liu et al. 2024).

## Fazit

Aus der Sicht der Sensomotorik verantworten die mit Sensoren besetzten Kapsel-Band-Strukturen die statische und dynamische passive Stabilisierung und Führung jedes Gelenks. Auf der Basis dieser „anatomiegerechten" Funktion wird das räumlich-zeitliche Afferenzmuster aus den myofaszialen Strukturen als propriozeptiver Informationsanteil für die posturalen Regulationen der Körperhaltung und aller Bewegungen erweitert.

Gravierende Verletzungen verändern bleibend die Biomechanik der Hüft-, Knie- und/oder Sprunggelenke und das sensomotorische System ist auf der sensorischen Seite verletzt, was die Bewegungsregulation inklusive die posturalen Regulationen nachteilig beeinflusst. Die Balancefähigkeit und die Bewegungsqualität sind eingeschränkt und diese Fähigkeiten sind selbst bei gesunden Personen ein Risikomarker für Verletzungen. Entsprechend dieser physiologischen, aber auch pathophysiologischen Tatsache werden Screening-Programme genutzt, um das Risiko kontaktloser Verletzungen zu ermitteln. Die Diagnostik schließt die Gelenkmobilität, die Kraft der Rumpf-, Hüft-, Knie- und Sprunggelenkmuskulatur, die Balancefähigkeit, die neurokognitiven Funktionen zur Beurteilung des visuellen und verbalen Gedächtnisses, die Reaktionszeit, die zerebrale Verarbeitungsgeschwindigkeit und verschiedene Sprungtests ein.

Die Ruptur des ACL kann als ein Prototyp einer posturalen Instabilität, einer defizitären Stützsensomotorik, die immer auch qualitative Defizite der Zielsensomotorik bedeuten, angesehen werden. Der Ausfall von physiologisch sehr wichtigen Sensorinformationen verändert nicht nur unmittelbar die Bewegungsregulation, sondern mittel- bis langfristig auch die Struktur der verantwortlichen Nervennetzwerke, denn sie adaptieren aufgrund der Plastizität strukturell auf das eingeschränkte und veränderte Afferenzmuster. Diese pathophysiologischen Folgen sind eine Hauptkomponente für eine hohe Rate von Re-Rupturen und haben auch neurokognitive Konsequenzen.

Das Stehen auf instabilen Unterlagen beansprucht das Gehirn selbst bei gesunden Personen intensiver. Mit steigendem Schwierigkeitsgrad der Gleichgewichtsregulation werden der frontale und parietale Kortex immer aktiver und das korreliert mit den Körperschwankungen. Diese Reaktion ist das Ergebnis eines intensiveren und „erweiterten" Afferenzmusters. Der Ausfall der Kreuzbandsensoren erfordert zusätzlich eine neurophysiologische Neuanpassung der Wertigkeiten der propriozeptiven Informationen sowohl innerhalb des somatosensiblen Profils der Afferenzen als auch in Relation zu den vestibulären und den visuellen Informationen. Der Sensorausfall bedeutet eine schlechtere posturale Kontrolle und erzwingt implizit eine „neue" multisensorische Integration für die Bewegungsleistungen und eine Neuanpassung der zerebralen Struktur dafür.

Daraus resultieren ungünstigere motorische Strategien für die Sicherung der Körperhaltung, u. a. beim Wechsel von harten auf weiche Bodenverhältnisse. Dieser Befund liegt übrigens auch bei Personen mit einem cLBP und einem Schmerzniveau von VAS > 2 vor. Hier bestimmen degenerative Veränderungen gleichfalls das somatosensible und das nozizeptive Afferenzmuster. Es kann von einer neuroplastischen Entwicklung im Sinn einer chronischen Schmerzerkrankung ausgegangen werden.

Analysen der Reproduktion der Gelenkpositionierung belegen, dass die ACL-Verletzung in Abhängigkeit vom einzustellenden Winkel eine eingeschränkte Genauigkeit gegenüber der Gegenseite hervorruft und auf der unverletzten Seite sind gleichfalls Einbußen nachweisbar.

Die verletzungsbedingten sensomotorischen Konsequenzen für die Körperhaltung und das Gleichgewichtsverhalten können ausschließlich durch ein gezieltes Training, das die erforderlichen neuroplastischen Veränderungen auslöst, positiv beeinflusst werden. Der sensomotorische Lernprozess sollte so zeitig wie möglich beginnen. Für die Wiederaufnahme sportlicher Aktivitäten („return to sport") müssen die Kraft und der Positions- und Bewegungssinn bzw. im umfänglicheren Sinn die Körperwahrnehmung qualifiziert werden.

## Literatur

An YW, DiTrani Lobacz A, Lehmann T, Baumeister J, Rose WC, Higginson JS, Rosen J, Swanik CB: Neuroplastic changes in anterior cruciate ligament reconstruction patients from neuromechanical decoupling. Scand J Med Sci Sports 2019 29(2):251–258. https://doi.org/10.1111/sms.13322Feb; Epub 2018 Nov 7

Attalin B, Sagnard T, Laboute E, Forestier N, Rémy-Néris O, Picot B: Proprioceptive Reweighting and Postural Control are Impaired Among Elite Athletes Following Anterior Cruciate Ligament Reconstruction. Int J Sports Phys Ther 2024 Nov 1;19(11):1314–1323. https://doi.org/10.26603/001c.124802. eCollection 2024.

Banios K, Raoulis V, Fyllos A, Chytas D, Mitrousias V, Zibis A: Anterior and Posterior Cruciate Ligaments Mechanoreceptors: A Review of Basic Science. Diagnostics (Basel) 2022 Jan 27;12(2):331. https://doi.org/10.3390/diagnostics12020331.

Bartels T, Brehme K, Pyschik M, Pollak R, Schaffrath N, Schulze S, Delank KS, Laudner K, Schwesig R: Postural stability and regulation before and after anterior cruciate ligament reconstruction – A two years longitudinal study. Phys Ther Sport 2019 :38:49–58. https://doi.org/10.1016/j.ptsp.2019.04.009Jul; Epub 2019 Apr 19

Blakeney WG, Ouanezar H, Rogowski I, Vigne G, Guen ML, Fayard JM, Thaunat M, Chambat P, Sonnery-Cottet B: Validation of a Composite Test for Assessment of Readiness for Return to Sports After Anterior Cruciate Ligament Reconstruction: The K-STARTS Test. Sports Health 2018 Nov/Dec;10(6):515–522. https://doi.org/10.1177/1941738118786454. Epub 2018 Jul 19.

Cheng X, Yang J, Hao Z, Li Y, Fu R, Zu Y, Ma J, Lo WLA, Yu Q, Zhang G, Wang C: The effects of proprioceptive weighting changes on posture control in patients with chronic low back pain: a cross-sectional study. Front Neurol 2023 :14:1144900. https://doi.org/10.3389/fneur.2023.1144900May 19; eCollection 2023

Chun KC, Lee SH, Kim JW, Jin EJ, Kim KM, Chun CH: Immunohistochemical and immunocytochemical study of mechanoreceptors in anterior cruciate ligament reconstruction with the remnant-preserving technique using Achilles tendon allografts. J Orthop Surg Res 2017 Jun 14;12(1):93. https://doi.org/10.1186/s13018-017-0593-0.

Clark NC: Noncontact Knee Ligament Injury Prevention Screening in Netball: A Clinical Commentary with Clinical Practice Suggestions for Community-Level Players. Int J Sports Phys Ther 2021 Jun 1;16(3):911–929. https://doi.org/10.26603/001c.23553.

Dingenen B, Janssens L, Claes S, Bellemans J, Staes FF: Postural stability deficits during the transition from double-leg stance to single-leg stance in anterior cruciate ligament reconstructed subjects. Hum Mov Sci 2015 :41:46–58. https://doi.org/10.1016/j.humov.2015.02.001Jun; Epub 2015 Mar 2

Fleming JD, Ritzmann R, Centner C: Effect of an anterior cruciate ligament rupture on knee proprioception within 2 years after conservative and operative treatment: a systematic review with meta-analysis. Sports Med 2022 52(5):1091–1102. https://doi.org/10.1007/s40279-021-01600-zMay; Epub 2021 Dec 2

Franck F, Saithna A, Vieira TD, Pioger C, Vigne G, Le Guen M, Rogowski I, Fayard JM, Thaunat M, Sonnery-Cottet B: Return to Sport Composite Test After Anterior Cruciate Ligament Reconstruction (K-STARTS): Factors Affecting Return to Sport Test Score in a Retrospective Analysis of 676 Patients. Sports Health 2021 Jul–Aug;13(4):364–372. https://doi.org/10.1177/1941738120978240. Epub 2021 Feb 6.

Grooms DR, Page SJ, Nichols-Larsen DS, Chaudhari AM, White SE, Onate JA: Neuroplasticity Associated With Anterior Cruciate Ligament Reconstruction. J Orthop Sports Phys Ther 2017 Mar;47(3):180–189. https://doi.org/10.2519/jospt.2017.7003. Epub 2016 Nov 5.

Grueva-Pancheva T, Stambolieva K: Effectiveness of early onset of rehabilitation on the postural stability after anterior cruciate ligament reconstruction. J Bodyw Mov Ther 2023 Jul:35:43–48. https://doi.org/10.1016/j.jbmt.2023.04.039. Epub 2023 Apr 17.

Hallaj Mazidluie M, Ahadi J, Oraei Eslami F, Ghanavati T, Moradi A: Comparison of the Effects of Cognitive Dual-Task and Single-Task Balance Exercises on Static Balance among People with Anterior Cruciate Ligament Reconstruction: A Randomized Controlled Trial. Arch Bone Jt Surg 2024;12(5):349–356. https://doi.org/10.22038/ABJS.2024.77458.3579.

Head PL, Kasser R, Appling S, Cappaert T, Singhal K, Zucker-Levin A: Anterior cruciate ligament reconstruction and dynamic stability at time of release for return to sport. Phys Ther Sport 2019 Jul:38:80–86. https://doi.org/10.1016/j.ptsp.2019.04.016. Epub 2019 Apr 27.

Hu S, Ma X, Ma X, Sun W, Zhou Z, Chen Y, Song Q: Relationship of strength, joint kinesthesia, and plantar tactile sensation to dynamic and static postural stability among patients with anterior cruciate ligament reconstruction. Front Physiol 2023 Jan 18:14:1112708. https://doi.org/10.3389/fphys.2023.1112708. eCollection 2023.

Hu X, Feng T, Li P, Liao J, Wang L: Bilateral Sensorimotor Impairments in Individuals with Unilateral Chronic Ankle Instability: A Systematic Review and Meta-Analysis. Sports Med Open 2024 Apr 8;10(1):33. https://doi.org/10.1186/s40798-024-00702-y.

Laube W., Schultheiß A., Baron, R., Bachl, N.: Zur Diagnostik der funktionellen Teilparese des M. quadr. fem. nach Verletzungen des Kniegelenkes durch Erfassung von Rekrutierungsfähigkeit und Entladungsverhalten. In: Scholle, H.Ch., Struppler, A., Freund, H.-J., Hefter, H., Schumann, N.P.: Motodiagnostik – Mototherapie. Universitätsverlag Druckhaus Mayer GmbH. Jena, (1994) pp. 277 – 284.

Laube W: Pathophysiologie des Sensomotorischen Systems nach Verletzungen und bei degenerativen Gelenkerkrankungen. in: Laube, W (Hrsg.): Sensomotorisches System. Thieme, Stuttgart – New York, 2009, S. 375–439

Laube W, Kurz E, Schwesig E, Bartels T. Ruptur des vorderen Kreuzbands: ein Prototyp gestörter ensomotorik und Rehabilitation. Man. Med. 63(4) (2025) xxx–xxx, published online 02.09.2025, https://doi.org/10.1007/s00337-025-01194-x

Lehmann T, Paschen L, Baumeister J: Single-Leg Assessment of Postural Stability After Anterior Cruciate Ligament Injury: a Systematic Review and Meta-Analysis. Sports Med Open 2017 Aug 29;3(1):32. https://doi.org/10.1186/s40798-017-0100-5.

Lion A, Gette P, Meyer C, Seil R, Theisen D: Effect of cognitive challenge on the postural control of patients with ACL reconstruction under visual and surface perturbations. Gait Posture 2018 Feb:60:251–257. https://doi.org/10.1016/j.gaitpost.2017.12.013. Epub 2017 Dec 15.

Liu N, Yang C, Song Q, Yang F, Chen Y: Patients with chronic ankle instability exhibit increased sensorimotor cortex activation and correlation with poorer lateral balance control ability during single-leg stance: a FNIRS study. Front Hum Neurosci 2024 Apr 26:18:1366443. https://doi.org/10.3389/fnhum.2024.1366443. eCollection 2024.

Ma X, Lu L, Zhou Z, Sun W, Chen Y, Dai G, Wang C, Ding L, Fong DT, Song Q: Correlations of strength, proprioception, and tactile sensation to return-to-sports readiness among patients with anterior cruciate ligament reconstruction. Front Physiol 2022 Dec 7:13:1046141. https://doi.org/10.3389/fphys.2022.1046141. eCollection 2022.

Miko SC, Simon JE, Monfort SM, Yom JP, Ulloa S, Grooms DR: Postural stability during visual-based cognitive and motor dual-tasks after ACLR. J Sci Med Sport 2021 Feb;24(2):146–151. https://doi.org/10.1016/j.jsams.2020.07.008. Epub 2020 Jul 28.

Ochi M, Iwasa J, Uchio Y, Adachi N, Sumen Y: The regeneration of sensory neurones in the reconstruction of the anterior cruciate ligament. J Bone Joint Surg Br 1999 Sep;81(5):902–6. https://doi.org/10.1302/0301-620x.81b5.9202.

Ochi M, Iwasa J, Uchio Y, Adachi N, Kawasaki K: Induction of somatosensory evoked potentials by mechanical stimulation in reconstructed anterior cruciate ligaments. J Bone Joint Surg Br 2002 Jul;84(5):761–6. https://doi.org/10.1302/0301-620x.84b5.12584.

Paterno MV, Schmitt LC, Ford KR, Rauh MJ, Myer GD, Huang B, Hewett TE: Biomechanical measures during landing and postural stability predict second anterior cruciate ligament injury after anterior cruciate ligament reconstruction and return to sport. Am J Sports Med 2010 Oct;38(10):1968–78. https://doi.org/10.1177/0363546510376053. Epub 2010 Aug 11.

Petushek EJ, Sugimoto D, Stoolmiller M, Smith G, Myer GD: Evidence-Based Best-Practice Guidelines for Preventing Anterior Cruciate Ligament Injuries in Young Female Athletes: A Systematic Review and Meta-analysis. Am J Sports Med 2019 Jun;47(7):1744–1753. https://doi.org/10.1177/0363546518782460. Epub 2018 Jul 12.

Rebmann D, Mayr HO, Schmal H, Latorre SH, Bernstein A: Immunohistochemical analysis of sensory corpuscles in human transplants of the anterior cruciate ligament. J Orthop Surg Res 2020 Jul 17;15(1):270. https://doi.org/10.1186/s13018-020-01785-5.

Piskin D, Benjaminse A, Dimitrakis P, Gokeler A. Neurocognitive and Neurophysiological Functions Related to ACL Injury: A Framework for Neurocognitive Approaches in Rehabilitation and Return-to-Sports Tests. Sports Health 2022 Jul–Aug;14(4):549–555. https://doi.org/10.1177/19417381211029265. Epub 2021 Jul 8.

Schwesig R: das postural System in der Lebensspanne (Habilitationsschrift: Plastizität und Trainierbarkeit des posturalen Systems in der Lebensspanne. Fachbereich Musik-, Sport- und Sprachwissenschaft der Philosophischen Fakultät der Martin-Luther-Universität Halle-Wittenberg). Schriften zur Sportwissenschaft, Bd. 64, Verlag Dr. Kovac, Hamburg, 2006.

Strong A, Arumugam A, Tengman E, Röijezon U, Häger CK: Properties of knee joint position sense tests for anterior cruciate ligament injury: a systematic review and meta-analysis. Orthop J Sports Med 2021 Jul 15;9(6):23259671211007878. https://doi.org/10.1177/23259671211007878. eCollection 2021 Jun.

Taylor JB, Waxman JP, Richter SJ, Shultz SJ: Evaluation of the effectiveness of anterior cruciate ligament injury prevention programme training components: a systematic review and meta-analysis. Br J Sports Med 2015 Jan;49(2):79–87. https://doi.org/10.1136/bjsports-2013-092358. Epub 2013 Aug 6.

Tortoli E, Gokeler A, Tak I, Pellicciari L, Norte G: Is Visual Reliance Increased in Athletes After ACL Injury? A Scoping Review. Sports Med 2024 Oct;54(10):2531–2556. https://doi.org/10.1007/s40279-024-02085-2. Epub 2024 Aug 17.

Ue S, Nakahama K, Hayashi J, Ohgomori T: Cortical activity associated with the maintenance of balance during unstable stances. PeerJ 2024 Apr 30:12:e17313. https://doi.org/10.7717/peerj.17313. eCollection 2024.

Vrbanić TS, Ravlić-Gulan J, Gulan G, Matovinović D: Balance index score as a predictive factor for lower sports results or anterior cruciate ligament knee injuries in Croatian female athletes--preliminary study. Coll Antropol 2007 Mar;31(1):253–8.

Wein F, Peultier-Celli L, van Rooij F, Saffarini M, Perrin P: No significant improvement in neuro-muscular proprioception and increased reliance on visual compensation 6 months after ACL reconstruction. J Exp Orthop 2021 Mar 6;8(1):19. https://doi.org/10.1186/s40634-021-00338-x.

Wikstrom EA, Song K, Pietrosimone BG, Blackburn JT, Padua DA: Visual Utilization During Postural Control in Anterior Cruciate Ligament- Deficient and -Reconstructed Patients: Systematic Reviews and Meta-Analyses. Arch Phys Med Rehabil 2017 Oct;98(10):2052–2065. https://doi.org/10.1016/j.apmr.2017.04.010. Epub 2017 May 5.

Xue X, Wang Y, Xu X, Li H, Li Q, Na Y, Tao W, Yu L, Jin Z, Li H, Wang R, Hua Y: Postural Control Deficits During Static Single-leg Stance in Chronic Ankle Instability: A Systematic Review and Meta-Analysis. Sports Health 2024 Jan–Feb;16(1):29–37. https://doi.org/10.1177/19417381231152490. Epub 2023 Mar 5.

Zhao Y, Chen Z, Li L, Wu X, Li W: Changes in proprioception at different time points following anterior cruciate ligament injury or reconstruction. J Orthop Surg Res 2023 Jul 31;18(1):547. https://doi.org/10.1186/s13018-023-04044-5.

# Sensomotorik und chronische muskuloskelettale Erkrankungen

**8**

> **Trailer** In den einzelnen Fachgebieten richtet sich die aktive Therapie zu viel auf scheinbar einzelne bzw. „künstlich" vereinzelte und getrennte Therapieziele, obwohl am Krankheitsprozess alle Gewebe und Organe, einschließlich dem Gehirn, eine funktionelle Einheit bilden. Mit ihren Funktionen kommunizieren sie und stimmen ihre strukturellen und funktionellen Eigenschaften aufeinander ab. Die einzige Intervention, die der „funktionellen Einheit" entspricht, ist das Training.
>
> Bei Cox- und Gonarthrosen als auch nach der Operation stehen die defizitären sensomotorischen Funktionen im Fokus. Die Gehgeschwindigkeit ist ein Marker der Hüftgelenkbelastung und die Kadenz ist ein „Regelfaktor". Gleichgewichtsstörungen liegen vor und Defizite der myofaszialen Strukturen liefern den wesentlichen Beitrag. Die Gonarthrose verursacht schnell unbemerkt generalisierte Veränderungen der Sensomotorik. Die Balancefähigkeit und das Gehen werden fortschreitend eingeschränkt und fördern eine „nozizeptive Multimorbidität".

## 8.1 Chronische degenerative Erkrankungen – akzentuierte, aber vergleichbare aktive Interventionsprogramme

> **Wichtig** Aktuell richten sich die aktiven Therapieinterventionen viel zu viel auf scheinbar einzelne bzw. „künstlich" vereinzelte und somit voneinander getrennte Therapieziele in den einzelnen Fachgebieten aus. Diese sind im Sinn einer absolut unvollständigen Auswahl entweder z. B.

- „myofasziale Erkrankungen" mit den nozizeptiven Gewebeeigenschaften und den defizitären Fähigkeiten Kraft und Ausdauer der Muskulatur

© Der/die Autor(en), exklusiv lizenziert an Springer-Verlag GmbH, DE, ein Teil von Springer Nature 2026
W. Laube, *Gehen und Gangsicherheit*,
https://doi.org/10.1007/978-3-662-72826-0_8

- „Osteoarthrosen", obwohl die arthrotischen Strukturveränderungen gar nicht konservativ beeinflussbar sind, sondern nur das senso-motorische System
- „Stoffwechselerkrankung", Erkrankungen des Muskel- und Fettgewebes, aber auch aller anderen Gewebe, wie bei der Adipositas oder dem Diabetes mellitus
- „Sarkopenie" und/oder „Osteoporose" aufgrund des pathologischen Gewebeabbaus und -umbaus infolge krankheitsrelevanter Defizite der Mikrozirkulation und der aeroben Kapazität
- neurologische Erkrankungen bzw. neurologische Komplikationen bei Stoffwechselerkrankungen
- die generalisierten involutiven Veränderungen durch das unausweichliche Altern.

**ABER:** Alle an den Krankheitsprozessen beteiligten Gewebe und Organe sind eine **funktionelle Einheit.** Sie bilden und „organisieren" den Organismus Mensch, denn sowohl mit ihrer Funktion als auch mit ihren funktionsabhängigen Signalsubstanzen kommunizieren sie intensiv miteinander und stimmen damit ihre Gewebe und somit die funktionellen, entweder„die gesunden oder kranken Eigenschaften" aufeinander ab (Laube 2023b). Für die führenden, weil die Prävalenz anführenden Krankheitsentitäten gilt: **Ist ein Gewebe gestört, dann sind es letztendlich alle!**

Die **einzige Intervention,** welche dieser Komplexität der „funktionellen Einheit des Organismus Mensch" gerecht wird, ist die **physische Aktivität.** Es sind nicht die Pharmakotherapie oder passive Interventionen, obwohl auf diese nicht verzichtet werden kann. Die **physische Aktivität muss aber als gesundheitswirksame Intervention** wiederholt mit der **Mindestanstrengung** ausgeführt werden. Die Mindestanstrengung ist die Voraussetzung dafür, dass der Organismus für die Reorganisation die **Signalsysteme für die Strukturerhaltung und/oder die Strukturverbesserung** aktiviert.

Umgangssprachlich kann es auch so ausgedrückt werden: Der Organismus aktiviert den Selbstschutz und im Krankheitsfall die Selbstheilung bzw. im überwiegenden Anteil der Fälle „den Rückweg" zur gesünderen Funktion!

## 8.2 Arthrosen – sensomotorische Defizite Ursache und Folge

Arthrosen, degenerative Erkrankungen der Gelenke, starten mit einem primär nicht entzündlichen Knorpelschaden, gefolgt von einer reaktiven Proliferation des Bindegewebes. Das minderwertige Ersatzgewebe (Granulationsgewebe, Faserknorpel) ist wenig mechanisch belastbar und regeneriert erneut, mit weiterem minderwertigem Gewebe – es schwelt ein chronischer Entzündungsprozess. Die Gelenkkapsel und die subchondralen Strukturen werden in den degenerativen Ab- und Umbauprozess eingebunden. Während des fortlaufenden Entwicklungsprozesses, vom Knorpelschaden bis zur Degeneration und Maladaptation aller Bindegewebestrukturen der Gelenke, spielen die Entzündungsprozesse eine wesentliche Rolle. Fortschreitend wird auch das zum Gelenk gehörende myofasziale Gewebe inaktiver und es beteiligt sich am degenerativen Krankheitsprozess.

▶ **Wichtig** Die Arthrose ist letztendlich eine generalisierte Erkrankung der Gelenkregion und letztendlich des gesamten Stütz- und Bewegungsapparates. Sie

- verändert und zerstört gravierend die Struktur des Gelenks und damit die Biomechanik der Gelenkfunktion.
- zerstört mit den Gewebedegenerationen auch die Mechanosensoren und verändert daraufhin die Sensomotorik der Gelenkführung des betroffenen Gelenks.
- verändert die Sensomotorik der angrenzenden Gelenke und letztendlich der gesamten Gelenkkette.
- erzeugt nozizeptive (Schmerzen durch die Gewebeschädigung) und mit dem Krankheitsfortschritt auch noziplastische Schmerzen (Schmerzen durch die zentrale Sensibilisierung, die Maladaptation im Gehirn), die zusätzlich die Sensomotorik stören und verändern.
- beeinträchtigt die biomechanische und sensomotorische Funktion der auf- und absteigenden Gelenkketten einschließlich derjenigen der anderen Körperseite und sorgt darüber hinaus für komplexe generalisierte Fehlbelastungen des passiven Stütz- und Bewegungsapparates.

Die Arthrosen, die Strukturzerstörungen, sind „nicht heilbar". Wenn die resultierenden Schmerzen es erfordern, können sie mittels Schmerzpharmaka eingedämmt werden. Werden Schmerzen und Funktionsstörungen unerträglich, bleibt „nur noch" ein sogenanntes neues Gelenk, der Ersatz der Gelenkflächen (Totalendoprothese). Danach stehen wie bereits vor der Operation die Veränderungen der sensomotorischen Funktionen im Fokus, denn

- die sensomotorische Gelenkfunktion selbst (sensomotorische Koordination der Gelenkbewegung),
- die Kraft- und Ausdauerfähigkeit der zugehörigen Muskulatur sowie der Gelenkkette und
- insgesamt alle durch die degenerative Gelenkschädigung in Mitleidenschaft gezogenen Bewegungen des täglichen Lebens sind und bleiben die einzigen aktiven therapeutischen Zugänge.

▶ **Wichtig** Aktiv therapierbar ist „nur" das sensomotorische System, wodurch gesundheitlich zugleich alle weiteren Körpersysteme strukturell und funktionell profitieren. Pharmakotherapie ist immer „nur" auf ein Symptom ausgerichtet und beeinflusst es auch zeitlich sehr begrenzt, nämlich nur solange, bis der Wirkstoff verstoffwechselt bzw. ausgeschieden ist. Trainingstherapie ist ein Medikament für alle Körperfunktionen gleichzeitig (zu beachten sind die Belastungsarten), aber sie ist eben auch nur als „Dauermedikation" durchgreifend erfolgreich!

Es gilt hervorzuheben, dass in aller Regel die Personen mit einer Arthrose gegenüber den Kontrollpersonen einen höheren BMI aufweisen. Übergewicht und sicher Adipositas sind Merkmale eines inaktiven Lebensstils. Der Bewegungsmangel (Laube 2023b), kombiniert mit einer zumindest kalorischen Fehlernährung, sind bei einer bereits dadurch verminderten Belastbarkeit mit einer überproportionalen Belastung des Stütz- und Bewegungsapparates gleichzusetzen, er disponiert für und realisiert atrophische und resultierende degenerative Entwicklungen. So ist die Schwäche der Sensomotorik bereits durch den Bewegungsmangel begründet und wird mit der Entwicklung von Arthrosen zur Funktions- und Strukturstörung. Die Bewegungen des täglichen Lebens Aufstehen, Treppensteigen und Gehen werden langsamer und mit einer veränderten Sensomotorik ausgeführt, was die Dekonditionierung unterstützt. Da Arthrosen offensichtlich „unvermeidbar sind" (Brinjikji et al. 2015), gilt es, simultan mit der trainingstherapeutischen Konditionierung die integrale Verknüpfung von Bewegung und Schmerzhemmung gesund zu erhalten (Laube 2020), um trotz Arthrosen schmerzfrei oder weitestgehend schmerzarm bleiben zu können.

▶ **Wichtig**  Der Bewegungsmangel, die resultierende Dekonditionierung und die Entwicklung chronischer degenerativer Erkrankungen mit der Ausbildung einer chronischen Schmerzerkrankung sind

- einerseits aufeinanderfolgende Kettenglieder der Pathogenese und
- andererseits die Begründung für das präventive bzw. therapeutische Gesundheitstraining (Laube 2020), wobei die physische und psychische Belastbarkeit für das Training durch passive Therapieinterventionen aufgebaut, gesichert und begleitet werden muss (Laube 2022, Laube und Daase 2023a).

## 8.2.1  Coxarthrose

Zwischen der Fähigkeit, die Positionierung des **Sprung- und Hüftgelenks** genau einstellen zu können und der **Balance,** der anterior-posterioren und der mediallateralen Auslenkung des Center of Pressure (CoP), besteht zwischen jungen und alten Menschen eine nicht einheitliche, aber vergleichbare Wechselbeziehung. Die Präzision, mit der die Position des Sprunggelenks geregelt werden kann, bestimmt bei jungen und alten Menschen die dynamische Stabilität des Stehens und ist in der gesamten Lebensspanne ein wesentlicher Faktor. Im Unterschied zu den jungen gilt nur für alte Menschen, dass auch die Qualität der Positionierung des Hüftgelenks sicher die Dynamik des Stehens beeinflusst (Chen und Qu 2019). Für die posturale Kontrolle, die **Balance während des Stehens,** ist die koordinative Sensomotorik des Sprunggelenks und im späteren Leben auch die des Hüftgelenks wesentlich verantwortlich. Dagegen wird die posturale Kontrolle, **die Balance des Gehens,** vorrangig von der Qualität der Regulation des Hüftgelenks geprägt, wobei die Mechanismen der propriozeptiven Einflussnahme altersabhängig sind (Qu et al. 2022).

▶ **Wichtig** Aufgrund der „Verantwortlichkeit" der sensomotorischen Regulation für die präzise Positionierung des Sprunggelenkes in der gesamten und zusätzlich des Hüftgelenks in der älteren und alten Lebensspanne muss mit fortschreitenden Lebensjahren der präventive und therapeutische Fokus gegen die Sturzgefährdung auf dem Sprung- und dem Hüftgelenk liegen, der gesamten Muskelkette. Das bedeutet koordinatives und konditionelles Training der unteren Extremität im Verbund mit dem Körperstamm, denn Stehen und Gehen ist jeweils eine Ganzkörperbelastung zugunsten der Körperhaltung.

**Experimentelle Schmerzen** beeinflussen die posturale Kontrolle, den Bewegungssinn (Kinästhesie), die Gelenkpositionierung und die Bewertung des Krafteinsatzes (Kraftsinn) nicht einheitlich (Efstathiou et al. 2022). In der Mehrheit der Untersuchungen (neun von 12 Studien) stören Schmerzen die posturale Regulation, wobei auch eine Verbesserung während einer gleichzeitigen zweiten Aufgabe oder eines zusätzlichen sensorischen Reizes gefunden werden kann. Die Antizipation posturaler Erfordernisse wird benachteiligt (drei Studien). Der Bewegungssinn (Kinästhesie, „joint position sense") zeigt sich in zwei Studien verschlechtert und in einer sogar verbessert. Die Präzision der Gelenkpositionierung wird bevorzugt als nicht verändert angegeben (vier von fünf Studien) und der Kraftsinn (force sense) zeigt sich in drei von vier Studien geändert. So liegen für die Auswirkungen von Schmerzen durchgängig nicht eineindeutige Ergebnisse für die einzelnen Funktionen vor.

▶ **Wichtig** Schmerzen beeinflussen die posturalen Regulationen und den Kraftsinn wahrscheinlich vorrangig negativ. Für den Bewegungssinn, die Kinästhesie, liegen nicht einheitliche Ergebnisse vor und die Positionierung der Gelenke soll unbeeinflusst sein.

Laut einem systematischen Review mit der Fragestellung, welche Faktoren **bei Gesunden** die tägliche kumulative Belastung des Hüftgelenks durch Kraftmomente in der sagittalen und frontalen Ebene und somit das Risiko für die Entwicklung einer Coxarthrose begrenzen können, sind u. a. das Körpergewicht (die Entlastung), die Schrittlänge und beim Gehen die Geschwindigkeit des Abstoßes mit dem Sprunggelenk („ankle push-off") als wesentliche Merkmale zu beachten. Die Plantarflexion ist an der Schwungphase beteiligt und dient der Beschleunigung des Zentrums der Körpermasse (CoM). Zu den externen Faktoren gehören auch Sandalen (FitFlops), die nachteilig die Hüftflexions- und Extensionsmomente steigern (Inai et al. 2018). Des Weiteren kann die Kumulation von Kraftmomenten in der Frontalebene (Produkt der Hüftmomentimpulse) während der Standphase und deren

Mittelwert über die Anzahl von Schritten pro Tag als ein Risiko- und Realisationsfaktor der Coxarthrose angesehen werden. Wird bei Gesunden die Geschwindigkeit des Gehens geringer, ist dies gleichbedeutend damit, dass während der Standphase im Hüftgelenk der Momentimpuls in der Frontalebene ansteigt.

▶  **Wichtig**  Die Gehgeschwindigkeit ist auch ein Hinweis auf eine Mehrbelastung des Hüftgelenks als Disposition für die Entwicklung einer Coxarthrose.

Der Anstieg der biomechanisch bedingten Belastung des Hüftgelenks durch die Reduzierung der Gehgeschwindigkeit besagt, dass dieses markante Merkmal des Gehens bei einer Coxarthrose den Degenerationsprozess sogar weiter voranschreiten lassen (Inai et al 2019) und somit wie ein Circulus vitiosus wirkt. Die Veränderungen der Merkmale des Gehens mit selbst gewählter Gehgeschwindigkeit bei der Coxarthrose sind von Constantinou et al. (2014) mit einem systematischen Review und einer Metaanalyse, in die 30 Studien eingegangen sind, bearbeitet worden. Die Gehgeschwindigkeit ist um 26 % geringer. Die Asymmetrie des Gehens mit verkürzter Schrittlänge und Standdauer auf der betroffenen Seite gegenüber der Gegenseite ist charakteristisch. Die Schrittlänge auf der Gegenseite kann laut den heterogenen Angaben in den Studien größer als bei Kontrollpersonen sein. Für die Kadenz sind die Ergebnisse sehr heterogen, indem sowohl eine Verringerung als auch ein Anstieg mitgeteilt werden. Bei einer vorgegebenen Gehgeschwindigkeit ist die Kadenz größer. Die Analyse des Einflusses der Schrittlänge und der Kadenz auf die Momentimpulse, welche die mechanische Gelenkbelastung während der Standphase anzeigen, kommt zu dem Ergebnis, dass eine verkürzte Schrittlänge die Momentimpulse abfallen lassen, was eine geringere Schrittanzahl/Zeit. die Kadenz das Gegenteil bewirkt (Inai et al. 2021).

▶  **Wichtig**  Es wäre eine sehr gute kompensatorische Strategie, bei kürzeren Schritten die Gehgeschwindigkeit über die Kadenz zu steigern, um die mechanische Belastung als Ursache des degenerativen Fortschritts im Gelenk einzugrenzen.

Dieser „sensomotorischen Strategie" haben sich Tateuchi et al. (2021) gewidmet. Da die Gehgeschwindigkeit durch die beiden Parameter Schrittlänge und Kadenz verändert werden kann, wurden diese Merkmale sowie die Momentimpulse im Hüftgelenk bei Personen mit einer sekundären Coxarthrose während des Gehens bei individuell gewählter und bei höherer Geschwindigkeit untersucht. Die gesamte Probandengruppe ist anhand der Veränderungen des Gehens zwischen der individuellen und der schnellen Geschwindigkeit in die Untergruppen mit Bevorzugung

1. der Schrittlänge (n = 11, 52,3 ± 10,3 Jahre, VAS 57,0 ± 23,5),
2. der Kadenz (n = 23, 47,4 ± 11,6 Jahre, VAS 42,8 ± 26,7) und
3. der Kombination aus Schrittlänge und Kadenz (n = 13, 46,5 ± 10,5 Jahre, VAS 35,5 ± 26,9) eingeteilt worden.

Alle Probanden waren normalgewichtig (BMI im Mittel 21,3–22,7 ± 3,7–3,7). Die höchste physische Funktion nach der Japanese Version of the Medical Outcomes Study 36-Item Short-Form Health Survey (SF-36) Version 2.0 hatten die Personen, welche die Gehgeschwindigkeit entweder über die Kadenz oder über die Kombination der Gangmerkmale geregelt haben. Die Steigerung der maximalen externen Momente der Hüftgelenkadduktion (p = 0,003) und die inneren Rotationsmomente (p = 0,009) beim schnelleren Gehen bleiben bei der „Regelvariante Kadenz" gegenüber der „Regelvariante Schrittlänge und Kadenz" deutlich geringer. Die Ergebnisse bleiben auch nach der Adjustierung (Kontrolle der Wahrscheinlichkeit von Fehlentscheidungen) mit dem Alter und der Breite des Gelenkspalts erhalten. Die Schmerzsymptomatik weist dagegen keine Unterschiede zwischen den Gruppen auf. Eine Sensitivitätsanalyse hat die Robustheit aller Ergebnisse belegt.

▶ **Wichtig** Die Kadenz scheint somit der zu bevorzugende „Regelfaktor" beim Gehen gegen eine übergroße mechanische Belastung des Hüftgelenks zu sein.

In einer Zusammenfassung von Studienergebnissen zur posturalen Kontrolle (statisch, dynamisch, reaktiv, funktionell) und der Sturzgefährdung bei alten Menschen mit einer Coxarthrose kommen Picorelli et al. (2018) zu dem Schluss, dass Gleichgewichtsstörungen vorliegen. Sie sind u. a. eine Folge der Coxarthrose und somit ein „Puzzlestein" der Sturzgefahr, aber die Defizite der myofaszialen Strukturen liefern einen wesentlichen Beitrag.

▶ **Wichtig** Arthrosen der großen Gelenke und sensomotorische sowie myofasziale Defizite sind immer gemeinsame charakteristische und somit wesentliche Elemente und eine getrennte Betrachtung ist nicht sinnvoll. Sie ist sogar kontraproduktiv! Zusätzlich interagieren die Krankheitsentwicklung und der Alterungsprozess miteinander.

Personen mit einer **unilateralen Coxarthrose** (n = 62, 68,1 ± 4,5 Jahre, BMI 26,4 ± 3,3, VAS [0–100 Skala] 54,8 ± 11,2; Kontrolle n = 62, 65,7 ± 3,9 Jahre, BMI 25,8 ± 3,1) haben signifikant geringere **Kraftfähigkeiten** der zum Gelenk gehörenden Muskulatur. Die **Propriozeption,** ermittelt anhand der Genauigkeit der Winkelreproduktion der Flexion und Abduktion, ist sehr unpräzise und die **Balancefähigkeit,** gemessen mit der Berg Balance Scale, ist eingeschränkt. Je höher das Defizit der Kraft ist, desto schlechter ist die Balance und desto länger benötigen die Personen für den Timed-Up-and-Go-Test. Die Minderung der Präzision der Gelenkpositionierung der Flexion bedeutet eine reduzierte Balance (Alkhamis et al. 2024). Werden bei Menschen im jungen (n = 34, 24,6 Jahre, 19–37 Jahre), mittleren (n = 34, 53,3 Jahre, 40–64 Jahre) und hohen (n = 34, 76,3 Jahre, 65–94 Jahre) Lebensalter

- die Fähigkeit zur Winkelreposition (sogenannter Test der Propriozeption) im Hüftgelenk mit und ohne visuelle Kontrolle,

- die Fähigkeit, den Beginn passiver Bewegungen zu detektieren (Kinästhesie),
- die posturalen Schwankungen beim Stehen (CoP-Auslenkungen und Geschwindigkeit) und
- mithilfe des Mini-Balance Evaluation Systems Test (antizipatorisches proaktives Gleichgewicht: Sitz-Stand, Zehenstand, Einbeinstand; reaktive posturale Kontrolle: Kompensationsschritte; sensorische Orientierung: Stehen fester Untergrund mit geschlossenen Füßen und offenen Augen, Stehen auf Schaumstoffuntergrund mit geschlossenen Augen, Stehen auf einer Schräge; Gehen mit Geschwindigkeitsvariationen, mit Rotation des Kopfes bzw. des Körpers, mit Hindernissen, mit Timed-Up-and-Go-Test unter Dual-Task-Anforderungen) bzw.
- mithilfe der Activities-specific Balance Confidence Scale (sturzassoziierte Selbstwirksamkeit: Subskala 1 sturzbezogene Selbstwirksamkeit bei einfachen Aktivitäten; Subskala 2 sturzbezogene Selbstwirksamkeit bei komplexen Aktivitäten) die subjektive Balance und die Angst überprüft,

dann zeigt sich, dass die Genauigkeit der aktiven Reposition der Gelenkstellung bereits im mittleren Alter vermindert ist und sich nicht von der im hohen Alter unterscheidet, während die Fähigkeit, passive Bewegungen zu erkennen, erst im hohen Alter reduziert ist.

Die Merkmale der Propriozeption, die Wahrnehmung des eigenen Körpers (Lage im Raum, Haltung, Stellung der Körperkompartimente, Spannung der Muskulatur, Bewegungen inklusive Geschwindigkeit, Krafteinsatz, Intensität), korrelieren mit dem Alter ($p \leq 0{,}001$). Die Fehler der Gelenkpositionierung stehen nicht mit der statischen Balance des Stehens in Verbindung, aber die alten Menschen mit den geringeren Fehlern weisen signifikant bessere subjektive Werte der Balance auf (Wingert et al. 2014). Auch wenn Studienergebnisse vorliegen, welche bei alten Menschen die Kraftfähigkeiten mit der Balance in Verbindung bringen, so zeigt wiederum ein systematisches Review mit Metaanalyse, dass gegenüber einem Kraft- bzw. einem Training mit mehreren Belastungskomponenten nur das Balancetraining zu signifikanten Reduzierungen des Schwankens während des Stehens führt (Low et al. 2017). Die Autoren sprechen hier aber auch das Fehlen standardisierter Untersuchungsprotokolle und der bewerteten CoP-Variablen an.

▶   **Wichtig** Auch wenn jede Verbesserung der Funktion trainingsspezifisch ist, also der Mensch nur das kann oder verbessert, was er trainiert, darf man, ohne Fehler zu machen, von positiven Wechselbeziehungen zwischen den Leistungsfaktoren des Bewegungskönnens (sensomotorische Koordination der Haltung und/oder Bewegung) und den dafür erforderlichen konditionellen Erfordernissen der Kraft und der Ausdauer ausgehen.

Das Fehlen ausreichender Daten zu den Effekten des Trainings („exercise") auf die Balance und den Gang bei einer operierten Coxarthrose mit einer Totalendoprothese veranlassten Park und Kim (2023) dazu, diesem Thema ein Review mit Metaanalyse zu widmen. Die Trainingstherapie verbessert gegenüber Kontrollgruppen signifikant mit mittleren Effektgrößen die Balancefähigkeit (6 Studien, SMD 0,51) und mit geringen Effektgrößen das Gehen (7 Studien, SMD 0,39). Die Wirkung zugunsten der Balance gilt sowohl für kurze als auch lange Interventionszeiten, wobei das Gehen nur von kurzen Interventionen profitiert hat. Die Autoren finden also im Gegensatz zu Low et al. (2017) positive Trainingswirkungen auf die Balance und das Gehen.

▶ **Wichtig** Wie generell bei allen Trainingsinterventionen muss die sehr hohe Heterogenität der Programme, die z. B. vom Krafttraining bis zum Training im Wasser reichen, hervorgehoben werden, die dann auch zwingend differente Wirkungen haben müssen. Hinzu kommt, dass unterschiedliche Tests zur Objektivierung der Wirksamkeit auch unterschiedliche Fähigkeiten testen. So ist z. B. der 6-Min-Gehtest nicht sicher geeignet, die Wirkung eines Krafttrainings widerzuspiegeln.

Bei einer mild bis moderat ausgebildeten sekundären Coxarthrose veranlasst die Reduzierung der Kraft der Hüftgelenkmuskulatur eine veränderte Kinematik des **Einbeinstandes** (Flexion, interne Rotation) und das **Gehen** wird unabhängig vom Alter und den radiografischen Merkmalen der Gelenkdegeneration durch die Schmerzen und das Kraftdefizit der Extension langsamer (Tateuchi et al. 2016). Personen mit einer noch nicht operationsbedürftigen milden bis moderaten Arthrose (n = 48, 59,1 ± 9,5 Jahre, BMI 24,6 ± 3,3; Kontrolle: n = 22, 58,5 ± 8,8 Jahre, BMI 23,8 ± 3,5) gehen deutlich langsamer (p = 0,002), die Nutzung des Range of Motion (RoM) des Hüft- und Kniegelenks ist erwartungsgemäß geringer (p < 0,001 bzw. p = 0,011), und sowohl das Flexionsmoment, besonders während der zweiten Hälfte der mittleren Standphase (Bodenkontakt von der Ferse bis zu den Zehen; das komplette Körpergewicht ist auf dem Standbein), als auch die maximale Extension des Hüftgelenks sind deutlich vermindert (p < 0,001). Je kleiner der noch verbleibende Gelenkspalt ist, desto ausgeprägter werden die biomechanischen Veränderungen. Die subjektive Einschätzung der Personen spiegelt aber die objektiven Veränderungen nicht wider. Die biomechanischen Merkmale werden als Schlüsselparameter des Gehens bei allen Erkrankungsstadien vorgeschlagen (Eitzen et al. 2012).

▶ **Wichtig** Die Coxarthrose verantwortet auf der Basis der systematischen Degeneration der Bindegewebestrukturen Veränderungen und Störungen in der Funktion des sensomotorischen Systems und seinem Anteil der Muskulatur. Das klinische Ergebnis sind Defizite der statischen und dynamischen Balance. Das Stehen und das Gehen werden unsicherer.

## 8.2.2 Gonarthrose

Die Gonarthrose gehört zu den häufigsten degenerativen Erkrankungen. Sie verursacht schleichend über sehr viele Jahre gravierende Veränderungen und Störungen der sensomotorischen Funktion und ist Quelle nozizeptiver und später auch noziplastischer Schmerzen. Die lange Entwicklungszeit macht die primär degenerative Gonarthrose bevorzugt zu einer Erkrankung der über 60- bis 65-Jährigen.

Die Gonarthrose verursacht zunächst im frühen Stadium auf das Gelenk bezogene, aber sehr schnell auch zunächst subjektiv nicht zu bemerkende generalisierte **Veränderungen der Sensomotorik.** Gelenkspezifisch entwickeln sich ausgeprägte **Defizite der Kraft** der Muskulatur. Letztendlich weist der **Musculus quadriceps** auf der Seite der Gonarthrose (64,6 ± 6 Jahre, Min. 50 Jahre, Max. 82 Jahre) vor dem vollständigen Ersatz der Gelenkflächen zur Gegenseite ein Kraftdefizit bei der isokinetischen Diagnostik von 50 % auf (Arthrose: 44,9 ± 9,5 nm, Gegenseite: 92,4 ± 6,2 nm). Auch das Kraftdefizit der **Harmstrings** (Arthrose: 33,3 ± 5,7 nm, Gegenseite: 63,7 ± 9,4 nm) liegt in dieser Größenordnung (Wang et al. 2020). Die ausgeprägten Defizite werden der arthrogenen Muskelhemmung (Rice und McNair 2010, Lepley und Lepley 2021, Pietrosimone et al. 2022, Kim et al. 2024) bzw. der funktionellen Teilparese des Muskels (Laube 2009, vgl. **Abb. Teilparese**) zugeschrieben. Dass auch die isometrische und konzentrische Kraft der Harmstrings gravierend in den Arthroseprozess eingebunden ist, belegt zusätzlich ein systematisches Review (Lopes et al. 2024).

Die einseitige (unilaterale) Gonarthrose (n = 17, 65,5 ± 8,9 Jahre) verantwortet zeitig die Reduzierung der **Kraft** des **Musculus quadriceps femoris** (−16 %) und der Adduktoren des Hüftgelenks (−9 %) auf der gleichen Seite. Gegenüber Gesunden weisen der M. quadriceps femoris, die Hüftgelenkabduktoren, -adduktoren, -flexoren und -extensoren auf beiden Seiten ein Kraftdefizit zwischen 16 % und 34 % auf. Die **Balancefähigkeit** im Star Excursion Balance Test ist je nach Richtung zwischen 11 und 21 % eingeschränkt. Des Weiteren sorgt das sensomotorische Programm des Arthrosepatienten beim **Gehen** relativ schnell für eine signifikant gesteigerte Lateralneigung des Rumpfes zur gleichen Seite und ein daraus resultierendes vermindertes externes Hüftadduktionsmoment. Zwar ist dies nicht signifikant, aber eine größere Rumpf- und Beckenflexion gemeinsam mit einem externen Hüftflexionsmoment können ebenso früh diagnostiziert werden. Diese biomechanisch nachweisbaren Veränderungen fördern die „nozizeptive Multimorbidität", indem sich ein Low Back Pain entwickelt und die Abduktoren des Hüftgelenks kontraktil schwach werden (Iijima et al. 2019).

▶   **Wichtig** Die einseitige Gonarthrose verursacht beidseitige sensomotorische Defizite in der Kraft der Knie- und Hüftgelenkmuskulatur und der Balancefähigkeit (Hislop et al. 2022).

Die Beeinflussung des gesamten sensomotorischen Verhaltens und somit die Beteiligung auch der **Sensomotorik des Rumpfes** an der Gonarthrose führt dazu, dass Kniebeugen, das Gehen, das Überwinden von Stufen und das Aufstehen vom Stuhl

„kompensatorisch" mit einer verstärkten Flexion ausgeführt werden. Des Weiteren wird der Oberkörper beim Gehen stärker zur gleichen wie zur Gegenseite geneigt. Erstaunlicherweise hat das Review mit Metaanalyse keine veränderte Kinematik des Rumpfes nach einer Knietotalendoprothese gefunden, wobei deutliche Evidenzlücken zur Kinematik des Rumpfes bei Erkrankungen des Kniegelenkes zu verzeichnen sind (Waiteman et al. 2022). Sehr gut zu den Befunden dieser Analyse passend, werden die Kinematik der Kniebeuge und der Rumpfwinkel während eines Ausfallschrittes in der Sagittal- und Frontalebene als wesentliche Indikatoren für die objektive Beurteilung der veränderten Sensomotorik bei einer Osteoarthrose des Kniegelenks angesehen (Wang et al. 2024a).

Bei einer üblicherweise vorhandenen akzentuiert **einseitigen Arthrose des Kniegelenkes** liegen sehr **komplexe Veränderungen der Sensomotorik** mit entsprechenden Auswirkungen auf die Biomechanik vor. Die Arthrose verantwortet während des Gehens geringere maximale frontale Hüft- und sagittale Kniekräfte (Momente) und nach vorn gerichtete Bodenreaktionskräfte auf der betroffenen Seite. Gleichfalls zeigen sich wesentliche Veränderungen beim Treppensteigen und dem Treppenabwärtsgehen. So sind beispielsweise beim Treppensteigen die Geschwindigkeit und die Schritte pro Minute geringer, die Schrittzyklen und die Standzeiten länger und die Rumpfrotation ist größer. Der ROM des Sprunggelenks der Arthroseseite ist kleiner und das Kniegelenk der Gegenseite weist einen größeren ROM in der Frontalebene auf. Die Patienten bewegen sich insgesamt langsamer und so ist auch die Geschwindigkeit des Gehens deutlich geringer (Sparkes et al. 2019). Sehr charakteristisch abweichende Merkmale des Gehens (geringer: Geschwindigkeit, Schrittlänge, Kadenz auf beiden Seiten; länger: Gesamt- und Doppeltstandzeit; kürzer: Einzelstandzeit, Schwungzeit) belegen wiederholt Wang et al. (2024a). Die gleichzeitige EMG-Analyse des Gehens findet gegenüber klinisch Gesunden beidseitig höhere EMG-Aktivitäten und einen größeren Co-Aktivierungsindex, wobei die Intensität der Innervation und die Co-Aktivierung auf der Arthroseseite noch die der jeweiligen noch nicht oder deutlich weniger betroffenen Gegenseite übertrifft. Sowohl die EMG-Parameter als auch die Merkmale des Gehens stehen in enger Beziehung zu den Scores des Western Ontario und McMaster Universities Osteoarthritis Index (WOMAC).

Ein systematisches Review mit Metaanalyse (Tayfur et al. 2023; 7 qualitativ sehr gute, 22 qualitativ moderate Studien) beschäftigt sich vorrangig mit den neuromuskulären Konsequenzen der Gonarthrose. Im Vergleich mit Kontrollpersonen sind Defizite der Kraft des M. quadriceps femoris mit differenter Ausprägung bei allen Kontraktionsformen und allen Schweregraden der Arthrose typisch. Die **willkürliche Aktivierungsfähigkeit des Quadrizeps** ist reduziert (Twitch-Interpolation-Technik), sodass auch neuronale Mechanismen an der Muskelschwäche beteiligt sind. Des Weiteren ist die Einstellung der **Kraftwerte ungenau und instabil** (größere Variationen der Kraftkurve), was mit einer eingeschränkten Kontrolle der Einstellung eines Kraftniveaus gleichzusetzen ist. Die Mm. vastus medialis und lateralis sind atrophiert, was für M. rectus femoris und M. vastus intermedius nicht zutrifft. Die isometrische Kraft der Harmstrings ist deutlich reduziert, wobei langsame konzentrische Kontraktionen nicht betroffen sind. Aber das Kraftdefizit des M. quadriceps ist generell höher als das der Harmstringgruppe. Die Plantarflexoren weisen gleichfalls ein Kraftverlust aus. Die Sicherheit der Ergebnisse schwankt zwischen limitiert und moderat. Offensichtlich entwickeln Frauen gegenüber Männern während der Arthroseentwicklung bereits in den frühen Stadien die benannten sensomotorischen Defizite und sie erreichen im Verlauf eine stärkere Ausprägung. Insgesamt weisen die Autoren für einige Funktionsmerkmale auf bedeutende Schwächen in der Nachweisführung hin und sie teilen eine Karte der Beweislücken („evidence gap map") mit.

Das **Gehen** ist bei unilateraler Gonarthrose im sehr frühzeitigen Stadium noch ohne Asymmetrien. Mit der Entwicklung sorgen sie nach einigen Jahren auch für die Degeneration des Gelenks auf der anderen Seite, denn sensomotorisch und daraus folgend biomechanisch sind beide Seiten frühzeitig betroffen. Die Über- und Fehlbelastung der zunächst „noch" klinisch und bildgebend gesunden Seite veranlasst die Entwicklung der Degeneration auch dort. Im Frühstadium der Gonarthrose (n = 18, 56,2 ± 13,0 Jahre, 75,1 ± 12,5 kg: klinische und radiogaphische Merkmale einer unilateralen frühen medialen Arthrose; Kontrolle n = 18, 56,4 ± 12,4 Jahre, 68,1 ± 13,7 kg) gibt es zwar, wie bereits angegeben, noch keine Auffälligkeiten bei den Parametern Kinematik und Kinetik des Gehens. Aber mit dem Einbeinstand auf der arthrotischen wie auch auf der Gegenseite können bereits posturale Nachteile sichtbar gemacht werden, was sich auch im elektromyografischen Aktivierungsmuster der Muskeln äußert. Die Auslenkung des CoP ist vergrößert. Wie bei der fortgeschrittenen Arthrose bekannt, ist beim Einbeinstand das kinetische Merkmal Adduktionsmoment im Hüftgelenk gegenüber gesunden Personen verändert. Der M. gluteus medius muss grundsätzlich beim Stehen auf einem Bein stärker aktiviert werden und auch beim beidbeinigen Stehen mit offenen Augen auf der klinisch gesunden Seite. Der M. quadriceps femoris und die Harmstrings sichern das einbeinige Stehen auf der Arthroseseite mit einer verstärkten Aktivierung ab (Duffell et al. 2014).

Das Fehlen von Abweichungen in der Biomechanik während des Gehens auf einer ebenen Fläche im frühen Stadium passt klinisch gut mit der „arthrosetypischen Information" der Patienten zusammen, dass die ersten Symptome beim Treppensteigen und Abwärtsgehen bemerkt werden. Ist die unilaterale Gonarthrose im gering bis mittleren Entwicklungsstadium, zeigen sich beim **Treppenauf- und -abwärtsgehen** sowohl Asymmetrien als auch Differenzen zu gesunden Personen. Beim Treppensteigen belasten die Patienten die nicht erkrankte Extremität stärker und treppenabwärts wird die betroffene Extremität gegenüber gesunden Personen zur Minimierung von Beschwerden geschont. Die biomechanischen Unterschiede sind jeweils im Sprung-, Knie- und Hüftgelenk nachweisbar und belegen Fehlbelastungen, die ein Dispositions- und dann auch Realisationsfaktor für die bilaterale Arthrose sind (Liu et al. 2023). Die kinematische und kinetische Analyse belegt, dass Arthrosepatienten beim Treppensteigen ein reduziertes externes Kniebeugemoment aufweisen und dies mit einer größeren Rumpf- und Hüftgelenkflexion und einer geringeren Kniegelenkflexion und Dorsalflexion im Sprunggelenk kombiniert ist. Der M. quadriceps femoris wird verzögert eingesetzt. Obwohl die Metaanalyse den GRADE-Kriterien zufolge diese Veränderungen nur mit einer sehr geringen Qualität an Evidenz ausweist, verändert der Arthroseprozess die Kinematik und Kinetik (Iijima et al. 2018), darüber hinaus wird die degenerative Erkrankung generalisiert.

Auch anhand der Kinetik des **Aufstehens** lassen sich früh Veränderungen des sensomotorischen Programms mit Konsequenzen für die Biomechanik aufzeigen. Die Arthrose (n = 323, 65 Jahre, 79,2 kg, 64 % Frauen) führt in Relation zu Kontrollpersonen (n = 224, 64,4 Jahre, 70,4 kg, 66 % Frauen) zu signifikant geringeren maximalen externen Kniegelenkflexionsmomenten und einer verstärkten Rumpfflexion, wobei das externe Kniegelenkadduktionsmoment trotz einer sicher verstärkten Lateralneigung zur betroffenen Seite keine Differenzen aufweist. Auch bei dieser Metaanalyse ist die Nachweisqualität nur gering. Die Ergebnisse sprechen aber für eine abweichende Bewegungsstrategie des Aufstehens (Sonoo et al. 2019). Beim Aufstehen zeigen sich komplexe veränderte biomechanische und neurophysiologische Verhältnisse. Die Beckenregion bewegt sich in der Sagittalebene stärker und Hüft-, Knie- und Sprunggelenk werden mit einem geringeren Bewegungsumfang genutzt. Die maximale Bewegungsgeschwindigkeit im Knie- und Sprunggelenk ist geringer. Dagegen ist in der Frontalebene die ROM des Knie- und Sprunggelenkes größer. Des Weiteren ist das biomechanische Merkmal vertikale Bodenreaktivkraft asymmetrisch beidseits vergrößert. Im Kniegelenk ist das maximale Adduktionsmoment kleiner und das maximale externe Rotationsmoment größer, zudem sind im Sprunggelenk das Adduktionsmoment und das interne Rotationsmoment kleiner. Die Innervation des M. gluteus medius und aller Anteile des M. quadriceps femoris ist auf der Seite der Arthrose reduziert. Im Gegensatz dazu werden der M. biceps femoris sowie die Mm. gastrocnemius medialis und lateralis intensiver aktiviert (Pan et al. 2024).

Das **Hinsetzen** wird bereits im frühen Arthrosestadium mit einem vergrößerten Bewegungsumfang des Beckens und ausgleichend einem kleineren im Hüft- und Kniegelenk ausgeführt. Die Beschleunigung der Bewegung im Hüftgelenk in der Sagittalebene ist kleiner; erneut kompensatorisch ist der Bewegungsumfang des Knie- und Sprunggelenks in der Frontalebene größer. Entsprechend weichen auch die kinetischen und die elektromyografischen Merkmale der Bewegung, wie beim Aufstehen, von denen der Kontrollpersonen ab (Pan et al. 2023, Pan et al. 2024).

> **Wichtig** Die verschiedenen Metaanalysen (Iijima et al. 2018, Sonoo et al. 2019, Iijima et al. 2019, Tayfur et al. 2023) sowie die Befunde (Duffell et al. 2014, Hislop et al. 2022, Liu et al. 2023) zeigen, dass – obwohl die biomechanischen Veränderungen nur mit geringer bis moderater Nachweisqualität belegt sind – durch die Kombination der biomechanischen Abweichungen während der Alltagsbewegungen Aufstehen, Stehen, Treppensteigen und Gehen

- erstens die degenerativ bedingten Veränderungen der Sensomotorik und daraufhin der Biomechanik sichtbar gemacht werden,
- zweitens die zunächst lokalisierten Veränderungen im Verlauf der Erkrankung einen generalisierten Charakter annehmen und in logischer Konsequenz
- drittens dadurch die Fortentwicklung der Arthrose im primär betroffenen Gelenk fördern und myofaszial-skelettale Erkrankungen und Schmerzsyndrome in den direkt aber auch entfernt benachbarten Körperregionen hervorrufen.

Die Arthroseentwicklung ist kaum aufzuhalten, aber die Verhinderung von Schmerzsyndromen durch die Konditionierung der Muskulatur mit der gleichzeitig entzündungshemmenden Wirkung ist mit dem Beginn der Symptomatik die Konsequenz der ersten Wahl.

**Das therapeutische Training bei einer Cox- wie einer Gonarthrose muss immer bevorzugt ein Ganzkörpertraining sein!**

### 8.2.3  Spondylarthrosen

Bisher konnte festgestellt werden, dass sowohl Schmerzen unabhängig von der Ursache als auch nozizeptive und/oder noziplastische Schmerzen bei Spondylarthrosen die Regulation des Gleichgewichts nachteilig beeinflussen (siehe Kap. 9).

### Fazit

Aktuell richten sich in den einzelnen Fachgebieten die aktiven Therapieinterventionen viel zu viel auf scheinbar einzelne bzw. „künstlich" vereinzelte und somit voneinander getrennte Therapieziele. Aber alle an den Krankheitsprozessen beteiligten Gewebe und Organe, einschließlich des Gehirns, sind eine funktionelle Einheit. Sie bilden und „organisieren" den Organismus, denn sowohl mit ihrer Funktion als auch mit ihren funktionsabhängigen Signalsubstanzen kommunizieren sie intensiv miteinander und stimmen ihre strukturellen und funktionellen „gesunden oder kranken Eigenschaften" aufeinander ab. Die einzige Intervention, welche dieser Komplexität, der „funktionellen Einheit des Organismus Mensch" gerecht wird, ist die trainingswirksame psycho-physische Aktivität, das Training.

Arthrosen starten mit primär nicht entzündlichen, jedoch schnell von entzündlichen Prozessen begleiteten Knorpelschädigungen, gefolgt von einer reaktiven „zerstörerisch-reparativen" Proliferation des Bindegewebes. Das minderwertige Ersatzgewebe ist mechanisch wenig belastbar, regeneriert erneut in minderwertiger Form, chronische Entzündungsprozesse spielen eine wesentliche Rolle, und die Erkrankung entwickelt sich zunehmend zu einer generalisierten Erkrankung der Gelenkregion.

Während des Krankheitsprozesses als auch nach dem Ersatz der Gelenkfläche stehen gleichermaßen die Veränderungen der sensomotorischen Funktionen im Fokus. Die Schwäche der Sensomotorik wird bereits durch den Bewegungsmangel begründet und durch die Entwicklung der Arthrosen zur Funktions- und Strukturstörung.

Für die posturale Kontrolle des Stehens ist die koordinative Sensomotorik des Sprunggelenks und im späteren Leben auch die des Hüftgelenks wesentlich. Dagegen wird die posturale Kontrolle des Gehens vorrangig von der Qualität der Regulation des Hüftgelenks geprägt, wobei die Mechanismen der propriozeptiven Einflussnahme altersabhängig sind. Koordinatives und konditionelles Training der gesamten unteren Extremität im Verbund mit dem Körperstamm sind erforderlich, denn sowohl Stehen als auch Gehen sind immer Ganzkörperbelastungen. Schmerzen beeinflussen die posturalen Regulationen und den Kraftsinn, für den Bewegungssinn sind die Ergebnisse nicht einheitlich.

Wird bei „noch Hüftgelenkgesunden" die Geschwindigkeit des Gehens unbemerkt geringer, bedeutet dies, dass im Hüftgelenk während der Standphase die Belastung in der Frontalebene ansteigt. Dieses Merkmal des Gehens lässt eine Coxarthrose voranschreiten. Die Kadenz scheint der zu bevorzugende „Regelfaktor" beim Gehen gegen eine übergroße mechanische Belastung des Hüftgelenks zu sein. Als „Puzzlestein" der Sturzgefahr liegen Gleichgewichtsstörungen vor und Defizite der myofaszialen Strukturen liefern den wesentlichen Beitrag.

Die Gonarthrose verursacht zunächst im frühen Stadium auf das Gelenk bezogene, aber sehr schnell auch subjektiv nicht zu bemerkende, generalisierte Veränderungen der Sensomotorik. Gelenkspezifisch entwickeln sich ausgeprägte Defizite der Kraft. Diese Defizite werden der arthrogenen Muskelhemmung bzw. der funktionellen Teilparese des Muskels zugeschrieben. Auch die Muskulatur des Hüftgelenks ist beteiligt, die Balancefähigkeit ist eingeschränkt und die Sensomotorik des Gehens verändert sich fortschreitend. Diese Veränderungen fördern die „nozizeptive Multimorbidität", indem sich u. a. auch ein Low Back Pain entwickeln kann.

Die Trainingstherapie kann die Balancefähigkeit und das Gehen verbessern und muss als Ganzkörpertraining durchgeführt werden.

## Literatur


Alkhamis BA, Reddy RS, Alahmari KA, Alshahrani MS, Koura GM, Ali OI, Mukherjee D, Elrefaey BH: Balancing act: Unraveling the link between muscle strength, proprioception, and stability in unilateral hip osteoarthritis. PLoS One 2024 19(2):e0298625. https://doi.org/10.1371/journal.pone.0298625Feb 16; eCollection 2024

Brinjikji W, Luetmer PH, Comstock B, Bresnahan BW, Chen LE, Deyo RA, Halabi S, Turner JA, Avins AL, James K, Wald JT, Kallmes DF, Jarvik JG: Systematic literature review of imaging features of spinal degeneration in asymptomatic populations. AJNR Am J Neuroradiol 2015 36(4):811–6. https://doi.org/10.3174/ajnr.A4173Apr; Epub 2014 Nov 27

Chen X, Qu X: Age-Related Differences in the Relationships Between Lower-Limb Joint Proprioception and Postural Balance. Hum Factors 2019 61(5):702–711. https://doi.org/10.1177/0018720818795064Aug; Epub 2018 Aug 21

Constantinou M, Barrett R, Brown M, Mills P: Spatial-temporal gait characteristics in individuals with hip osteoarthritis: a systematic literature review and meta-analysis. J Orthop Sports Phys Ther 2014 44(4):291–B7. https://doi.org/10.2519/jospt.2014.4634Apr; Epub 2014 Jan 22

Duffell LD, Southgate DF, Gulati V, McGregor AH: Balance and gait adaptations in patients with early knee osteoarthritis. Gait Posture 2014 39(4):1057–61. https://doi.org/10.1016/j.gaitpost.2014.01.005Apr; Epub 2014 Jan 19

Efstathiou MA, Giannaki CD, Roupa Z, Hadjisavvas S, Stefanakis M: Evidence of distorted proprioception and postural control in studies of experimentally induced pain: a critical review of the literature. Scand J Pain 2022 Apr 27;22(3):445–456. https://doi.org/10.1515/sjpain-2021-0205. Print 2022 Jul 26.

Eitzen I, Fernandes L, Nordsletten L, Risberg MA: Sagittal plane gait characteristics in hip osteoarthritis patients with mild to moderate symptoms compared to healthy controls: a cross-sectional study. BMC Musculoskelet Disord 2012 Dec 20:13:258. https://doi.org/10.1186/1471-2474-13-258.

Hislop A, Collins NJ, Tucker K, Semciw AI: Hip strength, quadriceps strength and dynamic balance are lower in people with unilateral knee osteoarthritis compared to their non-affected limb and asymptomatic controls. Braz J Phys Ther 2022 26(6):100467. https://doi.org/10.1016/j.bjpt.2022.100467Nov–Dec; Epub 2022 Dec 10

Iijima H, Shimoura K, Aoyama T, Takahashi M: Biomechanical characteristics of stair ambulation in patients with knee OA: A systematic review with meta-analysis toward a better definition of clinical hallmarks. Gait Posture 2018 :62:191–201. https://doi.org/10.1016/j.gaitpost.2018.03.002May; Epub 2018 Mar 8

Iijima H, Shimoura K, Ono T, Aoyama T, Takahashi M: Proximal gait adaptations in individuals with knee osteoarthritis: A systematic review and meta-analysis. J Biomech 2019 18:87:127–141. https://doi.org/10.1016/j.jbiomech.2019.02.027Apr; Epub 2019 Mar 11

Inai T, Takabayashi T, Edama M, Kubo M: Evaluation of factors that affect hip moment impulse during gait: A systematic review. Gait Posture 2018 :61:488–492. https://doi.org/10.1016/j.gaitpost.2018.02.017Mar; Epub 2018 Feb 19

Inai T, Takabayashi T, Edama M, Kubo M: Decrease in walking speed increases hip moment impulse in the frontal plane during the stance phase. PeerJ 2019 :7:e8110. https://doi.org/10.7717/peerj.8110Nov 19; eCollection 2019

Inai T, Takabayashi T, Edama M, Kubo M: Effects of step length and cadence on hip moment impulse in the frontal plane during the stance phase. PeerJ 2021 :9:e11870. https://doi.org/10.7717/peerj.11870Jul 23; eCollection 2021

Kim M, Gu M, Kim HY, Kim J, Lee JH, Lee HY: Assessment of arthrogenic quadriceps muscle inhibition by physical examination in the supine position during isometric contraction is feasible as demonstrated by electromyography: a cross-sectional study. J Orthop Surg Res 2024 Aug 2;19(1):458. https://doi.org/10.1186/s13018-024-04949-9.

Laube W: Pathophysiologie des Sensomotorischen Systems nach Verletzungen und bei degenerativen Gelenkerkrankungen. in: Laube, W (Hrsg.): Sensomotorisches System. Thieme, Stuttgart – New York, 2009, S. 375–439

Laube W: Sensomotorik und Schmerz. Springer, Berlin-Heidelberg, 2020

Laube W: Schmerztherapie ohne Medikamente – Leitfaden zur endogenen Schmerzhemmung für Ärzte und Therapeuten. Springer, Heidelberg-Berlin, 2022

Laube W, Daase A: Regulative Schmerztherapie. Praxisleitfaden für Ärzte, Physio-, Ergo- und Sporttherapeuten. Springer, Heidelberg-Berlin, 2023a

Laube W: Bewegungsmangel Dekonditionierung, Krankheit, Schmerzen, Alter. Springer, Heidelberg-Berlin, 2023b

Lepley AS, Lepley LK: Mechanisms of Arthrogenic Muscle Inhibition. J Sport Rehabil 2021 Sep 1;31(6):707–716. https://doi.org/10.1123/jsr.2020-0479. Print 2022 Aug 1.

Liu S, Amiri P, McGregor AH, Bull AMJ: Bilateral Asymmetry in Knee and Hip Musculoskeletal Loading During Stair Ascending/Descending in Individuals with Unilateral Mild-to-Moderate Medial Knee Osteoarthritis. Ann Biomed Eng 2023 51(11):2490–2503. https://doi.org/10.1007/s10439-023-03289-9Nov; Epub 2023 Jul 23

Lopes HS, Waiteman MC, Priore LB, Glaviano NR, Bazett-Jones DM, Briani RV, Azevedo FM: There is more to the knee joint than just the quadriceps: A systematic review with meta-analysis and evidence gap map of hamstring strength, flexibility, and morphology in individuals with gradual-onset knee disorders. J Sport Health Sci 2024 13(4):521–536. https://doi.org/10.1016/j.jshs.2023.08.004Jul; Epub 2023 Sep 3

Low DC, Walsh GS, Arkesteijn M: Effectiveness of Exercise Interventions to Improve Postural Control in Older Adults: A Systematic Review and Meta-Analyses of Centre of Pressure Measurements. Sports Med 2017 Jan;47(1):101–112. https://doi.org/10.1007/s40279-016-0559-0.

Pan J, Huang W, Huang Z, Luan J, Zhang X, Liao B: Biomechanical analysis of lower limbs during stand-to-sit tasks in patients with early-stage knee osteoarthritis. Front Bioeng Biotechnol 2023 :11:1330082. https://doi.org/10.3389/fbioe.2023.1330082Dec 20; eCollection 2023

Pan J, Fu W, Lv J, Tang H, Huang Z, Zou Y, Zhang X, Liao B: Biomechanics of the lower limb in patients with mild knee osteoarthritis during the sit-to-stand task. BMC Musculoskelet Disord 2024 Apr 6;25(1):268. https://doi.org/10.1186/s12891-024-07388-z.

Park SJ, Kim BG: Effects of exercise therapy on the balance and gait after total hip arthroplasty: a systematic review and meta-analysis. J Exerc Rehabil 2023 Aug 22;19(4):190–197. 10.12965/jer.2346290.145. eCollection 2023 Aug.

Picorelli AMA, Hatton AL, Gane EM, Smith MD: Balance performance in older adults with hip osteoarthritis: A systematic review. Gait Posture 2018 :65:89–99. https://doi.org/10.1016/j.gaitpost.2018.07.001Sep; Epub 2018 Jul 23

Pietrosimone B, Lepley AS, Kuenze C, Harkey MS, Hart JM, Blackburn JT, Norte G: Arthrogenic Muscle Inhibition Following Anterior Cruciate Ligament Injury. J Sport Rehabil 2022 Feb 14;31(6):694–706. https://doi.org/10.1123/jsr.2021-0128. Print 2022 Aug 1.

Qu X, Hu X, Zhao J, Zhao Z: The roles of lower-limb joint proprioception in postural control during gait. Appl Ergon 2022 :99:103635. https://doi.org/10.1016/j.apergo.2021.103635Feb; Epub 2021 Oct 30

Rice DA, McNair PJ: Quadriceps arthrogenic muscle inhibition: neural mechanisms and treatment perspectives. Semin Arthritis Rheum 2010 40(3):250–66. https://doi.org/10.1016/j.semarthrit.2009.10.001Dec; Epub 2009 Dec 2

Sonoo M, Iijima H, Kanemura N: Altered sagittal plane kinematics and kinetics during sit-to-stand in individuals with knee osteoarthritis: A systematic review and meta-analysis. J Biomech 2019 :96:109331. https://doi.org/10.1016/j.jbiomech.2019.109331Nov 11; Epub 2019 Sep 12

Sparkes V, Whatling GM, Biggs P, Khatib N, Al-Amri M, Williams D, Hemming R, Hagen M, Saleem I, Swaminathan R, Holt C: Comparison of gait, functional activities, and patient-reported outcome measures in patients with knee osteoarthritis and healthy adults using 3D motion analysis and activity monitoring: an exploratory case-control analysis. Orthop Res Rev 2019 :11:129–140. https://doi.org/10.2147/ORR.S199107Sep 20; eCollection 2019

Tateuchi H, Koyama Y, Akiyama H, Goto K, So K, Kuroda Y, Ichihashi N: Radiographic and clinical factors associated with one-leg standing and gait in patients with mild-to-moderate secondary hip osteoarthritis. Gait Posture 2016 :49:207–212. https://doi.org/10.1016/j.gaitpost.2016.07.018Sep; Epub 2016 Jul 18

Tateuchi H, Akiyama H, Goto K, So K, Kuroda Y, Ichihashi N: Strategies for increasing gait speed in patients with hip osteoarthritis: their clinical significance and effects on hip loading. Arthritis Res Ther 2021 Apr 28;23(1):129. https://doi.org/10.1186/s13075-021-02514-x.

Tayfur B, Charuphongsa C, Morrissey D, Miller SC: Neuromuscular joint function in knee osteoarthritis: A systematic review and meta-analysis. Ann Phys Rehabil Med 2023 66(2):101662. https://doi.org/10.1016/j.rehab.2022.101662Mar; Epub 2022 Dec 1

Waiteman MC, Chia L, Ducatti MHM, Bazett-Jones DM, Pappas E, de Azevedo FM, Briani RV: Trunk Biomechanics in Individuals with Knee Disorders: A Systematic Review with Evidence Gap Map and Meta-analysis. Sports Med Open 2022 Dec 12;8(1):145. https://doi.org/10.1186/s40798-022-00536-6.

Wang XF, Ma ZH, Teng XR: Isokinetic Strength Test of Muscle Strength and Motor Function in Total Knee Arthroplasty. Orthop Surg 2020 12(3):878–889. https://doi.org/10.1111/os.12699Jun; Epub 2020 May 21

Wang F, Jia R, He X, Wang J, Zeng P, Hong H, Jiang J, Zhang H, Li J: Detection of kinematic abnormalities in persons with knee osteoarthritis using markerless motion capture during functional movement screen and daily activities. Front Bioeng Biotechnol 2024 :12:1325339. https://doi.org/10.3389/fbioe.2024.1325339Feb 5; eCollection 2024a

Wang M, Zhang C, Yang Z, Cheng T, Lan C, Mo F: Muscle activation patterns and gait changes in unilateral knee osteoarthritis patients: a comparative study with healthy controls. Clin Rheumatol 2024 43(9):2963–2972. https://doi.org/10.1007/s10067-024-07057-5Sep; Epub 2024b Aug 1

Wingert JR, Welder C, Foo P: Age-related hip proprioception declines: effects on postural sway and dynamic balance. Arch Phys Med Rehabil 2014 95(2):253–61. https://doi.org/10.1016/j.apmr.2013.08.012Feb; Epub 2013 Aug 30

# Sensomotorik und Funktionsstörungen der Bewegungssegmente

**9**

> **Trailer** Muskulatur und Bindegewebe sind eine biomechanische und physiologische funktionelle Einheit. Federführend ist die Muskulatur. Die Muskeln der Halswirbelsäulen-Bewegungssegmente sind bevorzugt mit Sensoren ausgestattet und generell haben die monosegmentalen autochtonen Muskeln weniger eine „kontraktile" als vielmehr eine „sensorische Monitorfunktion". Die Benutzung von Handys, der PC-Arbeitsplatz und der Bewegungsmangel sind Realisationsfaktoren von Wirbelsäulenschmerzen, Degenerationen und der Sarkopenie mit Defiziten der Sensorfunktion für die Bewegungsregulation. Die Körperhaltung, das Gleichgewicht (posturale Regulationen) und die sensomotorische Koordination leiden, Schmerzen werden ausgelöst, neurovegetative Funktionen und die Respiration beeinflusst. Manualtherapeutische Interventionen reduzieren die Schmerzen, beim Gehen verändert sich die Funktion der pedo-kranialen Kette und mit Training müssen die strukturellen und funktionellen Eigenschaften der Bewegungssegmente und die Sensomotorik stabilisiert werden.

## 9.1 Einheit von Muskulatur und fixen Bindegewebestrukturen

Die Muskulatur und die fixen Bindegewebestrukturen Faszien, Knorpel und Knochen sind

- auf der Basis der kontraktilen Kräfte eine **„biomechanische Einheit"** und
- durch ihre Signalstoffe (Myokine, Osteokine) und zugleich über den Austausch von genetischen Informationen über Exosomen eine **„physiologische funktionelle Einheit"** (vgl. Laube 2023).

Federführend durch die Aktivitäten der Muskulatur und deren Trainingszustand beeinflussen sich beide Gewebearten strukturell und funktionell gegenseitig entweder positiv oder negativ (Darragh et al. 2021). Diese Wechselbeziehungen bestehen natürlich auch zwischen der Muskulatur und den Bindegewebestrukturen der Bewegungssegmente der Wirbelsäule.

Entscheidende Faktoren für die Interaktionen zwischen dem Muskel- und dem Bindegewebe der Bewegungssegmente sind die Beanspruchungen, die Belastungen und das Belastungsspektrum zwischen einer strukturerhaltenden oder -verbessernden (Ausdauer, Kraft) und die Qualität der Bewegungen (Struktur, Funktion Gehirn) bestimmenden sensomotorischen Aktivität, einem möglichst vielseitigen Training, und physischen Aktivitäten, die dem Spektrum der chronischen Inaktivität zuzuordnen sind, weil sie die biologisch erforderlichen Mindestanstrengungen und Belastungsdauern nicht erreichen und langfristig Atrophie und Gewebedegenerationen auslösen.

Passend dazu erweitern Noten und Amstel (2024) aus der Sicht manualtherapeutisch gestützter Interventionen („hands-on": Physiotherapie, Osteopathie, Massagefachkräfte) die **Muskel-Knochen-Einheit** um den **arthro-myofaszialen Komplex,** weil das Bindegewebe alle Gewebe verbindet (**Biotensegrität),** die Gewebe miteinander interagieren und die einwirkenden passiven Kräfte vermittelt und übertragen werden. Diese Sicht gilt besonders für das Training, denn **kein Gewebe ist „selektiv trainierbar",** sondern **immer nur das gesamte System „Mensch",** der aus den verschiedenen Gewebearten und den von ihnen gebildeten komplexen und integrativ arbeitenden Funktionssystemen besteht (Laube 2020, 2022, 2023).

▶  **Wichtig**  Training bedeutet, das sensomotorische System, bestehend „nur" aus dem Nervensystem (hierzu gehören die Sensoren) und der Muskulatur, sorgt für die Bewegungsausführungen und das lernbedingte Bewegungskönnen mit den zugehörigen konditionellen Fähigkeiten Kraft (kontraktile Kapazität der Muskulatur, ist Teil des SMS) und Ausdauer (mitochondriale Kapazität der Muskulatur). Durch die Bewegungsaktivitäten werden das Logistiksystem (Atmung, Herzkreislauf, Blut, Energiestoffwechsel: aerobe Kapazität), das fixe und das mobile (Immunsystem) Bindegewebe trainiert und die anabolen Hormon- und Signalstoffsysteme aktiviert. Die Signalsubstanzen setzen die Art der trainierten Bewegungen mit ihren Anstrengungsgraden und Belastungsdauern in Struktur- und Funktionsverbesserungen um. Wichtige Komponenten sind die Bewegungsqualität, die sensomotorische Koordination, die Güte der Bewegungsregulation.

Welches Teilsystem des menschlichen Organismus akzentuiert wird und in welchem Maß es vom Training profitiert oder profitieren soll, ist in hohem Maß von der Trainingsmethodik, also von den Belastungsarten, den Dosierungen und dem Belastungs-Erholungsregime, abhängig.

## 9.2 „Sensormuskeln" der Wirbelsäule und funktionelle Einheit

Werden die Bewegungssegmente und ihre Funktion **aus physiologischer Sicht** betrachtet, so

- sind die kleinen Muskeln der Halswirbelsäule (HWS) bevorzugt mit Sensoren ausgestattet (vgl. Kap. 4. Abb. 4.6), wodurch die Kopf-HWS-Region alle Bewegungen führt, und
- in den Wirbelsäulenabschnitten haben die kleinen, monosegmentalen sehr kurzen autochtonen Muskeln (z. B. Mm. rotatores brevis) weniger eine „kontraktile" als vielmehr eine **„kinesiologische (sensorische) Monitorfunktion"** gegenüber den multi- und plurisegmentalen Muskeln (M. multifidus, M. semipsinalis).

Für die „Monitorfunktion" spricht der um 4,5 % bis 7,3 % (p < 0,0001) höhere Volumenanteil an Muskelspindeln (Nitz und Peck 1986). Tierexperimentelle Untersuchungen belegen, dass die Positionsempfindlichkeit der Muskelspindeln des **M. longissimus und des M. multifidus** im LWS-Bereich besonders hoch ist. Sie überschreitet die der Muskelspindeln der Gliedmaßenmuskulatur um mehr als das 3,5-Fache (Cao et al. 2009a). Zugleich ist die dynamische Reaktionsfähigkeit der Muskelspindeln im unteren Bereich der Lendenwirbelsäule (LWS) um 5- bis 10-mal höher (Cao et al. 2009b). Diese sehr hohen Empfindlichkeiten zugunsten der Position (statische Funktion) und gegenüber Muskeldehnungen (dynamische Funktion) sorgen dafür, dass die **Wirbelsäule als eine funktionelle Einheit** fungiert. Die Funktionen der Bewegungssegmente sind „reflektorisch" miteinander verknüpft (Solomonow et al. 1998, Solomonow und Zhou 1999, Gedalia et al. 1999).

## 9.3 Funktionsstörungen der Bewegungssegmente, Schmerzen, Muskelstruktur und Sarkopenie: ein Merkmalspuzzle

**Aus pathophysiologischer Sicht** sorgt

- **erstens** die heute insbesondere von Kindern, Jugendlichen und jungen Erwachsenen ausgeprägte Benutzung von Handys über die dadurch nahezu quasistatische überproportional dauerhafte Flexionshaltung der HWS, dass in den Bewegungssegmenten chronisch gesteigerte Druck- und Scherkräfte wirken, die als Realisationsfaktoren von Nackenschmerzen und degenerativen HWS-Entwicklungen angesehen werden müssen (Brühl et al. 2023) und
- **zweitens** der bei einem übergroßen Anteil der jungen Menschen bestehende Bewegungsmangel (Krug et al. 2013, Finger et al. 2018), der auch beim chroni-

schen Lower Back Pain (cLBP) zur einer inaktivitäts- und/oder adipositas- und später altersbedingten sarkopenischen Entwicklung der autochtonen Muskulatur führt (vgl. Laube 2025), dass die Prävalenzen des cLBP sehr hoch sind.

Die Strukturveränderungen der autochtonen Muskulatur bei chronischen Schmerzen in den verschiedenen Wirbelsäulenregionen sind bisher nur schwach analysiert. Im lumbalen autochtonen Bereich werden Schmerzen und degenerative Veränderungen mit einer Fettinfiltration verbunden. Für den zervikalen Abschnitt ist darüber bislang wenig bekannt.

Ein Review mit Metaanalyse findet bei chronischen sogenannten **nicht spezifischen Nackenschmerzen** gegenüber klinisch Gesunden reduzierte Muskelquerschnitte des M. colli longus und des M. semi-spinalis capitis, wobei für den M. multifidus keine Änderungen gefunden worden sind. Zur Fettinfiltration ließen sich keine Aussagen treffen (Peng et al. 2022). Bei einer **zervikalen Radikulopathie** und **degenerativen Myelopathie** liegen begleitend eine verstärkte Fettinfiltration im M. multifidus und ein vergrößertes sagittales Ungleichgewicht vor, wobei beide Merkmale positiv miteinander korrelieren (Li et al. 2023). **Unilaterle chronische radikuläre Nackenschmerzen** gehen mit einer Asymmetrie und einer Atrophie des M. multifidus und des M. colli lingus einher (Amiri-Arimi et al. 2020). Bei Patienten mit zervikalen Deformitäten sind die Extensoren atrophiert und mit Fett infiltriert (Passias et al. 2018). Purushotham et al. (2022) finden in ihrem systematischen Review eine sehr ausgeprägte Heterogenität der Ergebnisse und in den insgesamt nur fünf in Betracht kommenden Studien verändert der **cLBP** wahrscheinlich nicht die Muskelfaserzusammensetzung und auch nicht die Querschnittsflächen der langsamen (STF) oder schnellen (FTF) Fasern im M. erector spinae. Die Daten erlaubten es nicht, die strukturellen Verhältnisse im M. multifidus einzuschätzen (Purushotham et al. 2022).

Die Fettinfiltration als ein charakteristisches Merkmal der sarkopenischen Muskelentwicklung ist ein Baustein der chronisch degenerativen Kaskade auch in den Bewegungssegmenten. Die Degeneration des Diskus intervertebralis nach der Pfirrmann-Klassifikation und der Alterungsprozess sind jeweils unabhängige Korrelate der sarkopenischen Muskeldegeneration, wobei die monosegmentale (Mm. rotatores) Muskulatur generell und jeweils die Segmente $L_{4/5}$ und $L_5/S_1$ deutlich stärker betroffen sind als die übrigen. Danach folgen abgestuft die multi- (Mm. multifidus) und die plurisegmentale Muskulatur (M. erector spinae; Hoppe et al. 2021). Die Fettinfiltration geht mit einer Bindegewebeproliferation einher, wodurch die Sensorfunktionen und somit die Qualität der Bewegungsregulation beeinträchtigt werden. Im M. multifidus liegen die Muskelspindeln in der Regel in enger Nachbarschaft der Bindegewebestrukturen. In einem Tiermodell zur Degeneration der Bandscheibe hat sich gezeigt (James et al. 2022), dass sich die Anzahl und die Lokalisation der Muskelspindeln nicht verändert und „nur" die Kernkettenfasern atrophieren. Aber das Bindegewebe um die Sensoren ist proliferiert und das Kollagen I und III ist vermehrt exprimiert. Die gesteigerte Steifigkeit der Spindelkapseln reduziert die Transmission der Längenänderungen und die Transduktion in Ia-Afferenzen. Diese Veränderungen des Bindegewebes sorgen für die Reduzierung der Reflexaktivitäten des sensomotorischen Grundbausteins „Muskellängenkontrolle". Die geminderte Quantität und die veränderte Qualität der Muskellängenkontrolle ist eine wesentliche Ursachenkomponente der propriozeptiven, besser sensomotorischen Defizite beim LBP und den degenerativen Wirbelsäulenveränderungen.

So gibt es zwei wesentliche Komponenten der Beeinflussung der Funktionen der Bewegungssegmente und insgesamt der Wirbelsäule:

- erstens „biomechanisch bedingte reversible Funktionsstörungen" ohne oder mit Schmerzen, die zu veränderten somatosensorischen Informationsmustern und auch nozizeptiven afferenten Informationen führen
- zweitens strukturbedingte Funktionsstörungen infolge der Degeneration der Muskulatur (Sarkopenie) und des Bindegewebes (Bandscheiben, Arthrosen, Bandstrukturen), die auch ohne klinische Zeichen bereits sehr zeitig in der Lebensspanne auftreten (Brinjikji et al. 2015).

▶ **Wichtig** Die erste Komponente, die reversiblen Funktionsstörungen der Bewegungssegmente, ist direkt das Substrat der manuellen Medizin und Therapie mit „nachfolgendem" Training und die zweite Komponente, die Gewebedegeneration, ist primär das Substrat des präventiven und sekundär das Substrat des therapeutischen Gesundheitstrainings unter „bedarfsgerechter" Begleitung der manuellen Medizin/Therapie.

## 9.4 Manuelle Therapie der Wirbelsäule: multiple Konsequenzen

Wenn die sensomotorische Funktion der Wirbelsäule funktionell verändert (Haltung, Funktionsstörungen der Bewegungssegmente) bis strukturell gestört (Degeneration) ist, kann sicher davon ausgegangen werden, dass dadurch

- das somatosensorische Afferenzmuster eine nachteilig veränderte statische (Haltung) und dynamische (Bewegungsregulation) Sensomotorik bewirkt,
- die posturalen Regulationen für das Gleichgewichtsverhalten beeinflusst werden und in der Konsequenz „unbewusst" das Stehen und Gehen verändert wird,
- Schmerzen ausgelöst werden können,
- die neurovegetativen Funktionen verändert sind und
- die Respiration beeinflusst ist.

So beeinträchtigt z. B. eine chronische haltungsbedingte Ventralneigung des Kopfes bei gleichzeitiger unzureichender physischer Inaktivität (s. hinten) die Funktion der HWS, weil es zu muskulären Adaptationen kommt, welche die strukturelle und funktionelle Balance als auch den Konditionierungszustand verändern. Worunter auch die respiratorische Funktion leidet. Personen mit einem chronischen Nackenschmerz generieren einen geringeren maximalen Druck bei der Inspiration und Exspiration („mouth pressure meter"). Insbesondere die Kraft der Muskulatur der HWS steht positiv (p > 0,05), weniger eng stehen das Katastrophisieren und die Kinesiophobie negativ signifikant mit den Druckwerten in Verbindung. Die Intensität der Nackenschmerzen und die Behinderung (Neck-Disability-Index) sind desto höher, je geringer die maximal mögliche Kraft der Ausatmung ist. Die Kraftwerte bestimmen somit signifikant die Atmung. Sie disponieren für Schmerzen oder tragen als Realisationsfaktor dazu bei und psychologische Merkmale sollten zusätzlich beachtet werden (Dimitriadis et al. 2013).

▶ **Wichtig** Die Beeinflussung der Atmung über den kontraktilen Funktionszustand der Muskulatur ist ein wichtiger Faktor, mit dem der „allgemeine Konditionierungszustand" sich im Verbund von kontraktiler und aerober Leistungsfähigkeit an chronischen Schmerzen beteiligt.

Frühe Analysen der Wirkungen manualtherapeutischer Interventionen bei Funktionsstörungen des Iliosakralgelenkes (Herzog et al. 1988) belegen vielfältige, miteinander zusammenhängende Ergebnisse, welche zugleich die „blockierungsbedingten" Störungen im sensomotorischen und nozizeptorischen System kennzeichnen und die Schmerzwahrnehmung betreffen (zu beachten: Nozizeption und Schmerzen sind nicht identisch). Die aus der Sicht des Patienten direkt als erfolgreich empfundenen Wirkungen einer manualtherapeutischen Intervention sind die Reduzierung der Schmerzen und die davon abhängige Verbesserung der Mobilität. Dieses klinische Resultat basiert auf der Tatsache, dass Funktionsstörungen und die resultierenden Schmerzen die sensomotorische Funktion verändern und stören. Des Weiteren können beim Gehen auf der dynamometrischen Plattform vor und nach der manuellen Intervention signifikant unterschiedliche externe Kräfte gemessen werden und es wird die Frage nach den resultierenden Veränderungen der internen Kräfte in der pedo-kranialen Kette und insbesondere im Bereich des unteren Rückens gestellt.

▶ **Wichtig** Funktionsstörungen der Bewegungssegmente der Wirbelsäule verursachen mannigfaltige Veränderungen und Störungen, welche unmittelbar zum großen Teil „außerhalb" der unmittelbaren Wahrnehmung der Person bleiben oder „nur" bei „bewusst angeleiteter" spezifisch gerichteter Aufmerksamkeit, z. B. durch einen Therapeuten, subjektiv erkannt werden (Haltungen, Qualität der Bewegungen u. a. des Gehens,…) und zum anderen sich kurzfristig durch nozizeptive Schmerzen dokumentieren. Langfristig entstehen degenerative myofaszial-skelettale Veränderungen, welche die nozizeptiven um die neuroplastischen Schmerzen, eine zentrale Sensibilisierung, erweitern.

Die „**Krankheit der Neuzeit**", das Nacken-Schulter-Arm-Syndrom infolge zeitlich überbordender und nicht annähernd aktiv kompensierter exzessiver Handy-Nutzung und den zur physischen Inaktivität gehörenden Tätigkeiten an PC-Arbeitsplätzen basiert auf

- sensomotorischen Haltungsstörungen der Kopf-HWS-Region infolge der chronischen Vorneigung des Kopfes und der Förderung degenerativer Gelenkveränderungen,
- resultierenden Funktionsstörungen der HWS und des zerviko-thorakalen Überganges,
- haltungsabhängig inadäquat hoher muskulärer Aktivität beim Stehen, Sitzen und Gehen und
- der muskulären kontraktilen und aeroben Insuffizienz mit der Entwicklung von Triggerpunkten als die bevorzugt wirksamen Schmerzgeneratoren gegenüber den nozizeptiven Informationen aus den Gelenkkapseln der kleinen Wirbelgelenke.

Ein Beleg dafür kann durch die manuelle Mobilisation der HWS sowie der oberen Brustwirbelsäule (BWS) erbracht werden. Als Kurzzeiteffekt wird die Kopfhaltung günstiger, Schmerzen reduziert, die Funktion der Atmung verbessert und die Mehrzahl der Behandelten bewertet das Gesamtergebnis subjektiv positiv. Mit diesem Kurzzeitergebnis ist die manuelle Mobilisation einem aktiven Training der tiefen HWS-Muskulatur überlegen (Cho et al. 2019a). Hierbei sind die kurzfristigen positiven Effekte auf die Kopfhaltung, die Schmerzen, den Neck-Disability-Index und die subjektive Bewertung der Wirkung nach der Intervention an der oberen BWS mit manuellen Techniken und aktiv mobilisierenden und stabilisierenden Aktivitäten vorteilhafter als nach der Intervention an der oberen HWS. Die Kopfhaltung, der kraniovertebrale Winkel, wird aber nur während des Stehens aber nicht beim Sitzen günstiger (Cho et al. 2017). Letzteres Ergebnis weist darauf hin, dass

- erstens der Ergonomie des Sitzens am PC-Arbeitsplatz Beachtung geschenkt werden muss und insbesondere
- zweitens die Belastungs-Erholungs-Gestaltung am PC, die Zeit des Arbeitens und der aktiven Ausgleichsbelastungen wie das Bewegen im Sitzen, das Aufstehen und Gehen und „kleine" Übungen für die Schultergürtelregion und den Körperstamm, im Fokus der Prävention und Therapie stehen müssen.

## 9.5 Manuelle Therapie der Wirbelsäule: Schmerzen, Balance, Gehen

Auch wenn das **zervikale Schmerzsyndrom** zu den meisten myofaszial-skelettalen Syndromen gehört, ist der Einfluss auf die tägliche Sensomotorik, wie z. B. dem **Gehen,** nur mangelhaft untersucht. Dies gilt insbesondere für die Auswirkungen der Merkmalskombination Schmerzen und Funktionsstörungen der HWS bzw. in den weiteren Bereichen der Wirbelsäule auf das Gehen bzw. die posturalen Regulationen.

Ein chronisches zervikales Schmerzsyndrom verantwortet eine geringere Schrittbreite („step width"), eine kürzere Schrittlänge („step length"), eine geringere Gehgeschwindigkeit bei gleichzeitigen Kopfbewegungen und die maximale Geschwindigkeit ist geringer (jeweils p < 0,05). Die maximale Geschwindigkeit des Gehens weist enge Beziehungen zur Intensität der Schmerzen und der Behinderung (Neck-Disability-Index) auf (p < 0,01; Uthaikhup et al. 2014). Falla et al. (2017) zeigen, dass Personen mit sogenannten unspezifischen Nackenschmerzen auf dem Laufband mit selbstgewählter bzw. der vorgegebenen Geschwindigkeit von 3 km/h oder 5 km/h kürzere Schrittlängen nutzen (p < 0,001). Der Rumpf wird weniger rotiert (p < 0,001), was im Vergleich zu Gesunden bei gleichzeitig aktiver Rotation des Kopfes weiter eingeschränkt ist. Ein systematisches Review mit Metaanalyse (Burton et al. 2023) belegt, dass chronische nicht spezifische Nackenschmerzen mit einem großen Effekt insbesondere die Geschwindigkeit des Gehens verlangsamen und die Kadenz reduzieren. Es wird empfohlen, die Sensitivität der Ergebnisse zu steigern, indem das Gehen unter Dual-Tasking-Bedingungen geprüft wird.

▶ **Wichtig** Menschen mit Nackenschmerzen gehen langsamer und sie weisen beim Gehen eine Koordinationsstörung zwischen der Kopf- und Rumpfbewegung auf, die bevorzugt durch Bewegungen des Kopfes für die visuelle Orientierung verstärkt auftritt.

Personen mit einem chronischen zervikalen Schmerzsyndrom profitieren von einer Kombination aus **zervikalen impuls- und nicht impulsförmigen Manipulationen** mit aktiven Behandlungsmaßnahmen – mehr als von alleinigen, nicht impulsförmigen Interventionen. Die Schmerzintensität laut Visual Analog Scale (VAS) und der Neck-Disability-Index verbessern sich eine Woche nach zwei manuellen Therapien gravierend (p < 0,001) und 94 % der so Behandelten geben gegenüber nur 35 % in der Vergleichsgruppe eine subjektive Verbesserung um mindestens 4 Scorepunkte an (Masaracchio et al. 2013). Impulsförmige thorakale Manipulationen haben einen sicheren Effekt auf die allgemeinen Schmerzen. Die Range of Motion (RoM) wird vergrößert, aber die Schmerzreaktion im Endbereich der Kopfrotation ist nicht sicher beeinflusst. Die Ergebnisse der die Funktion und die Behinderung beschreibenden Fragebögen (Neck-Disability-Index, Northwick Park Neck Pain Questionnaire) zeigen signifikante positive Effekte (Cross et al. 2011). Erhalten Personen mit mechanisch bedingten chronischen Nackenschmerzen entweder eine physiotherapeutische Behandlung, die Dehnungen einschließt, oder zusätzlich eine **Mobilisation nach Mulligan** (Mulligan Reverse Natural Apophyseal Glides), sind bei beiden Gruppen die RoM angestiegen, die Schmerzen reduziert und der Neck-Disability-Index belegt einen sehr guten Effekt (jeweils p < 0,001). Diese positiven Effekte sind bei der Mulligan-Gruppe noch deutlich stärker ausgeprägt (auch jeweils p < 0,001), wobei Langzeitwirkungen zu untersuchen sind (Cevik und Pala 2024).

Eine verstärkte Neigung des Kopfes nach vorn ist der häufigste posturale Haltungsfehler und sorgt für Fehlbelastungen in den Bewegungssegmenten der HWS und der oberen BWS, für Fehladaptationen zwischen den Agonisten und Antagonisten der Muskulatur für die Kopfhaltung und die Kopfbewegungen. Entsprechend weist das Afferenzmuster der Kopf-HWS-Region Abweichungen gegenüber dem der „physiologischen Normalhaltung des Kopfes" auf. Daraus resultieren gravierende nachteilige Auswirkungen auf die Stabilitätsgrenzen des Menschen (Limits of Stability), die Qualität der Balancefähigkeit und die zervikale Propriozeption. Des Weiteren gibt es Hinweise darauf, dass die vestibuläre Funktion und insgesamt die Sensomotorik des Gehens beeinflusst sind (Lin et al. 2022). Die Beeinflussungen sind natürlich von der Ausprägung der Fehlhaltung abhängig und steigern sich mit dem Schweregrad der Kopffehlhaltungen (Ahmadipoor et al. 2022).

> **Wichtig** Die fehlerhafte „Kopfhaltung und ihre nachteiligen physiologischen Konsequenzen belegen erneut die bedeutende sensorische Funktion der HWS für die Qualität der posturalen Regulationen und somit für die Körperhaltung und in der logischen Konsequenz für alle Bewegungen.

Eine fehlerhafte Kopfhaltung ist bei Erwachsenen jeden Alters mit der Intensität von Nackenschmerzen und der resultierenden Behinderung signifikant vergesellschaftet. Andererseits gehen Nackenschmerzen wiederum auch mit einer verstärkten Kopfvorneigung einher. Bei Adoleszenten bestimmt dieser Haltungsfehler aufgrund der Schmerzen die Arztbesuche (Mahmoud et al. 2019). Es darf davon ausgegangen werden, dass der posturale Haltungsfehler zugleich eine höhere Wahrscheinlichkeit von funktionellen Störungen der HWS-Bewegungssegmente provoziert. Entsprechend zeigt ein Review (Yang et al. 2023), dass aktive Programme zugunsten der posturalen Funktionen und der Einsatz von Techniken der manuellen Therapie die Schmerzsituation und die belgleitende subjektive Behinderung signifikant abbauen können.

**Zervikogene Kopfschmerzen** und die subjektive Behinderung (jeweils p = <0,001) werden nach 6–8 **zervikalen und thorakalen Manipulationen** deutlich stärker reduziert als nach einer Behandlungskombination aus Mobilisationen und einem physischen Heimprogramm. Die Effekte überdauern mindestens drei Monate (Dunning et al. 2016).

Es gibt nur sehr wenige Studien, welche sich mit den Auswirkungen einer multimodalen manualtherapeutischen Behandlung auf die **Sturzgefährdung** beschäftigen. Des Weiteren ist die methodologische Qualität sehr uneinheitlich, wodurch eine Interpretation der Ergebnisse hinsichtlich des Sturzrisikos bzw. der Sturzprophylaxe nur sehr beschränkt möglich ist (Grabowska et al. 2022). 62- bis 66-jährige Personen mit mild bis moderat ausgeprägten Nackenschmerzen (VAS: Median 45, Konfidenzintervall: 30–60) geben gegenüber schmerzfreien Gleichaltrigen ein geringeres Vertrauen in die Balance beim Gehen an. Die Geschwindigkeit und Kadenz des Gehens sind geringer, die Schrittlängen sind kürzer, der Locomotor-Rehabilitation-Index (kennzeichnet das Verhältnis zwischen der selbstgewählten Gehgeschwindigkeit und der optimalen Gehgeschwindigkeit mit dem minimalen metabolischen Aufwand) ist kleiner und der Phase-Coordination-Index (zeitliches Merkmal der bilateralen Gangkoordination, quantifiziert den Zusammenhang und die Genauigkeit des gegenphasigen Links-Rechts-Schrittmusters) ist bei gleichzeitigen horizontalen und vertikalen Kopfbewegungen vergrößert. Der Symmetrieindex des Gehens weicht gegenüber schmerzfreien Personen nur beim Gehen mit vertikalen

Kopfbewegungen ab (Madsalae et al. 2024). Die Autoren sehen darin Merkmale einer gesteigerten Sturzgefährdung. Diese Schlussfolgerung wird unterstützt, weil bereits ältere Untersuchungen (Wolfson et al. 1990) bei Personen im Pflegeheim nach einem Sturzereignis deutlich kürzere Schrittlängen, eine geringere Gehgeschwindigkeit, geringere Amplituden der Armbewegungen und eine eingeschränkte Synchronisierung der Arm- und Beinbewegungen nachgewiesen haben. Bei den älteren Menschen ist bei der Bewertung der Gangmerkmale, aber auch der kognitive Funktionszustand zu beachten.

Ein systematisches Review bestätigt (Mortaza et al. 2014) bei Personen mit einer Sturzanamnese eine geringere Gehgeschwindigkeit und Kadenz, längere Schrittzeiten, eine größere Schrittweite, eine längere Dauer des Doppeltunterstützung (beide Füße haben Bodenkontakt) und eine höhere Variabilität der Merkmale des Gehens und sie zeigen, dass diese Merkmale grundsätzlich geeignet sind, um bei älteren Menschen zwischen denjenigen, die stürzen und denjenigen, die nicht stürzen, zu unterscheiden. Die Ganganalyse auf einer ebenen Fläche wird aber dennoch als nicht ausreichend zuverlässig eingeschätzt.

## 9.6  Manuelle Therapie bei zerebralen Störungen durch Insult

Die Kopf-HWS-Region als „führende Sensorquelle" für die Bewegungsregulation und somit auch für die Gangsensomotorik lässt sich als solche bei Gesunden nur sehr schwer abbilden. Nach einem zerebralen Insult sind die sensomotorischen Leistungen der posturalen Regulationen und damit das Gehen, dessen Sicherheit, Geschwindigkeit und die Präzision der Gleichgewichtsregulation in Abhängigkeit vom Schweregrad eingeschränkt. Die durch die strukturelle zerebrale Störung veränderte Sensomotorik und die resultierende Biomechanik sind u. a. auch ein globaler Faktor für die Entstehung funktioneller Störungen der Bewegungssegmente und die resultierende Änderung des Afferenzmusters wird zum zusätzlichen Nachteil der Sensomotorik.

Der Einfluss einer funktionell gestörten bzw. weniger gestörten HWS-Funktion zeigt sich, wenn Personen nach einem Insult („mini-mental state exam" mindestens 24: maximal leichte Demenz; Modified Rankin Scale: [Stufeneinteilung nach Insult] maximal mittelgradige Beeinträchtigung, keine Hilfe beim Gehen erforderlich) 3-mal wöchentlich über vier Wochen eine Therapie nach Bobath und eine **zervikale Mobilisation** bekommen. Es profitieren signifikant neben dem kraniovertebralen Winkel auch die Balance, das Gehen und der Timed-Up-and-Go-Test (Dengiz und Baskan 2024). Die günstige Beeinflussung der Koordination durch die zervikale Mobilisation spiegelt sich nicht in den akzentuiert von der Kraft abhängigen Leistungen „sit-to-stand" bzw. „stand-to-sit" wider. Eine positive Auswirkung einer zervikalen Mobilisation auf die Haltung des Kopfes (kranio-vertebraler Winkel, kranialer Rotationswinkel [Rotation des Kopfes im Atlanto-occipitalgelenk und/oder in der oberen HWS]) und die Inspiration zeigt auch die Pilotstudie von An und Park (2021).

▶ **Wichtig** Die Ergebnisse der zervikalen Mobilisation können als Beleg für die Wirkungsamkeit eines „den physiologischen Verhältnissen angenäherten" Afferenzmusters aus der HWS gewertet werden, welches die Qualität und darüber die funktionelle Leistung der sensomotorischen Koordination bestimmt. Die manualtherapeutische Diagnostik und Therapie sollte zur Förderung der Bewegungsqualität und des Lerneffekts zum Repertoire des Rehabilitationsprogramms gehören.

Bei moderat funktionell gestörten Personen nach einem Insult (Kim und Cho 2024) haben eine **thorakale Mobilisation** nach Maitland und ein apophysiales Gleiten nach Mulligan (SNAG) gleichermaßen eine positive Auswirkung auf das Gleichgewichtsverhalten im Stehen (posturales Schwanken) und die Ergebnisse des Functional-Reach-Tests, des Gehens über 10 m, des 6-Minuten-Gehtests und die subjektive Bewertung der funktionellen Verbesserungen („global rating of change": Bewertung und Quantifizierung eines Therapieergebnisses). In dieser Studie haben im Gegensatz zu Dengiz und Baskan (2024) die Mobilisationen auch einen positiven Effekt auf den Sit-to-Stand-Test. Auch Cho et al. (2019b) fanden bei Personen mit einem subakuten Insult (diagnostiziert durch MRT eine Woche nach dem ischämischen oder hämorrhagischen Event, keine visuellen oder auditorischen Symptome, Mini-Mental State Examination größer als 24, modifizierter Wert in der Modified Ashworth Scale von ≤2 in jedem Gelenk, Wert der manuellen Muskeltestung von ≥3 in den unteren Extremitäten) nach einem 4-wöchigen Training der oberen und unteren Extremität sowie einem Gangtraining („neurodevelopmental therapy program"), kombiniert mit einer 10-minütigen Mobilisation der BWS (Th$_{4-8}$, 5-mal/ Woche), im Vergleich mit einer Gruppe, die ausschließlich ein physisches Belastungsprogramm durchführte (Rumpfstabilisation, Bauchmuskeltraining, thorakale Extension), eine signifikante Verbesserung der inspiratorischen Funktion und der Stabilitätsgrenzen (Testung des Gleichgewichts auf einer Kraftmessplatte unter multidirektionalen Bedingungen; Körpergewicht wird absichtlich in vorgegebene Richtungen verlagert). Zusätzlich stieg die positive subjektive Bewertung der funktionellen Verbesserungen bei der Mobilisationsgruppe deutlich stärker als bei der Trainingsgruppe.

Gegenteilige Informationen zur **Wirkung spinaler Mobilisationen** im Vergleich mit einer „konventionellen Therapie" bei Insultpatienten liefert ein systematisches Review mit Metaanalyse (Hao et al. 2024). Die Ergebnisse belegen ausschließlich eine verbesserte Kopfhaltung (p < 0,001). Merkmale der Atmung (Vitalkapazität, p = 0,06; forciertes exspiratorisches Volumen, p = 0,15), der Balance (p = 0,08), die Gehgeschwindigkeit (p = 0,31) und die Funktion des Rumpfes (p = 0,11) liegen nur nahe der Signifikanzgrenze und bleiben statistisch unverändert. Der Trend zeigt in Richtung begünstigter posturaler Regulationen (Balance) und einer Beeinflussung der Körperhaltung (Kopf, Rumpf).

## 9.7   Manuelle Therapie bei zerebralen Störungen durch Entzündung

Multiple Sklerose (Encephalomyelitis disseminata) ist eine chronisch entzündliche demyelinisierende neuronale Autoimmunerkrankung, die u. a. das sensomotorische System auf der afferenten und efferenten Seite betrifft. Zervikale Mobilisationen, Gelenktraktionen und sogenannte myofasziale Releasetechniken können genutzt werden, um damit die afferenten Informationen zu stimulieren und in der direkten Folge die Bewegungsprogramme zu fördern. Entsprechend kann gezeigt werden, dass diese Interventionen die Wahrnehmung der Gelenkspositionen (Positionssinn) und die auf den Informationen beruhende Organisation der Balance und das Gehen kurzfristig vorteilhaft verändern (Maden et al. 2024).

Werden Patienten mit einer Multiplen Sklerose jeweils an zwei Tagen pro Woche über vier Wochen entweder mit einer „üblichen" Behandlung (n = 38,6 ± 7,7 Jahre) und zum anderen mit zervikalen Mobilisationstechniken (n = 36,0 ± 8,6 Jahre; Traktionen, mobilisierende Gleichtechniken, myofasziale Mobilisation) behandelt, dann verstärkt sich infolge der manualtherapeutischen Interventionen unmittelbar und kurzzeitig im Stehen die Belastung des Vorfußbereiches (hier ein Komma setzen) die Rechts-links-Verteilung des Körpergewichts wird symmetrisch und die Limits der Stabilität werden günstiger. Weiterhin steigen die Zeitwerte des Rhomberg-Tests sowie des modifizierten („sharpened") Rhomberg-Tests an und der mittlere plantare Druck fällt ab (Maden et al. 2022).

Bei Menschen mit der gleichen Diagnose (Karanfil et al. 2024) verursacht eine einzelne 15-minütige Mobilisation der HWS und der Bindegewebestrukturen Verbesserungen der posturalen Stabilität, gegeben durch die Bewertung

- der Limits of Stability,
- der computergestützten dynamischen Posturografie (Sensory-Organization-Test [SOT]: Stehen auf einer rotatorisch und translatorisch beweglichen Kraftmessplatte und vor einem künstlichen Horizont: Quantifizierung von Haltungsreaktionen während der Manipulation der sensorischen visuellen, vestibulären und somatosensorischen Informationen im Stehen, Testung der kompensatorischen sensomotorischen Fähigkeit zur Aufrechterhaltung der Balance durch die Provokation einer notwendigen Veränderung der Wichtung der verschiedenen Sensorinformationen),
- des Adaptationstests (ADT): Stehen auf einer sich unvorhergesehen bewegenden Plattform: Testung der sensomotorischen Fähigkeit das Schwanken bei sich veränderndem Untergrund zu minimieren) und
- des Vestibular Ratio Score (VEST, Quotient aus dem Schwanken bei geschlossenen Augen auf einer Wipp-Plattform und dem Schwanken auf einer stabilen Plattform mit offenen Augen).

## Fazit

Die Muskulatur und das fixe Bindegewebe sind eine biomechanische und durch ihre Signalstoffe eine „physiologische funktionelle Einheit". Federführend ist die Muskulatur und deren Trainingszustand, wodurch sich auch in den Bewegungssegmenten beide Gewebearten strukturell und funktionell gegenseitig positiv oder negativ beeinflussen. Kein Gewebe ist „selektiv trainierbar", sondern immer nur das gesamte System aus den verschiedenen interagierenden Gewebearten. Welches Teilsystem durch Training akzentuiert profitiert, ist von der Trainingsmethodik, also von den Belastungsarten und den Dosierungen abhängig.

Werden die Bewegungssegmente aus physiologischer Sicht betrachtet, sind die kleinen Muskeln der HWS bevorzugt mit Sensoren ausgestattet und in allen Wirbelsäulenabschnitten haben die monosegmentalen autochtonen Muskeln weniger eine „kontraktile" als vielmehr eine „sensorische Monitorfunktion".

Aus pathophysiologischer Sicht ist die ausgeprägte Benutzung von Handys und später der PC-Arbeitsplatz ein Realisationsfaktor von HWS-Schmerzen und Degenerationen; der Bewegungsmangel sorgt für eine inaktivitäts- und/oder adipositas- und später altersbedingte Sarkopenie der autochtonen Muskulatur mit dem Verlust der Kraft, Ausdauer und der Fett- und Bindegewebeinfiltration. Die Sensorfunktionen und somit die Qualität der Bewegungsregulation werden beeinträchtigt. Die geminderte Muskelspindelfunktion ist eine wesentliche Ursache sensomotorischer Defizite beim cLBP und allen degenerativen Wirbelsäulenveränderungen. Die Degeneration des Diskus intervertebralis und der Alterungsprozess sind jeweils unabhängige Korrelate der sarkopenischen Muskeldegeneration, wobei die monosegmentale Muskulatur generell und jeweils die Segmente $L_{4/5}$ und $L_5/S_1$ deutlich stärker betroffen sind als die übrigen. Im Ergebnis leiden die Körperhaltung und das Gleichgewichtsverhalten, Schmerzen werden ausgelöst, neurovegetative Funktionen sind beeinträchtigt und die Respiration wird beeinflusst. Manualtherapeutische Interventionen reduzieren die Schmerzen und verbessern die Mobilität. Beim Gehen verändert sich die Funktion der pedo-kranialen Kette insbesondere im Bereich des unteren Rückens.

Die Sensomotorik des Gehens ist beim zervikalen Schmerzsyndrom nur mangelhaft untersucht. Die vorliegenden Ergebnisse weisen daraufhin, dass das Gehen langsamer ist und dass eine Koordinationsstörung zwischen der Kopf- und Rumpfbewegung zugunsten der visuellen Orientierung vorliegt. Die verstärkte Neigung des Kopfes nach vorn ist der häufigste posturale Haltungsfehler, er sorgt für Fehlbelastungen der HWS-Bewegungssegmente und der oberen BWS, für Fehladaptationen zwischen den Agonisten und Antagonisten; es resultieren gravierend nachteilige Auswirkungen auf die Stabilitätsgrenzen, die Balancefähigkeit und die zervikale Propriozeption. Des Weiteren gibt es Hinweise, dass auch die vestibuläre Funktion und insgesamt die Sensomotorik des Gehens beeinflusst sind. Wirksam sind zervikale impuls- und nicht impulsfoermige Manipulationen, kombiniert mit aktiven Interventionen.

Es gibt nur sehr wenige Studien, welche sich mit den Auswirkungen einer multimodalen manualtherapeutischen Behandlung auf die Sturzgefährdung beschäftigen.

Des Weiteren ist die methodologische Qualität sehr uneinheitlich, wodurch die Interpretation der Ergebnisse eingeschränkt ist. Bei einer Sturzanamnese sind die Gehgeschwindigkeit und Kadenz geringer, die Schrittzeiten sind länger, die Schrittweite ist größer, die Dauer der Doppeltunterstützung ist länger und die Variabilität der Merkmale des Gehens ist höher. Mit diesen Merkmalen unterscheiden sich ältere Menschen mit und ohne Stürze.

Nach einem Insult sind die sensomotorischen Leistungen der posturalen Regulationen und damit das Gehen in Abhängigkeit vom Schweregrad eingeschränkt. Die veränderte Sensomotorik und die resultierende Biomechanik sind u. a. ein globaler Faktor für die Entstehung funktioneller Störungen der Bewegungssegmente und die dadurch geänderten Afferenzmuster benachteiligen die Sensomotorik zusätzlich. Der Einfluss einer funktionell gestörten bzw. weniger gestörten HWS-Funktion zeigt sich infolge der Bobath-Therapie und zervikalen Mobilisationen. Es profitieren die Balance, das Gehen und die Ergebnisse des Timed-Up-and-Go-Test verbessern sich. Moderat funktionell gestörte Personen reagieren auf eine thorakale Mobilisation nach Maitland und ein apophysiales Gleiten mit positiven Auswirkungen auf das posturale Schwanken, das Gehen, den 6-Minuten-Gehtest und die subjektive Bewertung der funktionellen Verbesserungen. Es gibt aber auch Ergebnisse, die nur auf einen Trend in Richtung günstigerer posturaler Regulationen hinweisen.

Bei der Multiplen Sklerose können zervikale Mobilisationen, Gelenktraktionen und sogenannte myofasziale Releasetechniken Bewegungsprogramme fördern. Die Wahrnehmung der Gelenkspositionen, die Balance und das Gehen werden unmittelbar und kurzzeitig vorteilhaft verändert.

## Literatur

Ahmadipoor A, Khademi-Kalantari K, Rezasoltani A, Naimi SS, Akbarzadeh-Baghban A: Effect of Forward Head Posture on Dynamic Balance Based on the Biodex Balance System. J Biomed Phys Eng 2022 Oct 1;12(5):543–548. https://doi.org/10.31661/jbpe.v0i0.1912-1036. eCollection 2022 Oct.

Amiri-Arimi S, Mohseni Bandpei MA, Rezasoltani A, Javanshir K, Biglarian A: Asymmetry of Cervical Multifidus and Longus Colli Muscles Size in Participants With and Without Cervical Radicular Pain. J Manipulative Physiol Ther 2020 Mar-Apr;43(3):206–211. https://doi.org/10.1016/j.jmpt.2018.11.031.

An HJ, Park SJ: Effects of Cervical Spine Mobilization on Respiratory Function and Cervical Angles of Stroke Patients: A Pilot Study. Healthcare (Basel) 2021 Mar 29;9(4):377. https://doi.org/10.3390/healthcare9040377.

Brinjikji W, Luetmer PH, Comstock B, Bresnahan BW, Chen LE, Deyo RA, Halabi S, Turner JA, Avins AL, James K, Wald JT, Kallmes DF, Jarvik JG: Systematic literature review of imaging features of spinal degeneration in asymptomatic populations. AJNR Am J Neuroradiol 2015 Apr;36(4):811–6. https://doi.org/10.3174/ajnr.A4173. Epub 2014 Nov 27.

Brühl M, Hmida J, Tomschi F, Cucchi D, Wirtz DC, Strauss AC, Hilberg T: Smartphone Use-Influence on Posture and Gait during Standing and Walking. Healthcare (Basel) 2023 Sep 14;11(18):2543. https://doi.org/10.3390/healthcare11182543.

Burton W, Ma Y, Manor B, Hausdorff JM, Kowalski MH, Bain PA, Wayne PM: The impact of neck pain on gait health: a systematic review and meta-analysis. BMC Musculoskelet Disord 2023 Jul 29;24(1):618. https://doi.org/10.1186/s12891-023-06721-2.

Cao DY, Pickar JG, Ge W, Ianuzzi A, Khalsa PS: Position sensitivity of feline paraspinal muscle spindles to vertebral movement in the lumbar spine. J Neurophysiol 2009a Apr;101(4):1722–9. https://doi.org/10.1152/jn.90976.2008. Epub 2009 Jan 21.

Cao DY, Khalsa PS, Pickar JG: Dynamic responsiveness of lumbar paraspinal muscle spindles during vertebral movement in the cat. Exp Brain Res 2009b Aug;197(4):369–77. https://doi.org/10.1007/s00221-009-1924-0. Epub 2009 Jul 10.

Cevik R, Pala OO: Effects of upper thoracic Mulligan mobilization on pain, range of motion and function in patients with mechanical neck pain: A randomized placebo-controlled trial. PLoS One 2024 Oct 28;19(10):e0311206. https://doi.org/10.1371/journal.pone.0311206. eCollection 2024.

Cho J, Lee E, Lee S: Upper thoracic spine mobilization and mobility exercise versus upper cervical spine mobilization and stabilization exercise in individuals with forward head posture: a randomized clinical trial. BMC Musculoskelet Disord 2017 Dec 12;18(1):525. https://doi.org/10.1186/s12891-017-1889-2.

Cho J, Lee E, Lee S: Upper cervical and upper thoracic spine mobilization versus deep cervical flexors exercise in individuals with forward head posture: A randomized clinical trial investigating their effectiveness. J Back Musculoskelet Rehabil 2019a;32(4):595–602. https://doi.org/10.3233/BMR-181228.

Cho J, Lee E, Lee S: Effectiveness of mid-thoracic spine mobilization versus therapeutic exercise in patients with subacute stroke: A randomized clinical trial. Technol Health Care 2019b;27(2):149–158. https://doi.org/10.3233/THC-181467.

Cross KM, Kuenze C, Grindstaff TL, Hertel J: Thoracic spine thrust manipulation improves pain, range of motion, and self-reported function in patients with mechanical neck pain: a systematic review. J Orthop Sports Phys Ther 2011 Sep;41(9):633–42. https://doi.org/10.2519/jospt.2011.3670. Epub 2011 Aug 31.

Darragh IAJ, O'Driscoll L, Egan B: Exercise Training and Circulating Small Extracellular Vesicles: Appraisal of Methodological Approaches and Current Knowledge. Front Physiol 2021 Oct 28;12:738333. https://doi.org/10.3389/fphys.2021.738333. eCollection 2021.

Dengiz A, Baskan E: Effects of Cervical Mobilization on Balance and Gait Parameters in Individuals With Stroke: A Randomized Controlled Trial. Percept Mot Skills 2024 Apr;131(2):469–488. https://doi.org/10.1177/00315125231226039. Epub 2024 Jan 3.

Dimitriadis Z, Kapreli E, Strimpakos N, Oldham J: Respiratory weakness in patients with chronic neck pain. Man Ther 2013 Jun;18(3):248–53. https://doi.org/10.1016/j.math.2012.10.014. Epub 2012 Nov 28.

Dunning JR, Butts R, Mourad F, Young I, Fernandez-de-Las Peñas C, Hagins M, Stanislawski T, Donley J, Buck D, Hooks TR, Cleland JA: Upper cervical and upper thoracic manipulation versus mobilization and exercise in patients with cervicogenic headache: a multi-center randomized clinical trial. BMC Musculoskelet Disord 2016 Feb 6:17:64. https://doi.org/10.1186/s12891-016-0912-3.

Falla D, Gizzi L, Parsa H, Dieterich A, Petzke F. People With Chronic Neck Pain Walk With a Stiffer Spine. J Orthop Sports Phys Ther 2017 Apr;47(4):268–277. https://doi.org/10.2519/jospt.2017.6768. Epub 2017 Feb 3.

Finger JD, Varnaccia G, Borrmann A, Lange C, Mensin GBM: Körperliche Aktivität von Kindern und Jugendlichen in Deutschland – Querschnittergebnisse aus KiGGS Welle 2 und Trend. Journal of Health Monitoring, 2018 3(1). https://doi.org/10.17886/RKI-GBE-2018-006. Robert Koch-Institut, Berlin

Gedalia U, Solomonow M, Zhou BH, Baratta RV, Lu Y, Harris M: Biomechaniscs of increased exposure to lumbar injury caused by cyclic loading: part 2. Recovery of reflexive musculare stability with rest. Spine 24 (1999) 2461–2467

Grabowska W, Burton W, Kowalski MH, Vining R, Long CR, Lisi A, Hausdorff JM, Manor B, Muñoz-Vergara D, Wayne PM: A systematic review of chiropractic care for fall prevention: rationale, state of the evidence, and recommendations for future research. BMC Musculoskelet Disord 2022 Sep 5;23(1):844. https://doi.org/10.1186/s12891-022-05783-y.

Hao J, Yao Y, Remis A, Zhu D, Sun Y, Wu S: Effects of spinal mobilization on physical function in patients with stroke: a systematic review and meta-analysis. Neurol Sci 2024 Oct;45(10):4711–4720. https://doi.org/10.1007/s10072-024-07603-8. Epub 2024 May 23.

Herzog W, Nigg BM, Read LJ: Quantifying the effects of spinal manipulations on gait using patients with low back pain. J Manipulative Physiol Ther 1988 Jun;11(3):151–7.

Hoppe S, Maurer D, Valenzuela W, Benneker LM, Bigdon SF, Häckel S, Wangler S, Albers CE: 3D analysis of fatty infiltration of the paravertebral lumbar muscles using T2 images-a new approach. Eur Spine J 2021 Sep;30(9):2570–2576. https://doi.org/10.1007/s00586-021-06810-7. Epub 2021 Mar 19.

James G, Stecco C, Blomster L, Hall L, Schmid AB, Shu CC, Little CB, Melrose J, Hodges PW: Muscle spindles of the multifidus muscle undergo structural change after intervertebral disc degeneration. Eur Spine J 2022 Jul;31(7):1879–1888. https://doi.org/10.1007/s00586-022-07235-6. Epub 2022 May 27.

Karanfil E, Salci Y, Fil Balkan A, Tuncer A, Karabudak R: The acute effect of cervical mobilization on balance in patients with multiple sclerosis: a single-blind, randomized, controlled trial. Neurol Res 2024 Jan;46(1):65–71. https://doi.org/10.1080/01616412.2023.2257455. Epub 2023 Dec 8.

Krug S, Jordan S, Mensink GBM, Müters S, Finger JD, Lampert T: Körperliche Aktivität Ergebnisse der Studie zur Gesundheit Erwachsener in Deutschland (DEGS1). Bundesgesundheitsbl 2013 56:765–771 DOI https://doi.org/10.1007/s00103-012-1661-6

Kim J, Cho J: Effectiveness of mid thoracic spine mobilization on postural balance and gait ability in subacute stroke patients: A randomized clinical trial. J Back Musculoskelet Rehabil 2024;37(1):233–240. https://doi.org/10.3233/BMR-230144.

Laube W: Sensomotorik und Schmerz. Springer, Berlin-Heidelberg, 2020

Laube W: Schmerztherapie ohne Medikamente – Leitfaden zur endogenen Schmerzhemmung für Ärzte und Therapeuten. Springer, Heidelberg-Berlin, 2022

Laube W: Bewegungsmangel Dekonditionierung, Krankheit, Schmerzen, Alter. Springer, Heidelberg-Berlin, 2023

Laube W: Veränderungen der Struktur der autochtonen Muskulatur bei Personen mit einem „low back pain": ein systematisches Review mit Metaanalyse. Man. Med. 63(1) (2025) 38–42

Li Z, Liang Q, Li H, Lin X, Meng J, Yang D, Li C, Liang Y, Yang Y, Lin Y, Liang Z: Fatty infiltration of the cervical multifidus musculature and its clinical correlation to cervical spondylosis. BMC Musculoskelet Disord 2023 Jul 27;24(1):613. https://doi.org/10.1186/s12891-023-06595-4.

Lin G, Zhao X, Wang W, Wilkinson T: The relationship between forward head posture, postural control and gait: A systematic review. Gait Posture 2022 Oct:98:316–329. https://doi.org/10.1016/j.gaitpost.2022.10.008. Epub 2022 Oct 14.

Maden TK, Bayramlar KY, Yakut Y: The effect of cervical mobilization on balance and static plantar loading distribution in patients with multiple sclerosis: A randomized crossover study. Neurosciences (Riyadh) 2022 Jan;27(1):31–39. doi: https://doi.org/10.17712/nsj.2022.1.20210099

Maden T, Bayramlar K, Tuncer A: The effect of cervical mobilization on joint position sense, balance and gait in patients with multiple sclerosis: a randomized crossover study. Neurol Res 2024 Jun;46(6):568–577. https://doi.org/10.1080/01616412.2024.2338033. Epub 2024 Apr 3.

Madsalae T, Thongprong T, Chaikeeree N, Boonsinsukh R: Changes in gait performances during walking with head movements in older adults with chronic neck pain. Front Med (Lausanne) 2024 Feb 7:11:1324375. https://doi.org/10.3389/fmed.2024.1324375. eCollection 2024.

Mahmoud NF, Hassan KA, Abdelmajeed SF, Moustafa IM, Silva AG: The Relationship Between Forward Head Posture and Neck Pain: a Systematic Review and Meta-Analysis. Curr Rev Musculoskelet Med 2019 Dec;12(4):562–577. https://doi.org/10.1007/s12178-019-09594-y.

Masaracchio M, Cleland JA, Hellman M, Hagins M: Short-term combined effects of thoracic spine thrust manipulation and cervical spine nonthrust manipulation in individuals with mechanical neck pain: a randomized clinical trial. J Orthop Sports Phys Ther 2013 Mar;43(3):118–27. https://doi.org/10.2519/jospt.2013.4221. Epub 2012 Dec 7.

Mortaza N, Abu Osman NA, Mehdikhani N: Are the spatio-temporal parameters of gait capable of distinguishing a faller from a non-faller elderly? Eur J Phys Rehabil Med 2014 Dec;50(6):677–91. Epub 2014 Apr 24.

Nitz AJ, Peck D: Comparison of muscle spindle concentrations in large and small human epaxial muscles acting in parallel combinations. Am Surg 1986 May;52(5):273–7.

Noten K, Amstel RV: From Muscle-Bone Concept to the ArthroMyoFascial Complex: A Pragmatic Anatomical Concept for Physiotherapy and Manual Therapy. Life (Basel) 2024 Jun 25;14(7):799. https://doi.org/10.3390/life14070799.

Passias PG, Segreto FA, Bortz CA, Horn SR, Frangella NJ, Diebo BG, Hockley A, Wang C, Shepard N, Lafage R, Lafage V: Fatty Infiltration of Cervical Spine Extensor Musculature: Is there a Relationship With Cervical Sagittal Balance? Clin Spine Surg 2018 Dec;31(10):428–434. https://doi.org/10.1097/BSD.0000000000000742.

Peng Q, Zhang Y, Yang S, Meng B, Chen H, Liu X, Zhao W, Hu M, Zhang L, Tao Y: Morphologic Changes of Cervical Musculature in Relation to Chronic Nonspecific Neck Pain: A Systematic Review and Meta-Analysis. World Neurosurg 2022 Dec:168:79–88. https://doi.org/10.1016/j.wneu.2022.09.057. Epub 2022 Sep 17.

Purushotham S, Stephenson RS, Sanderson A, Abichandani D, Greig C, Gardner A, Falla D: Microscopic changes in the spinal extensor musculature in people with chronic spinal pain: a systematic review. Spine J 2022 Jul;22(7):1205–1221. https://doi.org/10.1016/j.spinee.2022.01.023. Epub 2022 Feb 5.

Solomonow M, Zhou B, Harris M, Lu R, Baratta V: The ligamento-muscular stabilizing system of the spine. Spine 23 (1998) 2552–2562

Solomonow M, Zhou BH, Baratta RV Lu Y, Harris M: Biomechanics of increased exposure to lumbar injury caused by cyclic loading_ part 1. Loss of reflexive muscular stabilization. Spine 24 (1999) 2426–2434

Uthaikhup S, Sunkarat S, Khamsaen K, Meeyan K, Treleaven J: The effects of head movement and walking speed on gait parameters in patients with chronic neck pain. Man Ther 2014 Apr;19(2):137–41. https://doi.org/10.1016/j.math.2013.09.004. Epub 2013 Sep 27.

Wolfson L, Whipple R, Amerman P, Tobin JN: Gait assessment in the elderly: a gait abnormality rating scale and its relation to falls. J Gerontol 1990 Jan;45(1):M12–9. https://doi.org/10.1093/geronj/45.1.m12.

Yang S, Boudier-Revéret M, Yi YG, Hong KY, Chang MC: Treatment of Chronic Neck Pain in Patients with Forward Head Posture: A Systematic Narrative Review. Healthcare (Basel) 2023 Sep 22;11(19):2604. https://doi.org/10.3390/healthcare11192604.

▶ **Trailer** Der **Diabetes mellitus Typ II** ist eine generalisierte, fortschreitende stoffwechselbedingte Schädigung aller Körperstrukturen und -funktionen. Die **Dekonditionierung** geht den maladaptiven Prozessen voraus und ist durch die chronisch schwelende, generalisierte gering intensive und nicht schmerzhafte Entzündung charakterisiert, die schleichend die strukturellen und funktionellen Gewebeschädigungen verantwortet. Die Verschlechterungen der Körperhaltung, der Gleichgewichtsregulation, des Stehens und Gehens starten bereits in der Entwicklungsphase vor der klinisch relevanten Polyneuropathie und die beeinträchtigten kognitiv-emotionalen Funktionen und das resultierende Verhalten liefern einen wesentlichen Beitrag.

Die **Adipositas** als Symptom des **metabolischen Syndroms** und Vorläufer des Diabetes führt zum **„dysmobility-"** bzw. **„locomotive syndrome"** mit den Merkmalen kognitive Beeinträchtigungen, abnorme Gangsensomotorik, Gleichgewichtsstörungen, Kraftdefizite und Entwicklung des sarko-osteoporotischen Syndroms.

## 10.1 Die Sensomotorik bei Diabetes mellitus Typ 2

Der **Diabetes mellitus Typ 2** ist eine generalisierte, ständig fortschreitende stoffwechselbedingte Schädigung aller Körperstrukturen und -funktionen. Erkennbar am diabetischen Fuß, schreitet die Schädigung bei vielen bis zum Gewebeuntergang fort, weil letztendlich die Gewebeversorgung durch die zerstörte Gefäßinfrastruktur und die defizitäre Regulation der Durchblutung nicht mehr aufrechterhalten werden kann.

Aus der Sicht der **Sensomotorik** sind alle Anteile des sensomotorischen Systems einbezogen:


© Der/die Autor(en), exklusiv lizenziert an Springer-Verlag GmbH, DE, ein Teil von Springer Nature 2026
W. Laube, *Gehen und Gangsicherheit*,
https://doi.org/10.1007/978-3-662-72826-0_10

- Die zentralen Strukturen, die eng mit denen der kognitiven und exekutiven Funktionen wie Motivation, Emotionen, Wahrnehmungsprozessen, Handlungsregulation und Bewertungen vernetzt sind und gemeinsam für die Organisation der situativ bedingten Ansteuerung der Muskulatur sorgen
- Die Sensorsysteme, die Informationen für die Regulation der Körperhaltung und aller Bewegungen liefern
- Die Muskulatur, die neben der kontraktilen Funktion für jede Körperhaltung und jede Bewegung sehr vielfältige weitere Aufgaben hat (Laube 2025).

So weisen Diabetiker (n = 85, 62,1 ± 4,8 Jahre) sogenannte propriozeptive Defizite auf, die auf der „motorischen Seite" anhand einer ungenauen Gelenkpositionierung diagnostiziert werden können. Erkennbar werden diese an größeren Gelenkrepositionsfehlern, einer eingeschränkten Balancefähigkeit und später auch an einem gesteigerten Sturzrisiko. Die defizitäre Fähigkeit zur korrekten Positionierung des Körperstamms im lumbalen Bereich führt zu Positionsfehlern der Extension, der Flexion und der Neigung nach beiden Seiten, die mit den Spiegeln des HbA1c korrelieren (jeweils p < 0,001; ALMohiza et al. 2023). Das Gleiche gilt für die Flexion und die Abduktion des Hüftgelenks beidseits (n = 117, 59,8 ± 6,8 Jahre). Auch hier kann die Ausprägung des Defizits statistisch mit der HbA1c-Konzentration, also der Schwere der Erkrankung, verknüpft werden (auch jeweils p < 0,001; Asiri et al. 2022).

Das größte Körperorgan, die „Muskulatur", ist schwer metabolisch (Energiestoffwechsel, Baustoffwechsel), strukturell (Verlust motorischer Einheiten, Muskelfaserzusammensetzung, Sarkopenie) und kontraktil (Kontraktionseigenschaften der Muskelfasern) betroffen.

Insgesamt gehören zum Gesamtbild des klinischen Zustandes auch die veränderten bzw. gestörten neurovegetativen Regulationen, welche die regulatorischen „Dienstleistungen" (Herzkreislauf, Stoffwechsel) für die Sensomotorik zur Verfügung stellen.

> ► **Wichtig** Da der **Diabetes mellitus Typ 2** eine generalisierte Erkrankung ist, entwickeln sich auch mit den ersten Schritten der Pathogenese umgehend Defizite und Störungen der Sensomotorik, was am **Gleichgewichtsverhalten** beim **Stehen** (Posturografie) und **Gehen** (Ganganalyse, Pedobarografie [keine diagnosespezifischen Befunde!]) gezeigt werden kann. Die Defizite der Muskelaktivierungen und auch die Defizite der Muskulatur selbst verändern de facto alle wesentlichen Parameter der Sensomotorik des Gehens: die Geschwindigkeit, die Schrittlänge und -breite sowie die Bewegungsumfänge der Gelenke.

Die **diabetische Polyneuropathie** ist kein Strukturschaden, der zu den ersten Schritten der Pathogenese der Stoffwechselerkrankung Diabetes Typ 2 gehört. Vor diesem Entwicklungsschritt liegt die unbekannt lange Phase der **Dekonditionierung.** Diese ist infolge der chronischen physischen Inaktivität durch die chronisch schwelende, gering intensive und nicht schmerzhafte Entzündung („low grade inflammation") charakterisiert, die systematisch und sehr schleichend mit strukturellen und funktionellen Gewebeschädigungen beantwortet wird.

▶ **Wichtig** In der Phase der Dekonditionierung entwickeln sich bereits „atrophie- und degenerationsbedingte" Defizite der sensomotorischen Funktionen. Der Bewegungsmangel baut die Infrastruktur für die Bewegungen im Gehirn ab und die Muskulatur entwickelt die inaktivitäts- bzw. die adipositasbedingte Sarkopenie. Das Bewegungskönnen und die Qualität der Bewegungen, die Gleichgewichtsfähigkeit, sind bereits vor der neurologischen Schädigung des afferenten somatosensorischen Systems (Polyneuropathie) und des vestibulären Systems eingeschränkt.

Die Weiterentwicklung führt zur Phase des **Prädiabetes,** der keine „sicheren und klaren" klinischen Zeichen eines Diabetes hat. Aber es liegt eine Insulinresistenz vor, die Glukosetoleranz ist gestört, die Blutzuckerwerte steigen intermittierend überproportional an und in der Folge ist dann auch der Nüchternblutzuckerwert dauerhaft erhöht. Die Stoffwechselstörungen dieser Phase sind eng mit dem metabolischen Syndrom verwandt, woran der Prädiabetes dann grundsätzlich auch klinisch und paraklinisch erkannt werden kann.

▶ **Wichtig** Der Prädiabetes ist nach der Dekonditionierung die Phase der „fortschreitenden" pathologischen Entwicklungen, in der sich die Stoffwechselstörungen intensiver weiterentwickeln und ausgebaut werden, welche die Schädigungen der neuronalen Strukturen verursachen. Daraus resultieren die sensomotorischen Beeinträchtigungen (Somatosensorik: Neuropathie), die neurovegetativen Störungen (autonome diabetische Neuropathie) und die Veränderungen im Gehirn (zentrale Neuropathie).

Entstehen durch die Stoffwechselstörungen die neurologischen Schädigungen, die **Polyneuropathie,** dann verschlechtert sich in logischer Folge auch die Sensomotorik, zu der immer die „Komponente der posturalen Regulationen" gehört. Die resultierenden Informationsdefizite und die neuropathischen Schmerzen haben einen gravierenden direkten Einfluss auf die Sensomotorik. Das belegt sehr klar ein systematisches Review zur Beeinträchtigung der posturalen Regulationen und der Sensomotorik des Gehens bei Menschen mit einer diabetischen Polyneuropathie (Mustapa et al. 2016).

▶ **Wichtig** Zur Entwicklung und zur Erkrankung Diabetes mellitus gehören Veränderungen und Störungen der Sensomotorik. Der Bewegungsmangel, ein langfristiges Defizit der Sensomotorik, ist schließlich auch die Ursache der pathogenetischen Entwicklung der Erkrankung. Genau betrachtet stellt der qualitative und konditionelle Funktionszustand der Sensomotorik einen Dispositions- und zugleich einen Realisationsfaktor des Diabetes dar.

Die Funktionen aller Strukturen des sensomotorischen Systems sorgen integral für „die sensomotorischen Basisleistungen des Alltages", das sichere Stehen und das seit dem Kindesalter frei verfügbare Gehen. In einer Studie wurden 706 Typ-2-Diabetiker mit gut vergleichbaren Werten der Blutglukose in Ruhe den Altersgruppen bis 60 Jahre (n = 233), zwischen 60 und 70 Jahre (n = 287) und älter (n = 186) zugeordnet. Anschließend wurde das statische Gleichgewichtsverhalten während des beidbeinigen Stehens mit und ohne visuelle Kontrolle analysiert, woraufhin anhand fast aller posturaler Parameter eine systematische Verschlechterung der Gleichgewichtsregulation nachgewiesen wurde (Zhuang et al. 2023). Gegenüber Gesunden jungen und alten Menschen ist das verschlechterte Gleichgewichtsverhalten bereits ausgeprägt.

▶ **Wichtig**  Die systematische Verschlechterung der Balancefähigkeit bei Diabetikern mit fortschreitendem Alter trotz vergleichbarer Ruheblutzuckerwerte belegt, dass bei diesen Personen die sensomotorischen Defizite und damit auch die Sturzgefährdung

- nicht nur wegen des involutiven Ab- und Umbaus infolge des Alterungsprozesses,
- sondern zusätzlich durch die fortschreitenden pathophysiologischen Folgen des kranken Stoffwechsels systematisch größer werden bzw. ansteigen.

Das Vorhandensein einer Polyneuropathie ist aber hierbei nicht der abgrenzende Faktor für die verringerte Qualität der posturalen Kontrolle des Stehens und Gehens. Auch Diabetiker, die noch keine Nervenschädigung haben, weisen bereits beim Gehen eine verminderte Kontrolle und Mobilität des Körperstamms und der unteren Extremität auf. Die Neuropathie verstärkt die sensomotorischen Veränderungen und Defizite überproportional weiter und das zusätzliche Vorliegen einer Vaskulopathie und/oder einer Mikroangiopathie lassen die Situation signifikant weiter ausgeprägter werden (Sawacha et al. 2009, Reeves et al. 2021).

▶ **Wichtig**  Beim Diabetiker sind die Körperhaltung und das Gehen bereits vor der Ausbildung einer Neuropathie nachteilig beeinflusst. Die Neuropathie und die Schädigung der Gefäßversorgungsinfrastruktur sind nicht die primären Ursachen posturaler Defizite bzw. Störungen. Sie fungieren als Verstärker der bereits vorhandenen sensomotorischen Defizite des Gleichgewichtsverhaltens durch die schwelende Entzündung und den oxidativen Stress.

Dies erfordert, dass bereits beim Vorliegen eines diabetogenen Stoffwechsels bei einem chronisch physisch inaktiven Menschen, bei Adipositas und spätestens mit der Diagnose Diabetes die Verordnung eines dauerhaften Stoffwechseltrainings mittels Ausdauerbelastungen, aber auch Krafttraining „zum Schutz der Muskulatur" sowie eines koordinativen Trainings zur Sturzprophylaxe eindeutig indiziert ist@ Produktion: Bitte Leerzeilen hier löschen.

Es ist aber nicht bei allen Diabetikern „allein" die Neuropathie, die das Sturz-risiko erhöht! Es müssen auch die durch die Stoffwechselstörung veränderten und beeinträchtigten kognitiven und emotionalen Funktionen und das resultierende Ver-halten (exekutive Funktionen) in Betracht gezogen werden (Hewston und Desh-pande 2016).

Dass die sensomotorischen Defizite durch die Ausbildung einer Neuropathie fortschreiten, lässt sich auch ermitteln, indem sich beim Gehen auf einer ebenen Fläche und beim Treppenauf- und -abgehen das Zentrum der Körpermasse („center of mass", CoM) vom Zentrum des Drucks („center of pressure", CoP, Konzentrationspunkt der Bodenreaktionskraft) in der Frontalebene (medio-lateral) entfernt. Ebenso steigt in der Sagittalebene (anterior-posterior) der Abstand zwi-schen beiden Zentren beim Treppensteigen. Diese Abweichungen verlangen vom Diabetiker einen größeren aktiven „muskulären Aufwand" für die Körperbalance (Brown et al. 2015).

Der „muskuläre Aufwand" hat mindestens drei Faktoren:

- Erstens das Ansteuerungs- bzw. Aktivierungsprogramm des Gehirns,
- zweitens die Störung motorischer Axone und der Untergang motorischer Einheiten,
- drittens die Struktur und der „Funktionszustand des Muskelgewebes" selbst, wo-bei die Muskelmasse (Atrophie), die Muskelfaserzusammensetzung, die Anzahl der motorischen Einheiten (Strukturwandel), die Kraft, die Muskelleistung und die Ermüdbarkeit (Muskelfunktionen) betroffen sind.

Die Elektromyografie(EMG)-gestützte Methode zur Schätzung der Anzahl der motorischen Einheiten (MScanFit MUNE) detektiert den Verlust bereits während der Reinnervation schneller Muskelfasern, wenn die Nervenleitgeschwindigkeit noch keine Änderungen anzeigt. Sie ist somit eine valide Methode, um die Beteili-gung der motorischen Seite des sensomotorischen Systems frühzeitig zu erkennen (Kristensen et al. 2019).

▶ **Wichtig** Der Diabetes mit einer Neuropathie bedeutet also nicht „nur" einen strukturell und funktionell veränderten (geschädigten) somatosensorischen afferenten Schenkel des sensomotorischen Systems, sondern betroffen sind auch der efferente Schenkel und das Muskelgewebe. Das ist an einem ver-änderten muskulären Aktivierungsmuster und am Verlust motorischer Ein-heiten zu erkennen.

Die Abweichungen des muskulären Aktivierungsprogramms lässt sich mittels EMG nachweisen. Mit der hoch-auflösenden EMG („high-density" EMG, HD-sEMG) kann bei einer lang andauernden submaximalen isometrischen Kontraktion des M. tibialis anterior die Rekrutierung einer geringeren Anzahl motorischer Ein-heiten gezeigt werden (Favretto et al. 2022). Bereits die Diabetiker, die noch ohne

Symptome einer Polyneuropathie sind, haben gegenüber gesunden Personen eine reduzierte Leitgeschwindigkeit der Aktionspotenziale über die Muskelfasern des M. tibialis anterior während einer Dorsalflexion mit 30 % des Kraftmaximums. Unabhängig vom Vorhandensein oder vom Schweregrad einer Polyneuropathie belegen die motorischen Einheiten signifikant größere Territorien. Ist die Nervenschädigung ausgeprägt, werden Muskelfasern der motorischen Einheiten von ihren Motoneuronen mit einer geringeren Entladungsrate stimuliert und die Stabilität des Kraftwertes ist selbst gegenüber dem moderaten Ausprägungsgrad deutlich geringer (Favretto et al. 2023). Diabetiker können demnach aufgrund der zentralen und der peripheren pathophysiologischen Konsequenzen mit dem M. tibialis anterior und dem M. gastrocnemius medialis ein gefordertes Kraftniveau nur noch mit einer geringeren Genauigkeit und Stabilität einstellen. Somit ist die Fähigkeit eingeschränkt, während der typischen Aktivitäten des Alltages mit einer adäquat und ausreichend präzise eingestellten kontraktilen Funktion auf die mechanischen Erfordernisse zu reagieren (Suda et al. 2017). Die Bewegungen verlieren an Zielgenauigkeit, an Feinregulation und an posturaler Qualität. Bei bereits reduzierter Belastbarkeit steigt dadurch die systematische Fehlbelastung des passiven Stütz- und Bewegungsapparates an.

▶ **Wichtig** Es scheint, dass die Beeinträchtigung der neuromuskulären Erregungsübertragung, die bevorzugte Atrophie schneller Muskelfasern und die Verluste motorischer Einheiten als sehr markante Merkmale den Übergang zum Diabetesstadium mit einer Neuropathie widerspiegeln. Die Neuropathie ist gleichbedeutend mit einer Instabilität der neuromuskulären Erregungsübertragung und dem Remodeling der motorischen Einheiten (Allen et al. 2015). Klinisch ist diese pathologische Entwicklung mit der erheblichen Verschlechterung der Muskelfunktion gleichzusetzen. Die Kraft kann nicht mehr mit einer ausreichenden Anstiegssteilheit zur Verfügung gestellt werden und es zeigen sich vorzeitig ermüdungsbedingte Störungen der neuromuskulären Erregungsübertragung (Le Corre et al. 2023).

Die Muskelatrophie und die Funktionsstörungen des Muskelgewebes betreffen bevorzugt die distale Muskulatur des Unterschenkels, aber die proximalen Muskeln sind nicht generell ausgeschlossen. So kann ein Verlust von motorischen Einheiten nicht nur in der Muskulatur der unteren (M. tibialis anterior), sondern auch der oberen Extremität (M. dorsalis interosseus I) nachgewiesen werden. Die auf der Dekomposition des EMG-Signals basierende quantitative EMG weist gegenüber gesunden Menschen in beiden Muskeln ca. 45 % bzw. 30 % weniger motorische Einheiten aus. Entsprechend hat auch das evozierte Summenaktionspotenzial eine kleinere Amplitude und die Entladungsraten der Motoneuronen beider Muskeln sind um 15 % geringer. Der Diabetes veranlasst sehr komplexe neurophysiologische Störungen und strukturelle Veränderungen der Muskulatur (Allen et al. 2014b).

▶ **Wichtig** Im Rückenmark fallen bevorzugt, aber nicht allein, die schnellen Motoneuronen der distalen Muskeln der unteren Extremität dem Diabetes zum Opfer und die Muskulatur verliert systematisch schnelle motorische Einheiten. Die Muskelfaserzusammensetzung wandelt sich in Richtung langsam; zusätzlich sind die verbleibenden Muskelfasern funktionell verändert.

Der akzentuiert distale Befall sorgt dafür, dass unabhängig von einer vorliegenden Polyneuropathie die muskuläre Ausdauer der Sprunggelenkmuskulatur ausgeprägt geringer als die des Kniegelenkes (p = 0,001) ist. Eine Differenz der maximalen Kraft zwischen beiden Gelenkbereichen zeigt sich erst beim Vorliegen einer sensomotorischen Neuropathie. Diese klare distale Orientierung der Muskelfunktionsstörung kann an der oberen Extremität nicht zwingend gefunden werden. Die Kraft des Handgriffes und der Muskulatur des Ellenbogengelenkes können unbeeinflusst sein (Van Eetvelde et al. 2021). Die deutlich bevorzugte Entwicklung der defizitären Funktion der distalen Muskeln führt zum klinischen Befund, dass bei Diabetikern mit einer Neuropathie (n = 30, 59 ± 8 Jahre) gegenüber einer klinisch gesunden Kontrollgruppe (n = 30, 65 ± 5 Jahre; beide Gruppen 16 Männer, 14 Frauen) die Mobilität und die Balancefähigkeit, gemessen anhand des Timed-Up-and-Go-Tests bzw. des Functional-Reach-Tests, sicher eingeschränkt sind. Das Gehen des Diabetikers findet mit einer deutlich geringeren Schrittlänge, Kadenz (Schritte/Minute) und Gehgeschwindigkeit statt. Die isometrische maximale Kraft der Plantar- und der Dorsalflexoren des Sprunggelenks ist reduziert und die Schwäche der Plantarflexoren kann für die defizitären Veränderungen der räumlich-zeitlichen Merkmale des Gehens mit verantwortlich gemacht werden (Camargo et al. 2015).

Liegt eine Polyneuropathie vor, ist der erhebliche Kraftverlust der Dorsalflexion (M. tibialis anterior) von ca. 35 % (n = 12, 65,6 ± 14,6 Jahre; Kontrolle: n = 12, 64,5 ± 14,7 Jahre) mit einem 45%-igen Verlust der Kontraktionsgeschwindigkeit bei willkürlichen und elektrisch evozierten Kontraktionen kombiniert. Dieser Befund basiert auf den Eigenschaften des Muskelgewebes selbst und kann nicht einer reduzierten zentralen Aktivierung zugeschrieben werden. Nur bei Diabetikern nachweisbar, fällt die Anzahl der motorischen Einheiten des M. tibialis anterior mit der Erhöhung des nicht kontraktilen Gewebeanteils, dem Fett- und Bindegewebe (p < 0,05, r = 0,72; Allen et al. 2014a). Es liegt eine Sarkopenie, der Verlust an Muskelfasern und deren Ersatz durch Binde- und Fettgewebe vor.

Es darf davon ausgegangen werden, dass die neurophysiologischen und die degenerativen strukturellen muskulären Veränderungen beim Diabetiker deutlich beschleunigt ablaufen. Der physiologische Alterungsprozess geht mit einer Vergrößerung der motorischen Einheiten einher. Dies ist nicht der Fall, wenn die Muskulatur durch den chronisch degenerativen Krankheitsprozess Sarkopenie ab- und umgebaut wird. Im gesund alternden Muskel wird eine große Anzahl von Muskelfasern altersbedingt untergegangener schneller Motoneuronen von anderen, langsamen Motoneuronen übernommen, wodurch der Verlust durch die Änderung der Muskelstruktur kompensiert wird (Piasecki et al. 2018). Dadurch kann die Mobilität partiell länger aufrechterhalten bleiben. Die Sarkopenie ist dagegen ein pathologischer Strukturwandel, der u. a. beim chronisch inaktiven Menschen, beim adipösen Menschen und beim Diabetiker abläuft und eine wesentliche Komponente des vorzeitigen und überproportionalen sensomotorischen Funktionsverlustes ist. Störungen der Gleichgewichtsfähigkeit und Änderungen der Sensomotorik des Gehens, Sturzgefahr und Stürze sind die Folge.

▶ **Wichtig** Ausdauertraining verbessert auf der Basis der bedarfsgerechteren Durchblutung, der Förderung der energetischen Absicherung der Gewebefunktionen und der Zurückdrängung der diabetisch bedingten „Verzuckerung" (Glykation) die Funktion der neuronalen Strukturen und der Muskelfasern. Krafttraining sorgt für die Minderung der kontraktilen Schwäche (Atrophie) und des muskulären Verlusts an Leistung (Energiebetrag durch Muskelarbeit/Zeit). Die immer zu empfehlende Kombination von Ausdauer- und Krafttraining drängt zusätzlich die im Fuß beginnende und dann aufsteigende Neuropathie der sensorischen Nervenfasern in der Haut („small fiber sensory neuropathy") zurück. Alle Trainingsformen gemeinsam lindern die neuropathischen Schmerzen (vgl. Orlando et al. 2022). Haleem et al. (2024) kommen zu der Schlussfolgerung, dass das Training des Gleichgewichts und der Kraft bzw. der Ausdauer (8 Wochen, 3-mal/Woche, 60,8 ± 9,7 Jahre, min. 40 Jahre–max. 80 Jahre) einen nicht voneinander trennbaren signifikanten und klinisch relevanten Effekt auf die Reduzierung des Schweregrades der Polyneuropathie ≥6 laut des Toronto Clinical Neuropathy System der Toronto-Consensus-Konferenz hat.

## 10.2  Sensomotorik bei Adipositas und metabolischem Syndrom

Die **Adipositas** u. a. als ein Merkmal bzw. als ein Symptom des **metabolischen Syndroms** (Triglyzeride erhöht, HDL-Cholesterin reduziert, Hypertonie, diabetogener bzw. diabetischer Zuckerstoffwechsel: HbA1c) ist bei einer immer größeren Anzahl von Menschen die Vorstufe zur Entwicklung eines Diabetes mellitus Typ 2. Das metabolische Syndrom, ob es letztendlich in einen Diabetes mellitus mündet oder nicht, führt in einem schleichenden Prozess zum **Dysmobility-Syndrom** mit den Merkmalen

- gesteigerter Körperfettanteil,
- verminderte Masse und Kraft der Muskulatur,
- Entwicklung einer Sarkopenie
- Osteopenie und Osteoporose im fortgeschrittenen Alter (sarko-osteoporetisches Syndrom),

- Gleichgewichtsstörungen bzw. Defizite der posturalen Regulationen,
- langsame Gehgeschwindigkeit und
- „vorzeitige" Entwicklung der Gebrechlichkeit.

Da der Entwicklungsweg lang ist, ist die Klinik dieses Syndroms bei alten Menschen voll ausgeprägt, aber der pathogenetische Prozess beginnt mit dem Vorhandensein einer Adipositas mit metabolischem Syndrom.

Neben dem Dysmobility-Syndrom wird im Zusammenhang mit dem metabolischen Syndrom ein **„Locomotive-Syndrom"** beschrieben (Nakamura und Ogata 2016, Matsumoto et al. 2016). Es ist charakterisiert durch eine reduzierte Mobilität infolge von Störungen und Erkrankungen des lokomotorischen (sensomotorischen) Systems. Merkmale sind eine abnorme Gangsensomotorik, Defizite der Gleichgewichtskontrolle, Schmerzen und eine multiple eingeschränkte Gelenkbeweglichkeit. Diagnostiziert wird dieses Syndrom anhand

- der Kraft des Handgriffs
- der absoluten Kraft der Muskulatur der unteren Extremität
- der relativen Kraft der Muskulatur der unteren Extremität (relative Kraft: F/kg)
- des Aufstehens aus dem Sitz,
- der GLFS-25 Skala („geriatric locomotive function scale": 0–100 Punkte) und
- des „two step score" (Länge von zwei Schritten [cm]/Körperhöhe [cm]).

Die Prävalenz des Locomotive-Syndroms ist bei Frauen signifikant höher und steigt insbesondere bei Menschen über 70 Jahren deutlich an.

790 Personen im Alter von 65,9 ± 7,5 Jahren wurden mit einem „locomotive check" untersucht, mit dem zwei Schweregrade der Einschränkungen festgestellt worden sind; es wurden die Merkmale des metabolischen Syndroms (Mitani et al. 2018) dokumentiert. Nur bei den Männern trennen sich beide Schweregrade der sensomotorischen Defizite nicht durch die Ausprägung des metabolischen Syndroms. Dagegen fällt bei beiden Geschlechtern die relative Kraft der unteren Extremität signifikant mit dem Grad der motorischen Einschränkungen ab, aber wiederum nur bei den Frauen sind die Prävalenzen des Defizitsyndroms des sensomotorischen Systems positiv mit dem metabolischen Syndrom korreliert. Die relative Kraft erscheint ein günstigerer diagnostischer Indikator für die Ausprägung der sensomotorischen Dysfunktionen zu sein.

▶ **Wichtig** Die Kraft, der Trainingszustand des Organs Muskulatur ist ein sehr wichtiger Parameter des Gesundheitszustandes und der Mobilität in jedem Alter – insbesondere in der späteren Lebensspanne; er ist ein mitbestimmender Faktor für die Balance und die Sensomotorik des Gehens. Die Diagnostik des konditionellen Funktionszustands sollte ein fester Bestandteil jeder medizinischen Beurteilung sein und auch der Orthopädieschuhmacher muss sich darüber informieren und seine Versorgung darauf abstimmen.

Bei **Kindern und Jugendlichen bis zum 20. Lebensjahr** sind das Übergewicht und die Adipositas inzwischen die „neue (gesundheitliche) Behinderung" (Tsiros et al. 2020) geworden. In einem systematischen Review (keywords: ‚population-' related [i. e., children/adolescent/pediatric/paediatric/youth], ‚exposure-' related [i. e., obesity] and/or review-type-related [i. e., systematic review/review/integrative review]) werden in 17 der 21 eingeschlossenen Arbeiten Beeinträchtigungen der kardiovaskulären Funktion, der Muskelfunktionen, der Balance- und Koordinationsfähigkeit und der Biomechanik des Gehens beschrieben. Die Adipositas ist gehäuft mit dem Auftreten von Schmerzen und einer gesteigerten Verletzungsgefahr assoziiert. Sechs Reviews teilen sensomotorische Restriktionen mit, indem u. a. die Agilität und die Laufgeschwindigkeit (Sprinttests, kurze Shuttleläufe) eingeschränkt sind. Zwei finden eine inverse Relation zwischen der Adipositas und der auf der physischen Gesundheit beruhenden Lebensqualität (p-HRQOL: Fragebogen zur gesundheitsbezogenen Lebensqualität mit physischen, psychischen und sozialen Aspekten der Gesundheit) und es finden sich sichere Wechselbeziehungen zwischen der Adipositas und dem kardiovaskulären Funktionszustand und der Funktionsfähigkeit der Muskulatur (des sensomotorischen Systems).

▶ **Wichtig** Die Adipositas als Stoffwechselerkrankung ist auch schon im Kindes- und Jugendalter das klinische Zeichen reduzierter physischer Funktionen und einer geminderten Leistungsfähigkeit. Wie bereits gut bekannt, disponiert und realisiert die Adipositas die Entwicklung chronischer Erkrankungen u. a. des sensomotorischen Systems sowie des myofaszial-skelettalen Systems und des Logistiksystems. Merkmale der Beeinträchtigung des sensomotorischen Systems sind u. a. Defizite des Gleichgewichtsverhaltens, der posturalen Regulationen, und der Gangsensomotorik, was kumulativ über Jahre zu klinisch relevanten Fehl- und Überbelastungen mit chronisch degenerativen Konsequenzen führt.

**Kinder zwischen dem 6. und 12. Lebensjahr** reduzieren mit der ansteigenden allgemeinen und zentralen (viszeralen) Adipositas die physische Leistungsfähigkeit, indem z. B. die erforderliche Zeitdauer einfacher sensomotorischer Aufgaben (Timed Floor-to-Stand-Natural-Test [TFTS-N]; Zeit: Schneidersitz auf dem Boden, Aufstehen, 3 m in selbstgewählter Geschwindigkeit gehen, umdrehen, zum Ausgangspunkt zurückgehen, sich erneut auf den Boden setzen) systematisch ansteigt. Bei diesen Kindern sind die tägliche körperliche Aktivität und die Zeit des Sitzens aber ohne sichere Relation zur körperlichen Leistungsfähigkeit, sodass diese durch die Adipositas aussagefähiger widergespiegelt wird als durch Ergebnisse von Fitnesstests (Tsiros et al. 2016, Appelhans et al. 2022). Dennoch lassen sich natürlich auch Relationen zwischen der Adipositas und Merkmalen der körperlichen Fitness darstellen. Bei 10- bis 13-jährigen Kindern (adipös n = 107, normalgewichtig n = 132) hat der prozentuale Fettanteil mit moderater Ausprägung eine Beziehung zu den Leistungen des 6-Min-Gehtests, der Kraft des M. quadriceps femoris und der maximalen Sauerstoffaufnahme, der kardiorespiratorischen Fitness. An der Varianz des 6-Min-Gehtests sind der Körperfettanteil und die körperliche Aktivität aber nur zu 28 % beteiligt; an der Varianz der gesundheitsbezogenen Lebensqualität (p-HRQOL) haben der Körperfettanteil, Schmerzen und die maximale Sauerstoffaufnahme gemeinsam einen Anteil von 30 % (Tsiros et al. 2016).

Eine eingeschränkte posturale Kontrolle finden Deforche et al. (2009) bei 8- bis 10-jährigen übergewichtigen im Vergleich mit normalgewichtigen Jungen (Trennung laut den Cut-off-Points der International Obesity Task Force für Übergewicht bei Kindern), die eine große Anzahl von Testaufgaben auszuführen hatten. Diese waren auf dem Balance Master: Aufstehen, Gehen, Auf- und Übersteigen, Tandemgang auf einer Linie, Einbeinstand, Testung der „limits of stability" und des Weiteren das einbeinige Stehen auf einem Schwebebalken, das Gehen auf der Ferse bzw. auf den Zehen auf dem Balken und das fünfmalige Aufstehen-Hinsetzen. Die Übergewichtigen realisieren Gewichtsverlagerungen langsamer, haben höhere Schwankungsgeschwindigkeiten beim Aufstehen, eine größere Schrittweite beim Gehen und sind beim Gehen auf einer Linie langsamer. Bei den schwierigeren Aufgabenstellungen auf dem Schwebebalken können sie das Gleichgewicht nur über kürzere Zeiten aufrechterhalten und die Anzahl der möglichen Schritte ist geringer. Das mehrfache Aufstehen-Hinsetzen benötigt mehr Zeit.

Adipöse 9- bis 11-jährige Mädchen weisen bevorzugt, wenn die Aufgabenstellung herausfordernder wird, eine schwache Haltungskontrolle auf. Während des „normalen" beidbeinigen Stehens hat ein zunehmender Body-Mass-Index (BMI) kaum einen bis keinen wesentlichen Einfluss. Aber beim Tandemstand mit und ohne visuelle Kontrolle wird ein Zusammenhang der posturalen Qualität der Gleichgewichtsregulation sichtbar. Die Schwankungen in die anterior-posteriore Richtung und die Schwankungsgeschwindigkeit werden größer (Tsiros et al. 2019). Vergleichbare Tests ergaben bei 8- bis 10-jährigen Jungen eine körpergewichtsabhängig größere Schwankungsfläche mit verstärktem Schwanken in die medio-laterale Richtung, wenn die visuelle Kontrolle ausgeschaltet und somit das Stehen schwieriger wird. Beim Gehen ist aufgrund einer geringeren dynamischen Stabilität die Doppelstandphase signifikant länger (McGraw et al. 2000).

> **Wichtig** Bereits bei präpuberalen Kindern ist ein Übergewicht bzw. eine Adipositas mit Defiziten der posturalen Regulationen bei den Aktivitäten des täglichen Lebens vergesellschaftet. Die Reduktion des Körpergewichts ist die Intervention der ersten Wahl, wozu auch eine gesteigerte „trainingswirksame", weil die Mindestbeanspruchung (Intensität, Dauer, Häufigkeit) erreichende körperliche Aktivität gehört. So gehören zur Behandlung von posturalen Defiziten und von Veränderungen der Gangsensomotorik bei Bedarf auch die Gewichtsabnahme und ein Training für die Zunahme der Muskelmasse. **Die Muskelmasse und deren Trainingszustand prägt den Gesundheitszustand des Menschen** (Laube 2021, 2022a, b). Sind Muskelmasse und -kraft gering und das Körpergewicht hoch, ist in der Regel ein metabolisches Syndrom auch mit sensomotorischen Störungen die Konsequenz.

Hier kann sicher eine Parallele zu den Verhältnissen bei alten Menschen gezogen werden. Selbst bei den nicht adipösen Menschen kann die Muskelmasse, aber nicht die Kraft als ein Marker des metabolischen Syndroms angesehen werden, obwohl die Literaturergebnisse zu dieser Beziehung nicht immer konsistent sind (Song et al. 2021). Zu beachten sind möglicherweise veränderte Grenzwerte für eine „normale" Muskelmasse bei Adipösen. Song et al. finden, dass je geringer die Muskelmasse ist, desto häufiger auch ein metabolisches Syndrom vorliegt, und dass aus physischer Sicht die Kraft des Handgriffs und die Gehgeschwindigkeit geringer sind.

Die **Adipositas junger Erwachsener** (24 ± 4 Jahre, BMI = 30–40 kg/m$^2$) beeinflusst beim ungestörten **Stehen** (PC-gestützte dynamische Posturografie) bereits die posturale Kontrolle und während gleichzeitiger Dual-Task-Aufgaben, welche die **kognitiven Anforderungen an das Arbeitsgedächtnis** herausfordern (N-back Test), steigen die Defizite der posturalen Regulation mit dem Schwierigkeitsgrad weiter an. Der Ankle-Hip-Strategie-Score („ankle-hip score": Quantifizierung der Gelenkbewegungen bei Störungen des Gleichgewichts; niedriger Score: Haltungskontrolle über das Hüftgelenk dominiert; Sprunggelenkstrategie: Sicherung der Stabilität durch auf das Sprunggelenk ausgerichtete Körperbewegungen; Hüftstrategie: Sicherung der Stabilität durch große und schnelle Bewegungen im Bereich des Hüftgelenks) fällt mit dem Anstieg der Adipositas (BMI hoch – Wechsel zum Hüftgelenk) und es zeigen sich Wechselbeziehungen zwischen dem BMI und den posturalen Reaktionen (CoP-Auslenkung, Schwankungsgeschwindigkeit) unter den kognitiven Anforderungen. Im Sensory-Organization-Test (SOT) wird mit steigendem BMI, totalem Fettanteil bzw. dem Fettanteil des Rumpfes die Ankle-Hip-Strategie in Richtung Hüftgelenk verändert. Insgesamt ist die Verschlechterung der posturalen Funktionsfähigkeit in Abhängigkeit vom prozentualen totalen Fettanteil und dem prozentualen Fettanteil des Rumpfes wesentlich größer als in der Relation zum BMI. Mit steigender Adipositas werden unter kognitiver Belastung die Auslenkungen in der anterior-posterioren Richtung, die Schwankungsgeschwindigkeit, größer und es ändert sich die Ankle-Hip-Strategie in Richtung Hüftgelenk (Meng et al. 2016). Verglichen mit normalgewichtigen jungen Menschen (22,8 ± 2,7 Jahre; BMI 20,9 ± 1,5 kg/m$^2$) sind bei Adipösen (22,4 ± 2,5 Jahre, 31,1 ± 1,4 kg/m$^2$) die Dauer der **initialen Phase des Gehens** verlängert, der Weg des CoP länger, die medio-laterale Auslenkung größer und die Geschwindigkeit der anterior-posterioren CoP-Veränderung geringer. Wird während der Startphase des Gehens an das Arbeitsgedächtnis eine relative leichte kognitive Anforderung gestellt („1-back-task"; N-Back-Verfahren: Test des Arbeitsgedächtnisses und der Reaktionsfähigkeit; dem Probanden werden Buchstaben präsentiert, und er muss angeben, wann der aktuelle Buchstabe mit dem Buchstaben übereinstimmt, der einen Schritt zuvor in der Reihe präsentiert wurde), steigt signifikant die medio-laterale CoP-Auslenkung. Wird die Aufgabe schwieriger („2-back task") steigen der CoP-Weg und die medio-laterale Auslenkung und es fällt die CoP-Geschwindigkeit ab. Diese Veränderungen belegen, dass adipöse junge Menschen unter herausfordernden kognitiven Beanspruchungen beim Start des Gehens eine geschwächte posturale Stabilität aufweisen, was potenziell zu einer Sturzgefährdung führt (Kong et al. 2024). Auch Qu et al. (2021) zeigen bei jungen, laut BMI gering übergewichtigen Menschen (20,9 ± 1,8 Jahre, 26,4 ± 1,2 kg/m²) im Vergleich zu eher untergewichtigen (21,1 ± 1,5 Jahre, 19,6 ± 1,0 kg/m²) Unterschiede in der posturalen Regulation während der Initialphase des Gehens. Die Gruppen unterscheiden sich vor allen Dingen anhand der anterior-posterioren Auslenkungen. Kognitive Anforderungen führen bei diesen Gruppen zu sehr ähnlichen Reaktionen.

Bei **übergewichtigen** (71 ± 8,5 Jahre, BMI 27,04 ± 1,23 kg/m²) **und adipösen älteren Menschen** (68,5 ± 5,9 Jahre, BMI 33,9 ± 3,2 kg/m²) finden Meng und Gorniak (2020) einen sicheren Einfluss des steigenden Fettanteils auf die kognitive Funktion (Montreal Cognitive Assessment, MoCA total score) und die posturale Kontrolle (Sensory Organization Test, SOT). Die abdominale Fettmasse und der BMI spiegeln die Auswirkungen auf die Kognition und die Sensomotorik am besten wider. Die Adipositas steigert systematisch das Schwanken im Stehen sowohl in die anterior-posteriore als auch die medio-laterale Richtung, wobei der BMI mit der größten Anzahl der Ergebnisse des Gleichgewichtstests korreliert. Der BMI vergrößert die Auslenkungen des CoP und die Zeit bis zum Erreichen der medio-lateralen Stabilitätsgrenze; der Ankle-Hip-Strategy-Score verlagert sich zum Hüftgelenk. Beeinträchtigungen des Gleichgewichtsverhaltens durch Adipositas sowie der Kinematik und Kinetik des Gehens sind mehrfach nachgewiesen (u. a. Melzer und Oddsson 2016, Ahsan 2022) und müssen als wichtige Faktoren für Stürze, z. B. auch beim Überwinden von Hindernissen, angesehen werden (Chardon et al. 2023). Dabei spielt zusätzlich die Verteilung der Fettmasse eine Rolle, indem es Unterschiede zwischen der abdominalen Adipositas und der Fettansammlung bevorzugt im Bereich der Hüftgelenke (gynoide Verteilung, Birnentyp) gibt. Der erstgenannte Verteilungstyp führt zu einer größeren Instabilität (Cieślińska-Świder et al. 2017).

Bei der **Adipositas von Frauen in der mittleren Altersspanne** (35,9 ± 9,8 Jahre, BMI 36,4 ± 5,2 kg/m²) kann sich die Beeinträchtigung erst beim Ausschalten der visuellen Kontrolle bemerkbar machen (Cieślińska-Świder und Błaszczyk 2019). In logischer Konsequenz sorgt eine Reduktion der Adipositas zu einer verbesserten Mobilität und Haltungsstabilität bei Frauen (Cieślińska-Świder et al. 2022); dies darf sicher auch für Männer angenommen werden. Pagnotti et al. (2020) finden bei ausgeprägt Übergewichtigen (48 ± 12 Jahre, 45,4 ± 9,3 kg/m²) gegenüber Personen im Borderline-Bereich zum Übergewicht (43 ± 13 Jahre, 24,9 ± 2,8 kg/m²) deutlich instabilere posturale Regulationen beim statischen Stehen als auch beim Stehen, während Bewegungen mit den oberen Extremitäten ausgeführt werden.

▶ **Wichtig** Die Adipositas beeinträchtigt sicher die posturalen Regulationen während des Stehens und in der Initialphase des Gehens. Kognitive Anforderungen sorgen für weitere Benachteiligungen. Die Gewichtsreduktion ist eine notwendige Intervention.

**Adipöse Erwachsene** (35 ± 7,6 Jahre, BMI 35,0 ± 3,8; Lerner et al. 2014) weisen beim **Gehen** deutliche sensomotorisch basierte biomechanische Abweichungen gegenüber Normalgewichtigen auf. Sie gehen bei einer Gehgeschwindigkeit von 1,25 m/s, die sehr nahe der bevorzugten Geschwindigkeit adipöser Menschen ist, mit einer sehr ähnlichen Kinematik in der Sagittalebene (Hüfte, Knie), aber einer veränderten in der Frontalebene (Beckenbewegung). Bei einer höheren Gehgeschwindigkeit von 1,5 m/s weicht die Kinematik in beiden Ebenen von den Normalgewichtigen ab. Das Kniegelenk bleibt gestreckter und der Beckenkippung wird größer. Gegenüber den Normalgewichtigen sind bei beiden Gehgeschwindigkeiten nicht alle Muskeln mit einem vergleichbaren Muster der Kraftwerte (berechnet auf der Basis eines generischen OpenSim-Muskel-Skelett-Modells) beteiligt. Die absoluten Kraftwerte des M. soleus und sowohl die absoluten als auch die auf die fettfreie Körpermasse bezogenen Kraftwerte des M. gluteus maximus sind größer. Dagegen liefern die M. vasti generell geringere kontraktile Beiträge für die vertikale Bodenreaktivkraft. Übergewichtige Gehen bei ihrer selbstgewählten Geschwindigkeit von 1,29 m/s mit einer geringeren Extension im Kniegelenk (minus 12 %) und einer verstärkten Plantarflexion (plus 11 %). Bei adipösen Menschen liegt insgesamt eine reorganisierte Gangsensomotorik bei selbstgewählter Gehgeschwindigkeit vor. Diese führt zu geringeren Belastungen im Kniegelenk, wodurch potenziell eine Überlastung minimiert wird. Ausgleichend sind das Drehmoment und die physikalische Leistung (power) im Sprunggelenk deutlich höher (DaVita und Hortobagyi 2003).

▶ **Wichtig** Adipöse weisen eine komplex veränderte Kinematik des Gehens auf, weil das an die adipösen Körperbedingungen angepasste sensomotorische Programm mit veränderten kontraktilen Beiträgen der Muskeln arbeitet. Das „adipöse sensomotorische Programm" scheint zwar kompensatorisch mechanische Belastungen einzugrenzen, aber es disponiert dennoch für Fehlbelastungen des myofaszial-skelettalen Systems.

Bei der **Adipositas mit einem metabolischen Syndrom** ist die Entzündung zwar ein nachweisbarer Vermittler für die Reduzierung von verschiedenen Aspekten der physischen Leistungsfähigkeit, wie einem höheren Zeitbedarf für das Gehen über 400 m, einer geringeren Gehgeschwindigkeit über 20 m und den Ergebnissen der Health ABC Physical Performance Battery (PPB; testet Balance, Gehen, Aufstehen bei über 65-Jährigen), wie z. B. der Gleichgewichtsregulation im Stehen und der Leistung beim Aufstehen. Aber wenn die Körperfettmasse in die Berechnungen einbezogen wird, können nur noch sehr abgeschwächte Relationen zwischen den Merkmalen des metabolischen Syndroms und der physischen Leistungsfähigkeit gefunden werden. Die abdominelle Adipositas bei einem metabolischen Syndrom verantwortet den größten Einfluss auf die physische Leistungsfähigkeit (Beavers et al. 2013).

Ma et al. (2021) klassifizierten 1395 71,9 ± 6 Jahre alte Menschen in

(1) metabolisch gesunde, nicht adipöse (weniger als 3 Merkmale eines metabolischen Syndroms und BMI < 28 kg/m$^2$)
(2) metabolisch gesunde, adipöse (weniger als 3 Merkmale eines metabolischen Syndroms und BMI = 28 kg/m$^2$)
(3) metabolisch ungesunde, nicht adipöse (3 Merkmale eines metabolischen Syndroms und BMI < 28 kg/m$^2$) und
(4) metabolisch ungesunde, adipöse (3 Merkmale eines metabolischen Syndroms und BMI = 28 kg/m$^2$) Menschen.

In Relation zur ersten Gruppe zeigt die Gruppe (4) eine geringere relative Griffstärke, eine geringere 4-m-Gehgeschwindigkeit und einen höheren Timed-Up-and-Go-Test (P alle < 0,05). Die Gruppe (2) trennt sich von der Gruppe (1) ausschließlich durch eine signifikant geringere Kraft des Handgriffes (p < 0,01).

▶ **Wichtig** Die Handkraft ist ein sehr empfindlicher Kennwert des Nüchternblutzuckers, der gesteigerten Triglyceride, der viszeralen und der allgemeinen Fettleibigkeit: Je geringer sie ist, desto größer sind die pathologischen Veränderungen der Kennwerte (alle Relationen p < 0,01).

Die Ergebnisse belegen weiterhin, dass die Relationen zwischen dem metabolischen Syndrom und den Merkmalen der körperlichen Leistungsfähigkeit, wie es auch bei Beavers et al. (2013) der Fall war, vor allem von der abdominalen Adipositas abhängig sind. Die Gehgeschwindigkeit und der Timed-Up-and-Go-Test wird durch die Adipositas geprägt.

▶ **Wichtig** Die pathogenetische Kette Adipositas – metabolisches Syndrom – Prädiabetes – Diabetes kann durch die Gewichtsreduktion und insbesondere die Reduktion des viszeralen Fetts wesentlich positiv beeinflusst werden, wodurch auch die körperliche Leistungsfähigkeit und damit das Gleichgewichtsverhalten erheblich profitieren.

Das bereits angesprochene **Dysmobility-Syndrom** (s. vorn) älterer Menschen (73,4 ± 7,8 Jahre) ist sehr eng mit dem Vorhandensein von mindestens drei Krankheitskriterien des **metabolischen Syndroms** assoziiert (multivariate lineare Regression, p = 0,009). Die Insulinresistenz (HOMA-IR) lässt den Körperfettanteil ansteigen, lässt die Osteoporose stärker werden und die Balancefähigkeit abfallen. Eine sehr zentrale Rolle spielt dabei insbesondere die Hyperglykämie (p = 0,002; Chen et al. 2018). Dieses Ergebnis ergänzt andere Arbeiten (Schaap et al. 2009, Lee et al. 2011, Kalyani et al. 2015), die eine enge Relation und eine synergistische Wirkung der Hyperglykämie bzw. der Insulinresistenz bei der Reduzierung der fettfreien Körpermasse (Muskulatur) und der Kraft haben und die Spiegel von entzündungsfördernden Signalstoffen ansteigen lassen. Die Insulinresistenz beschleunigt die Sarkopenieentwicklung, das entzündungsfördernde Zytokin TNF-α; seine löslichen

Rezeptoren unterstützen die Abnahme der Muskelmasse und -kraft und die Hyperglykämie mindert in Abhängigkeit vom HbA1c-Wert die Kraft und die Qualität des Muskelgewebes, wobei der letztgenannte Effekt auch zum Teil durch die diabetischen nervalen Schädigungen vermittelt wird.

Das **metabolische Syndrom,** das ja zugleich ein prädiabetisches Stadium darstellt, disponiert und fördert auch das Fortschreiten eines mild ausgeprägten **Morbus Parkinson** zum „Vollbild" der Erkrankung (Peng et al. 2021). Somit bildet ein Teil der auch am metabolischen Syndrom erkrankten Menschen fortschreitend die sensomotorischen Störungen des M. Parkinson voll aus: Bradykinesie, Rigidität, Tremor und die dazugehörenden Balance- und Gangstörungen. Ein Review mit Metaanalyse zeigt, dass die generalisierten Stoffwechselstörungen des Prädiabetes auch nach der Adjustierung, einer Prüfung der Wahrscheinlichkeit von Fehlentscheidungen bzw. von Fehlbewertungen, mit den potenziellen Risikofaktoren Alter, Geschlecht, BMI und Rauchen mit einer gesteigerten Entwicklung (Inzidenz) eines M. Parkinson assoziiert sind (Jin et al. 2024).

## Fazit

Der **Diabetes mellitus Typ 2** ist eine generalisierte, ständig fortschreitende stoffwechselbedingte Schädigung aller Körperstrukturen und -funktionen. Erkennbar am diabetischen Fuß, schreitet die Schädigung bei vielen bis zum Gewebeuntergang fort, weil die Gewebeversorgung durch die zerstörte Gefäßinfrastruktur nicht mehr aufrechterhalten werden kann. Aus der Sicht der Sensomotorik sind alle Anteile des sensomotorischen Systems einbezogen: die zentralen Strukturen, die eng mit denen der kognitiven und exekutiven Funktionen vernetzt sind, die Sensorsysteme, die Informationen für die Regulation der Körperhaltung und aller Bewegungen liefern, die sarkopenisch degenerierende Muskulatur, die alle Funktionen einschränkt, und die neurovegetativen Regulationen zur Sicherung der Homöostase.

Die **Dekonditionierung** geht allen maladaptiven Prozessen voraus und ist durch die chronisch schwelende, generalisierte, gering intensive und nicht schmerzhafte Entzündung charakterisiert, die systematisch und schleichend mit den strukturellen und funktionellen Gewebeschädigungen beantwortet wird. Die Phase des **Prädiabetes** steht eng in Zusammenhang mit dem **metabolischen Syndrom**. Mit der **Polyneuropathie** verschlechtert sich die Sensomotorik, zu der immer die posturalen Regulationen für die sensomotorischen Basisleistungen des Alltages Stehen und Gehen gehören. Wichtig ist: Die Verschlechterungen der Körperhaltung, der Gleichgewichtsregulation und des Gehens starten bereits systematisch in der Entwicklungsphase vor der klinisch diagnostizierbaren neurologischen Schädigung. Das Sturzrisiko wird zusätzlich durch die beeinträchtigten kognitiv-emotionalen Funktionen und das resultierende Verhalten geprägt. Die Fähigkeit, während der typischen Aktivitäten des Alltages mit einer adäquaten und ausreichend präzise eingestellten kontraktilen Funktion auf die mechanischen Erfordernisse zu reagieren, ist eingeschränkt. Die Bewegungen verlieren an Zielgenauigkeit, an Feinregulation und an posturaler Qualität und bei reduzierter Belastbarkeit steigt die systematische Fehlbelastung des passiven Stütz- und Bewegungsapparates. Die Muskelatrophie und die Funktionsstörungen des Muskelgewebes betreffen bevorzugt die distale Muskulatur des Unterschenkels, aber die proximalen Muskeln sind nicht generell ausgeschlossen. Ein Verlust motorischer Einheiten kann nicht nur in der Muskulatur der unteren, sondern auch der oberen Extremität nachgewiesen werden. Das Gehen und die Balancefähigkeit sind, gemessen anhand des Timed-Up-and-Go-Tests, des Functional-Reach-Tests und den Merkmalen des Gehens, sicher eingeschränkt.

Die **Adipositas** u. a. als ein Merkmal bzw. als ein Symptom des **metabolischen Syndroms** ist die Vorstufe des Diabetes mellitus Typ 2 und führt in einem schleichenden Prozess zum **Dysmobility-Syndrom** mit den Merkmalen verminderte Masse und Kraft der Muskulatur, Osteopenie und Osteoporose im fortgeschrittenen Alter, Gleichgewichtsstörungen bzw. Defizite der posturalen Regulationen, langsame Gehgeschwindigkeit und „vorzeitige" Entwicklung der Gebrechlichkeit. Neben dem Dysmobility-Syndrom wird mit dem metabolischen Syndrom auch ein **Locomotive-Syndrom** beschrieben. Die Merkmale sind eine abnorme Gangsensomotorik, Defizite der Gleichgewichtskontrolle, Schmerzen und eine multiple eingeschränkte Gelenkbeweglichkeit; kognitive Anforderungen sorgen für weiter ausgeprägtere Benachteiligungen. Der Trainingszustand des Organs Muskulatur ist ein hoch wichtiger Parameter des Gesundheitszustandes und der Mobilität in der gesamten Lebensspanne.

## Literatur


Ahsan M: Determine the kinematics and kinetics parameters associated with bilateral gait patterns among healthy, overweight, and obese adults. Acta Biomed 2022 Oct 26;93(5):e2022228. https://doi.org/10.23750/abm.v93i5.13060.

Allen MD, Major B, Kimpinski K, Doherty TJ, Rice CL: Skeletal muscle morphology and contractile function in relation to muscle denervation in diabetic neuropathy. J Appl Physiol (1985) 2014a Mar 1;116(5):545–52. https://doi.org/10.1152/japplphysiol.01139.2013. Epub 2013 Dec 19.

Allen MD, Kimpinski K, Doherty TJ, Rice CL: Length dependent loss of motor axons and altered motor unit properties in human diabetic polyneuropathy. Clin Neurophysiol 2014b Apr;125(4):836–843. https://doi.org/10.1016/j.clinph.2013.09.037. Epub 2013 Oct 26.

Allen MD, Stashuk DW, Kimpinski K, Doherty TJ, Hourigan ML, Rice CL: Increased neuromuscular transmission instability and motor unit remodelling with diabetic neuropathy as assessed using novel near fibre motor unit potential parameters. Clin Neurophysiol 2015 Apr;126(4):794–802. https://doi.org/10.1016/j.clinph.2014.07.018. Epub 2014 Aug 18.

ALMohiza MA, Reddy RS, Alkhamis BA, Alghamdi NH, Alshahrani A, Ponneru BR, Mukherjee D: A Cross-Sectional Study Investigating Lumbar Proprioception Impairments in Individuals with Type 2 Diabetes Mellitus: Correlations with Glycated Hemoglobin Levels. Biomedicines 2023 Jul 23;11(7):2068. https://doi.org/10.3390/biomedicines11072068.

Appelhans BM, French SA, Martin MA, Li M, Bradley L, Lui K, Janssen I, Bleil ME: The relative contributions of adiposity and activity levels to physical performance in children with excess weight. Am J Hum Biol 2022 Aug;34(8):e23752. https://doi.org/10.1002/ajhb.23752. Epub 2022 Apr 19.

Asiri F, Reddy RS, Narapureddy BR, Raizah A: Comparisons and Associations between Hip-Joint Position Sense and Glycosylated Hemoglobin in Elderly Subjects with Type 2 Diabetes Mellitus-A Cross-Sectional Study. Int J Environ Res Public Health 2022 Nov 23;19(23):15514. https://doi.org/10.3390/ijerph192315514.

Beavers KM, Hsu FC, Houston DK, Beavers DP, Harris TB, Hue TF, Kim LJ, Koster A, Penninx BW, Simonsick EM, Strotmeyer ES, Kritchevsky SB, Nicklas BJ; Health ABC Study: The role of metabolic syndrome, adiposity, and inflammation in physical performance in the Health ABC Study. J Gerontol A Biol Sci Med Sci 2013 May;68(5):617–23. https://doi.org/10.1093/gerona/gls213. Epub 2012 Oct 29.

Brown SJ, Handsaker JC, Bowling FL, Boulton AJ, Reeves ND: Diabetic peripheral neuropathy compromises balance during daily activities. Diabetes Care 2015 Jun;38(6):1116–22. https://doi.org/10.2337/dc14-1982. Epub 2015 Mar 12.

Camargo MR, Barela JA, Nozabieli AJ, Mantovani AM, Martinelli AR, Fregonesi CE: Balance and ankle muscle strength predict spatiotemporal gait parameters in individuals with diabetic peripheral neuropathy. Diabetes Metab Syndr 2015 Apr–Jun;9(2):79–84. https://doi.org/10.1016/j.dsx.2015.02.004. Epub 2015 Mar 6.

Chardon M, Barbieri FA, Penedo T, Santos PCR, Vuillerme N: A Systematic Review of the Influence of Overweight and Obesity across the Lifespan on Obstacle Crossing during Walking. Int J Environ Res Public Health 2023 May 23;20(11):5931. https://doi.org/10.3390/ijerph20115931.

Chen YY, Kao TW, Wang CC, Chen YJ, Wu CJ, Chen WL: Exploring the link between metabolic syndrome and risk of dysmobility syndrome in elderly population. PLoS One 2018 Dec 11;13(12):e0207608. https://doi.org/10.1371/journal.pone.0207608. eCollection 2018.

Cieślińska-Świder J, Furmanek MP, Błaszczyk JW: The influence of adipose tissue location on postural control. J Biomech 2017 Jul 26:60:162–169. https://doi.org/10.1016/j.jbiomech.2017.06.027. Epub 2017 Jun 27.

Cieślińska-Świder JM, Błaszczyk JW: Posturographic characteristics of the standing posture and the effects of the treatment of obesity on obese young women. PLoS One 2019 Sep 4;14(9):e0220962. https://doi.org/10.1371/journal.pone.0220962. eCollection 2019.

Cieślińska-Świder J, Błaszczyk JW, Opala-Berdzik A: The effect of body mass reduction on functional stability in young obese women. Sci Rep 2022 May 25;12(1):8876. https://doi.org/10.1038/s41598-022-12959-y.

Deforche BI, Hills AP, Worringham CJ, Davies PS, Murphy AJ, Bouckaert JJ, De Bourdeaudhuij IM. Balance and postural skills in normal-weight and overweight prepubertal boys. Int J Pediatr Obes 2009;4(3):175–82. https://doi.org/10.1080/17477160802468470.

DeVita P, Hortobagyi T: Obesity is not associated with increased knee joint torque and power during level walking. J Biomech 2003 Sep;36(9):1355–62. https://doi.org/10.1016/s0021-9290(03)00119-2.

Favretto MA, Cossul S, Andreis FR, Nakamura LR, Ronsoni MF, Tesfaye S, Selvarajah D, Marques JLB: Alterations of tibialis anterior muscle activation pattern in subjects with type 2 diabetes and diabetic peripheral neuropathy. Biomed Phys Eng Express 2022 Jan 5;8(2). https://doi.org/10.1088/2057-1976/ac455b.

Favretto MA, Andreis FR, Cossul S, Negro F, Oliveira AS, Marques JLB: Differences in motor unit behavior during isometric contractions in patients with diabetic peripheral neuropathy at various disease severities. J Electromyogr Kinesiol 2023 Feb:68:102725. https://doi.org/10.1016/j.jelekin.2022.102725. Epub 2022 Nov 21.

Haleem F, Saeed A, Kundi M, Jalal A, Bilal M, Jalal M: Combined effects of strength and balance training versus aerobic training on balance, neuropathy symptoms and quality of life in patients with diabetic peripheral neuropathy. Physiother Res Int 2024 Jul;29(3):e2103. https://doi.org/10.1002/pri.2103.

Hewston P, Deshpande N: Falls and Balance Impairments in Older Adults with Type 2 Diabetes: Thinking Beyond Diabetic Peripheral Neuropathy. Can J Diabetes 2016 Feb;40(1):6–9. https://doi.org/10.1016/j.jcjd.2015.08.005. Epub 2016 Jan 6.

Jin X, Lu Y, Gong Z, Huang W, Wang Z: Prediabetes and the incidence of Parkinson's disease: A meta-analysis. Biomol Biomed 2024 Jan 14;24(4):722–730. https://doi.org/10.17305/bb.2023.10035.

Kalyani RR, Metter EJ, Egan J, Golden SH, Ferrucci L: Hyperglycemia predicts persistently lower muscle strength with aging. Diabetes Care 2015 Jan;38(1):82–90. https://doi.org/10.2337/dc14-1166. Epub 2014 Nov 12.

Kong L, Zhang Z, Bao J, Zhu X, Tan Y, Xia X, Zhang Q, Hao Y: Influences of cognitive load on center of pressure trajectory of young male adults with excess weight during gait initiation. Front Bioeng Biotechnol 2024 Jan 5;11:1297068. https://doi.org/10.3389/fbioe.2023.1297068. eCollection 2023.

Kristensen AG, Bostock H, Finnerup NB, Andersen H, Jensen TS, Gylfadottir S, Itani M, Krøigård T, Sindrup S, Tankisi H: Detection of early motor involvement in diabetic polyneuropathy using a novel MUNE method – MScanFit MUNE. Clin Neurophysiol 2019 Oct;130(10):1981–1987. https://doi.org/10.1016/j.clinph.2019.08.003. Epub 2019 Aug 16.

Laube W: Muskeltraining – ein universelles Medikament. Manuelle Medizin 59 (2021) 179–186 https://doi.org/10.1007/s00337-021-00801-x

Laube W: Gesundheitliche Vorteile durch Krafttraining. Einfluss auf das Risiko für chronische Erkrankungen und die Mortalität. Manuelle Medizin 60(3) (2022a) 30–32

Laube W: Die Muskulatur – das „signalstoffgestützte periphere Zentrum" adaptiver Wirkungen. Manuelle Medizin 60(2) 2022b. 104–106, https://doi.org/10.1007/s00337-022-00868-0

Laube W: Veränderungen der Morphologie und Zusammensetzung der paravertebralen Muskulatur bei Rückenschmerzen und funktionelle Konsequenzen. https://doi.org/10.1007/s00337-025-01189-8, angenommen: 24. Juli 2025

Le Corre A, Caron N, Turpin NA, Dalleau G: Mechanisms underlying altered neuromuscular function in people with DPN. Eur J Appl Physiol 2023 Jul;123(7):1433–1446. https://doi.org/10.1007/s00421-023-05150-2. Epub 2023 Feb 10.

Lee CG, Boyko EJ, Strotmeyer ES, Lewis CE, Cawthon PM, Hoffman AR, Everson-Rose SA, Barrett-Connor E, Orwoll ES; Osteoporotic Fractures in Men Study Research Group: Association between insulin resistance and lean mass loss and fat mass gain in older men without diabetes mellitus. J Am Geriatr Soc 2011 Jul;59(7):1217–24. https://doi.org/10.1111/j.1532-5415.2011.03472.x. Epub 2011 Jun 30.

Lerner ZF, Board WJ, Browning RC: Effects of obesity on lower extremity muscle function during walking at two speeds. Gait Posture 2014 Mar;39(3):978–84. https://doi.org/10.1016/j.gaitpost.2013.12.020. Epub 2013 Dec 26.

Ma W, Liu Y, Wu N, Zhang H, Han P, Wang F, Wang J, Xie F, Niu S, Hu H, Zhang C, Chen N, Zhang Y, Guo Q, Yu Y: Obesity, Even in the Metabolically Healthy, Increases the Risk of Poor Physical Performance: A Cross-Sectional Study of Older People in a Chinese Community. Clin Interv Aging 2021 Apr 27:16:697–706. https://doi.org/10.2147/CIA.S302167. eCollection 2021.

Matsumoto H, Hagino H, Wada T, Kobayashi E: Locomotive syndrome presents a risk for falls and fractures in the elderly Japanese population. Osteoporos Sarcopenia 2016 Sep;2(3):156–163. https://doi.org/10.1016/j.afos.2016.06.001. Epub 2016 Jul 1.

McGraw B, McClenaghan BA, Williams HG, Dickerson J, Ward DS. Gait and postural stability in obese and nonobese prepubertal boys. Arch Phys Med Rehabil 2000 Apr;81(4):484–9. https://doi.org/10.1053/mr.2000.3782.

Melzer I, Oddsson LI: Altered characteristics of balance control in obese older adults. Obes Res Clin Pract 2016 Mar–Apr;10(2):151–8. https://doi.org/10.1016/j.orcp.2015.05.016. Epub 2015 Jun 16.

Meng H, O'Connor DP, Lee BC, Layne CS, Gorniak SL: Effects of adiposity on postural control and cognition. Gait Posture 2016 Jan:43:31–7. https://doi.org/10.1016/j.gaitpost.2015.10.012. Epub 2015 Oct 24.

Meng H, Gorniak SL: Effects of adiposity on postural control and cognition in older adults. Gait Posture 2020 Oct:82:147–152. https://doi.org/10.1016/j.gaitpost.2020.09.004. Epub 2020 Sep 6.

Mitani G, Nakamura Y, Miura T, Harada Y, Sato M, Watanabe M: Evaluation of the association between locomotive syndrome and metabolic syndrome. J Orthop Sci 2018 Nov;23(6):1056–1062. https://doi.org/10.1016/j.jos.2018.07.004. Epub 2018 Jul 31.

Mustapa A, Justine M, Mohd Mustafah N, Jamil N, Manaf H: Postural Control and Gait Performance in the Diabetic Peripheral Neuropathy: A Systematic Review. Biomed Res Int 2016:2016:9305025. https://doi.org/10.1155/2016/9305025. Epub 2016 Jul 20.

Nakamura K, Ogata T: Locomotive Syndrome: Definition and Management. Clin Rev Bone Miner Metab 2016;14(2):56–67. https://doi.org/10.1007/s12018-016-9208-2. Epub 2016 May 25.

Orlando G, Balducci S, Boulton AJM, Degens H, Reeves ND: Neuromuscular dysfunction and exercise training in people with diabetic peripheral neuropathy: A narrative review. Diabetes Res Clin Pract 2022 Jan:183:109183. https://doi.org/10.1016/j.diabres.2021.109183. Epub 2021 Dec 17.

Pagnotti GM, Haider A, Yang A, Cottell KE, Tuppo CM, Tong KY, Pryor AD, Rubin CT, Chan ME: Postural Stability in Obese Preoperative Bariatric Patients Using Static and Dynamic Evaluation. Obes Facts 2020;13(5):499–513. https://doi.org/10.1159/000509163. Epub 2020 Oct 20.

Peng Z, Zhou R, Liu D, Cui M, Yu K, Yang H, Li L, Liu J, Chen Y, Hong W, Huang J, Wang C, Ma J, Zhou H: Association Between Metabolic Syndrome and Mild Parkinsonian Signs Progression in the Elderly. Front Aging Neurosci 2021 Oct 1:13:722836. https://doi.org/10.3389/fnagi.2021.722836. eCollection 2021.

Piasecki M, Ireland A, Piasecki J, Stashuk DW, Swiecicka A, Rutter MK, Jones DA, McPhee JS: Failure to expand the motor unit size to compensate for declining motor unit numbers distinguishes sarcopenic from non-sarcopenic older men. J Physiol 2018 May 1;596(9):1627–1637. https://doi.org/10.1113/JP275520. Epub 2018 Mar 23.

Qu X, Hu X, Tao D: Gait initiation differences between overweight and normal weight individuals. Ergonomics 2021 Aug;64(8):995–1001. https://doi.org/10.1080/00140139.2021.1896788. Epub 2021 Mar 18.

Reeves ND, Orlando G, Brown SJ: Sensory-Motor Mechanisms Increasing Falls Risk in Diabetic Peripheral Neuropathy. Medicina (Kaunas) 2021 May 8;57(5):457. https://doi.org/10.3390/medicina57050457.

Sawacha Z, Gabriella G, Cristoferi G, Guiotto A, Avogaro A, Cobelli C: Diabetic gait and posture abnormalities: a biomechanical investigation through three dimensional gait analysis. Clin Biomech (Bristol, Avon) 2009 Nov;24(9):722–8. https://doi.org/10.1016/j.clinbiomech.2009.07.007. Epub 2009 Aug 21.

Schaap LA, Pluijm SM, Deeg DJ, Harris TB, Kritchevsky SB, Newman AB, Colbert LH, Pahor M, Rubin SM, Tylavsky FA, Visser M; Health ABC Study: Higher inflammatory marker levels in older persons: associations with 5-year change in muscle mass and muscle strength. J Gerontol A Biol Sci Med Sci 2009 Nov;64(11):1183–9. https://doi.org/10.1093/gerona/glp097. Epub 2009 Jul 21.

Song P, Han P, Zhao Y, Zhang Y, Wang L, Tao Z, Jiang Z, Shen S, Wu Y, Wu J, Chen X, Yu X, Zhao Y, Guo Q: Muscle mass rather than muscle strength or physical performance is associated with metabolic syndrome in community-dwelling older Chinese adults. BMC Geriatr 2021 Mar 19;21(1):191. https://doi.org/10.1186/s12877-021-02143-8.

Suda EY, Madeleine P, Hirata RP, Samani A, Kawamura TT, Sacco IC: Reduced complexity of force and muscle activity during low level isometric contractions of the ankle in diabetic individuals. Clin Biomech (Bristol, Avon) 2017 Feb:42:38–46. https://doi.org/10.1016/j.clinbiomech.2017.01.001. Epub 2017 Jan 4.

Tsiros MD, Buckley JD, Olds T, Howe PR, Hills AP, Walkley J, Wood R, Kagawa M, Shield A, Taylor L, Shultz SP, Grimshaw PN, Grigg K, Coates AM: Impaired Physical Function Associated with Childhood Obesity: How Should We Intervene? Child Obes 2016 Apr;12(2):126–34. https://doi.org/10.1089/chi.2015.0123. Epub 2016 Jan 29.

Tsiros MD, Brinsley J, Mackintosh S, Thewlis D: Relationships between adiposity and postural control in girls during balance tasks of varying difficulty. Obes Res Clin Pract 2019 Jul–Aug;13(4):358–364. https://doi.org/10.1016/j.orcp.2019.06.003. Epub 2019 Jun 28.

Tsiros MD, Tian EJ, Shultz SP, Olds T, Hills AP, Duff J, Kumar S: Obesity, the new childhood disability? An umbrella review on the association between adiposity and physical function. Obes Rev 2020 Dec;21(12):e13121. https://doi.org/10.1111/obr.13121. Epub 2020 Aug 10.

Van Eetvelde BLM, Lapauw B, Proot P, Vanden Wyngaert K, Helleputte S, Stautemas J, Cambier DC, Calders P: The impact of diabetic neuropathy on the distal versus proximal comparison of weakness in lower and upper limb muscles of patients with type 2 diabetes mellitus: a cross-sectional study. J Musculoskelet Neuronal Interact 2021 Dec 1;21(4):464–474.

Zhuang Y, Hong Z, Wu L, Zou C, Zheng Y, Chen L, Yin L, Qin J: Influence of age on static postural control in adults with type 2 diabetes mellitus: a cross-sectional study. Front Endocrinol (Lausanne) 2023 Sep 19:14:1242700. https://doi.org/10.3389/fendo.2023.1242700. eCollection 2023.

# Sensomotorik und Erkrankungen des rheumatischen Formenkreises

**11**

> **Trailer** Die **rheumatoide Arthritis** geht mit Störungen der Balance, Defiziten der Kraft und einem Schmerzsyndrom einher. Das Gehen ist durch ein schmerzvermeidendes Verhalten gekennzeichnet. Die Entzündung sorgt für die Sarkopenie und gravierende Fußdeformitäten zum Nachteil der Statik und Dynamik des Stehens und Gehens. Maßangefertigte Fußorthesen mit Fußgewölbeunterstützung, Fersenverstärkung und Polsterungen helfen, die Schmerzen zu reduzieren.
>
> Beim **Morbus Bechterew** (M. Bechterew) sorgt die chronische Entzündung für die spinalen Strukturveränderungen und -störungen, die Sarkopenie und die defizitären posturalen Regulationen. Die Körperhaltung wird ungünstiger und die visuellen Informationen bekommen einen verstärkten Stellenwert für das Gleichgewicht. Die kinematischen und kinetischen Merkmale des Gehens verändern sich deutlich. Die abnehmende Gehgeschwindigkeit ist ein Marker der Schmerzintensität; mit der Schrittlänge wird der Grad der funktionellen Einschränkungen und die gesundheitsbezogene Qualität des Lebens bestimmt.

Die deutsche Rheumaliga (2025a) teilt rheumatische Erkrankungen in vier Hauptgruppen ein:

- Entzündlich-rheumatische Erkrankungen: rheumatische Arthritis, M. Bechterew und andere Autoimmunerkrankungen gegen das fixe Bindegewebe Knorpel, Knochen, Faszien, Gelenkkapseln
- Degenerativ-rheumatische Erkrankungen: Arthrosen: mechanisch, verletzungs-, infektionsbedingt; vgl. Kap. 8
- Chronische Schmerzsyndrome des Bewegungsapparates: chronische Rückenschmerzen (vgl. Kap. 8): 1. „mechanisch" durch physische Inaktivität, Über- und/oder Fehlbelastungen, Instabilität der Bewegungssegmente, siehe auch bio-psycho-soziales Modell; 2. entzündlich: rheumatische Pathogenese; Fibromyal-


W. Laube, *Gehen und Gangsicherheit*,
https://doi.org/10.1007/978-3-662-72826-0_11

gie (gehört laut ICD-11 nicht mehr zu dieser Erkrankungsgruppe, wird als primär neuroplastische Schmerzerkrankung eingeordnet, vgl. „grading system" nach IASP Kosek et al. 2021; vgl. Kap. 13): Ätiologie unbekannt, Dispositionen psychischer Stress bzw. gravierende psychische Belastungen, physische Inaktivität

- Stoffwechselerkrankungen (vgl. Kap. 10) mit rheumatischen Beschwerden: Gicht: Gelenkentzündungen durch Harnsäuresalz-Kristalle; Osteoporose: physische Inaktivität (chronisch fortschreitende Muskelschwäche, Sarkopenie), entzündlich: rheumatische Pathogenese.

Die entzündlichen Erkrankungen des rheumatischen Formenkreises basieren auf Reaktionen des Immunsystems, die gegen den eigenen Körper gerichtet sind. Die Ätiologie der Autoimmunerkrankungen ist bisher nicht sicher aufgeklärt. Drei Vertreter der gesamten Gruppe sind rheumatoide Arthritis, M. Bechterew und die Fibromyalgie als Sekundärerkrankung (Deutsche Rheumaliga 2025b).

Hinsichtlich der physischen Inaktivität bzw. des bewegungsarmen Verhaltens bestehen zwischen Menschen mit Autoimmunerkrankungen des rhematischen Formenkreises gegenüber denen mit chronischen Erkrankungen anderer Ursachen, wie chronische Stoffwechselstörungen (Adipositas, Diabetes Typ 2) und kardiovaskuläre Erkrankungen, keine Unterschiede. Des Weiteren verstärkt die Bewegungsarmut die Krankheitssymptome, verantwortet einen schlechteren Krankheitsstatus und reduziert die funktionellen Möglichkeiten der Patienten (Pinto et al. 2017).

▶ **Wichtig** Bewegungsmangel (Laube 2023) ist eine universelle Ursache chronischer Erkrankungen: entweder dadurch, dass die Krankheitsentwicklung provoziert wird (primär chronisch), oder dadurch, dass die Schwere und die Behinderungen einer schicksalhaften, weil auch genetisch disponierten Erkrankung (sekundär chronisch) verstärkt und aufrechterhalten werden.

Ein systematisches Review von Carroll et al. (2015) zur Sensomotorik des Gehens bei Personen mit primär entzündlichen Arthritiden konnte insgesamt 36 Studien einschließen. Der mit Abstand größte Anteil betraf die rheumatoide Arthritis. Das Gehen mit diesem Krankheitsbild, aber auch mit den nur sehr spärlich untersuchten anderen Arthritiden ist durch ein schmerzvermeidendes Verhalten gekennzeichnet. Die charakteristischen Merkmale der sensomotorischen Funktion bei der rheumatoiden Arthritis sind Defizite der Gleichgewichtsfähigkeit, eine geringere Gehgeschwindigkeit, Kadenz, Schrittlänge und Leistung des Sprunggelenkbereiches sowie eine verlängerte Doppeltunterstützungszeit und höhere maximale plantare Druckwerte im Vorfußbereich. Die zum Zeitpunkt vorliegenden Studien mit Menschen anderer entzündlicher Arthritiden, wie der Arthritis psoriatica und der Gicht, beobachten ein langsameres Gehen. Für den M. Bechterew fand dieses Review erstaunlicherweise keine Abweichungen und Ergebnisse mit Personen, die an einer Polymyalgia rheumatica, einer Sklerodermie oder eines systemischen Lupus Erythematodes erkrankt sind, liegen nicht vor.

## 11.1 Die rheumatoide Arthritis

Die rheumatische Arthritis (ehemals chronische Polyarthritis) ist eine **chronisch-entzündliche systemische Autoimmunerkrankung.** Das klinische Bild ist in der Regel eine symmetrisch „zerstörende" Polyarthritis. Die Entzündungsprozesse greifen primär die fixen Bindegewebestrukturen Synovialis, Knorpel und Knochen an. Das Bindegewebe der extraartikulären Strukturen Nerven, selten der Gefäße, Herz und Lunge können in den Entzündungsprozess einbezogen werden. Dadurch kann u. a. eine **periphere Neuropathie** entstehen, die wiederum Folgen für die **Struktur und Funktion des sensomotorischen Systems** hat. Die afferenten somatosensorischen Funktionen (Propriozeption) und die Muskulatur können betroffen sein, wodurch dann **Störungen des Gleichgewichtsverhaltens** und **Reduzierungen der Muskelkraft** zum klinischen Bild gehören. Letztere Konsequenzen werden überhäufig entweder durch eine primär lebensstilbedingte oder/und eine sekundäre physische Inaktivität unterstützt.

Die Ursache der sekundären Inaktivität resultiert daraus, weil mit dem fortschreitenden Krankheitsprozess zunächst eine nozizeptiv und neuropathisch sowie später eine zusätzliche neuroplastisch bedingte (zentrale Sensibilisierung: siehe kognitiv bewertende und emotionale-affektive Schmerzkomponente) Inaktivität provoziert wird. Es ist allgemein bekannt, dass die Erkrankten eine völlig unzureichende physische Aktivität aufweisen und somit vorwiegend einen sitzenden, sehr bewegungsarmen und zusätzlich ungesunden Lebensstil haben. Aus diesem Grund widmeten sich Steultjens et al. (2023) den Assessments der physischen Aktivität, um Interventionen zugunsten einer besseren Lebensqualität abzuleiten. Der Goldstandard bei Personen, die die täglichen Aktivitäten frei ausüben und die keinen „organisatorisch bedingten oder keinen einer Standardisierung geschuldeten Vorgaben" unterliegen, ist die Doubly-Labelled-Water-Methode. Damit wird der tägliche Gesamtenergieverbrauch anhand der Ausscheidung von isotopenmarkiertem Wasser geschätzt. Von den „einfacheren" Methoden hat die Accelerometrie deutliche Vorteile gegenüber Fragebögen oder Tagebuch-basierten Methoden. Letztere sind wiederum „zeitsparende" geeignete Möglichkeiten der täglichen Praxis.

Die Inzidenz einer **peripheren Neuropathie** ist bei der rheumatischen Arthritis offensichtlich nicht gering. Allerdings bei einer nur sehr kleinen Patientengruppe von 33 Personen (59,8 ± 9,4 Jahre, Min.-Max.: 36–77 Jahre) beträgt sie nach den elektroneurografischen Untersuchungen 48,5 %, wovon 68,7 % axonal (Untergang der Nervenendigungen) und 31,3 % demyelinisierend waren. Beide Schenkel des sensomotorischen Systems waren in 64,7 % der Fälle geschädigt. Keine Relationen der Neuropathie zeigten sich zum Diabetes, zur Dauer und der Intensität der Erkrankung und den Sturzereignissen. Die Neuropathie beeinträchtigt signifikant die Balancefähigkeit (SPPB), verantwortet den Verlust von Sehnenreflexen, stört die Sensitivität der Haut der Füße, steigert die Angst zu fallen und generiert natürlich die neuropathischen Schmerzen (de Araùjo et al. 2022).

▶ **Wichtig**  Bei Patienten mit einer rheumatoiden Arthritis kann man sicher mit Störungen der sensomotorischen Funktionen infolge der Entzündungsprozesse mit Entwicklung einer Neuropathie und einer primären und/oder sekundären physischen Inaktivität rechnen.

Kawabata et al. (2021) haben 50 Patienten (70,6 ± 6,1 Jahre) mit einer rheumatoiden Arthritis in zwei Untergruppen eingeteilt. Eine Gruppe wies anamnestisch keine (69,9 ± 6,2 Jahre) und die andere Stürze (72,2 ± 5,5 Jahre; 28 % der Gesamtgruppe) in den letzten 12 Monaten auf. Die Ergebnisse der „short physical performance battery" (SPPB) und die dadurch über alle Teiltests erfassbare physische Leistungsfähigkeit waren zwischen beiden Gruppen ohne Unterschied. Allerdings konnten die gestürzten Personen signifikant weniger schnell 5-mal vom Stuhl in den Stand kommen (Bestandteil des SPPB) und im Semi-Tandem-Stand zeigte sich anhand der größeren Schwankungen ein sicher nachteiliger Unterschied in der posturalen Stabilität. Bei Wiegmann et al. (2022) stürzten von 238 über ein Jahr beobachteten Personen mit einer rheumatoiden Arthritis 48 (20 %; 63,7 ± 9,5 Jahre; ohne Sturz: 59,2 ± 11,9 Jahre). Neben dem Alter sagten die Resultate der Selbsteinschätzung der Behinderung (Health Assessment Questionnaire, HAQ), des FICSIT-4-Score (Testung der Balance im Parallel-, Semi-Tandem-, Tandem- und Einbeinstand) und des Einbeinstandes die Sturzgefährdung voraus. Die Personen, deren Ergebnisse des mediolateralen Schwankens beim Romberg-Test, des totalen Schwankens im Semitandem- und Tandemstand sowie der Schwankungsfläche während des Semitandemstandes zum schlechtesten Quartil gehören, müssen als hochgradig sturzgefährdet eingeordnet werden. Die posturalen Defizite während des Stehens sind gut bekannt und werden einer eingeschränkten Knöchelstrategie zugeschrieben (Rome et al. 2009), die darauf beruht, dass die Sensorinformationen aus dem myofaszialen Gewebe und den Bindegewebestrukturen der Sprunggelenke für die Gleichgewichtsregulation auf stabilen Böden ohne wesentliche Auslenkungen genutzt werden. Dagegen wird auf sehr instabilen Bodenverhältnissen die Hüftgelenkstrategie eingesetzt, um den Schwerpunkt im Bereich der Unterstützungsfläche Fußsohle zu halten.

Die Ausprägung einer **Sarkopenie** leistet offensichtlich bei der Patientengruppe von Wiegmann et al. (2021) keinen Beitrag für mögliche Stürze. Aber die Anzahl der Personen mit einer Sarkopenie war in der Gruppe auch sehr gering und somit die Bewertung nicht repräsentativ. Das muss als ein wichtiger Bias-Faktor (Verzerrungsfaktor) angesehen werden, wodurch das Ergebnis entsprechend beeinflusst worden ist. Torii et al. (2019) fanden bei 388 Frauen mit einer Arthritis eine Prävalenz der Sarkopenie von 37,1 %, wovon 14,7 % der Personen daran sogar schwer erkrankt waren. In logischer Konsequenz kann bei ihnen eine geringere Knochenmineraldichte festgestellt werden und die Inzidenz von Stürzen und Frakturen ist höher. Die fördernden Faktoren für die Entwicklung der Sarkopenie sind die Dauer der rheumatischen Erkrankung, das Steinbrocker-Stadium (Klassifikation anhand der Radiologie, des Zustandes der Muskulatur [Atrophie], der extraartikulären Beteiligungen, der Gelenkdeformierungen, der Steifigkeit) der Ernährungszustand (Mini Nutritional Assessment–Short Form: Fehl- oder Unterernährung, Risiko dafür, keine ernährungsbedingten Risiken), Antirheumatika und das Alter.

▶ **Wichtig** Personen mit einer rheumatischen Arthritis entwickeln deutliche Defizite des Gleichgewichtsverhaltens. Die Entzündungsprozesse sorgen für nozizeptive und neuropathische Schmerzen und für die chronisch-degenerative neuromuskuläre Erkrankung Sarkopenie.

Es bestehen nach der Berücksichtigung der Störfaktoren Body-Mass-Index (BMI), sitzendes Verhalten, Knochendichte und Schlafstörungen (Adjustierung) kausale Relationen (Mendelian Randomization Analyses) zwischen der fettfreien Masse der Extremitätenmuskulatur, der Kraft des Handgriffes, der frei gewählten Gehgeschwindigkeit und der Entwicklung einer Gonarthrose. Ebenso stehen die fettfreie Muskelmasse mit der Gehgeschwindigkeit und der Coxarthrose in einer kausalen Beziehung. Die Adipositas spielt über die reduzierte Muskelmasse eine Vermittlerrolle (Jin et al. 2024). Ding et al. (2024) zeigen mit der gleichen Methodik, dass die rheumatoide Arthritis kausal mit den Hauptmerkmalen der Sarkopenie (Handgriffkraft, fettfreie Körpermasse, fettfreie Masse der Extremitätenmuskulatur, Gehgeschwindigkeit) verknüpft ist.

▶ **Wichtig** Die Schwäche der Muskulatur (Dynapenie) und die Sarkopenie beteiligen sich schrittweise kausal an der Krankheitsentwicklung sowohl primär degenerativer als auch primär entzündlicher Gelenkerkrankungen. Die entzündungsfördernden Signalstoffe (Zytokine) infolge einer physischen Inaktivität und/oder der Adipositas sind zugleich Ursache und Vermittler.

Menschen mit einer rheumatischen Arthritis (n = 28, 57,4 ± 9,0 Jahre) schwanken beim Stehen deutlich stärker und schneller in der anterior-posterioren und der medio-lateralen Richtung bei den Teiltestanforderungen des Sensory Organization Test (SOT) auf dem Smart Balance Master mit fester Unterlage, wenn sie nur auf die somatosensorischen und die vestibulären Informationen angewiesen sind (Augen geschlossen). Weiterhin reagieren sie zusätzlich mit einer größeren Unsicherheit der Balance, wenn die Unterstützungsfläche „Boden" instabil ist. Die Reaktionszeiten auf unerwartete dynamische Veränderungen des Untergrundes sind verlängert; unter diesen Bedingungen fällt als adaptive Reaktion die Schwankungsgeschwindigkeit. Die Schmerzen beeinträchtigen zusätzlich. Die physischen Aktivitäten werden insgesamt reduziert und somit auch die „Bewegungspraxis für die Erhaltung der bewegungsspezifischen posturalen Strategien" (da Silva et al. 2023).

▶ **Wichtig** Die Patienten mit einer rheumatischen Arthritis sichern gegenüber gesunden Personen das Gleichgewichtsverhalten offensichtlich mit einer höheren Wertigkeit der visuellen gegenüber den somatosensorischen und vestibulären Informationen. Die Balancefähigkeit ist auf unebenen sowie bei sich unerwartet verändernden Bodenverhältnissen reduziert. Dies sollte aus diagnostischer Sicht beachtet werden, um für die Fähigkeiten der posturalen Regulationen gültige Ergebnisse zu erhalten und therapeutische Interventionen abzuleiten und durchzuführen.

Dzięcioł-Anikiej et al. (2020) finden heraus, dass in Relation zu Kontrollpersonen in den frühen Krankheitsstadien eins und zwei zunächst nur der Wejsflog-Index (Längen-Breiten-Verhältnis des Fußes; s. Pawłowska et al. 2019) und die Stellung der Ferse auf einer Seite abweichen. Später sind auch der Alphawinkel (Hüftgelenk) und der Clarke's Winkel am Fuß (s. Pauk et al. 2014) sicher trennende Merkmale zwischen den Gruppen. Beginnend im Frühstadium und mit dem Fortschreiten der Erkrankung zum Stadium drei und vier steigt unter statischen sowie dynamischen Bedingungen die Verschiebung der Belastung in Richtung Rückfuß (different zum Review von Carroll et al. 2015). Auch die Dauer der einzelnen Gangphasen sind bereits im frühen Stadium verlängert und steigen in den weiteren Stadien weiter, wobei auch das Alter einen Anteil hat. Daten weiterer vergleichbarer Studien zu Gangstörungen liegen derzeit in der Literatur nicht vor, sodass keine Einordnung möglich ist. Des Weiteren beeinflusst der BMI die Ausprägung der strukturellen Merkmale des Fußes und damit in direkter Konsequenz die sensomotorisch bedingte Funktion unter statischen und dynamischen Bedingungen. Unabhängig vom Krankheitsstadium besteht eine signifikante Korrelation zwischen dem BMI und der Fläche des Fußes, durch die Absenkung des Fußquer- und des Fußlängsgewölbes. Die rheumatoide Arthritis kann kausal mit der Entwicklung eines Hallux valgus und einem Plattfuß verknüpft werden, wobei die erstgenannte Deformität ursächlich zum Plattfuß führt (Zhao et al. 2024).

▶ **Wichtig** Die chronischen Entzündungsprozesse führen zu gravierenden Fußdeformitäten mit den resultierenden Veränderungen der strukturbedingten Statik und Dynamik des Stehens und Gehens. Diese verändern direkt das afferente Set an Informationen für die Funktion des sensomotorischen Systems, wodurch bereits allein die posturalen Regulationen für das Gehen anders werden. Hinzu kommen die krankheitsspezifischen strukturellen Veränderungen und Störungen des sensomotorischen Systems. Die gesamte Entwicklung wird zusätzlich durch ein Übergewicht und die Adipositas gefördert.

Die Funktion der Füße ist eine Voraussetzung für die Mobilität. Sie wird aus aktiver Sicht durch die physische Leistungsfähigkeit geprägt oder gestört. Bei der rheumatoiden Arthritis sind in Abhängigkeit von der bisherigen Intensität und Dauer der Erkrankung die Füße stets mit betroffen und Symptome an den Füßen sind oft sehr frühe Manifestationen. In der Population der Studie von Ben Tekaya et al. (2023; n = 50, 54,7 ± 10,4 Jahre) haben 68 % Fußschmerzen, davon 48 % im Vorfußbereich, bei 46 % besteht eine Steifigkeit der Füße, 90 % weisen Fußdeformitäten auf, radiografische Veränderungen sind bei 90 % diagnostiziert und entzündliche Reaktionen bestehen bei 56 %. Die Menschen weisen laut Rheumatoid and Arthritis Outcome Score (RAOS) bevorzugt Einschränkungen in den Bereichen Freizeitaktivitäten, Sport und der Lebensqualität auf. 46 % der Personen haben entweder im 4-Min-Gehtest und/oder im Timed-Up-and-Go-Test Defizite, wobei enge Relationen zum Lebensstil und der Aktivität der Erkrankung vorliegen. Die klinischen Merkmale Fußschmerzen, Deformitäten und Entzündungen sind eng mit der Funktionsfähigkeit und den physischen Leistungen korreliert und können als prädiktive Faktoren dafür genutzt werden. Da die Funktion des Fußes eine entscheidende Rolle spielt, haben Gaino et al. (2022) den Structural Index Score (SIS, Index zur Bewertung der Fußdeformität) mit den Ergebnissen physischer Tests (Berg Balance Scale, Timed-Up-and-Go-Test, Five-Times-Sit-to-Stand-Test), der subjektiven Behinderung (Health Assessment Questionnaire Disability Index [„lower limbs items", LL-HAQ]) und dem Foot-Function-Index verglichen. Der SIS des Vorfußes kann mit den Ergebnissen keines Leistungstests in Verbindung gebracht werden. Dagegen korreliert der SIS des Rückfußes mit dem Foot-Function-Index, der Ausprägung der Behinderung und der Leistungsfähigkeit in allen drei Tests. Die Gelenkdeformitäten im Bereich der Füße reduzieren die Lebensqualität.

Ein Review zeigt (Stolt et al. 2017), dass die Patienten Probleme haben, die Füße ausreichend wirksam zu pflegen. Es ist schwierig, adäquat angepasstes Schuhwerk zu finden. Präventive Methoden sind zu entwickeln, um die Entwicklung von Deformitäten zu begrenzen und vorliegende Schmerzen einzugrenzen. Schmerzen und Fußdeformitäten benötigen darauf ausgerichtete Interventionen. Ein aktualisiertes systematisches Review (Cabrera-Sánchez et al. 2024) findet in nur neun relevanten Artikeln, dass insbesondere maßangefertigte Fußorthesen mit Unterstützung der Fußgewölbe, einer Fersenverstärkung und einer Polsterung im Mittelfußbereich helfen, die Schmerzen zu reduzieren. Günstige Auswirkungen auf das Gleichgewichtsverhalten und auf kinematische Parameter des Gehens werden beschrieben. Dennoch verursachen die Orthesen keine durchgreifende Verbesserung der Lebensqualität. Die bisherigen Produkte „korrigieren" derzeit die krankheitsbedingten strukturellen und funktionellen Auswirkungen nur sehr ungenügend. Trotz der Einflussnahme auf das Gleichgewicht gibt es keine schlüssigen Beweise für die Verbesserung der Gehfähigkeit. Hervorzuheben ist, dass im Zeitraum 2013 bis 2024 keine Studien zur Thematik veröffentlicht worden sind.

▶ **Wichtig** Orthopädieschuhtechnische Produkte lindern bei der rheumatischen Arthritis die Schmerzen direkt durch die Beeinflussung der strukturellen Veränderungen und indirekt über die Beeinflussung der sensomotorischen Störungen. Die Auswirkungen sind aber nicht ausreichend, um die Gehfähigkeit nachhaltig zu verbessern.

## 11.2 Morbus Bechterew

M. Bechterew (Spondylitis ankylosans, axiale Spondyloarthritis) ist eine chronisch-entzündliche Autoimmunerkrankung des rheumatischen Formenkreises, bei der die Bindegewebestrukturen der Wirbelsäule bevorzugt befallen sind. Auch die großen Gelenke wie das Hüft-, Knie- und Sprunggelenk sowie extraartikuläres Bindegewebe (Sehnen, Faszien etc.) können einbezogen sein. Der Krankheitsprozess startet im Iliosakralgelenk und bezieht letztendlich die gesamte Wirbelsäule ein, die im Endzustand verknöchert. Der chronische Entzündungsprozess ist zugleich ursächlich für die Entwicklung der Sarkopenie, die gemeinsam mit den spinalen Strukturveränderungen und -störungen beeinträchtigte posturale Regulationen begründen.

Die defizitären **posturalen Regulationen** sind sicher mit der Posturografie nachweisbar, die Körperhaltung wird infolge der Verschiebung des Körperschwerpunktes nach frontal und kaudal ungünstiger; die visuellen Informationen bekommen einen verstärkten Stellenwert für das Gleichgewicht (Sawacha et al. 2012, Seres et al. 2024, Silva et al. 2024). Mit der Einbeziehung des Hüftgelenks in den Krankheitsprozess verändern sich die kinematischen und kinetischen Merkmale des Gehens besonders deutlich. Die sensomotorische Koordination und die Balance sind betroffen. Die Geschwindigkeit des Gehens sowie die Schrittlängen („step length": Ferse re. – Ferse li.; „stride length": Ferse re. – Ferse re.) nehmen ab, und die Gelenkwinkel der Hüft-, Knie- und Sprunggelenke werden beim Gehen deutlich verändert. Der M. quadriceps femoris muss aktiver werden (Zhang et al. 2019). Erwartungsgemäß verbessert ein 8-wöchiges Trainingsprogramm (aktive Bewegungen des Körperstamms, Atemübungen) das Gleichgewichtsverhalten (n = 28, 56,6 $\pm$ 10,3 Jahre, BMI 29,4 $\pm$ 4,9 kg/m$^2$; Seres et al. 2024), womit der generelle Bedarf und die Wirksamkeit zielgerichteter physischer Aktivitäten zur Sicherung der Gleichgewichtsfunktion und der Eindämmung einer Sturzgefahr belegt wird.

▶ **Wichtig** Aufgrund der posturalen Instabilität und der Balancedefizite ist das Trainieren der posturalen Regulationen (Sturzprophylaxe) auch bei dieser Erkrankung ein ständiger essenzieller Bestandteil des Therapieregimes, um im Frühstadium die Entwicklung des Defizits zu verlangsamen und um es später vordergründig zu behandeln. Somit ist auch eine Einlagen- und/oder Schuhversorgung, die eine Veränderung der Biomechanik darstellt, immer mit einem Trainingsprogramm zu verbinden.

Kanjanavaikoon et al. (2023) finden bei 104 Patienten (74 % Männer) mit einer axialen Spondylarthritis (42,6 $\pm$ 12,2 Jahre, BMI 23,8 $\pm$ 4,4 kg/m$^2$, Krankheitsdauer 8,3 $\pm$ 8,5 Jahre) eine Prävalenz der **Sarkopenie** von 22,1 %. Sie ist jeweils unabhängig mit dem Alter, einem geringen BMI, dem Bath Ankylosing Spondylitis Functional Index (BASDAI) und dem Grad der funktionellen Einschränkungen verknüpft, aber nicht mit der Intensität des Krankheitsprozesses. Unter der Beachtung, dass die Kriterien für die Diagnose einer Sarkopenie nicht eineindeutig formuliert sind, die diagnostische Methode zur Ermittlung der Muskelmasse und der Parameter der Muskelmasse (fettfreie Körpermasse oder fettfreie Masse der Extremitätenmuskulatur) nicht standardisiert sind, weist ein Review (Ceolin et al. 2024) unabhängig vom Alter auf einen Zusammenhang zwischen einer geminderten Qualität des Muskelstatus und dem M. Bechterew hin. Bei den relativ jungen Patienten werden das Entwicklungsstadium Präsarkopenie, gegeben durch eine reduzierte Kraft und Muskelleistung (Dynapenie), und die Sarkopenie anhand einer zusätzlich geminderten Muskelmasse gefunden. Zusammenfassend sind diese Befunde sowohl aufgrund der primär entzündlichen Genese der Erkrankung, der sekundären physischen Inaktivität und der pharmakologischen Therapie u. a. mit Kortison, das über die Einschränkung der Proteinsynthese die kontraktilen Eigenschaften, die Regenerations- und Reparaturmechanismen sowie die Myogenese und damit in der Summe die Muskelmasse beeinträchtigt, zu erwarten.

Aus der Sicht des sensomotorischen Systems liegt in Abhängigkeit von der Krankheitsdauer, dem Alter der Patienten und der Intensität der Entzündungsreaktion eine Kombination aus einer defizitär funktionierenden Muskulatur und einer reduzierten Muskelmasse vor. Das Volumen des M. multifidus sowie des M. gastrocnemius medialis und lateralis ist deutlich reduziert (mit M. Bechterew: n = 32, 39,4 ± 7,2 Jahre; gesund: n = 32, 36,6 ± 7,5 Jahre) und das Ausmaß der Atrophie spiegelt sich bei fehlender visueller Kontrolle in der posturalen Balance wider. Je geringer die Dicke der Muskeln, desto instabiler ist das Stehen, gemessen an den Schwankungen des CoP (Mesci und Mesci 2023). Der M. multifidus wird mit der Zeit letztendlich fast völlig durch die Fettinfiltration und durch Bindegewebe ersetzt (Laube 2023, Laube und Schedler 2025).

Des Weiteren beeinträchtigen die entzündlich-degenerativen Veränderungen die Funktion und den Besatz von Mechanosensoren in den Bindegewebestrukturen der Bewegungssegmente und somit direkt die sensomotorische und biomechanische Funktion. Dadurch und infolge des noch möglichen Bewegungsverhaltens wird ein verändertes Afferenzmuster mit direkten Folgen für das motorische Programm generiert. Im Ergebnis ändert sich die Sensomotorik des Gehens (Soulard et al. 2021a: gesunde n = 30, 45,7 ± 10,6 Jahre, krank n = 30, 45,4 ± 10,5 Jahre, Erkrankungsdauer 11,8 ± 10,1 Jahre; Park et al. 2023: gesund n = 124, 41,0 ± 11,6 Jahre, BMI 23,5 ± 3,1 kg/m$^2$, krank n = 134, 43,3 ± 12,9 Jahre, BMI 24,1 ± 3,4 kg/m$^2$, Krankheitsdauer keine Angabe), indem die Gehgeschwindigkeit und die Zeit der Schwungphase geringer werden, die Schrittlängen kürzer und die Gangsymmetrie und die Phasenkoordination deutlich schlechter sind. Für die Merkmale Doppeltstütz- und die Standphase und die Kadenz gibt es uneinheitliche Angaben zwischen unverändert und verlängert. Unterschiedliche Ergebnisse basieren vor allem auf sehr verschiedenen Methodiken der Gangdiagnostik (klinisch, apparativ), zu denen es bisher keinen Konsens gibt (Soulard et al. 2021b). Aus der klinischen Sicht (Park et al. 2023) kann mit der abnehmenden Gehgeschwindigkeit auf die Intensität der Schmerzen (visuelle Analogskala, VAS) geschlossen werden. Die Gehgeschwindigkeit und die Schrittlänge bestimmen den Grad der funktionellen Einschränkungen (Bath Ankylosing Spondylitis Disease Activity Index, BASDAI) und die gesundheitsbezogene Qualität des Lebens (SF-36). Zusätzlich bestehen bei 29 % bis 40 % der Patienten neuropathische Schmerzen (n = 80, 38,8 ± 9,6 Jahre; Atar und Askin 2020), die die Krankheitsaktivität, die Mobilität der Wirbelsäule und die gesundheitlichen Einschränkungen verstärken. In Abhängigkeit von der Krankheitsaktivität wird zugleich die Ermüdbarkeit zu einem wesentlichen Symptom (van Tubergen et al. 2002).

Die Beurteilung der physischen Leistungsfähigkeit entweder anhand der maximal möglichen Geschwindigkeit des Gehens, z. B. über 6 m, oder anhand einer maximalen Gehstrecke, z. B. beim Six-Minute-Walk-Test (6MWT), findet sich in der Literatur sehr selten. Soulard et al. (2022) konnten für ein Review aus insgesamt 200 Artikeln nur zwei relevante Arbeiten finden und die schlossen wiederum keine gesunde Vergleichsgruppe ein. Die Patienten haben die 6 m mit einer Geschwindigkeit von 2,2 ± 0,5 m/s zurückgelegt bzw. es konnte eine Strecke von 414 ± 106 m absolviert werden.

Bei einer Dual-Task-Beanspruchung, realisiert durch das Tragen eines wassergefüllten Bechers beim Gehen über 10 m, konnten Soulard et al. (2021c) bei Patienten (n = 30, 45,4 ± 10,5 Jahre, Schmerzintensität 3,1 ± 2,4, Krankheitsdauer 11,8 ± 10,1 Jahre, aktuell: geringe Krankheitsintensität BASDAI 3,0 ± 1,9, gering beeinflusst physische Funktion [Bath Ankylosing Spondylitis Functional Index 2,9 ± 2,0]) gegenüber Gesunden (n = 30, 45,7 ± 10,6 Jahre, Schmerzintensität 0,2 ± 0,66) grundsätzlich gleichgerichtete Veränderungen der Gangsensomotorik finden. Die Patienten wiesen demnach wie die Gesunden vergleichbare Interaktionen zwischen der zusätzlichen kognitiven Beanspruchung und der kognitiven Kontrolle der Sensomotorik auf. Die Merkmale des Gehens unterschieden sich zwar beim ausschließlichen Gehen mit der selbstgewählten Geschwindigkeit (Geschwindigkeit, Kadenz, Schrittlänge, Standzeit), aber bei der zweiten Aufgabe gingen beide Gruppen übereinstimmend langsamer, reduzierten die Schrittlänge und die Schwungphase und erhöhten die Doppelstütz- und die Standzeit.

> ▶ **Wichtig** Der Krankheitsprozess verändert fortschreitend die Körperhaltung, die funktionelle Gleichgewichtsregulation (Berg Balance Scale, Functional-Reach-Test, Timed-Up-and-Go-Test), die Limits der Stabilität des dynamischen Gleichgewichts („balance platform"), das statische Gleichgewicht (Posturografie) und in logischer Konsequenz die räumlich-zeitlichen Gangparameter. Die klinischen Bewertungen der Haltung, des Gleichgewichts und des Gehens spiegeln sich am engsten in den Befunden der Berg Balance Scale, des Functional-Reach-Test, des Timed-Up-and-Go-Test und des BASFI wider (Türk et al. 2024). Bei noch geringer Krankheitsintensität und Beeinträchtigung der physischen Funktion weichen zwar die Merkmale des Gehens bereits von Gesunden ab, aber nicht die Auswirkungen einer einfachen kognitiven Zweitaufgabe (Soulard et al. 2021c). Die physische Leistungsfähigkeit ist bisher fast nicht dokumentiert (Soulard et al. 2022).

## Fazit

Die Erkrankungen des **rheumatischen Formenkreises** basieren auf einer Autoimmunerkrankung. Vertreter sind die rheumatoide Arthritis und der M. Bechterew. Die sekundäre Bewegungsarmut basiert zusätzlich auf nozizeptiven, neuropathischen und neuroplastischen Schmerzen und verantwortet einen schlechteren Krankheitsstatus.

Die **rheumatoide Arthritis** ist u. a. durch Störungen des Gleichgewichtsverhaltens und Reduzierungen der Muskelkraft charakterisiert. Die Sensomotorik des Gehens, bevorzugt bei der rheumatoiden Arthritis untersucht, ist durch ein schmerzvermeidendes Verhalten gekennzeichnet. Defizite der Gleichgewichtsfähigkeit, eine reduzierte Gehgeschwindigkeit, Kadenz, Schrittlänge und Leistung der Muskulatur im Sprunggelenkbereich sowie eine verlängerte Doppelunterstützungszeit und höhere maximale plantare Druckwerte im Vorfußbereich sind nachweisbar. Die Dauer der einzelnen Gangphasen ist bereits im frühen Stadium verlängert und steigt in den weiteren Stadien weiter an, wobei auch das Alter einen Anteil hat. Die Neuropathie beeinträchtigt die Balancefähigkeit, verantwortet den Verlust von Sehnenreflexen, stört die Sensitivität der Haut der Füße, steigert die Angst zu fallen und generiert neuropathische Schmerzen. Anhand des Alters, der Selbsteinschätzung der Behinderung, der Balance im Parallel-, Semi-Tandem-, Tandem- und Einbeinstand kann die Sturzgefährdung vorausgesagt werden. Die Entzündungsprozesse sorgen für die chronische degenerative neuromuskuläre Erkrankung Sarkopenie. Das Gleichgewichtsverhalten wird mit einer höheren Wertigkeit der visuellen gegenüber den somatosensorischen und vestibulären Informationen reguliert und die Balancefähigkeit ist auf unebenen und bei unerwartet veränderten Bodenverhältnissen reduziert.

Die chronischen Entzündungsprozesse führen zu gravierenden Fußdeformitäten mit entscheidenden Veränderungen der Statik und Dynamik des Stehens und Gehens. Fußschmerzen, Deformitäten und Entzündungen sind eng mit der Funktionsfähigkeit und den physischen Leistungen korreliert und sind prädiktive Faktoren. Das Finden von adäquat angepasstem Schuhwerk ist schwierig. Insbesondere maßangefertigte Fußorthesen mit Unterstützung des Fußgewölbes, einer Fersenverstärkung und einer Polsterung im Mittelfußbereich helfen, die Schmerzen zu reduzieren. Günstige Auswirkungen auf das Gleichgewichtsverhalten und auf kinematische Parameter des Gehens werden beschrieben. Dennoch verursachen die Orthesen keine durchgreifende Verbesserung der Lebensqualität.

Der **M. Bechterew** bezieht letztendlich die gesamte Wirbelsäule ein. Der chronische Entzündungsprozess ist die Quelle für die Entwicklung der Sarkopenie, die gemeinsam mit den spinalen Strukturveränderungen und -störungen beeinträchtigte posturale Regulationen begründen. Die Körperhaltung wird infolge der Verschiebung des Körperschwerpunktes nach frontal und kaudal ungünstiger und die visuellen Informationen bekommen einen verstärkten Stellenwert für das Gleichgewicht. Die kinematischen und kinetischen Merkmale des Gehens verändern sich deutlich. Die sensomotorische Koordination, die Balance, die Gehgeschwindigkeit und die Schrittlängen sind betroffen. Die Prävalenz der Sarkopenie ist hoch und unabhängig vom Alter, dem BMI sowie dem Grad der funktionellen Einschränkungen, aber die Sarkopenie ist nicht mit der Intensität des Krankheitsprozesses verbunden. Die entzündlich-degenerativen Veränderungen beeinträchtigen die Funktion und den Besatz der Sensoren in den Bindegewebestrukturen der Bewegungssegmente und somit direkt die sensomotorische Bewegungsregulation. Aus klinischer Sicht kann mit der abnehmenden Gehgeschwindigkeit auf die Intensität der Schmerzen geschlossen werden. Die Gehgeschwindigkeit und die Schrittlänge bestimmen den Grad der funktionellen Einschränkungen und die gesundheitsbezogene Qualität des Lebens.

## Literatur

Atar E, Askin A: Somatosensory dysfunction related neuropathic pain component affects disease activity, functional status and quality of life in ankylosing spondylitis. Int J Rheum Dis 2020 Dec;23(12):1656–1663. https://doi.org/10.1111/1756-185X.13993. Epub 2020 Oct 7.

Ben Tekaya A, Ben Dhia S, Hannech E, Rouached L, Bouden S, Tekaya R, Saidane O, Mahmoud I, Abdelmoula L: Foot function in rheumatoid arthritis: Correlation between the Rheumatoid and Arthritis Outcome Score and performance-based physical tests. Musculoskeletal Care 2023 Jun;21(2):362–371. https://doi.org/10.1002/msc.1702. Epub 2022 Oct 18.

Cabrera-Sánchez JM, Reina-Bueno M, Palomo-Toucedo IC, Vázquez-Bautista MDC, Núñez-Baila MÁ, González-López JR: Effect of Foot Orthoses and Footwear in People with Rheumatoid Arthritis: An Updated Systematic Review. Healthcare (Basel) 2024 Oct 11;12(20):2017. https://doi.org/10.3390/healthcare12202017.

Carroll M, Parmar P, Dalbeth N, Boocock M, Rome K: Gait characteristics associated with the foot and ankle in inflammatory arthritis: a systematic review and meta-analysis. BMC Musculoskelet Disord 2015 Jun 5:16:134. https://doi.org/10.1186/s12891-015-0596-0.

Ceolin C, Papa MV, Scagnellato L, Doria A, Sergi G, Ramonda R: Is sarcopenia a real concern in ankylosing spondylitis? A systematic literature review. Eur Geriatr Med 2024 Aug;15(4):903–912. https://doi.org/10.1007/s41999-024-00968-1. Epub 2024 Apr 3.

da Silva MCR, Machado DB, Mochizuki L, Cardoso MAJM, de Oliveira J, da Silva Gevaerd M, Ervilha UF, Cajueiro MOB, Domenech SC: Sensory Integration for Postural Control in Rheumatoid Arthritis Revealed by Computerized Dynamic Posturography. Int J Environ Res Public Health 2023 Mar 7;20(6):4702. https://doi.org/10.3390/ijerph20064702.

de Araújo Pereira F, de Almeida Lourenço M, de Assis MR: Evaluation of peripheral neuropathy in lower limbs of patients with rheumatoid arthritis and its relation to fall risk. Adv Rheumatol 2022 Mar 22;62(1):9. https://doi.org/10.1186/s42358-022-00238-3.

Deutsche Rheumaliga: (2025a) https://www.rheuma-liga.de/rheuma/ist-es-rheuma, https://www.rheuma-liga.de/rheuma/krankheitsbilder (abgerufen am 01.04.2025)

Deutsche Rheumalige: (2025b) https://www.rheuma-liga.de/rheuma/krankheitsbilder/fibromyalgie (abgerufen 22.09.2025)

Ding K, Jiang W, Zhangwang J, Li J, Lei M: The Effect of Rheumatoid Arthritis on Features Associated with Sarcopenia: A Mendelian Randomization Study. Calcif Tissue Int 2024 Mar;114(3):286–294. https://doi.org/10.1007/s00223-023-01178-w. Epub 2024 Feb 4.

Dzięcioł-Anikiej Z, Kuryliszyn-Moskal A, Hryniewicz A, Kaniewska K, Chilińska-Kopko E, Dzięcioł J: Gait disturbances in patients with rheumatoid arthritis. Arch Med Sci 2020 May 28;20(4):1163–1170. https://doi.org/10.5114/aoms.2020.94970. eCollection 2024.

Gaino JZ, Bértolo MB, Nunes CS, Sachetto Z, Landim SF, Magalhães EP: The Structural Index Score and its relation to foot function, disability and physical performance tests in rheumatoid arthritis (RA) - A cross-sectional study. Foot (Edinb) 2022 May:51:101876. https://doi.org/10.1016/j.foot.2021.101876. Epub 2021 Oct 30.

Jin Z, Wang R, Jin L, Wan L, Li Y: Causal relationship between sarcopenia with osteoarthritis and the mediating role of obesity: a univariate, multivariate, two-step Mendelian randomization study. BMC Geriatr 2024 May 29;24(1):469. https://doi.org/10.1186/s12877-024-05098-8.

Kanjanavaikoon N, Saisirivechakun P, Chaiamnuay S: Age, body mass index, and function as the independent predictors of sarcopenia in axial spondyloarthritis: a cross-sectional analysis. Clin Rheumatol 2023 Dec;42(12):3257–3265. https://doi.org/10.1007/s10067-023-06770-x. Epub 2023 Sep 27.

Kawabata K, Matsumoto T, Kasai T, Chang SH, Hirose J, Tanaka S: Association between fall history and performance-based physical function and postural sway in patients with rheumatoid arthritis. Mod Rheumatol 2021 Mar;31(2):373–379. https://doi.org/10.1080/14397595.2020.1731134. Epub 2020 Mar 3.

Kosek E, Clauw D, Nijs J, Baron R, Gilron I, Harris RE, Mico JA, Rice ASC, Sterling M: Chronic nociplastic pain affecting the musculoskeletal system: clinical criteria and grading system. Pain 2021 Nov 1;162(11):2629–2634. https://doi.org/10.1097/j.pain.0000000000002324.

Laube W: Bewegungsmangel Dekonditionierung, Krankheit, Schmerzen, Alter. Springer, Heidelberg-Berlin, 2023

Laube W, Schedler O. Sarkopenie – eine chronisch degenerative Muskelerkrankung in jedem Alter. MSK – Muskuloskelettale Physiotherapie (im Druck)

Laube W, Schedler O. Sarkopenie – eine chronisch degenerative Muskelerkrankung in jedem Alter. MSK – Muskuloskelettale Physiotherapie, 29(3), 2025, 139 – 144

Mesci E, Mesci N: The relationship of multifidus and gastrocnemius muscle thickness with postural stability in patients with ankylosing spondylitis. Turk J Phys Med Rehabil 2023 Mar 31;69(2):222–229. https://doi.org/10.5606/tftrd.2023.11990. eCollection 2023 Jun.

Pauk J, Ihnatouski M, Najafi B: Assessing plantar pressure distribution in children with flatfoot arch: application of the Clarke angle. J Am Podiatr Med Assoc 2014 Nov;104(6):622–32. https://doi.org/10.7547/8750-7315-104.6.622.

Park YG, Goh TS, Kim DS, Jung SJ, Lee JS: Relationships between Clinical Status and Gait Parameters in Ankylosing Spondylitis. Clin Orthop Surg 2023 Apr;15(2):249–256. https://doi.org/10.4055/cios22112. Epub 2023 Jan 30.

Pawłowska Katarzyna, Pawłowski Jakub, Mazurek Tomasz, Aschenbrenner Piotr, Kołodziej Łukasz, Grochulska Agnieszka: Feet deformities in patients with hip osteoarthritis. Med Res J 2019; 4 (2): 67–71

Pinto AJ, Roschel H, de Sá Pinto AL, Lima FR, Pereira RMR, Silva CA, Bonfá E, Gualano B: Physical inactivity and sedentary behavior: Overlooked risk factors in autoimmune rheumatic diseases? Autoimmun Rev 2017 Jul;16(7):667–674. https://doi.org/10.1016/j.autrev.2017.05.001. Epub 2017 May 4.

Rome K, Dixon J, Gray M, Woodley R: Evaluation of static and dynamic postural stability in established rheumatoid arthritis: exploratory study. Clin Biomech (Bristol, Avon) 2009 Jul;24(6):524–6. https://doi.org/10.1016/j.clinbiomech.2009.03.005. Epub 2009 Apr 9.

Sawacha Z, Carraro E, Del Din S, Guiotto A, Bonaldo L, Punzi L, Cobelli C, Masiero S: Biomechanical assessment of balance and posture in subjects with ankylosing spondylitis. J Neuroeng Rehabil 2012 Aug 29;9:63. https://doi.org/10.1186/1743-0003-9-63.PDF

Seres IG, Bolovan AD, Dragomir D, Duse AO, Popa D, Sinmarghitan GM, Amaricai E: Preliminary Studies on Changes in Static Plantar Pressure and Stabilometry in Patients with Ankylosing Spondylitis Undergoing an Exercise Program. J Clin Med 2024 Aug 9;13(16):4673. https://doi.org/10.3390/jcm13164673.

Silva CFO, Obara K, Paixão L, Santos EH, Santos AIZ, Cardoso JR: Use of posturography in patients with ankylosing spondylitis: A systematic review. S Afr J Physiother 2024 May 14;80(1):1953. https://doi.org/10.4102/sajp.v80i1.1953. eCollection 2024.

Soulard J, Vaillant J, Baillet A, Gaudin P, Vuillerme N: Gait and Axial Spondyloarthritis: Comparative Gait Analysis Study Using Foot-Worn Inertial Sensors. JMIR Mhealth Uhealth 2021a Nov 9;9(11):e27087. https://doi.org/10.2196/27087.PDF

Soulard J, Vaillant J, Agier CT, Vuillerme N: Gait characteristics in patients with ankylosing spondylitis: a systematic review. Clin Exp Rheumatol 2021b Jan-Feb;39(1):173–186. https://doi.org/10.55563/clinexprheumatol/le3bmj. Epub 2020 Oct 5.

Soulard J, Vaillant J, Baillet A, Gaudin P, Vuillerme N: The effects of a secondary task on gait in axial spondyloarthritis. Sci Rep 2021c Oct 1;11(1):19537. https://doi.org/10.1038/s41598-021-98732-z.

Soulard J, Vaillant J, Vuillerme N: Gait in Patients with Axial Spondyloarthritis: A Systematic Review of the Literature. Curr Rheumatol Rev 2022;18(2):117–123. https://doi.org/10.2174/1573397117666210921114949.

Steultjens M, Bell K, Hendry G: The challenges of measuring physical activity and sedentary behaviour in people with rheumatoid arthritis. Rheumatol Adv Pract 2023 Jan 24;7(1):rkac101. 10.1093/rap/rkac101. eCollection 2023.

Stolt M, Suhonen R, Leino-Kilpi H: Foot health in patients with rheumatoid arthritis-a scoping review. Rheumatol Int 2017 Sep;37(9):1413–1422. https://doi.org/10.1007/s00296-017-3699-0. Epub 2017 Mar 21.

Torii M, Hashimoto M, Hanai A, Fujii T, Furu M, Ito H, Uozumi R, Hamaguchi M, Terao C, Yamamoto W, Uda M, Nin K, Morita S, Arai H, Mimori T: Prevalence and factors associated with sarcopenia in patients with rheumatoid arthritis. Mod Rheumatol 2019 Jul;29(4):589–595. https://doi.org/10.1080/14397595.2018.1510565. Epub 2018 Sep 11.

Türk E, Yurdakul FG, Güler T, Bodur H: Posture, balance and gait in axial spondyloarthritis: a case-control study. Rheumatol Int 2024 Nov;44(11):2527–2538. https://doi.org/10.1007/s00296-024-05710-5. Epub 2024 Sep 4.

van Tubergen A, Coenen J, Landewé R, Spoorenberg A, Chorus A, Boonen A, van der Linden S, van der Heijde D: Assessment of fatigue in patients with ankylosing spondylitis: a psychometric analysis. Arthritis Rheum 2002 Feb;47(1):8–16. https://doi.org/10.1002/art1.10179.

Wiegmann S, Armbrecht G, Borucki D, Buehring B, Buttgereit F, Detzer C, Schaumburg D, Zeiner KN, Dietzel R: Association between sarcopenia, physical performance and falls in patients with rheumatoid arthritis: a 1-year prospective study. BMC Musculoskelet Disord 2021 Oct 18;22(1):885. https://doi.org/10.1186/s12891-021-04605-x.

Wiegmann S, Armbrecht G, Borucki D, Buehring B, Buttgereit F, Detzer C, Schaumburg D, Zeiner KN, Dietzel R: Balance and prospective falls in patients with rheumatoid arthritis. BMC Musculoskelet Disord 2022 Jun 7;23(1):549. https://doi.org/10.1186/s12891-022-05489-1.

Zhang G, Li J, Xia Z, Xu W: The gait deviations of ankylosing spondylitis with hip involvement. Clin Rheumatol 2019 Apr;38(4):1163–1175. https://doi.org/10.1007/s10067-018-4401-y. Epub 2019 Jan 4.

Zhao P, Chen Z, Wen Y, Zhang H, Wen L, Pei Z: The causality between rheumatoid arthritis and postural deformities: bidirectional Mendelian randomization study and mediation analysis. Front Immunol 2024 Oct 3:15:1453685. https://doi.org/10.3389/fimmu.2024.1453685. eCollection 2024.

# Sensomotorik und neurologische Erkrankungen

**12**

> **Trailer**  **Morbus Parkinson** basiert auf einer Störung der Basalganglien, was u. a. zur posturalen Instabilität und einer veränderten Gangsensomotorik bis hin zum Erstarren führt. **Kopfschmerzsyndrome** können die Sensomotorik, die Kognition und das Verhalten verändern. Zur **Migräne** gehören u. a. posturale Defizite, Veränderungen des Gehens und eine hohe Stressempfindlichkeit. Der **zerebrale Insult** sorgt für sensomotorische Defizite und kognitiv-emotionale Funktionsstörungen. Beim **gutartigen Lagerungsschwindel** sind der vestibulo-spinale und der vestibulo-okuläre Reflex gestört. Die **Neuropathie** ist ein unabhängiger Risikofaktor für Stürze. Die „stepping strategy" ist der bevorzugte Mechanismus für ihre Verhinderung. Beim **Diabetes mellitus** ist die Gangsensomotorik bereits vor der Diagnose Polyneuropathie verändert. Gleiches gilt für die Muskelatrophie der distalen und proximalen Muskeln. Das Gehen spiegelt die Nervenschädigung wider. Der Diabetiker ist peripher kontraktil und reflektorisch instabil und defizitär.

## 12.1  Posturale Regulationen und Morbus Parkinson

Die systematisch fortschreitende chronisch degenerative Erkrankung Morbus Parkinson (M. Parkinson) ist durch eine hyperton-hypokinetische Bewegungsstörung charakterisiert. Diese äußert sich in posturaler Instabilität, sensomotorischen Störungen des Gehens bis hin zu starkem Verzögern oder Erstarren bei der Initiierung oder beim Wenden („freezing of gait"), Bewegungsarmut (Akinese), Muskelsteifigkeit sowie Muskelzittern in Ruhe (Ruhetremor). Ursache ist ein Mangel des Neurotransmitters Dopamin in der Substantia nigra (Mittelhirn), die als Bestandteil des extrapyramidalen motorischen Systems wesentlich die Funktionen der Basalganglien mitbestimmt. Die Basalganglien sind als Teil einer motorischen, sensorischen, limbischen und assoziativen Funktionsschleife hochkomplex an der

Sensomotorik, der Motivation, der Kognition und affektiven Prozessen beteiligt. Der Dopaminmangel beeinträchtigt bevorzugt die Bewegungsplanung, die Initiierung von Bewegungen und moduliert die Willkürmotorik und das Verhaltensmuster nachteilig.

▶ **Wichtig** Beim M. Parkinson ist primär eine für die Sensomotorik hoch relevante und somit die Funktion bestimmende Struktur des Gehirns, die Substantia nigra, degenerativ erkrankt. Die untrennbare integrale Verknüpfung von Sensomotorik und Kognition wird besonders deutlich daran, dass sich in beiden globalen Funktionen mit unterschiedlichem zeitlichem Verlauf Defizite entwickeln, die wiederum gemeinsam den Gesamtzustand bestimmen.

Die **sensomotorische Instabilität** durch beeinträchtigte posturale Regulationen (efferentes extrapyramidales System) und die Gangstörungen bestimmen das Sturzrisiko und die Häufigkeit der Ereignisse. Mit dem Fortschreiten der Erkrankung steigt die posturale Instabilität, gemessen anhand des summierten Sensory Organization Test (SOT). Die Scores des Functional Independence Measure (FIM; ADL-Aktivitäten, motorisch und kognitiv, Grad der Abhängigkeit bzw. Unabhängigkeit), der Berg Balance Scale (BBS) und des motorischen Teils der Unified Parkinson's Disease Rating Scale (UPDRS) fallen ab, und die Latenzzeiten motorischer Reaktionen steigen an. Das Gehen zeichnet sich durch eine geringer werdende Geschwindigkeit, Kadenz und Schrittlänge aus und die Bewegungsumfänge des Hüft-, Knie- und Sprunggelenks werden im Gangzyklus kleiner. Ein durch visuelles Feedback gestütztes Balancetraining hat nur in der frühen Krankheitsphase (n = 20, 61,1 ± 4,9 Jahre, BMI 21,3 ± 2,3 kg/m$^2$, Erkrankungsdauer 3,7 ± 1,5 Jahre), aber nicht mehr in der späten (n = 21, 62,6 ± 4,5 Jahre, BMI 22,4 ± 2,0 kg/m$^2$, Erkrankungsdauer 10,6 ± 3,2 Jahre) einen therapeutischen Effekt auf die benannten Parameter und Scores (Ahmed et al. 2017).

Beim M. Parkinson sind die **automatischen posturalen Haltungsreaktionen** defizitär. Das sind automatisch getriggerte komplexe Muskelaktivitäten, besser sensomotorische Subprogramme, mit denen unerwartete externe Gleichgewichtsstörungen kompensiert werden (Horak 2006).

Die antizipatorische posturale Vorbereitung und Begleitung des ersten Schrittes (vgl. Kap. 4) und die sensomotorische Stabilitätsgrenze („limit of stability") sind bei Parkinsonpatienten mit dem Effekt des „Einfrierens" gegenüber Patienten ohne diese Symptomatik und einer Kontrollgruppe deutlich verschlechtert. Die antizipatorische Vorbereitung des ersten Schrittes bestimmt seine Dauer und gemeinsam mit dem Stabilitätslimit wird der Bewegungsumfang des ersten Schrittes festgelegt. Beide sensomotorischen Faktoren sind unabhängige Merkmale, die das Einfrieren vorhersagen können (Hou et al. 2024). Der sensomotorischen Funktionsstörung des Einfrierens geht eine veränderte Körperhaltung während des Stehens voraus, die sich dann in der antizipatorischen Bewegungsvorbereitung und Durchführung fortsetzt. Vor dem Beginn der antizipatorischen Reaktion ist die Position des Center of Pressure (CoP) bei den Erkrankten (mit Einfrieren: n = 27, 64,0 ± 10,2 Jahre, Krankheitsdauer: 16,2 ± 6,3 Jahre; ohne Einfrieren: n = 30, 64,6 ± 9,1 Jahre, Krankheitsdauer: 3,1 ± 3,5 Jahre) nach medio-lateral in Richtung des Standfußes verlagert, wohingegen sie sich bei den Gesunden (n = 27, 61,3 ± 8,7 Jahre) zunächst in Richtung des Schwungbeins bewegt. Je größer die medio-laterale Verlagerung in Richtung auf das Standbein ist, desto langsamer und kürzer wird der erste Schritt (Bayot et al. 2021). Der charakteristische CoP-Shift könnte sowohl der Ansatz für eine aktive Therapie im Sinn der Gangschule sein aber eventuell auch durch ein spezielles Schuhwerk mit Einlage unterstützt werden.

▶ **Wichtig** Der antizipatorischen Komponente der posturalen Regulationen (vgl. Kap. 4) muss eine hohe Aufmerksamkeit geschenkt werden. Sie bestimmt die Sensomotorik des Gehens insbesondere zu Beginn und bei koordinativen Anforderungen während des Gehens.

Da der M. Parkinson eine primäre neurodegenerative Erkrankung ist und die **Körperhaltung und alle Bewegungen eine kognitive Leistung** sind, gilt es die Wechselbeziehung zwischen dem Zustand der kognitiven Fähigkeiten und der sensomotorischen Instabilität zu prüfen (gesund: n = 10, 52,8 ± 5,1 Jahre und n = 14, 72,4 ± 9,3 Jahre, krank: n = 15, 73,5 ± 9,7 Jahre, Stadium I-III nach Hoehn und Yare Scale [Schwergrad laut Symptomatik]; Zawadka-Kunikowska et al. 2014). Die Patienten weisen signifikante kognitive Einbußen (Minimental Status Test, Counting-Backward-Test: Informationen zu einer Zahl behalten und gleichzeitig die Reihenfolge der Zahlenreihe umkehren, Arbeitsgedächtnis und Aufmerksamkeit) gegenüber beiden gesunden Altersgruppen auf. Das Gleichgewichtsverhalten, gemessen an den Merkmalen des CoP, ist sowohl von der kognitiven Leistung als auch vom Alter abhängig. Dennoch konnten zwischen der älteren gesunden und der Parkinsongruppe keine Unterschiede gefunden werden. Die kognitive Beeinträchtigung unabhängig vom Stadium der Erkrankung (früh: 69,0 ± 8,6 Jahre, Krankheitsdauer: 4,0 ± 2,9 Jahre, spät: 70,1 ± 5,4 Jahre, Krankheitsdauer: 8,2 ± 6,0 Jahre) wurde später erneut bestätigt (Zawadka-Kunikowska et al. 2022). Gegenüber den Gesunden (67,2 ± 7,7 Jahre) und dem frühen Stadium besteht bei den Personen im fortgeschrittenen Krankheitsstadium eine veränderte Wechselbeziehung zwischen der kognitiven Fähigkeit und der Sensomotorik während des Stehens mit offenen Augen und einer gleichzeitigen kognitiven Beanspruchung („dual task": von der Zahl 50 rückwärts zählen). Der Radius des Schwankens, die Fläche, die medio-laterale Auslenkung und die Schwankungsgeschwindigkeit werden als implizite sensomotorische Strategie, das Gleichgewicht zu erhalten, kleiner. Dagegen steigen bei den Gesunden diese posturalen Funktionsmerkmale an.

▶ **Wichtig** Die Kognition ist ein wichtiger Faktor der Sensomotorik überhaupt und sie bestimmt nicht nur die Zielsensomotorik, die Bewegungen für das Erreichen des Zieles, sondern integral gleichermaßen das Gleichgewichtsverhalten und die Bewegungspräzision: alles Faktoren, die durch ein sensomotorisches Lerntraining zu beeinflussen sind.

Die involutiven physiologischen Alterungsprozesse münden bekanntermaßen im Sturzrisiko, weil alle für das Bewegungskönnen und die Bewegungssicherheit verantwortlichen zerebralen Strukturen funktionell defizitär werden und gleichgerichtete Veränderungen in der Körperperipherie stattfinden. Chronische degenerative Erkrankungen und die Alterungsprozesse beeinflussen sich gegenseitig und laufen parallel ab. Die Pathogenese ist krankheitsspezifisch, aber sie fördert direkt oder indirekt gleichfalls den Alterungsprozess. Entsprechend ist die posturale Stabilität beim M. Parkinson durch beides – die Erkrankung und die altersbedingte Involution – bedingt. Die Schwere der Erkrankung, die Dauer und der kognitive Funktionszustand sind die vordergründig bestimmenden Faktoren (Dallaire et al. 2021). Ein Review zu den neuronalen Mechanismen der posturalen Kontrolle beim M. Parkinson belegt (Tait et al. 2025), dass gegenüber Gesunden die krankheitsspezifischen zerebralen Veränderungen abweichende Erregungsmuster bedingen. Die Degeneration in den subkortikalen Bereichen geht mit höheren kortikalen Aktivitäten einher, die als eine implizite Kompensation zur Sicherung und Aufrechterhaltung der Körperhaltung interpretiert werden kann. Des Weiteren besteht ein konsistenter Zusammenhang zwischen der kognitiven und der posturalen sensomotorischen Funktion.

▶ **Wichtig** Wie generell und bevorzugt bei allen chronischen degenerativen Erkrankungen sind neben den im Vordergrund stehenden krankheitsspezifischen Struktur- und Funktionsstörungen auch die Alterungsprozesse zu beachten, um ein „vollständiges" therapeutisches Konzept zu erarbeiten und wirksam werden zu lassen.

Wie allgemein und nicht nur für die Diagnostik der Körperhaltung und des Gleichgewichtsverhaltens bekannt, wird die Einordnung der inkonsistenten Ergebnisse aus den vielen Studien sowie die Ableitung eindeutiger Empfehlungen erschwert durch die

- ungenügende Standardisierung der Untersuchungsmethoden,
- vielfältigen Untersuchungsprotokolle,
- vielen verschiedenen Parameter der posturalen Regulation.

Für die Übertragbarkeit in die klinische Praxis sollten die Protokolle und die Parameter begründet werden, die Untersuchungsgruppen sollten detaillierter beschrieben und über die eingesetzte Technik und die Berechnungen sollte klarer berichtet werden (Kamieniarz et al. 2018, Merlo et al. 2025).

▶ **Wichtig** Die vielen Untersuchungsergebnisse können aufgrund einer vielfältigen, nicht standardisierten Methodik und verschiedener posturografischer Parameter nicht sicher und ausreichend verallgemeinert werden. Leider trifft dies auf viele diagnostische Zielstellungen zu, besonders gilt dies jedoch für alle Interventionsstudien, unabhängig von den Erkrankungen.

Sensomotorisches Training ist auch bei dieser Patientengruppe die Therapie der ersten Wahl. Intensive bis hoch intensive sensomotorische Programme zugunsten der posturalen Stabilität verbessern bereits nach drei Wochen die Leistung im Timed-Up-and-Go-Test (TUG) und das Gleichgewichtsverhalten (Posturografie: Auslenkungen des CoP). Ein langfristiges, 2-jähriges Training kann diese Ergebnisse aufrechterhalten; erwartungsgemäß klingen nach dem Aussetzen der körperlichen Aktivitäten die funktionellen Verbesserungen ab und ohne physische Aktivitäten verschlechtern sich die Symptome erneut (Tollàr et al. 2019).

Die hervorgehobene sensomotorische Funktion der Halswirbelsäule (HWS) für die posturalen Regulationen (vgl. Kap. 4) kann auch beim M. Parkinson belegt werden. Eine Kombination von aktiven Interventionen zur zervikalen Stabilisation mit einem konventionellen Training verursacht gegenüber dem Training allein bessere Ergebnisse der HWS-Positionierung und der Körperhaltung, was mittels der statischen Posturografie, der Berg Balance Scale, der Kadenz beim TUG, der Rumpfrotation und der Beckensymmetrie nachgewiesen werden kann (Demircan et al. 2023). Ein statisches Posturografie-gestütztes Biofeedbacktraining (n = 20, 66,8 ± 6,7 Jahre, System: Tetrax, CoP basiertes Videosystem mit visuellem und auditivem Feedback) zusätzlich zu einem konventionellen Balancetraining (n = 20, 72,1 ± 6,5 Jahre, Programm: Stehen beidbeinig breit und schmal, Halb-Tandemstand, Tandemstand, Einbeinstand, Tandemgehen, Wendungen, Fersen-Zehen-Stand, Stehen mit geschlossenen Augen, Gewichtsverlagerung und multidirektionales Gehen, 20 min, 3-mal/Woche, 6 Wochen) hat aber offensichtlich keine erweiterte Wirksamkeit (Yaksi et al. 2022). Das weist darauf hin, dass Gleichgewichtstraining dynamisch und vielseitig ausgeführt werden muss.

> **Wichtig** Patienten mit einem M. Parkinson sind trainierbar, wodurch das Fortschreiten der Erkrankung potenziell verzögert werden kann. Das Training des Gleichgewichtsverhaltens, der posturalen Regulationen, sollte dynamisch sein und stets akzentuiert die Kopf-HWS-Region einbeziehen.

## 12.2 Posturale Regulationen und Kopfschmerzsyndrome

Das häufigste Kopfschmerzsyndrom ist die **Migräne** mit einer Prävalenz von ca. 10–15 % der Bevölkerung (DMKG 2025). Die Migräne ist aber aus klinischer wie aus pathophysiologischer Sicht nicht ausschließlich ein Schmerzsyndrom mit einer Photophobie, Übelkeit und Erbrechen im Anfall. Die Hypersensibilität gegenüber vielen verschiedenen sensorischen Reizen, eine Allodynie, die Vermeidung von Bewegungen, eine Schwäche der Konzentrationsfähigkeit, neuro-vegetative Symptome, eine hohe Stressempfindlichkeit und soziale Faktoren gehören dazu und können als schmerzunabhängige Merkmale das Krankheitsbild mitprägen. Im Gehirn lassen sich sehr komplexe Veränderungen aufzeigen (Villar-Martinez und Goadsby 2022).

**Chronische zervikale Kopfschmerzen** sind ein sekundäres Schmerzsyndrom auf der Basis verschiedener Krankheitsursachen (z. B. rheumatoide Arthritis,

M. Bechterew, Spondylarthrosen) oder von Verletzungen (z. B. Schleudertrauma). Die Prävalenz beträgt bis zu 4 % (Ganser et al. 2023).

Die **vestibuläre Migräne** ist eine relativ neue Subgruppe der Migräne, gekennzeichnet durch Veränderungen in den Otolithenorganen Utrikulus und Sacculus, deren Haarzellen die Gravitation und translatorische Beschleunigungen detektieren und nach der zerebralen Verarbeitung die dynamische Kompensation der Gravitation und die Wahrnehmung von Beschleunigungen, der Position des Kopfes und dessen Bewegungen im Raum vertreten, und in den Bogengängen, deren Sensoren auf Rotationsbewegungen reagieren und wesentlich die Gleichgewichtsregulation bedingen, woraus vielfältige Dysfunktionen des gesamten vestibulären Systems resultieren können, die mit kognitiven Dysfunktionen und auch Veränderungen in den Netzwerken der Schmerzverarbeitung verbunden sind (Goto et al. 2024, Sun et al. 2024, Du et al. 2024).

Für Personen mit **Spannungs- und zervikogenen Kopfschmerzen** liegt nur eine sehr geringe Anzahl von Untersuchungen vor und diese zeichnen sich durch eine hohe Heterogenität aus, sodass keine sicheren Aussagen zur Gleichgewichtskontrolle getroffen werden können (Carvalho et al. 2022a).

▶ **Wichtig** Kopfschmerzsyndrome sind Erkrankungen des Gehirns, die in variablem Ausmaß die Sensomotorik, die nicht-sensomotorische Kognition und das Verhalten verändern und beeinträchtigen.

Laut einem Review mit Metaanalyse (Carvalho et al. 2022a, Studien n = 22, Patienten: 1202, Kontrollen: 597) weisen Personen mit einer Migräne posturale Defizite auf. Der Schwankungsbereich in der statischen Posturografie ist bei unveränderter Schwankungsgeschwindigkeit größer und mit ansteigenden Anforderungen an die posturalen Regulationen (weicher Unterboden, keine visuelle Kontrolle, Tandem-Gehtest) werden sie deutlicher. Die Reaktionszeiten bei der Testung der Limits of Stability sind verlängert. Bei der Migräne ohne Aura (episodisches Migränemuster, 1 bis 14 Migränetage pro Monat in den letzten drei Monaten) besteht eine höhere dynamische Instabilität des Rumpfes während des Gehens. Die Werte der Beckenrotation, der Beckenkippung und der Schrittlänge sind reduziert. Mit der Beckenrotation sowie dem Stabilitätsmerkmal (Lyapunov's Exponent) lassen sich Erkrankte und Gesunde voneinander unterscheiden; beide Parameter korrelieren zudem mit Schmerz und Behinderung (Castiglia et al. 2024). Der SOT bei Migränepatienten ohne bzw. mit Aura und mit einem chronischen Schmerzsyndrom belegt, dass nicht die vestibulären Symptome die posturale Instabilität voraussagen, sondern die Ausprägung der Erkrankung. Auf instabilen Unterlagen schwanken die Personen mit einer Aura mehr als diejenigen ohne Aura. Weil Unterschiede der Schwankungen mit hohen Effektstärken vorliegen, können Personen klinisch relevant mit einem chronischen Syndrom oder einer Aura gegenüber Kontrollpersonen unterschieden werden; gleichfalls können die Personen mit von denen ohne Aura getrennt werden (Zorzin et al. 2020). Somit bestimmt der Schwergrad der Erkrankung das Ausmaß der posturalen Störungen.

Die vestibulären Störungen beruhen wahrscheinlich auf funktionellen Beeinträchtigungen von Hirnregionen, die für multisensorische Integration zuständig sind. Die funktionelle Verbindung zwischen dem linken oberen parietalen Gyrus und dem linken mittleren okzipitalen Gyrus im Ruhezustand („resting-state functional connectivity") spiegelt sowohl die Häufigkeit der Migräneanfälle als auch die klinischen Symptome der vestibulären Dysfunktion wider (Dong et al. 2023). Im Vergleich zu Kontrollpersonen sowie zu Personen mit chronischer Migräne und Migräne ohne Aura zeigen Personen mit Aura bei der dynamischen Posturografie größere Schwankungsflächen im Motor-Control-Test, mit dem die posturalen Reaktionen auf unerwartete Gleichgewichtsstörungen im Stehen quantitativ bewertet werden können. Die Personen mit einer Aura reagieren gleichfalls mit verzögerten Latenzzeiten auf die Gleichgewichtsstörung. Das verstärkte Schwanken und die verspäteten Reaktionen spiegeln die Anzahl der Stürze wider (Carvalho et al. 2021). Die Aura und eine höhere Häufigkeit von Anfällen sind mit gesteigerten Defiziten der posturalen Regulationen und dem Fallrisiko bei den Herausforderungen im SOT verbunden und dies, obwohl keine Störungen im Bereich des vestibulären Systems nachweisbar sind (Carvalho et al. 2022b).

Ohne eine aktive Behandlung der Gleichgewichtsstörungen, aber unter Fortführung der spezifisch angepassten Migränetherapie, konnten Pinheiro-Araujo et al. (2023) in einem Zeitraum von einem Jahr keine Veränderungen der posturalen Befunde finden. Die verringerte Anfallshäufigkeit und Anfallsintensität bei allen Patientengruppen (ohne Aura, mit Aura, chronisches Krankheitsbild) spiegelt sich somit nicht in der sensomotorischen Funktion wider. Die Sturzangst, das Schwindelgefühl und die Bewegungsangst sind zwar statistisch, aber nicht klinisch relevant geringer geworden.

▶ **Wichtig** Die pathophysiologischen zerebralen sensomotorisch relevanten Veränderungen bei der Migräne werden in einer relativ kurzen Zeitphase der fachspezifischen Therapie trotz der Abnahme der Anfallshäufigkeit und der Anfallsintensität nicht oder kaum beeinflusst. Aktive Therapieinterventionen müssen zum Therapieregime gehören.

## 12.3 Posturale Regulationen und zerebraler Insult

Ein zerebraler Insult ist eine Komplikation der chronischen degenerativen Erkrankung des Herz-Kreislauf-Systems auf der Basis der sehr gut bekannten und verhinderbaren Risiko- und Realisationsfaktoren Bewegungsmangel, Adipositas und Diabetes. Er ist die Ursache bleibender Behinderungen, indem die „Zielsensomotorik" und die zugehörigen posturalen Regulationen und somit das statische und dynamische Gleichgewichtsverhalten der „Stützsensomotorik" beim Stehen und Gehen in Abhängigkeit vom Ausmaß und dem Schädigungsort der zerebralen Ischämie oder der Blutung auf der Körpergegenseite ausfallen oder eingeschränkt sind. Darin eingeschlossen sind sensomotorisch und nicht sensomotorisch relevante kognitive Defizite. Die Prävalenz steigt mit dem Alter von 0,9 % bei 18- bis 44-Jährigen auf 2,8 % bei 45- bis 64-Jährigen bis auf 7,5 % bei 65- bis 79-Jährigen (Robert Koch Institut 2025).

▶ **Wichtig** Eine vom Schädigungsgrad abhängige Störung der posturalen Kontrolle ist wesentliches klinisches sensomotorisches Merkmal eines Insultes und bestimmt, sofern noch möglich, das Ausmaß der Gleichgewichtsstörungen beim Stehen und Gehen und der noch möglichen Ausführung und/oder Präzision von Bewegungen. Jeder Schädigungsgrad hat seine eigenen spezifischen sensomotorischen Defizite. Das sensomotorische Lerntraining in Kombination mit neuropsychologischen Therapieformen, die auch als angewandte kognitive Neurowissenschaft angesehen werden können, sind die hauptsächlichen therapeutischen und rehabilitativen Interventionen.

Entsprechend der Vielfältigkeit der sensomotorischen Störungen infolge eines zerebralen Insults und des Hauptinstruments „sensomotorisches Training" werden im Weiteren nicht die in Relation zu Gesunden ermittelbaren posturografischen Gleichgewichtsstörungen, sondern die Wirkungen des Trainings in den Vordergrund gestellt. Die Verbesserungen der sensomotorischen Funktion nach einem Insult sind sowohl sehr komplex als auch interindividuell sehr variabel.

▶ **Wichtig** Nur Training verändert die Struktur und somit die Funktion nachhaltig und die trainierten Bewegungsformen (Trainingsart), der Umfang und die Intensität sind die Faktoren der Wirksamkeit. **Dies gilt generell und völlig unabhängig von entwicklungsfördernden, präventiven und/oder therapeutisch/rehabilitativen Zielstellungen.**

Bei subakuten Schlaganfallpatienten veranlasst nach acht Wochen ein „motorisches Lernprogramm" gegenüber einem „konventionellen Physiotherapieprogramm" einen wesentlich größeren, klinisch relevanten Zuwachs der Ergebnisse des Berg Balance Scores und des Balance Index Scores (jeweils p = 0,001); diese positiven Effekte können auch noch nach weiteren drei Monaten nachgewiesen werden (Ghrouz et al. 2024). Dieses Ergebnis wird durch ein früheres Review mit Metaanalyse gestützt (Hugues et al. 2019), indem bei Insultpatienten ohne Sprachstörungen ein alleiniges funktionsbezogenes Training oder in Kombination mit einer muskuloskelettalen Intervention (Kräftigung, passive Mobilisationen, Massage) und/oder einem kardiopulmonalem Trainingsanteil unmittelbar die Balance deutlich effektiver verbessert als ein sogenanntes übliches, aktuell frei definiertes Physiotherapieprogramm oder eine Scheinbehandlung. Dies gilt zugleich für die Haltungsstabilität unter visueller Kontrolle.

Der Rumpf gehört zu den biomechanischen und sensomotorischen Hauptelementen der pedo-kranialen Kette und bestimmt das Gleichgewichtsverhalten wesentlich mit. Die komplexen sensomotorischen Störungen durch den Insult beeinträchtigen natürlich auch die Muskelfunktionen dieses Kettengliedes. So ist ein Training der Rumpfmuskulatur und insbesondere der LWS-Becken-Hüftgelenkregion, auch als „center of the functional kinetic chain" benannt (Akuhota und Nadler 2004), notwendig. Diese Region ist bei Körperbewegungen mit großen Muskelgruppen ein wesentliches Element für die dynamische Stabilisation (Granacher et al. 2013), sodass das Training dieser Region Auswirkungen sowohl auf die Balance als auch auf die koordinative Komponente des Krafttrainings hat, die nach dem Beginn eines Krafttrainings gegenüber der Hypertrophie absolut vorrangig den Kraftzuwachs verantwortet. Die sensomotorische Kontrolle und die Stabilität beim Sitzen und Stehen, die Balancefähigkeit und die Mobilität werden verbessert (Van Criekinge et al. 2019).

Den Bedarf, zusätzlich zur üblichen Physiotherapie (Definition vgl. American Physical Association 2017: alle Interventionen zugunsten der Funktionsfähigkeit des Insultpatienten) die stabilisierende Funktion der Rumpfmuskulatur zu einem wichtigen Therapieelement für die Qualifizierung der dynamischen Balancefähigkeit zu machen, bestätigen auch Gamble et al. (2021). Dieses aktive Therapieelement, über 12 Wochen eingesetzt, ist auch bei der Behandlung schwerer sensomotorischer Beeinträchtigungen eine effektive Komponente des Therapieregimes (Bacho et al. 2023). Die wesentliche Beteiligung der Körperstammmuskulatur an der dynamischen Balance und der Gehgeschwindigkeit belegt auch die Wirkung eines ultraschallgestützten Biofeedbacktrainings in Relation zu einem Training der Bauchmuskulatur allein („abdominal draw-in maneuver"; Park und Yoon 2024). Mit deutlichen Vorteilen für das Training der Körperstammmuskulatur verbessern sich die Ergebnisse des Fugl-Meyer-Tests (Assessment zur Bewertung der sensomotorischen Funktion nach einem Insult), des TUG, des 10-m-Gehtests und des funktionellen Selbständigkeitsindex (FIM-Score).

▶ **Wichtig** Die positiven Auswirkungen des Trainings des Körperstamms auf das Gehen als die Basisleistung der Mobilität und der Selbständigkeit bei Personen nach einem Insult belegen eindrücklich und übertragbar, dass

1. die sensomotorische Funktion des Körperstamms generell, also bei Gesunden wie bei Kranken, ein grundlegendes funktionelles Element der posturalen Regulationen für das Gleichgewichtsverhalten ist und
2. mit der sensomotorischen Funktion der unteren Extremität eine funktionelle Einheit bildet.

Es ist ein Beleg für den essenziellen posturalen Funktionsanteil der pedo-kranialen Kette im Dienst der Stützsensomotorik zugunsten der sicheren bipedalen Fortbewegung, also der kranialen Fortsetzung des „Sensororgans Fuß" (Cavanagh 1999) bzw. der „Sensorkette untere Extremität" (Zehr et al. 1997, Nurse und Nigg 2001).

Gleichgewicht ist eine Leistung des gesamten sensomotorischen Systems vom Fuß bis zum Kopf!

## 12.4    Posturale Regulationen und Schwindelsyndrom

Ein peripheres Schwindelsyndrom ist der **gutartige Lagerungsschwindel** („benign positional vertigo", „benign paroxysmal positional vertigo"), der eine Lebenszeitprävalenz von ca. 2 % hat und bevorzugt zwischen dem 40. und 70. Lebensjahr auftritt. Frauen sind wesentlich häufiger betroffen. Auffällig häufig sind es Personen mit Diabetes mellitus und nach einem Kopftrauma (Cohen et al. 2004), sodass Menschen mit diesen Diagnosen auch ohne die Komplikation Lagerungsschwindel infolge der Pathogenese oder der traumatischen bedingten zerebralen Beeinträchtigung ein gesteigertes Risiko für Gleichgewichtsstörungen und Angst haben. Das Auftreten des benignen Schwindelsyndroms bei disponierenden Erkrankungen mit vaskulären Schädigungen oder nach Traumata hat auch den Aspekt, dass die Wertigkeit und die zerebrale Wichtung der verschiedenen sensorischen Beiträge für die posturalen Regulationen unterschiedlich sein können.

Das diagnostische Handwerkszeug ist die computergestützte dynamische Posturografie (vgl. auch SOT), einschließlich des EquiTest-Systems, eines Tests der otoneurologischen Diagnostik, mit dem die Beiträge des visuellen, vestibulären und somatosensorischen Systems zur statischen und dynamischen Gleichgewichtsregulation bzw. zur Stabilität der Körperhaltung ermittelt werden können. Die Patienten weisen auch beim Clinical Test of Sensory Interaction and Balance (CTSIB), insbesondere in den Testsituationen ohne visuelle Kontrolle, auf instabiler Unterlage und bei Rotation des Kopfes, Differenzen gegenüber Gesunden auf. Die Anzahl der ausgeführten Kopfbewegungen ist geringer. Der klinische und der sensorische Organisationstest liefern nicht die gleichen, aber ähnliche Resultate (Mulavara et al. 2013).

Die Ergebnisse der Posturografie müssen nicht durchgängig einheitlich sein und sie können in einzelnen Testsituationen, z. B. im modifizierten EquiTest, benannt „static posturography type III" (Norrè 1993), zwischen Befund und Norm variieren. Mit den verstärkten posturalen Schwankungen im Stehen wird die Beeinträchtigung des vestibulo-spinalen Reflexes sichtbar gemacht und der typische Nystagmus bei den Patienten ist das Resultat des vestibulo-okulären Reflexes. Unterschiedliche diagnostische Ergebnisse in spezifischen Testsituationen sind das Ergebnis der zerebralen Kompensation der Störung des vestibulo-spinalen Reflexes durch die visuellen und somatosensorischen Beiträge. Liegt eine vestibuläre Störung vor, werden durch ein mechanisches Manöver die Scores der dynamischen Gleichgewichtsdiagnostik einschließlich derjenigen der vestibulären Beteiligung deutlich verbessert. Schwindelsymptome sowie langfristig Defizite der posturalen Kontrolle können jedoch erhalten bleiben, wenn Otolithenschäden die Fehlfunktion des vestibulären Systems aufrechterhalten oder wenn eine Ursache nicht aufgedeckt werden kann (Di Girolamo et al. 1998, Casani et al. 2019). Yilmaz et al. (2025) zeigen mit der computergestützten dynamischen Posturografie, dass bei einem benignen paroxysmalen Positionsschwindel die Werte aller Sensorsysteme in der anterio-posterioren und der medio-lateralen Richtung signifikant von denjenigen Gesunder abweichen und dass entsprechend die Sturzgefahr hoch ist. Kurzfristig sind mechanische therapeutische Repositionsmanöver sehr gut wirksam (McDonnell und

Hillier 2015, Yilmaz et al. 2025). Laut einem Cochrane Review hat langfristig die Kombination mit physischen Aktivitäten den höheren Effekt (McDonnell und Hillier 2015).

▶ **Wichtig** Die Wichtung der vestibulären, somatosensorischen und visuellen Informationen für die Gleichgewichtsregulation ist auch bei Gesunden situativ bedingt variabel. Training hat auf den Verarbeitungsmodus einen Einfluss und ist in der Kombination die nachhaltige Therapiekomponente, nachdem durch die Reduktion der Schwindelsymptomatik die Belastbarkeit für aktive Therapieformen hergestellt worden ist.

## 12.5  Posturale Regulationen und Polyneuropathie

Die **Polyneuropathie** ist mit einer Prävalenz von 5–8 % die häufigste Erkrankung des peripheren Nervensystems. Die Ursachen sind vielfältig, wobei der Diabetes mellitus einen vorrangigen Anteil hat. Des Weiteren führt der Alkoholabusus bei bis zu 66 % der Kranken zur Neuropathie und bei Tumorpatienten ist es aufgrund der Chemotherapie eine nicht seltene Komplikation. Genetische Ursachen, Mangel an Vitaminen, Medikamente (Sommer et al. 2018) und Autoimmunerkrankungen (Silsby et al. 2022) sind als Auslöser bekannt. Allerdings kommen Kohle et al. (2024) aufgrund einer sehr kleinen Gruppe von im Mittel 70-jährigen Menschen mit und ohne Neuropathie, aber ohne neurologische und/oder orthopädische degenerative Erkrankungen, zu dem Schluss, dass die Neuropathie ein Risikofaktor für Stürze ist, der unabhängig vom Alter, dem Geschlecht, dem Körpergewicht, der Gebrechlichkeit, den Testergebnissen zum Vorliegen einer Demenz, dem TUG und dem schwindelbedingten Handicap besteht. Die Abgrenzung von Personen mit und ohne Polyneuropathie gelingt ausschließlich anhand des modifizierten „klinischen Tests der sensorischen Interaktion auf das Gleichgewicht" und dem „rhythmischen Gewichtsverlagerungstest" (Rhythmic Weight Shift Test), aber nicht mit dem sensorischen Organisationstest oder dem Adaptationstest (testet quantitativ die Fähigkeit, über einen längeren Zeitraum auf dieselbe unerwartete Bewegung zu reagieren). Personen mit Stürzen in der Anamnese fallen besonders dadurch auf, dass sie beim klinischen Test in herausfordernden Situationen mittels der „stepping strategy" (Rogers et al. 2001), also mit kleinen Schritten nach vorwärts das Gleichgewicht sichern, indem sie mit dieser sensomotorischen Reaktion das Center of Mass (CoM) wieder in die Unterstützungsfläche bringen oder so stark annähern, dass ein Sturz vermieden wird. Die Anzahl der Stolperschritte korreliert mit dem allgemeinen Sturzrisiko.

Für **immunologisch bedingten Polyneuropathien** liegen kaum validierte objektive Ergebnisse zum Gleichgewicht vor. Bei Personen mit klinischen Symptomen einer gestörten Balance ist der Schwankungsweg gegenüber Personen ohne die entsprechende Klinik um 25 % höher. Es resultieren signifikante Relationen zur Ataxie, aber nur eine geringe Verknüpfung mit der Behinderung und der Lebensqualität. Bei hoher Reliabilität ist jedoch die Validität gering, sodass die Posturografie bei diesen Patienten nicht für die klinische Praxis empfohlen werden kann (Michael et al. 2025).

Die **demyelinisierende Polyradikuloneuropathie** verantwortet signifikante posturale Defizite insbesondere, wenn die visuelle Kontrolle fehlt und beim Tandemstand (Silsby et al. 2022).

Störungen des Gehens sind ein übliches Merkmal der **Polyneuropathie** beim **Diabetes mellitus,** aber bisher ist die Anzahl der Studien zur Körperhaltung und zum Gehen sehr gering. Shin et al. (2021; n = 64, 66 Jahre, Min. 46 Jahre – Max. 86 Jahre; Diabetesdauer: 9,5 Jahre, Min. 0,6 Jahre – Max. 45 Jahre) zeigen, dass sowohl die Distanz zwischen der rechten und linken Ferse des gleichen Schrittzyklus („step length") als auch die Distanz zwischen der gleichen Ferse des jeweils aufeinanderfolgenden Schrittzyklus („stride length") invers mit dem Toronto Clinical Neuropathy Score verknüpft sind. Das anterio-posteriore Schwanken ohne und das medio-laterale Schwanken mit und ohne visuelle Kontrolle sind umso größer, je kleiner die Amplitude des sensorischen Nervenaktionspotenzials des Nervus suralis ist. Das medio-laterale Schwanken mit visueller Kontrolle steigt mit dem Abfall der Amplitude des motorischen Aktionspotenzials des Nerven. Somit spiegeln die biomechanischen Merkmale des Gehens den neurologischen Status der Nervenschädigung wider.

> **Wichtig** Es muss hervorgehoben werden, dass bei den Personen der Studie von Shin et al. (2021) klinisch noch keine Störungen der Sensomotorik des Gehens zu finden waren, also die Biomechanik des Gehens und die Stabilität des Stehens bereits vor dem Vorhandensein klinisch erkennbarer Symptome vorhanden waren.

Es lagen in der genannten Studie sehr frühzeitig Veränderungen der Biomechanik des Gehens und der Gleichgewichtsregulation vor. Die posturalen Regulationen während des Stehens werden mittels der Sprunggelenk- und der Hüftgelenkstrategie kompensiert (Jiang et al. 2022). Wahrscheinlich auf der Basis des Vorhandenseins der sehr frühzeitigen funktionellen Veränderungen der Gleichgewichtsregulation stellten Khan et al. (2021) keine Unterschiede in den Stürzen von Personen mit und ohne Polyneuropathie fest. Personen mit Stürzen haben geringere Ergebnisse im 6-Minuten-Gehtest und beim 5-maligen Aufstehen, zudem ist der Instabilitätsindex schlechter. Mit der Entwicklung der Polyneuropathie verlangsamt sich das Gehen, wobei trotz der geringeren Geschwindigkeiten der Gelenkfunktionen zueinander und der Geschwindigkeit des CoM im Raum dennoch die linearen Relationen erhalten bleiben. So weisen Diabetiker hinsichtlich der Verteilung der Bewegungsgeschwindigkeiten in der Gelenkkette ein Bewegungsmuster auf, welches denjenigen von Gesunden sehr ähnlich ist. Die Verlangsamung ist das Ergebnis bzw. die „Adaptation" an die somatosensorischen Defizite (Walz et al. 2023).

▶ **Wichtig** Die Entwicklung der Polyneuropathie beim Diabetes verantwortet bereits vor dem Auftreten klinisch auffälliger Veränderungen subklinische Abweichungen der posturalen Regulationen und des Gehens, die im Krankheitsverlauf offensichtlich erst deutlich verzögert mit klinischen Symptomen verknüpft werden. Mit einer frühzeitigen Diagnostik gilt es, therapeutische Konsequenzen einzuleiten.

Hinzu kommt, dass die durch den Diabetes verantworteten Veränderungen an der Netzhaut (diabetische Retinopathie) das periphere Gesichtsfeld eingeschränkt wird. Diese Komplikation ist an der veränderten Biomechanik des Gehens mit u. a. der Verlangsamung der Gehgeschwindigkeit sowie der Bewegungssicherheit beteiligt (Jia et al. 2025).

▶ **Wichtig** Die Entwicklung der diabetischen Retinopathie beeinträchtigt den visuellen Informationsanteil für die Regulation der posturalen Regulationen bei allen Zielbewegungen und erweitert die nachteiligen Auswirkungen der somatosensorischen Informationsdefizite.

Für die Diagnostik der Neuropathie werde eine Reihe von Parametern der Nervenfunktion und der Elektromyografie (EMG) sowie die Bestimmung der Wahrnehmungsschwelle der Vibration und die Hornhaut-Konfokalmikroskopie eingesetzt. Es stellt sich die Frage, ob die Ergebnisse vergleichbare, sichere Aussagen zulassen. Eine Metaanalyse zeigt, dass dies für die elektrophysiologischen Funktionsmerkmale der Nerven und die Augendiagnostik zutrifft, wogegen die EMG-Ergebnisse bisher nicht ausreichend schlüssig und robust sind (Haque et al. 2020).

Die Schädigungen des peripheren Nervensystems, die Polyneuropathie ist ein Marker der Sturzgefährdung. Die Sensomotorik des Gehens ist bereits vor dem „diagnostizierbaren" Nachweis einer Polyneuropathie verändert und mit dem Vorliegen der Schädigung und dem steigenden Schädigungsgrad werden die Abweichungen intensiver. Vergleichbares gilt auch für die Muskelatrophie sowohl der distalen Muskeln des Fußes als auch der proximalen Muskeln. Die fortgeschrittene Neuropathie verursacht verzögerte sensomotorische Reaktionen beim Gehen und Gleichgewichtsstörungen (Reeves et al. 2021).

Hemmi et al. (2020) haben einen aufwendigen elektrophysiologischen Index, den Polyneuropatie-Index für Diabetiker ermittelt, der für die Parameter

- Amplitude des Muskelaktionspotenzials des M. abductor hallucis infolge Stimulation des N. tibialis,
- F-Wellenlatenz (motorische Spätantwort nach elektrischer Stimulation eines peripheren Nerven, beurteilt die Nervenleitgeschwindigkeit nahe der Nervenwurzel),
- sensorisches Aktionspotenzial des N. suralis und
- sensorische Nervenleitgeschwindigkeit

den jeweilen Mittelwert der prozentualen Abweichungen vom mittleren „Normalwert" angibt. Personen mit den klinischen Diabetes-Symptomen – subjektive sensorische Veränderungen, objektiv reduzierte Wahrnehmung von taktilen und Vibrationsreizen, eingeschränkter oder fehlender Achillessehnenreflex und/oder eine verminderte Herzschlagfrequenzvariabilität als Zeichen der Störung des autonomen Nervensystems – weisen gegenüber Diabetikern, die noch ohne diese Symptome sind, signifikant geringere Werte für den Polyneuropathie-Index auf. Mit dem Ansteigen der Anzahl der klinischen Zeichen fällt der Index systematisch ab. Alle Patientengruppen haben signifikant geringere Werte als Gesunde.

Dass Diabetiker mit einer Polyneuropathie schneller schwanken, die Auslenkungen größer sind, das Gehen mit kürzeren Schrittlängen langsamer ist und aus biomechanischer Sicht die Flexion und Extension im Hüftgelenk geringer ausfallen, beschreiben auch Lai et al. (2025). Die beiden Faktoren

1. die Dauer der Diabeteserkrankung und
2. die posturale Schwankungsgeschwindigkeit

sind als Prädiktoren einer Polyneuropathie gefunden worden. Der letztgenannte Parameter der posturalen Regulation korreliert sehr eng mit dem erhöhten Toronto Clinical Neuropathy Score, dem reduzierten sensorischen Aktionspotenzial des N. suralis und den Sudoscan-Werten (Diagnostik des autonomen Nervensystems anhand der Funktion des Schwitzens) an der Hand und am Fuß. Die posturale Funktion im Stehen kann als früher Biomarker der Polyneuropathie angesehen werden und eine Ganganalyse sollte Teil eines Screening-Programms zum Erkennen der diabetischen Polyneuropathie sein.

▶ **Wichtig** Mit der neurophysiologischen Diagnostik kann die systematisch fortschreitende Schädigung des peripheren Nervensystems objektiv ermittelt und sichtbar gemacht werden. Insgesamt spiegelt sich die Schädigung in den posturalen Regulationen beim Stehen und bei Gehen wider.

Toosizadeh et al. (2015) nutzen die Stabilogram Diffusion Analysis und die dazugehörige Hypothese (Collins et al. 1993, 1995), um zwischen peripheren und zentralen Komponenten der Gleichgewichtsregulation zu unterscheiden. Dafür wird die Schwankungsrate in kurzen Zeitintervallen bis 1,5 s der lokalen bzw. peripheren muskulär basierten Haltungskontrolle zugeschrieben. Nach dieser Hypothese spiegeln diese kurzen Intervalle vor allem die Fähigkeit der Muskulatur wider, durch ihre kontraktile Aktivität zur Stabilisierung des Gleichgewichts beizutragen. Zur lokalen Komponente gehören neben der kontraktilen Funktion auch die Reflexaktivität auf der Rückenmarkebene. Dagegen wird die Schwankungsrate in längeren Zeitintervallen bis etwa 2,5 s der zentralen, zerebral basierten Regulation zugeschrieben, da hierfür die Verarbeitung des sensorischen Feedbacks aus allen relevanten Quellen zur Sicherung des Gleichgewichts verantwortlich gemacht werden kann. Diabetiker mit einer Polyneuropathie (65,4 ± 7,6 Jahre, Body-Mass-Index [BMI] 29,3 ±

5,3 kg/m²) haben mit visueller Kontrolle eine um 56 % höhere und ohne visuelle Kontrolle eine um 42 % höhere muskulär bedingte Schwankungsrate als Gesunde (69,8 ± 2,9 Jahre, BMI 27,0 ± 4,1 kg/m²). Eine Muskelatrophie und somit kontraktile Defizite sind systematische Befunde beim Diabetes. Sie basieren sowohl auf der Stoffwechselstörung als auch in der Regel auf der Adipositas-bedingten Sarkopenie; zugleich beeinträchtigt die Neuropathie die Reflexaktivität auf der Rückenmarkebene.

▶ **Wichtig** Der Diabetiker ist peripher kontraktil und reflektorisch instabil, das heißt: Die periphere Stabilisierung des Gleichgewichts ist gestört.

Im Kontrast dazu ist die zentral bedingte Schwankungsrate mit und ohne visuelle Kontrolle um 64 % bzw. 55 % geringer. Die höhere Minderung des Schwankens mit visuellen Informationen spricht für einen Kompensationsmechanismus gegen die periphere Insuffizienz.

▶ **Wichtig** Der Diabetiker ist zentral kompensatorisch über visuelle Informationen noch ausreichend stabil. Dadurch wird die Sturzgefährdung jedoch nicht aufgehoben, und diese Befunde berücksichtigen die diabetische Retinopathie nicht oder nur unzureichend. Sie belegen zugleich – unabhängig vom Diabetes – die situativ bzw. vom gesunden oder kranken Zustand beeinflusste Bedeutung der verschiedenen sensorischen Informationsquellen für die Regulation der Körperhaltung.

Die Reduzierung des zentralen Schwankens ist klar vom Fortschritt der Pathogenese des Diabetes abhängig. Je ausgeprägter die Neuropathie ist und je länger die Diabeteserkrankung besteht, desto geringer ist das zentrale Schwanken.

▶ **Wichtig** Die Quantität und die Qualität des sensorischen Feedbacks sowie die Kapazität der zentralen Verarbeitung bestimmen die Qualität der posturalen Regulation. Diese Schlussfolgerung auf der Basis der Untersuchungsergebnisse bei Diabetikern kann unabhängig davon generalisiert werden, ob Personen krank oder gesund sind. Das sensorische Feedback wird durch die Eigenschaften der peripheren Gewebe bestimmt, während die zentrale Verarbeitungskapazität von der Vernetzung und den Interaktionen der entsprechenden neuronalen Netzwerke abhängt. Der periphere wie auch der zentrale Funktionszustand sind abhängig von

- dem Trainingszustand,
- einer primären und/oder sekundären Dekonditionierung,
- der Pathogenese der vorliegenden Erkrankung oder deren Komplikation (z. B. periphere, zentrale Neuropathie, Insult) bzw.
- einer peripheren oder zentralen traumatischen Schädigung.

## Fazit

**M. Parkinson** ist durch eine hyperton-hypokinetische Bewegungsstörung charakterisiert, die in posturaler Instabilität, einer verschlechterten antizipatorischen Vorbereitung und Begleitung von Bewegungen sowie in Störungen der Sensomotorik des Gehens äußert. Diese reichen bis zu starkem Verzögern oder auch Erstarren bei der Initiierung oder beim Wenden (Erstarren), Bewegungsarmut, Muskelsteifigkeit und Muskelzittern in Ruhe. Ursache ist ein Mangel des Neurotransmitters Dopamin in der Substantia nigra, die wesentlich die Funktionen der Basalganglien mitbestimmt und Bestandteil des extrapyramidalen motorischen Systems ist. Die Basalganglien sind als Teil motorischer, sensorischer, limbischer und assoziativer Funktionsschleifen hochkomplex an Sensomotorik, Motivation, Kognition und affektiven Prozessen beteiligt. Die Latenzzeiten motorischer Reaktionen steigen, und die sensomotorische Instabilität bestimmt das Sturzrisiko und die Häufigkeit der Ereignisse. Gehgeschwindigkeit, Kadenz und Schrittlänge nehmen ab. Signifikante kognitive Einbußen gehören ebenfalls zum neurodegenerativen Krankheitsbild. Im fortgeschrittenen Krankheitsstadium besteht im Vergleich zu Gesunden und zum frühen Stadium eine veränderte Wechselbeziehung zwischen kognitiver Leistungsfähigkeit und Sensomotorik, insbesondere beim Stehen mit offenen Augen während einer gleichzeitigen kognitiven Aufgabe. Wie generell bei chronisch degenerativen Erkrankungen sind neben krankheitsspezifischen Struktur- und Funktionsstörungen auch die Alterungsprozesse zu beachten, um ein vollständiges therapeutisches Konzept zu erarbeiten und wirksam umzusetzen. Sensomotorisches Training ist auch bei dieser Patientengruppe die Therapie der ersten Wahl.

**Kopfschmerzsyndrome** sind Erkrankungen des Gehirns, die in variablem Ausmaß die Sensomotorik, die nicht-sensomotorische Kognition und das Verhalten verändern und beeinträchtigen. Zur **Migräne** gehören schmerzunabhängig auch posturale Defizite, Veränderungen der Gangsensomotorik, die Vermeidung von Bewegungen, eine Hypersensibilität gegenüber vielen verschiedenen sensorischen Reizen, eine Allodynie, eine Schwäche der Konzentrationsfähigkeit, neurovegetative Symptome und eine hohe Stressempfindlichkeit. Der Schwergrad der Erkrankung bestimmt das Ausmaß der posturalen Störungen. Vestibuläre Störungen basieren wahrscheinlich auf funktionellen Beeinträchtigungen der Hirnregionen für die multisensorische Integration. **Chronische zervikale Kopfschmerzen** sind ein sekundäres Schmerzsyndrom auf der Basis verschiedener Krankheitsursachen oder von Verletzungen. Für Personen mit **Spannungs- und zervikogenen Kopfschmerzen** liegen nur wenige Untersuchungen vor, aus denen keine sicheren Aussagen zur Gleichgewichtskontrolle getroffen werden können.

Ein **zerebraler Insult** sorgt abhängig vom Ausmaß und Schädigungsort für sensomotorische Defizite und kognitiv-emotionale Funktionsstörungen. Die Zielsensomotorik und die zugehörige posturalen Regulation für das Stehen und Gehen sind beeinträchtigt. Jeder Schädigungsgrad hat seine eigenen spezifischen sensomotorischen Defizite. Das sensomotorische Lerntraining in Kombination mit neuropsychologischen Therapieformen sind die hauptsächlichen Interventionen.

Der **gutartige Lagerungsschwindel** betrifft überhäufig Personen mit einem Diabetes mellitus und nach einem Kopftrauma. Bei den disponierenden Erkrankungen mit vaskulären Schädigungen oder nach Traumata sind die Wertigkeit und die zerebrale Wichtung der verschiedenen sensorischen Beiträge für die posturale Regulation unterschiedlich. Es bestehen insbesondere ohne visuelle Kontrolle auf instabiler Unterlage und bei der Rotation des Kopfes deutliche Differenzen gegenüber Gesunden. Die verstärkten posturalen Schwankungen im Stehen spiegeln die Beeinträchtigung des vestibulo-spinalen Reflexes wider; der typische Nystagmus ist das Resultat des vestibulo-okulären Reflexes. Unterschiedliche diagnostische Ergebnisse in spezifischen Testsituationen sind das Ergebnis der zerebralen Kompensation der Störung des vestibulo-spinalen Reflexes durch die visuellen und somatosensorischen Beiträge.

Die **Polyneuropathie** ist eine häufige Komplikation des Diabetes mellitus, hat aber auch andere Ursachen. Die Neuropathie ist ein vom Alter, Geschlecht, Körpergewicht, von der Gebrechlichkeit, von den Testergebnissen zum Vorliegen einer Demenz, vom TUG und vom schwindelbedingten Handicap unabhängiger Risikofaktor für Stürze. Personen mit Stürzen in der Anamnese sichern in herausfordernden Situationen bevorzugt mittels der „stepping strategy", also mit kleinen Schritten nach vorwärts das Gleichgewicht. Die Anzahl der Stolperschritte korreliert mit dem Sturzrisiko. Bei **immunologisch bedingten Neuropathien** liegen kaum validierte objektive Ergebnisse für das Gleichgewicht vor. Die **demyelinisierende Polyradikuloneuropathie** verantwortet signifikante posturale Defizite, insbesondere wenn die visuelle Kontrolle fehlt und beim Tandemstand.

Beim **Diabetes mellitus** ist die Sensomotorik des Gehens bereits vor dem Nachweis einer Polyneuropathie verändert. Mit dem Vorliegen der Schädigung und mit zunehmendem Schädigungsgrad werden diese Abweichungen ausgeprägter. Vergleichbares gilt für die Muskelatrophie sowohl der distalen Muskeln des Fußes als auch der proximalen Muskulatur. Die veränderten biomechanischen Merkmale des Gehens spiegeln den neurologischen Status der Nervenschädigung wider. Personen mit Stürzen erzielen geringere Ergebnisse im 6-Minuten-Gehtest und beim fünfmaligen Aufstehen, und der Instabilitätsindex ist schlechter. Diabetiker weisen beim Gehen ein Bewegungsmuster auf, das dem Gesunder ähnelt. Die Verlangsamung ist das Ergebnis der Adaptation an die somatosensorischen Defizite. Der Diabetiker ist peripher kontraktil und reflektorisch instabil und defizitär. Eine ausreichende Stabilität wird zentral über die visuellen Informationen erreicht, ohne die Sturzgefährdung aufzuheben.

## Literatur

Ahmed MM, Mosalem DM, Alfeeli AK, Baqer AB, Soliman DY. Relationship between Gait Parameters and Postural Stability in Early and Late Parkinson's Disease and Visual Feedback-Based Balance Training Effects. Open Access Maced J Med Sci 2017 Apr 8;5(2):207–214. https://doi.org/10.3889/oamjms.2017.051. eCollection 2017 Apr 15

Akuthota V, Nadler SF. Core strengthening. Arch Phys Med Rehabil 2004 Mar;85(3 Suppl 1):S86–92. https://doi.org/10.1053/j.apmr.2003.12.005.

American Physical Therapy Association. Today's Physical Therapist: A comprehensive review of a 21st-Century Health Care Profession. https://www.apta.org/uploadedFiles/APTAorg/Practice_and_Patient_Care/PR_and_Marketing/Market_to_Professionals/TodaysPhysicalTherapist.pdf Published Jan 2011. Accessed November 25th, 2017.)

Bacho Z, Khin NY, Ag Daud DM. Effect of Core Exercises on Motor Function Recovery in Stroke Survivors with Very Severe Motor Impairment. J Cardiovasc Dev Dis 2023 Jan 28;10(2):50. https://doi.org/10.3390/jcdd10020050.

Bayot M, Delval A, Moreau C, Defebvre L, Hansen C, Maetzler W, Schlenstedt C. Initial center of pressure position prior to anticipatory postural adjustments during gait initiation in people with Parkinson's disease with freezing of gait. Parkinsonism Relat Disord 2021 Mar:84:8–14. https://doi.org/10.1016/j.parkreldis.2021.01.012. Epub 2021 Jan 22.

Carvalho GF, Luedtke K, Pinheiro CF, Moraes R, Lemos TW, Bigal ME, Dach F, Bevilaqua-Grossi D. Migraine With Aura Is Related to Delayed Motor Control Reaction and Imbalance Following External Perturbations. Front Neurol 2021 Nov 8:12:755990. https://doi.org/10.3389/fneur.2021.755990. eCollection 2021.

Carvalho GF, Becnel AR, Miske C, Szikszay TM, Adamczyk WM, Luedtke K. Postural control impairment in patients with headaches-A systematic review and meta-analysis. Headache 2022a Mar;62(3):241–270. https://doi.org/10.1111/head.14281.

Carvalho GF, Luedtke K, Pinheiro CF, Moraes R, Lemos TW, Carneiro CG, Bigal ME, Dach F, Bevilaqua-Grossi D. Migraine and balance impairment: Influence of subdiagnosis, otoneurological function, falls, and psychosocial factors. Headache 2022b May;62(5):548–557. https://doi.org/10.1111/head.14309.

Casani AP, Navari E, Albera R, Agus G, Asprella Libonati G, Chiarella G, Lombardo N, Marcelli V, Ralli G, Scotto di Santillo L, Teggi R, Viola P, Califano L. Approach to residual dizziness after successfully treated benign paroxysmal positional vertigo: effect of a polyphenol compound supplementation. Clin Pharmacol 2019 Aug 1:11:117–125. https://doi.org/10.2147/CPAA.S210763. eCollection 2019.

Castiglia SF, Sebastianelli G, Abagnale C, Casillo F, Trabassi D, Di Lorenzo C, Ziccardi L, Parisi V, Di Renzo A, De Icco R, Tassorelli C, Serrao M, Coppola G. Local Dynamic Stability of Trunk During Gait Can Detect Dynamic Imbalance in Subjects with Episodic Migraine. Sensors (Basel) 2024 Nov 28;24(23):7627. https://doi.org/10.3390/s24237627.

Cavanagh PR: Foot as a sensory organ. 17th congress of the international society of Biomechanics. Calgary 1999, 18

Cohen HS, Kimball KT, Stewart MG. Benign paroxysmal positional vertigo and comorbid conditions. ORL J Otorhinolaryngol Relat Spec 2004;66(1):11–5. https://doi.org/10.1159/000077227.

Collins JJ, De Luca CJ. Open-loop and closed-loop control of posture: a random-walk analysis of center-of-pressure trajectories. Exp Brain Res 1993;95(2):308–18. https://doi.org/10.1007/BF00229788.

Collins JJ, De Luca CJ. The effects of visual input on open-loop and closed-loop postural control mechanisms. Exp Brain Res 1995;103(1):151–63. https://doi.org/10.1007/BF00241972.

Dallaire M, Gagnon G, Fortin É, Nepton J, Severn AF, Côté S, Smaili SM, Gonçalves de Oliveira Araújo HA, de Oliveira MR, Ngomo S, Bouchard J, da Silva RA. The Impact of Parkinson's Disease on Postural Control in Older People and How Sex can Mediate These Results: A Systematic Review. Geriatrics (Basel) 2021 Oct 29;6(4):105. https://doi.org/10.3390/geriatrics6040105.

Demircan EN, Köse N, Çakmaklı GY, Aksoy S, Göçmen R, Zengin HY, Elibol B. Do cervical stabilization exercises change the effects of conventional exercises in patients with Parkinson's disease? Neurol Res 2023 Oct;45(10):936–946. https://doi.org/10.1080/01616412.2023.2249699. Epub 2023 Aug 22.

Di Girolamo S, Paludetti G, Briglia G, Cosenza A, Santarelli R, Di Nardo W. Postural control in benign paroxysmal positional vertigo before and after recovery. Acta Otolaryngol 1998 Jun;118(3):289–93. https://doi.org/10.1080/00016489850183340.

Gamble K, Chiu A, Peiris C. Core Stability Exercises in Addition to Usual Care Physiotherapy Improve Stability and Balance After Stroke: A Systematic Review and Meta-analysis. Arch Phys

Med Rehabil 2021 Apr;102(4):762–775. https://doi.org/10.1016/j.apmr.2020.09.388. Epub 2020 Oct 22.

Ghrouz A, Guillen-Sola A, Morgado-Perez A, Muñoz-Redondo E, Ramírez-Fuentes C, Curbelo Peña Y, Duarte E. The effect of a motor relearning on balance and postural control in patients after stroke: An open-label randomized controlled trial. Eur Stroke J 2024 Jun;9(2):303–311. https://doi.org/10.1177/23969873231220218. Epub 2023 Dec 29.

Granacher U, Gollhofer A, Hortobágyi T, Kressig RW, Muehlbauer T. The importance of trunk muscle strength for balance, functional performance, and fall prevention in seniors: a systematic review. Sports Med 2013 Jul;43(7):627–41. https://doi.org/10.1007/s40279-013-0041-1.

Horak FB. Postural orientation and equilibrium: what do we need to know about neural control of balance to prevent falls? Age Ageing 2006 Sep:35 Suppl 2:ii7–ii11. https://doi.org/10.1093/ageing/afl077.

Hugues A, Di Marco J, Ribault S, Ardaillon H, Janiaud P, Xue Y, Zhu J, Pires J, Khademi H, Rubio L, Hernandez Bernal P, Bahar Y, Charvat H, Szulc P, Ciumas C, Won H, Cucherat M, Bonan I, Gueyffier F, Rode G. Limited evidence of physical therapy on balance after stroke: A systematic review and meta-analysis. PLoS One 2019 Aug 29;14(8):e0221700. https://doi.org/10.1371/journal.pone.0221700. eCollection 2019.

DMKG Deutsche Migräne- und Kopfschmerzgesellschaft e. V., 2025 https://www.dmkg.de/patienten/antworten-auf-die-wichtigsten-fragen-rund-um-den-kopfschmerz-onlinebroschuere/online_broschuere_migraene. abgefragt 22.07.25

Dong L, Fan X, Fan Y, Li X, Li H, Zhou J. Impairments to the multisensory integration brain regions during migraine chronification: correlation with the vestibular dysfunction. Front Mol Neurosci 2023 Jul 3:16:1153641. https://doi.org/10.3389/fnmol.2023.1153641. eCollection 2023.

Du J, Liu Y, Zhu W. The altered functional status in vestibular migraine: A meta-analysis. Brain Behav 2024 Jun;14(6):e3591. https://doi.org/10.1002/brb3.3591.

Ganser B, Taxer B, Leis St. Zervikogener Kopfschmerz. Schmerz Nachr 2023·23:102–105 https://doi.org/10.1007/s44180-023-00114-6

Goto F, Wasano K, Kaneda S, Okami K. Prognostic significance vestibular examination results in patients with vestibular migraine. Front Neurol 2024 Apr 10:15:1370940. https://doi.org/10.3389/fneur.2024.1370940. eCollection 2024.

Haque F, Reaz MBI, Ali SHM, Arsad N, Chowdhury MEH. Performance analysis of noninvasive electrophysiological methods for the assessment of diabetic sensorimotor polyneuropathy in clinical research: a systematic review and meta-analysis with trial sequential analysis. Sci Rep 2020 Dec 10;10(1):21770. https://doi.org/10.1038/s41598-020-78787-0.

Hemmi S, Kurokawa K, Nagai T, Yokoi K, Okamoto T, Asano A, Murakami T, Mihara M, Sunada Y. Relationship between the Diabetic Polyneuropathy Index and the Neurological Findings of Diabetic Polyneuropathy. Intern Med 2020 Aug 15;59(16):1957–1962. https://doi.org/10.2169/internalmedicine.4499-20. Epub 2020 May 23.

Hou W, Wu F, Wang Y, Li W, Cheng Y, Zhu Z, Liang S, Liu P, Yu Y, Wu J. Predicting slight freezing of gait in Parkinson's disease with anticipatory postural adjustments and limits of stability. Parkinsonism Relat Disord 2024 Jun:123:106949. https://doi.org/10.1016/j.parkreldis.2024.106949. Epub 2024 Mar 29.

Jia S, Bello UM, Zhao M, Lyu A, Wong GHT, Thompson B, Cheong AMY. Effect of peripheral field loss on gait performance: a systematic review and meta-analysis. Front Neurosci 2025 Jun 13:19:1612793. https://doi.org/10.3389/fnins.2025.1612793. eCollection 2025.

Jiang X, Deng F, Rui S, Ma Y, Wang M, Deng B, Wang H, Du C, Chen B, Yang X, Boey J, Armstrong DG, Deng W, Duan X. The Evaluation of Gait and Balance for Patients with Early Diabetic Peripheral Neuropathy: A Cross-Sectional Study. Risk Manag Healthc Policy 2022 Mar 30:15:543–552. https://doi.org/10.2147/RMHP.S361698. eCollection 2022.

Kamieniarz A, Michalska J, Brachman A, Pawłowski M, Słomka KJ, Juras G. A posturographic procedure assessing balance disorders in Parkinson's disease: a systematic review. Clin Interv Aging 2018 Nov 12:13:2301–2316. https://doi.org/10.2147/CIA.S180894. eCollection 2018.

Khan KS, Pop-Busui R, Devantier L, Kristensen AG, Tankisi H, Dalgas U, Overgaard K, Andersen H. Falls in individuals with type 2 diabetes; a cross-sectional study on the impact of motor dysfunction, postural instability and diabetic polyneuropathy. Diabet Med 2021 Sep;38(9):e14470. https://doi.org/10.1111/dme.14470. Epub 2020 Dec 12.

Kohle F, Stark C, Klünter HD, Wernicke D, Wunderlich G, Fink GR, Klussmann JP, Schroeter M, Lehmann HC. Peripheral neuropathy, an independent risk factor for falls in the elderly, impairs stepping as a postural control mechanism: A case-cohort study. J Peripher Nerv Syst 2024 Dec;29(4):453–463. https://doi.org/10.1111/jns.12656. Epub 2024 Sep 1.

Lai YR, Chiu WC, Ting CP, Chiang YF, Lin TY, Chiang HC, Huang CC, Lu CH. Postural sway serves as a predictive biomarker in balance and gait assessments for diabetic peripheral neuropathy screening: a community-based study. J Neuroeng Rehabil 2025 Jun 2;22(1):123. https://doi.org/10.1186/s12984-025-01644-6.

McDonnell MN, Hillier SL. Vestibular rehabilitation for unilateral peripheral vestibular dysfunction. Cochrane Database Syst Rev 2015 Jan 13;1(1):CD005397. https://doi.org/10.1002/14651858.CD005397.pub4.

Merlo A, Cavazzuti L, Bò MC, Cavallieri F, Bassi MC, Damiano B, Scaltriti S, Fioravanti V, Di Rauso G, Portaro G, Valzania F, Lusuardi M, Campanini I. Instrumental balance assessment in Parkinson's disease and parkinsonism. A systematic review with critical appraisal of clinical applications and quality of reporting. Front Neurol 2025 Jan 29:16:1528191. https://doi.org/10.3389/fneur.2025.1528191. eCollection 2025.

Michael MR, van Veen R, Wieske L, Merkies ISJ, van Schaik IN, Eftimov F. Validity and Responsiveness of Balance Measurements Using Posturography in Patients With Immune-Mediated Neuropathies. J Peripher Nerv Syst 2025 Jun;30(2):e70031. https://doi.org/10.1111/jns.70031.

Mulavara AP, Cohen HS, Peters BT, Sangi-Haghpeykar H, Bloomberg JJ. New analyses of the sensory organization test compared to the clinical test of sensory integration and balance in patients with benign paroxysmal positional vertigo. Laryngoscope 2013 Sep;123(9):2276–80. https://doi.org/10.1002/lary.24075. Epub 2013 Apr 1.

Norré ME. Sensory interaction posturography in patients with benign paroxysmal positional vertigo. Clin Otolaryngol Allied Sci 1993 Jun;18(3):226–30. https://doi.org/10.1111/j.1365-2273.1993.tb00836.x.

Nurse MA, Nigg BM: The effect of changes in foot sensation on plantar pressure and muscle activity. Clin Biomech (Bristol, Avon). 2001 Nov;16(9):719-27.

Park C, Yoon H. The effectiveness of core stabilization exercise using ultrasound biofeedback on motor function, balance control, gait speed and activities of daily living in stroke patients. Technol Health Care 2024;32(S1):477–486. https://doi.org/10.3233/THC-248042.

Pinheiro-Araujo CF, Rocha MR, Carvalho GF, Moraes R, Silva DC, Dach F, Bevilaqua-Grossi D. One-year changes in clinical and balance parameters in individuals of different subtypes of migraine. Musculoskelet Sci Pract 2023 Aug:66:102806. https://doi.org/10.1016/j.msksp.2023.102806. Epub 2023 Jun 21.

Reeves ND, Orlando G, Brown SJ. Sensory-Motor Mechanisms Increasing Falls Risk in Diabetic Peripheral Neuropathy. Medicina (Kaunas) 2021 May 8;57(5):457. https://doi.org/10.3390/medicina57050457.

Robert Koch-Institut. Schlaganfall: Prävalenz (ab 18 Jahre). Gesundheitsberichterstattung des Bundes. 2024 [zitiert: 25. Juli 2025] Verfügbar auf https://gbe.rki.de

Rogers MW, Kukulka CG, Brunt D, Cain TD, Hanke TA. The influence of stimulus cue on the initiation of stepping in young and older adults. Arch Phys Med Rehabil. 2001;82:619–624.

Shin KJ, Kang JW, Sung KH, Park SH, Kim SE, Park KM, Ha SY, Kim SE, In Lee B, Park J. Quantitative gait and postural analyses in patients with diabetic polyneuropathy. J Diabetes Complications 2021 Apr;35(4):107857. https://doi.org/10.1016/j.jdiacomp.2021.107857. Epub 2021 Jan 17.

Silsby M, Yiannikas C, Ng K, Kiernan MC, Fung VSC, Vucic S. Posturography as a biomarker of intravenous immunoglobulin efficacy in chronic inflammatory demyelinating polyradiculoneuropathy. Muscle Nerve 2022 Jan;65(1):43–50. https://doi.org/10.1002/mus.27398. Epub 2021 Aug 24.

Sommer C, Geber Ch, Young P, Forst R, Birklein F, Schoser B. Polyneuropathien. Ursachen, Diagnostik und Therapieoptionen. Dtsch Arztebl Int 2018; 115: 83–90; https://doi.org/10.3238/arztebl.2018.0083

Sun T, Lin Y, Huang Y, Pan Y. A preliminary clinical study related to vestibular migraine and cognitive dysfunction. Front Hum Neurosci 2024 Dec 23:18:1512291. https://doi.org/10.3389/fnhum.2024.1512291. eCollection 2024.

Tait P, Graham L, Vitorio R, Watermeyer T, Timm EC, O'Keefe J, Stuart S, Morris R. Neuroimaging and cognitive correlates of postural control in Parkinson's disease: a systematic review. J Neuroeng Rehabil 2025 Feb 8;22(1):24. https://doi.org/10.1186/s12984-024-01539-y.

Toosizadeh N, Mohler J, Armstrong DG, Talal TK, Najafi B. The influence of diabetic peripheral neuropathy on local postural muscle and central sensory feedback balance control. PLoS One 2015 Aug 10;10(8):e0135255. https://doi.org/10.1371/journal.pone.0135255. eCollection 2015.

Tollár J, Nagy F, Kovács N, Hortobágyi T. Two-Year Agility Maintenance Training Slows the Progression of Parkinsonian Symptoms. Med Sci Sports Exerc 2019 Feb;51(2):237–245. https://doi.org/10.1249/MSS.0000000000001793.

Van Criekinge T, Truijen S, Schröder J, Maebe Z, Blanckaert K, van der Waal C, Vink M, Saeys W. The effectiveness of trunk training on trunk control, sitting and standing balance and mobility post-stroke: a systematic review and meta-analysis. Clin Rehabil 2019 Jun;33(6):992–1002. https://doi.org/10.1177/0269215519830159. Epub 2019 Feb 22.

Villar-Martinez MD, Goadsby PJ. Pathophysiology and Therapy of Associated Features of Migraine. Cells 2022 Sep 5;11(17):2767. https://doi.org/10.3390/cells11172767.

Walz ID, Waibel S, Lippi V, Kammermeier S, Gollhofer A, Maurer C. „PNP slows down" – linearly-reduced whole body joint velocities and altered gait patterns in polyneuropathy. Front Hum Neurosci 2023 Sep 13:17:1229440. https://doi.org/10.3389/fnhum.2023.1229440. eCollection 2023.

Yakşi E, Yaşar MF, Türel CA, Balc M. Are static posturography-assisted biofeedback exercises effective in Parkinson's disease? Arq Neuropsiquiatr 2022 Sep;80(9):935–943. https://doi.org/10.1055/s-0042-1755325. Epub 2022 Nov 9.

Yılmaz T, Baran E, Dündar MA. The effect of the Epley maneuver on balance and falls in patients with benign paroxysmal positional vertigo. Eur Arch Otorhinolaryngol 2025 Jul 23. https://doi.org/10.1007/s00405-025-09572-w. Online ahead of print.

Zawadka-Kunikowska M, Zalewski P, Klawe JJ, Pawlak J, Tafil-Klawe M, Kędziora-Kornatowska K, Newton JL. Age-related changes in cognitive function and postural control in Parkinson's disease. Aging Clin Exp Res 2014 Oct;26(5):505–10. https://doi.org/10.1007/s40520-014-0209-z. Epub 2014 Apr 2.

Zawadka-Kunikowska M, Klawe JJ, Tafil-Klawe M, Bejtka M, Rzepiński Ł, Cieślicka M. Cognitive Function and Postural Control Strategies in Relation to Disease Progression in Patients with Parkinson's Disease. Int J Environ Res Public Health 2022 Oct 4;19(19):12694. https://doi.org/10.3390/ijerph191912694.

Zehr EP, Komiyama T, Stein RB: Cutaneous reflexes during human gait: electromyographic and kinematic responses to electrical stimulation. J Neurophysiol 77(6) (1997) 3311–3325

Zorzin L, Carvalho GF, Kreitewolf J, Teggi R, Pinheiro CF, Moreira JR, Dach F, Bevilaqua-Grossi D. Subdiagnosis, but not presence of vestibular symptoms, predicts balance impairment in migraine patients – a cross sectional study. J Headache Pain 2020 May 24;21(1):56. https://doi.org/10.1186/s10194-020-01128-z.

> **Trailer**  Bei **chronischen Schmerzsyndromen** lassen sich ein nozizeptiver, ein neuropathischer, ein neuroplastischer sowie ein Mischphänotyp unterscheiden. Der neuroplastische Phänotyp beruht auf entzündlich bedingten zerebralen Maladaptationen, die die Nozizeption, die Schmerzhemmung und weitere Komponenten der Schmerzverarbeitung einbeziehen. Der unspezifische **chronische Low Back Pain (cLBP)** soll keine sicheren peripheren Ursachen haben und wird als primär zentral bedingte Erkrankung eingeordnet. Maladaptationen in den höchsten Gehirnregionen sind nachweisbar und die Schmerzen interagieren mit den sensomotorischen Abweichungen.
>
> Das **chronisch ausgedehnte Schmerzsyndrom,** eine Erkrankung des myofaszialen Systems, schließt Störungen der höchsten zerebralen Strukturen ein. Chronischer psychischer Stress ist eine Disposition. Da die Sensomotorik nicht ohne Kognition funktioniert und die kognitiven Fähigkeiten und die Emotionen das Verhalten begründen, liegen sensomotorische und psychisch-emotionale Abweichungen vor. Die posturale Instabilität bis hin zur Sturzgefahr sind sensomotorische Funktionsmerkmale der Erkrankung.

## 13.1  Schmerzphänotypen

Chronische Schmerzen bzw. Schmerzsyndrome nehmen deutlich zu. Aufgrund der derzeit noch ungenügenden Aufklärung der zugrunde liegenden Mechanismen sind sie – trotz intensiver Diskussionen und Weiterentwicklungen der Definitionen – weiterhin eine therapeutische Herausforderung.



© Der/die Autor(en), exklusiv lizenziert an Springer-Verlag GmbH, DE, ein Teil von Springer Nature 2026
W. Laube, *Gehen und Gangsicherheit*,
https://doi.org/10.1007/978-3-662-72826-0_13

Chronische Schmerzen können in drei auf den ersten Blick in drei reine Phänotypen und einen kombinierten Phänotyp eingeteilt werden (vgl. IASP 2025/ Terminology):

- Der **nozizeptive Phänotyp** basiert primär auf peripheren Prozessen, infolgedessen mechanische, thermische und/oder chemisch bedingte Afferenzen generiert werden (Entzündungen, chronische relative Ischämie, z. B. Triggerpunkte).
- Der **neuropathische Phänotyp** (aktualisiertes Grading System laut IASP 2025, Finnerup et al. 2016) entsteht durch periphere nervale Schädigungen (z. B. Zustand nach Verletzungen oder Schädigung durch Glykation beim Diabetes; nicht-enzymatische Reaktion, bei der Proteine, Lipide, Nukleinsäuren mit Kohlenhydraten reagieren). Zu beachten ist, dass es auch zentrale Polyneuropathien geben kann.
- Der **noziplastische Phänotyp** (Grading System laut IASP, Kosek et al. 2021) oder **neuroplastische Phänotyp** (klinische Terminologie) bzw. die zentrale Sensibilisierung (Begriff nicht Teil der Definition noziplastischer Schmerz; neurophysiologische Terminologie: zerebrale nozizeptive Signalverstärkung bzw. neuroplastisch bedingte Hypersensitivität, vgl. Treede et al. 2019, Nijs et al. 2021): Diesem Phänotyp liegt eine auf entzündlicher Grundlage basierende Maladaptation des Gehirns zugrunde, die sich durch eine dysfunktionelle Nozizeption und eine defizitäre Schmerzhemmung auszeichnet und variabel ausgeprägt alle Schmerzkomponenten (sensorisch-diskriminativ, kognitiv-bewertend, affektiv-emotional, psycho-motorisch, neuro-vegetativ und neuro-humoral) einbezieht. Die Neuromatrix des Gehirns fungiert als Schmerzmatrix, entsprechend sind die beklagten Schmerzen nicht mehr eindeutig mit peripheren Befunden einer Gewebeschädigung oder einer Entzündung zu erklären (Clauw 2024).
- Der **kombinierte Schmerzphänotyp** ist ein vierter, klinisch äußerst relevanter Phänotyp. Er entsteht durch die Kombination der drei benannten Pathologien.

Das Verständnis chronischer Schmerzen verlagert sich immer mehr zu den zerebralen Mechanismen, also hin zu einer Schmerzerkrankung des Gehirns, bei der

- die aktuell anamnestisch eruierbaren und
- die objektiv diagnostizierbaren „peripheren" Befunde

nicht mit der Klinik übereinstimmen, sondern komplexer zerebraler Natur sind. Das nozizeptive Empfinden, das Verhalten und die periphere Klinik lassen sich dann nicht mehr schlüssig miteinander in Einklang bringen und sind schwer nachvollziehbar.

Auch wenn eine mögliche zentrale Disposition vorliegt, wie es bei der Fibromyalgie (neu laut ICD-11 chronisch ausgedehntes Schmerzsyndrom; MG30.01) diskutiert wird, ist der primäre Trigger der zerebralen noziplastischen Entwicklung dennoch sehr wahrscheinlich ein langfristig generiertes nozizeptives Afferenzmuster aus der Peripherie. Es unterhält und fördert offensichtlich auch weiterhin die neuroplastischen Maladaptationen (Clauw 2024). Während der Pathogenese werden die nozizeptiven Informationen immer mehr von den in den Vordergrund rückenden psychosozialen Faktoren unterstützt und abgelöst. Die interindividuell different ausgeprägte Beteiligung der verschiedenen Schmerzkomponenten, die verschiedenen zerebralen Netzwerke der Schmerzmatrix, machen das klinische Bild vielschichtig und uneinheitlich. Der noziplastische Schmerzphänotyp betrifft sehr viele medizinische Fachgebiete wie die Allgemeinmedizin, Innere Medizin, Orthopädie, Neurologie, Onkologie, Psychiatrie und die Psychologie. Die Akzeptanz noziplastischer Schmerzen, die Erkrankung des Gehirns, erfordert angepasste diagnostische Tools, therapeutische Interventionen nach dem bio-psycho-sozialen Modell und somit zwingend eine interdisziplinäre Arbeit (Ablin 2024).

Die **IASP-Klassifikation chronischer Schmerzen** unterscheidet neu primäre und sekundäre Schmerzsyndrome (Treede et al. 2015), deren Diagnosen in die WHO-ICD-11-Klassifikation der Krankheiten (seit dem 01.01.2022) aufgenommen worden sind. Zu den **chronisch primären Schmerzsyndromen** gehören u. a.

- die Fibromyalgie, nun als chronisches ausgedehntes Schmerzsyndrom (MG30.01; der Begriff Fibromyalgie wird nicht mehr benutzt) bezeichnet, und
- der sogenannte unspezifische chronische Low Back Pain (cLBP), nun im Rahmen chronischer primärer muskuloskelettaler Schmerzsyndrome.

Die **chronisch sekundären Schmerzsyndrome** haben andere Krankheitsentitäten oder Verletzungen zur Grundlage. Hierzu gehören auch muskuloskelettale Schmerzsyndrome bei z. B. Osteoarthrosen, neurologischen Störungen und der rheumatoiden Arthritis.

Die drei auf den verschiedenen Schmerzmechanismen beruhenden „Basistypen" sind nach wie vor eine pathophysiologische und klinische Herausforderung. Die Analyse von insgesamt 200 diagnostischen Methoden in fünf großen Feldern (Klinik, sensorische Tests, Bildgebung, Labortestungen, Fragebögen) zur Diskriminierung dieser Phänotypen bei muskuloskelettalen Schmerzen ergab nur wenige validierte Methoden und die Schlussfolgerung, dass generell Kombinationen von Merkmalen herangezogen werden sollten (Shraim et al. 2021). Wenig später erlangte eine 49-köpfige Expertengruppe (Shraim et al. 2022) einen Konsensus darüber, dass 196 diagnostische Merkmale geeignet sind, chronische muskuloskelettale Schmerzen zu diskriminieren. Davon können 17 ausschließlich dem nozizeptiven, 37 dem neuropathischen und 22 dem noziplastischen Typ zugeordnet werden.

▶ **Wichtig** Die möglichst genaue Zuordnung zu den verschiedenen Schmerzphänotypen bestimmt die therapeutischen Konsequenzen, denn die Ursache, die Chronifizierung und die Schwere erfordern jeweils ein unterschiedliches Schmerzmanagement und einen unterschiedlichen Belastungsaufbau im rahmen der multimodalen Schmerztherapie. Die therapeutische Effektivität ist z. B. beim cLBP vom zugrunde liegenden Schmerzmechanismus, der individuellen Ausprägung, der Persönlichkeit, dem Verhalten und dem sozialen Umfeld des Patienten abhängig (Nijs et al. 2024, Wirth und Schweinhardt 2024). Dies gilt sicher für alle chronischen Schmerzsyndrome, zu denen aufgrund der Integration von Bewegung und Schmerzhemmung Störungen der Sensomotorik gehören (Laube 2020).

Es ist derzeit eine Tatsache, dass chronische Schmerzen und die Behinderung vorrangig im Fokus von Studien stehen, während sensomotorische Funktionen, sowohl die posturalen Regulationen als auch die konditionellen Fähigkeiten, wenig bis kaum beachtet und bearbeitet werden. Entsprechend sind Informationen zum Funktionszustand der sensomotorischen Funktionen bei den untersuchten Personen spärlich bis nicht vorhanden. Dies gilt, obwohl körperliche Aktivität ein wesentlicher Baustein der multimodalen Schmerztherapie ist.

## 13.2 Posturale Regulationen und chronischer Low Back Pain (cLBP)

Die Krankheitslast-Studie BURDEN 2020 (Oktober 2019 bis März 2020, von der Lippe et al. 2021) weist eine Prävalenz chronischer Rückenschmerzen von 15,5 % aus. Die Schmerzintensität wird von 50 % der Personen mit mäßig stark angegeben, Frauen sind deutlich häufiger als Männer betroffen. Alle Altersbereiche sind sehr gut vergleichbar beteiligt. Bei ca. 16 % der Befragten waren in den letzten 12 Monaten alle Wirbelsäulenabschnitte schmerzhaft.

Der cLBP oder früher der unspezifische LBP bestimmt die Morbidität myofaszial-skelettaler Erkrankungen. „Unspezifisch" bedeutete aus der Sicht der Peripherie:

1. Es gibt keine eruierbaren Makroverletzungen.
2. Mikrotraumata sind nicht ableitbar und somit latent unterhalb der „anamnestischen bzw. erkennbaren Schwelle" vorhanden.
3. Funktionsstörungen der Bewegungssegmente, die Mikrotraumata darstellen bzw. begründen, und die veränderten oder defizitären sensomotorischen Verknüpfungen der Bewegungssegmente zur funktionellen Einheit Wirbelsäule werden nicht beachtet, sind klinisch nicht diagnostizierbar oder werden nicht erkannt.

Es bleibt entsprechend der Neubewertung (ICD-11) „nur" die Einordnung in eine primär zentral bedingte Schmerzerkrankung, ein chronisches primäres muskuloskelettales Schmerzsyndrom (MG30.02). Entsprechend stehen bei der Aufklärung der Mechanismen der Chronifizierung und der Aufrechterhaltung des cLBP die zerebralen Strukturen der Schmerzmatrix mit ihrer Neurosignatur im Fokus, und zwar besonders die höchsten, die für die Motivation und die Emotionen verantwortlich sind. Mit den neuesten bildgebenden Techniken lässt sich nachweisen, dass beim cLBP umfangreiche zerebrale Veränderungen und Maladaptationen vorliegen. Es können u. a.

1. anhand der Atrophie der grauen Substanz des dorsolateralen präfrontalen Kortex strukturelle Veränderungen nachgewiesen werden,
2. eine eingeschränkte funktionelle Verknüpfung zwischen den zerebralen Netzwerken der Schmerzverarbeitung gefunden werden und
3. neurochemische Veränderungen belegt werden, die wiederum veränderte und maladaptierte Funktionen der höchsten Hirnareale widerspiegeln (Medrano-Escalada et al. 2022).

▶ **Wichtig** Gegenüber Gesunden können bei Personen mit cLBP Abweichungen im primären somatosensorischen und im motorischen Kortex gefunden werden. Zusammen mit Veränderungen im präfrontalen Kortex, der eine zentrale Rolle bei der Steuerung von Handlungen spielt, begründen diese defizitäre sensomotorische Funktionen und entsprechendes Verhalten.

Im primären somatosensorischen Kortex von cLBP-Patienten zeigen sich in Abhängigkeit von der Chronizität örtliche Reorganisationen der für den Rücken zuständigen Bereiche (Flor et al. 1997). Das Volumen der neokortikalen grauen Substanz ist gegenüber Gesunden um 5–11 % geringer. Dieser Verlust ist abhängig von der Dauer der Schmerzerkrankung, indem pro Jahr ca. 1,3 cm$^3$ graue Masse abgebaut werden. Dieser Abbau entspricht einem vorzeitigen Alterungsfortschritt von 10–20 Jahren. Die Dichte des dorsolateralen präfrontalen Kortex und des Thalamus ist, eng verbunden mit der Schmerzcharakteristik, gemindert (Apkarian et al. 2004). Spätere Ergebnisse eines Reviews (Kregel et al. 2015) weisen in spezifischen Regionen regional unterschiedliche strukturelle Veränderungen der grauen Substanz aus. Das Netzwerk der psychophysischen Ruhesituation („default mode network"), welches bei der Bewältigung von Aufgaben wieder deaktiviert wird, ist gestört. Werden Personen mit cLBP nozizeptiv stimuliert, reagieren die entsprechenden Netzwerke, während in den Regionen für die Schmerzhemmung die Aktivität abnimmt. Veränderungen gegenüber Gesunden liegen bevorzugt in den neuronalen Netzwerken, welche die Emotionen und die kognitiven Leistungen vertreten, und weniger in denen der „direkten" Schmerzverarbeitung vor. Dies weist auf den speziellen Beitrag des emotionalen Zustandes und der kognitiven Verarbeitung für den cLBP hin (Ng et al. 2018). Gegenüber Kontrollpersonen ist die Aktivität in vielen Regionen höherer Nerventätigkeit gesteigert (Gyrus praecentralis und postcentralis, supplementär-motorischer Kortex, Lobus paracentralis [assoziiert mit Gyrus praecentralis und postcentralis], Gyrus cinguli anterior, ACC), und der linke ACC ist voluminöser. Des Weiteren verbrauchen die Inseln, die Amygdala, der Hippocampus und der Thalamus vermehrt und das Ruhenetzwerk weniger Sauerstoff, wenn die Schmerzintensität interventionsabhängig zunimmt. Alle dieser Hirngebiete sind somit Teil der Pathophysiologie des cLBP (Zhang et al. 2019). Die komplexen Abweichungen der funktionellen Konnektivität zwischen dem medialen präfrontalen/rostralen anterioren Inselkortex, welche die Schlüsselstrukturen im abnormal funktionierenden neuronalen Netzwerk des cLBP-Patienten sind, und Anteilen des Ruhenetzwerkes, dem sensomotorischen, dem Salience (Erkennen und Filterung bedeutsamer Reize; Integration sensorischer, emotionaler und kognitiver Informationen) und dem zentralen Exekutivnetzwerk (kognitive Leistungen, Arbeitsgedächtnis, Problemlösen, Entscheidungen) korrelieren mit

- der Dauer der Schmerzen,
- der Schwere und
- der Schmerzinterferenz.

Anhand der Konnektivität des Ruhenetzwerkes können mit hoher Validität Gesunde von cLBP-Personen getrennt werden (Tu et al. 2019).

Neurochemische Veränderungen finden sich in zahlreichen Gehirnregionen höherer Funktionen, darunter im dorsolateralen präfrontalen Kortex, im anterioren Gyrus cinguli, im primären motorischen und somatosensorischen Kortex, in der vorderen Insel sowie im Thalamus (Zhao et al. 2016). Mit der reduzierten Aktivität des präfrontalen Kortex und des anterioren cingulären Kortex (Entscheidungen, Lernen, Sozialverhalten, Emotionen, Stimmung, Aufmerksamkeit), die beide Anteile des absteigenden inhibitorischen nozizeptiven Systems sind, sowie des Nucleus accumbens (Striatum, Schnittstelle Basalganglien und limbischem System), der eine Kernstruktur des Belohnungssystems bildet und zum Dopaminsystem gehört, sind die obersten Ausgangsstrukturen u. a. des hemmenden Einflusses auf untergeordnete Gebiete betroffen (Konno und Sekiguchi 2018) und damit auch die endogene Schmerzhemmung. Das Gehirn der Patienten reagiert auf nozizeptive Reize intensiver, aversiver und empfindlicher, wobei keine Reaktion der somatosensorischen Kortexe gefunden werden konnten (Kobayashi et al. 2009). Später belegen Matsuo et al. (2017) auf die gleiche Art der mechanischen Stimulation, dass eine abgeschwächte Reaktivität auf Schmerzen im vorderen cingulären Kortex und dem dorsolateralen präfrontalen Kortex besteht, die bekannte Gehirnareale für affektive Reaktionen und die Top-Down-Regulation von Schmerzen sind. Diese Dysfunktionen sind Elemente der Chronifizierung.

> **Wichtig** In das Krankheitsgeschehen des cLBP sind die höchsten Hirngebiete integriert, die gemeinsam die bewertend-kognitive, die affektiv-emotionale und die sensorisch-diskriminative Komponente von Schmerzen vertreten. Der cLBP ist eine Schmerzerkrankung des Gehirns und das Therapieinventar muss in direkter Kombination unmittelbar physische Aktivitäten und psychologische Interventionen vereinen und auf positive „Belohnungen des Gehirns" ausgerichtet sein. Dazu gehört auch die Wirkung des sozialen Umfeldes.

Bereits früh wurde gezeigt, dass auch der cLBP anhand von Symptomgruppen den drei Schmerzphänotypen zugeordnet werden kann, wobei aber die Validität für chronische muskuloskelettale Schmerzen noch zu klären war (Smart et al. 2011). Zumindest beschreibt die Klassifizierung nach dem nozizeptiven (n = 256, 44,0 ± 14.5 Jahre), neuropathischen (n = 102, 44,0 ± 13,1 Jahre) oder zentral sensibilisierten Phänotyp (n = 106, 43,0 ± 12,3 Jahre; 23 % der Gesamtpopulation) die Tatsache, dass anhand der Merkmale Intensität der Schmerzen, Lebensqualität, cLBP-abhängige Behinderung, Depressivität und Angst der Gesundheitszustand systematisch schlechter wird (Smart et al. 2012).

Für den cLBP ist es ein Charakteristikum, dass die differenten Schmerzphänotypen überlappen und somit in der Regel Mischtypen vorherrschen (Knezevic et al. 2021). So liegt bei vielen Personen mit einem cLBP eine zentrale Sensibilisierung, ein noziplastischer zerebraler Funktionszustand vor, wie dass Shraim et al. (2024) beispielhaft für den primären sensomotorischen Kortex nachgewiesen haben. Die Ursache ist die Neuroinflammation, die die Maladaptationen entstehen lässt, aufrechterhält und fortentwickelt, solange die Ursachen wirksam sind. Eine Neuroinflammation ist der Prozess im Nervengewebe, der als „low grade inflammation" im gesamten Organismus vorliegt. Die vom Immunsystem generierten peripheren und zentralen Entzündungsprozesse werden durch aktivierte Gliazellen (u. a. Mikroglia: Immunzellen des Gehirns, Astrozyten: u. a. Ernährung der Neuronen) vertreten. Sie produzieren die proinflammatorischen Signalstoffe, die zugleich Neuromodulatoren der synaptischen Plastizität sind. Das Resultat ist der noziplastische Schmerzphänotyp mit Hyperalgesie bis hin zur Allodynie, ein Schmerzgeschehen in vielen Körperregionen und eine benachteiligte Kognition (Ji et al. 2018, Lacagnina et al. 2021, Biltz et al. 2022, Smith 2023).

▶ **Wichtig** Ein wesentliches pathophysiologisches Element des cLBP ist eine chronische Entzündung in den höchsten Kortexstrukturen des sensomotorischen Systems und des Verhaltens, sodass sowohl koordinative als auch konditionelle Defizite und das inadäquate Verhalten immanente Bestandteile der Erkrankung sind.

Die Entzündungsprozesse in den zentralen primären sensomotorischen Strukturen, die auch in den Netzwerken des präfrontalen Kortex und den limbischen Strukturen anzunehmen sind, sorgen

- zum einen für die chronischen nozizeptiven und/oder noziplastischen Schmerzen mit der unterschiedlich ausgeprägten Einbindung der verschiedenen Schmerzkomponenten und äußern sich
- zum anderen in Veränderungen und Störungen der Sensomotorik und hier insbesondere den posturalen Regulationen.

▶ **Wichtig** Die Abweichungen in der Sensomotorik müssen zugleich als Disposition und Realisationsfaktor für das Fortbestehen und die Fortentwicklung der muskuloskelettalen Störungen und gemeinsam mit psychosozialen Faktoren für die Fortentwicklung des chronischen Krankheitsbildes angesehen werden.

Die Schmerzen interagieren mit den sensomotorischen Abweichungen:

- Einerseits bedeutet eine pharmakologisch bedingte Reduktion der Schmerzen von VAS 4,3 ± 2,5 auf 1,6 ± 1,9 (p < 0,001) fünf Tage nach einer Injektionstherapie eine signifikante Verbesserung des Stabilitätsindex um 21,6 % von 3,7 ± 1,7° auf 2,9 ± 1,4° (p = 0,019; Palm et al. 2016).
- Andererseits sorgen ein sensomotorisch koordinatives (Posturomed) und ein eher kraftorientiertes Training (Galileo) im rahmen der multimodalen Schmerztherapie für eine Senkung der schmerzbedingten Beeinträchtigungen, bevorzugt im vestibulären Teilsystem der posturalen Stabilität (Rüger et al. 2023).
- Des Weiteren mindert ein auf die Körperhaltung ausgerichtetes Pilatestraining für den Körperstamm die Schmerzen und fördert das Gleichgewichtsverhalten (Patti et al. 2016),
- während ein kombiniertes Programm aus Wissensvermittlung über die Schmerzen („pain neuroscience education") und sensomotorisches Lernen zur Förderung der Funktion der autochtonen Muskulatur („motor control exercises") effektiv die schmerzbedingte Behinderung reduziert und die statische und dynamische Balance begünstigt (Gorji et al. 2022).

▶ **Wichtig** Schmerzen beeinträchtigen die Sensomotorik der Körperhaltung und der Bewegungen. Trainingswirksame physische Aktivitäten haben einen multiplen Effekt, indem die Schmerzen gesenkt werden, die posturale Kontrolle verbessert und die Beeinträchtigungen abgebaut werden. Mit der Verbesserung der posturalen Kontrolle, der Bewegungsqualität, darf eine Reduzierung funktionsbedingter Fehlbelastungen angenommen werden.

Der cLBP lässt beim **Sitzen** mit geschlossenen Augen und beim Stehen mit visueller Kontrolle den Rumpf mehr schwanken. Mit der Posturografie während des Sitzens kann sensitiv die Qualität der Rumpfkontrolle charakterisiert werden (Lee und Liang 2023).

Ein Review mit Metaanalyse (Alshehri et al. 2024) zeigt, dass die posturale Kontrolle des Sitzens auf instabilen Unterlagen bei Personen mit cLBP gemindert ist. Die Autoren geben dafür drei wesentliche Hauptergebnisse an:

1. Die Rumpfkontrolle ist grundsätzlich verschlechtert.
2. Die Verschlechterung der Rumpfkontrolle wird ohne visuelle Kontrolle deutlich stärker.
3. Die Verschlechterung der Rumpfkontrolle wird zusätzlich durch die Altersinvolution und eine Adipositas verstärkt.

▶ **Wichtig** Diese Ergebnisse werfen die Frage auf, ob instabile Bürostühle für Personen mit cLBP eher als kontraproduktiv bewertet werden müssen und ob ein therapeutisches koordinatives und konditionelles Training des Körperstamms effektiver sein dürfte. Zudem sollten häufige zwischenzeitliche physische Belastungen die Sitzperioden unterbrechen.

Ein Review, in welchem neun Studien verarbeitet worden sind (Berenshteyn et al. 2019) belegt, dass bei Personen mit einem cLBP, der bereits seit mindestens drei Monaten besteht, die **Balance während des Stehens** instabiler ist – auch wenn die Ergebnisse der einbezogenen Studien, die genutzten Merkmale der Balance und die Prüfverfahren mangels Standardisierung sehr uneinheitlich sind.

Es ist gut bekannt, dass sehr **langes Stehen** zu Schmerzen im unteren Rücken führen kann, was die Prävalenz eines cLBP bei Personen in Berufen mit lang andauerndem Stehen und nur geringen Gehstrecken mitbegründet. Die schmerzhaften Reaktionen im unteren Rücken infolge der Provokation „langes Stehen" (>45 min) und die körperlichen und funktionellen Eigenschaften dieser Personen werden als „ein präklinisches Stadium" des cLBP angesehen. Ein systematisches Review (Khoshroo et al. 2023, 52 Artikel mit 1070 Personen: 528 pain developers, 542 „non-pain developers") mit Metaanalyse (Daten aus 33 Artikeln) beschäftigt sich mit der Frage „Stehen und LBP". Personen, die durch langes Stehen Schmerzen entwickeln, unterscheiden sich in vielen Merkmalen von denen, die schmerzfrei bleiben.

Das Bewegungsmuster der aktiven Abduktion des Hüftgelenks weist zwischen der Bewegung rechts und links eine Asymmetrie in der Bewegung der Lenden-Beckenregion auf. Dieser koordinative Unterschied kann mit der Schmerzintensität während des Stehens in Verbindung gebracht werden und diese Personen haben eine deutlich größere Wahrscheinlichkeit, einen cLBP auszubilden. Fewster et al. (2020) untersuchten die Entwicklung von unteren Rückenschmerzen bei langem Stehen. Bei Personen (n = 32, 18 Männer, 14 Frauen, Alter nicht angegeben), bei denen bisher kein signifikant aufgetretener und behandlungsbedürftiger LBP in der Anamnese vorlag, analysierten sie vor und nach einer 2-stündigen Phase des Stehens die statische Stabilität („sample entropy": Analyse der CoP-Zeitreihensignale zur Bewertung von Funktionszuständen). Die Personen wurden anschließend in jene unterteilt, die nach der 2-stündigen Provokation Schmerzen entwickelten („pain developers", n = 13), und solche, die schmerzfrei blieben („non-pain developers", n = 18). Beide Gruppen wiesen nach der Provokation eine größere Regularität der Regulation des CoP auf, die aber bei den Personen ohne Schmerzen um 21 % geringer ausgeprägt waren.

In der Literatur wird die gesteigerte Regularität der Gleichgewichtsregulation einem verminderten Automatismus der posturalen Kontrolle beim Stehen zugeschrieben, da für das Stehen implizit mehr Aufmerksamkeit aufgewendet werden muss (Donker et al. 2007, Roerdink et al. 2011). Während des Stehens haben cLBP-Patienten eine größere Schwankungsamplitude, was offensichtlich auf dem erhöhten Aufwand für die Kontrolle der Haltung beruht bzw. erhöhten Aufwand erfordert. Bevorzugt bei größeren Anforderungen an die Haltungskontrolle fällt die Häufigkeit der Schwankungen auf, während kompensatorisch die Regelmäßigkeit ansteigt (Mazaheri et al. 2014). Ein cLBP sorgt unabhängig von der Schmerzintensität für eingeschränkte Limits der Stabilität bei der Neigung des Körpers nach vorn. Dagegen ist das Limit beim Neigen nach rückwärts nur bei höheren Intensitäten der Schmerzen und ohne visuelle Kontrolle verringert (Sipko und Kuczyński 2013).

▶ **Wichtig** Beim cLBP ist offensichtlich die implizite kognitive Kontrolle der posturalen Regulationen als Bestandteil der Willkürsensomotorik durch die höchsten Kortexareale gesteigert. Das heißt, das Gleichgewichtsverhalten ist nicht bewusst und somit nicht durch eine herbeigeführte Entscheidung verändert. Das fehlende Bewusstwerden der sensomotorischen Veränderungen ist eine therapeutische Herausforderung, denn nur eine gezielte Diagnostik kann sie aufdecken und für die Person bemerkbar und dann auch therapierbar gemacht werden.

Patienten mit cLBP nutzen implizit eine veränderte sensomotorische Strategie und Top-Down-Kontrolle für die Regulation der Haltung während des Stehens (della Volpe et al. 2006, Popa et al. 2007, Meier et al. 2019). Des Weiteren konnten Massé-Alarie et al. (2024) anhand elektrophysiologischer Untersuchungen (transkranielle Magnetstimulation: motorisch-evozierte Potentiale, EMG über M. multifidus lumbalis, elektrische Reizung der Haut, von Muskelkontraktionen) eine veränderte sensomotorische Verarbeitung und Integration von Informationen aus dem Lendenwirbelsäulen-Beckenbereich zeigen. Eine Konditionierung afferenter Informationen aus diesem Bereich steigert beim cLBP die kortiko-spinale Aktivierung des lumbalen M. multifidus, aber nicht bei gesunden Personen. Unabhängig von der Art der Stimulation (nicht schmerzhaft: Hautreizung an der sensorischen Schwelle, schmerzhaft: Reizung bis VAS 3/10, Muskelstimulation $L_4/L_5$) ist bei Personen mit cLBP die kortiko-spinale Erregbarkeit für 60–100 ms gegenüber den gesunden Menschen gesteigert.

▶ **Wichtig** Die Peripherie liefert ein mit dem Körperschema nicht mehr übereinstimmendes Afferenzmuster. Bedingt durch die komplexen strukturellen und funktionellen Veränderungen im Gehirn (vgl. weiter oben) unterliegen die veränderten sensorischen Informationen zusätzlich einer nachteilig veränderten sensorischen Integration, die auf die Stabilität der Gleichgewichtsregulation bzw. sehr wahrscheinlich der posturalen Regulation aller Bewegungsausführungen ausgerichtet ist. So sind die qualitativ verringerte willkürliche Kontrolle der Körperpositionierung und der Bewegung, eine verzögerte Initiierung von Bewegungen und eine eingeschränkte sensomotorische Adaptationsfähigkeit beim unvorbereiteten Wechsel von Untergründen offensichtlich typische sensomotorische Merkmale des cLBP.

Patienten (cLBP n = 32, 40,5 ± 12,3 Jahre, BMI 24,7 ± 4,2 kg/m², VAS 5,0 ± 2,2 cm, Oswestry Disability Index 28,7 ± 14,9 = moderate Behinderung; gesund n = 32) weisen geringere Gleichgewichtsscores beim Sensorischen Organisationstest (SOT, 6 Testsituationen: fixierter fester Untergrund mit und ohne visuelle Kontrolle, schwankungsbedingte visuelle Kontrolle, schwankender Untergrund nach vorn mit und ohne visuelle Kontrolle, Kombination schwankender Untergrund schwankungsbedingte visuelle Kontrolle) auf. Die Reaktionszeiten sind länger, die kompensatorische

Bewegungsgeschwindigkeit ist geringer und die Richtungskontrolle der Bewegung ist vermindert (Ayhan et al. 2016).

Funktionelle Störungen der dynamischen **posturalen Kontrolle infolge eines Wechsels zu instabilen Bodenverhältnissen** sind bei Personen mit einem cLBP und einem Schmerzniveau von VAS > 2 sicher vorzufinden (Cheng et al. 2023), weil die degenerativen Veränderungen das somatosensible und das nozizeptive Afferenzmuster bestimmen und nach einer Schmerzperiode von 3–6 Monaten von einer neuroplastischen Entwicklung im Sinn einer chronischen Schmerzerkrankung ausgegangen werden kann. Gleichfalls haben Nogueira et al. (2020) belegt, dass die posturale Kontrolle bei Personen mit einem chronisch unspezifischen oder auch spezifischen LBP (n= 32, 44 ± 9 Jahre, VAS 4,2 ± 2,3 cm, BMI 27,6 ± 5,4 kg/m$^2$) gegenüber klinisch Gesunden (n = 33, 40 ± 9,2 Jahre, BMI 25,8 ± 4,6 kg/m$^2$) deutlich reduziert ist. Mit und ohne visuelle Kontrolle unterscheiden sich beide Gruppen anhand der Schwankungsauslenkung und -fläche. Personen mit Schmerzen diskriminieren sich unter visueller Kontrolle anhand der Schwankungsauslenkung und die Gesunden anhand der anteriorposterioren Auslenkungsgeschwindigkeit. Ohne visuelle Kontrolle trennen die mediolaterale Auslenkung und die Schwankungsfläche die Gruppen. Die gegenüber klinisch Gesunden eingeschränkte posturale Stabilität kann verschiedenen Ursachen zugeschrieben werden. Zu diesen gehören u. a. eine abweichende sensomotorische Strategie mit Minderung des Stabilitätslimits, indem die posturalen Reaktionen sowohl hinsichtlich der Amplitude als auch hinsichtlich des verzögerten Timings abweichen (Henry et al. 2006). Der cLBP sorgt wahrscheinlich für intensivere muskuläre Aktivierungen bei der statischen Stabilisierung des Rumpfes („ramp effort test"), wenn davon ausgegangen werden kann, dass die maximal möglichen Werte geringer ausfallen. Das besagt: Die Muskelaktivierungen steigen schneller zum individuellen Maximum an. Vor einer Gleichgewichtsstörung („perturbation test") sind die Voraktivierungen der dorsalen Körperstammmuskulatur zur Stabilisierung des Rumpfes größer, während die Wahrscheinlichkeit entsprechender muskulärer Reaktionen gegenüber Gesunden nicht abweicht (Stokes et al. 2006). Die Fähigkeit zur antizipatorischen Anpassung der posturalen Regulationen im Bewegungsvollzug ist durch eine eingeschränkte Variabilität der muskulären Aktivierungen eingeschränkt (LBP: 39 ± 6 Jahre, BMI 25 ± 1 kg/m$^2$, VAS 1,8 ± 0,9 cm; gesund: 35 ± 5 Jahre, 23 ± 3 kg/m$^2$; Jacobs et al. 2009). Der Trainingszustand bzw. das physische Aktivitätsniveau beeinflusst sicher direkt neben der zu erwartenden Kraftfähigkeit der Muskulatur des Hüftgelenks auch die posturalen Regulationen, wobei Unterschiede bevorzugt mit dem Einbeinstand ohne visuelle Kontrolle aufgedeckt werden. Die statische (Balance Master Force Platform) und die dynamische posturale Funktion (Y-Balance-Test) sind sicher von der physischen Aktivität abhängig und bei Personen mit cLBP insbesondere im dynamischen Test in allen Ausführungsrichtungen ausgeprägter zu erkennen. Bei den Gesunden ist vor allem die posto-laterale Richtung eine Herausforderung (Alsufiany et al. 2020).

Des Weiteren führen die chronischen lumbalen Schmerzen zu einer Veränderung der sensomotorischen Koordination. So rekrutieren beispielsweise Frauen mit cLBP bei einer asymmetrischen Bewegung der unteren Extremität (aus dem doppeltseitigen Kniestand eine Extremität nach vorn bewegen) sehr intensiv den M. erector spinae, wogegen schmerzfreie Frauen diese Bewegungsaufgabe bevorzugt durch die Aktivierung der Hüftmuskulatur (M. gluteus medius) und der abdominalen Muskulatur (M. obliquus internus abdominis) ausführen (Santos et al. 2013). Veränderte Rekrutierungsmuster der Rumpfmuskulatur und eine verzögerte posturale Feedforward-Regulation sind belegt. Bei insbesondere schnellen Armbewegungen gibt es bei cLBP-Schmerzpatienten eine unzureichende bis nicht vorhandene frühe Aktivierung des M. transversus abdominis und des M. obliquus internus zur effektiven antizipatorischen Stabilisierung des Körperstamms, wie es bei Gesunden der Fall ist (Hodges und Richardson 1999). Mit der Steigerung der Komplexität einer schnellen Armbewegung bleibt bei Gesunden die Reaktionszeit des M. transversus abdominis konstant, während sie bei Personen mit Schmerzen zunimmt. Der cLBP geht mit einer veränderten posturalen Feedforward-Regulation einher (Hodges 2001).

> **Wichtig** Die nozizeptiven Informationen und die pathophysiologischen Reorganisationen im Gehirn verantworten direkt und indirekt die sensomotorischen Abweichungen vom „normalen" Bewegungsverhalten, die wiederum im Sinn eines Circulus vitiosus zur Aufrechterhaltung und zum Fortschreiten der Erkrankung beitragen. Hierbei spielen sehr wahrscheinlich die veränderten bzw. gestörten antizipatorischen posturalen Regulationen eine wesentliche Rolle für die Entwicklung und Aufrechterhaltung der Chronifizierung.

## 13.3  Posturale Regulationen und chronisches ausgedehntes Schmerzsyndrom (cASS)

Das chronische ausgedehnte Schmerzsyndrom (cASS), oder früher die Fibromyalgie, ist eine nahezu generalisierte schmerzhafte Erkrankung des myofaszialen Systems, deren Ursache bisher nicht ausreichend aufgeklärt ist. Im engen Sinn sind es „Muskelfaserschmerzen", aber die Klinik geht weit darüber hinaus, weil Schlafstörungen, ein psychisches und physisches Fatigue-Syndrom, Angst und eine depressive Stimmung bis hin zur Depression bei vielen Erkrankten dazugehören. Ein wesentlicher fördernder und auslösender Faktor scheinen chronischer psychischer Stress oder auch intensive psychische Belastungssituationen zu sein. Chronische physische Inaktivität und Stoffwechselerkrankungen wie die Adipositas gehören jedoch ebenfalls zu den Risikofaktoren. Der psychische Stress als ein offensichtlich gravierender Faktor spricht für die Möglichkeit einer zerebralen Disposition, da Stress eine gesteigerte Vulnerabilität für die Entwicklung von Maladaptationen begünstigt und/oder die Ressourcen der Resilienz vermindert sind und chronisch überschritten werden. Die Klassifikation als eine chronische primäre Schmerzerkrankung im ICD-11 (MG30.01) entspricht pathophysiologisch wie auch beim cLBP dem noziplastischen Schmerzphänotyp. Somit sind auch beim ausgedehnten Schmerzsyndrom sensomotorische Veränderungen und Defizite der Regulation der Körperhaltung und des Gleichgewichts, der posturalen Regulationen, zu erwarten. Da Sensomotorik nicht ohne Kognition funktioniert und die kognitiven Fähigkeiten und die Emotionen wiederum das Verhalten begründen, liegen in logischer Konsequenz sensomotorisch und psychisch-emotionale Abweichungen vor. Die posturale Instabilität bis hin zur Sturzgefahr sind sensomotorische Funktionsmerkmale der Erkrankung.

Jones et al. (2011) finden bei 25 Personen mit cASS (50,8 ± 7,7 Jahre, gesund: n = 27, 46,5 ± 10,9 Jahre) eine erheblich gesteigerte Anzahl von Stürzen in den letzten sechs Monaten (einmal: 72 % gegen 11 %, >3-mal: 60 % der Patienten). Der Gesamt-Score des SOT ist signifikant ungünstiger, weil mit Ausnahme des Stehens mit visueller Kontrolle alle weiteren Testaufgaben deutlich schlechter bewältigt werden. Die Ergebnisrelationen zwischen den Testbedingungen mit den bevorzugten Anforderungen des vestibulären, visuellen und somatosensorischen Systems, weisen durchgängig auf Beeinträchtigungen hin. Es gibt aber bei den Patienten wie den Gesunden keine Präferenz für ein bestimmtes sensorisches Teilsystem für die Haltungsstabilität. Das subjektive Vertrauen in das Gleichgewichtsverhalten ist gleichfalls reduziert (Activity-Specific Balance Confidence Questionnaire: 81,2±19,5 vs. 98,5±2,5, p <0,001). Vorhersagen zur Kontrollfähigkeit der Balance ergaben sich jeweils mit hohen statistischen Sicherheiten aus den Faktoren visuell-räumliches Gedächtnis, verbales Gedächtnis, BMI und dem Score des Fragebogens zur körperlichen Beeinträchtigung (Fibromyalgia Impact Questionnaire Revised). Auch Akkaya et al. (2013) finden bei cASS-Patienten (n = 48, 35,9 ± 10,1 Jahre, BMI 27,8 ± 4,5 kg/m$^2$, gesund: n = 32, 33,2 ± 7,9 Jahre, BMI 25,8 ± 5,3 kg/m$^2$) eine sicher gesteigerte Häufigkeit von Stürzen in den letzten sechs Monaten und entsprechend ein erhöhtes Sturzrisiko und einen verminderten Stabilitätsindex (Tetrax-System). Die Schlafqualität (Sleep Quality Numeric Rating Scale; Pittsburgh Sleep Quality Index) ist signifikant schlechter und sie steht mit dem Sturzrisiko und dem Subscore Fatigue des Fibromyalgia Impact Questionnaire (körperliche Funktionsfähigkeit, Arbeitsstatus, Depression, Angst, Schlaf, Schmerzen, Steifheit, Müdigkeit, Wohlbefinden) in Verbindung.

▶ **Wichtig** Das Gleichgewichtsverhalten ist offensichtlich erheblich von der Gedächtnisleistung abhängig, die ein wesentliches Element der Integration von sensorischen Informationen, motorischen Konsequenzen und wiederum den bewegungsbedingten sensorischen Ergebnissen, der Vernetzung der Kortexstrukturen sowie der möglichen Geschwindigkeit und Präzision der kognitiven Verarbeitung ist. Entsprechend haben auch die Schlafqualität und die Ermüdung, die wesentliche Faktoren der Funktions- und Leistungsfähigkeit der höchsten Gehirnbereiche (u. a. Aufmerksamkeit, Konzentrations-, Informationsverarbeitungsfähigkeit, Reaktionszeiten) sind, einen gravierenden Einfluss auf die Stabilität der sensomotorischen Regulationen. Gleichgewicht ist also eine höchst komplexe Leistung des Gehirns, für die kognitive Ressourcen erforderlich sind.

Die somatosensorische Funktionsfähigkeit für das Gleichgewicht und die Beeinträchtigungen des täglichen Lebens (FIM: funktioneller Index der Selbstständigkeit) sind bei Personen mit cASS (Frauen, n = 20, 48 ± 6 Jahre, BMI 24,2 ± 1,5 kg/m$^2$, gesund: n = 20, 47 ± 6 Jahre, BMI 23,8 ± 1,3 kg/m$^2$) eng miteinander vergesellschaftet, wobei in der Untersuchung von Pérez-de-Heredia-Torres et al. (2017) unter den Ergebnissen des SOT bevorzugt der Score für das vestibuläre System daran beteiligt ist. Defizite der posturalen Regulationen im sensorischen Organisationstest mindern die funktionelle Unabhängigkeit im Alltag. Erkrankte Frauen (n = 29, 48,3 ± 6,9 Jahre, BMI 26,3 ± 2,7 kg/m$^2$, gesund: n = 20, 48,9 ± 6,8 Jahre, BMI 27,4 ± 3,3 kg/m$^2$; Trevisan et al. 2017) sind im bipedalen und im Tandemstand beidseits ohne und mit visueller Kontrolle signifikant instabiler (p <0,05), wobei die Instabilität ohne das Sehen besonders eingeschränkt ist. Die VAS für die Schmerzen und die Ermüdung und die Fragebögen Beck Depression Inventory, Beck Anxiety Inventory, Pittsburgh Sleep Quality Index und Fibromyalgia Impact Questionnaire weisen durchgängig schlechtere Ergebnisse aus (jeweils p <0,05).

▶ **Wichtig** Generell ist die Instabilität des Gleichgewichtsverhaltens mit der Ermüdung, der Depressivität bzw. einer Depression, der Schlafqualität und der physischen Funktionsfähigkeit verbunden, wobei dies sicher nicht allein der Schmerzsituation geschuldet ist, sondern den damit einhergehenden generellen Veränderungen in allen Bereichen des Gehirns. Dies muss als typisch für noziplastische Schmerzsyndrome angesehen werden: Es ist das Gehirn, das erkrankt ist.

Sarihan et al. (2021) bestätigen gegenüber Gesunden (Frauen, n = 50, Alter: Median 35 Jahre, Min.–Max. 27–40 Jahre; krank: n = 50, Alter: Median 30 Jahre, Min.–Max. 23–40 Jahre) eine signifikant größere Anzahl von Stürzen in den letzten 12 Monaten vor der Untersuchung und auf Basis der statischen Posturografie einen gesteigerten Index des Sturzrisikos (Tetrax-System) sowie deutlich schlechtere Ergebnisse der dynamischen Balance beim Berg-Balance-Test (Prüfung des Gleichgewichtsverhaltens mittels 14 Teiltests). Das Sturzrisiko ist ebenfalls erhöht, wenn keine medikamentöse Behandlung stattfindet, obwohl sich unter diesen Bedingungen der Balancescore nicht von den Gesunden unterscheidet. Es gibt Hinweise dafür, dass bei den Patienten das Sturzrisiko zusätzlich eine soziale Komponente hat, weil eine Relation mit den Ergebnissen der Subskala „soziale Isolation" des Nottingham Health Profile hergestellt werden kann. Das Limit der Stabilität, der Bewegungsbereich, die Veränderung der räumlichen Position während des Stehens, ohne die Körperhaltung und die Unterstützungsfläche zu verändern, ist bei einem cASS auch ohne orthopädische Befunde an der Halswirbelsäule (keine Radikulopathie, Bandscheibendegeneration; n = 100, 59,5 ± 7,7 Jahre, gesund: n = 100, 58,3 ± 4,2 Jahre) eingeschränkt. Der Bewegungsbereich ist kleiner, die Reaktionszeiten sind verlängert und die Richtungskontrolle ist gemindert. Die Funktion der asymptomatischen Halswirbelsäule (HWS) ist eingeschränkt. Der zervikale Positionierungsfehler ist vergrößert (p <0,001) und er korreliert moderat bis hoch mit der Reaktionszeit bei der dynamischen Posturografie (p <0,001, r = 0,56–0,64), dem maximalen Bewegungsausmaß (p <0,001, r = −0,71 bis −0,74) und der Richtungskontrolle (p <0,001, r = −0,66 bis –0,68). Diese Ergebnisse sind durch die Kinesiophobie (Tampa Scale of Kinesiophobia) vermittelt (Alshahrani und Reddy 2023). Neben der Angst vor Bewegungen sind für die qualitativ eingeschränkte sensomotorische Koordination der HWS-Positionierung weitere Faktoren wirksam. Dazu gehören, dass bei einem cASS offensichtlich höhere antizipatorisch bedingte Muskelaktivitäten (z. B. M. trapezius) und geringere Zeiten der kontraktilen Muskelentspannung während kognitiver Beanspruchungen (Rechenaufgaben) und Ruhephasen vorhanden sind. Die Schmerzen und der subjektiv erlebte Stress sind größer, die Entspannungsfähigkeit und die maximal mögliche Muskelaktivierung sind geringer (Zetterman et al. 2021). Es bestehen sensomotorische Koordinationsstörungen, worunter die Bewegungsqualität und Präzision leiden. Zu diesen funktionellen Defiziten gehören konditionelle Muskelschwächen. Mit moderaten bis zu hohen Effektgrößen sind die willkürliche Aktivierungsfähigkeit der Muskulatur und in logischer Folge die Kraftfähigkeiten und die Muskelmasse geringer, während die Ermüdbarkeit zunimmt. Diese Dekonditionierung des sensomotorischen Systems verläuft parallel zu der des Logistiksystems (aerobe Kapazität). Betroffene Personen haben eine überhöhte Anstrengungsempfindung und die Belastungstoleranz ist gering (Zambolin et al. 2022).

▶ **Wichtig** Die Defizite der Gleichgewichtsregulation bei einem cASS sind das Ergebnis sensomotorischer Funktionsstörungen auf der Grundlage der noziplastischen Struktur- und Funktionsveränderungen im Gehirn, wobei sich die Schmerzen, die nachteiligen kognitiv-emotionalen Konsequenzen und die Toleranzen gegenüber physischen und mentalen Belastungen gegenseitig negativ beeinflussen. Ein weiterer Faktor ist die sekundäre generalisierte Dekonditionierung.

## 13.4 Physische Aktivität, Training: essenzielles Element der Schmerztherapie

▶ **Wichtig** Die sensomotorischen Veränderungen und Störungen sowie das Verhalten als Ergebnis der integralen Funktion des Gehirns bei den chronischen Schmerzsyndromen cLBP und cASS können als Prototypen für alle Schmerzsyndrome mit unterschiedlicher Ursache angesehen werden. Dies gilt generell auch für alle chronisch degenerativen Erkrankungen ohne oder mit nozizeptiven, neuropathischen und neuroplastischen Schmerzen. Somit ist auch das Training ein essenzielles Element der Therapieziele und Programme.

Da bei Gesunden eine trainingswirksame physische Aktivität und die Schmerzhemmung eine physiologische Einheit bilden (Laube 2020), gilt generell auch für alle chronischen Schmerzsyndrome (cLBP, CaSS, rheumatiode Artritis, primäre Arthrosen, Neuropathien), dass unabhängig von der Ursache (autoimmunologisch, chronisch entzündlich) Training eine moderate bis deutliche Reduktion der Schmerzen verursacht, die Behinderung mindert und die physischen Funktionen verbessert (Ninneman et al. 2024). Bei allen Körperhaltungen und Bewegungen sind die posturalen Regulationen für das Gleichgewicht integriert, sodass ein Training vielseitiger Bewegungsformen diese Funktion verbessert und eine vorliegende Instabilität und Sturzgefahr behandelt wird. Unterstützungen durch Hilfsmittel wie Schuhe, Einlagen und Orthesen sind weitere therapeutische Elemente für die Herstellung und Sicherung der Belastbarkeit durch die Beeinflussung der Biomechanik und der resultierenden sensomotorischen Konsequenzen.

Training hat beim Menschen wie im Tiermodell eine analgetische Wirkung. Es werden die Interaktionen zwischen der Schmerzhemmung und dem Immunsystem angesprochen, was sich antientzündlich auswirkt und analgetische endogene Mediatoren aktiviert. Physische Aktivität reguliert offensichtlich u. a. die Funktionen der Glia-Zellen, die an der Entstehung und Aufrechterhaltung von chronischen Schmerzen beteiligt sind (Hanani 2025). Training muss inzwischen als die nachhaltig wirksame Medizin angesehen werden (Pedersen und Saltin 2015, Laube 2020, 2021, 2022, 2023, Vaegter et al. 2024). Physische Aktivität ist darüber hinaus eine wesentliche Komponente des gesunden Lebensstils (Pearl 2023), denn sie interagiert „führend" mit weiteren Faktoren, der Ernährung, dem Schlaf, der Stressachse (Sejbuk et al. 2022, De Nys et al. 2022, Baranwal und Siegel 2023) und der sozialen Integration. Außerdem kann sie den Konsum schädigender Substanzen beeinflussen.

> **Wichtig** Da Training alle Funktionssysteme und Organe anspricht und bei Anpassung der Trainingsmethodik an

den aktuellen Konditionierungs- bzw. primären oder sekundären Dekonditionierungszustand und/oder
den strukturellen und funktionellen Stand der Krankheitsentwicklung (den Stand der Pathogenese)

nebenwirkungsfrei ist, sind die Effekte generalisiert und betreffen integrativ die konditionellen sowie die kognitiv-emotionalen Funktionen bis hin zum Verhalten und zur Lebensqualität. Das Training, die trainingswirksame Sensomotorik verknüpft die zerebralen Funktionen für die Regulation der Bewegungen mit denen der Kognition, des emotionalen Status, der Schmerzhemmung und -modulation (Laube und Sengölge 2025), denn alle Funktionen werden integrativ vom intensiv vernetzten Gehirn vertreten und beeinflussen sich somit positiv wie negativ gegenseitig.

## Fazit

**Chronische Schmerzsyndrome** nehmen stetig zu. Sie können in einen **nozizeptiven, neuropathischen, neuroplastischen** oder **zentral sensibilisierten bzw. einen Mischphänotyp** eingeteilt werden. Dem neuroplastischen Phänotyp liegt offensichtlich eine entzündlich bedingte zerebrale Maladaptation zugrunde, die zur dysfunktionellen Nozizeption und Schmerzhemmung führt und variabel ausgeprägt alle Schmerzkomponenten einbezieht. Die Phänotypen bestimmen die therapeutischen Konsequenzen, denn die Ursache, die Chronifizierung und die Schwere erfordern jeweils ein differentes Management und einen differenten Belastungsaufbau im Rahmen der multimodalen Schmerztherapie. Leider stehen aktuell die Schmerzen und die Behinderung im Vordergrund, während der Ursachenkomplex Sensomotorik und die konditionellen Fähigkeiten kaum beachtet werden.

Der unspezifische **cLBP** bestimmt die Morbidität myofaszial-skelettaler Erkrankungen. Makroverletzungen liegen nicht vor, und Mikrotraumata sind nicht eindeutig ableitbar. Funktionsstörungen der Bewegungssegmente, die Mikrotraumata darstellen können und mit veränderten oder defizitären sensomotorischen Verknüpfungen der Bewegungssegmente verbunden sind, werden jedoch häufig nicht beachtet, sind klinisch schwer diagnostizierbar oder werden nicht erkannt. So wird der cLBP im ICD-11 als eine primär zentral bedingte Schmerzerkrankung eingeordnet. Bildgebende Techniken belegen auch umfangreiche zerebrale Veränderungen und Maladaptationen im primären somatosensorischen, motorischen Kortex und präfrontalen Kortex. Des Weiteren können Veränderungen vorrangig in den neuronalen Netzwerken für die Emotionen und die kognitiven Leistungen gefunden werden und nicht in denen, die direkt die Schmerzverarbeitung realisieren. Die Schmerzen interagieren mit den sensomotorischen Abweichungen. Im **Sitzen** ohne und beim Stehen mit visueller Kontrolle ist die Rumpfkontrolle instabiler. Die implizite, nicht bewusste kognitive Kontrolle der posturalen Regulationen durch die höchsten Kortexareale ist gesteigert und die sensomotorische Strategie des Stehens ist verändert. Die Körperperipherie liefert ein vom Körperschema abweichendes Afferenzmuster und die zerebralen Maladaptationen sorgen für eine veränderte sensorische Integration zum Nachteil der Gleichgewichtsregulation.

Das **chronisch ausgedehnte Schmerzsyndrom** (früher Fibromyalgie) ist eine generalisierte Schmerzerkrankung des myofaszialen Systems, zu dem auch Funktionsstörungen der höchsten zerebralen Strukturen gehören. Disponierende Faktoren scheinen chronischer psychischer Stress, chronische physische Inaktivität und Stoffwechselerkrankungen zu sein, die zugleich im Sinn der Disposition eine gesteigerte zerebrale Vulnerabilität wahrscheinlich machen. Da die Sensomotorik nicht ohne Kognition funktioniert, und die kognitiven Fähigkeiten und die Emotionen wiederum das Verhalten begründen, liegen in logischer Konsequenz sensomotorische und psychisch-emotionale Abweichungen vor. Die posturale Instabilität bis hin zur Sturzgefahr sind sensomotorische Funktionsmerkmale der Erkrankung. Das somatosensorische Gleichgewichtsverhalten und die Beeinträchtigungen des täglichen Lebens sind eng miteinander verknüpft; die Defizite der posturalen Regulationen mindern die funktionelle Unabhängigkeit im Alltag. Die Instabilität des Gleichgewichts ist mit der Ermüdung, der Depressivität, der Schlafqualität und der physischen Funktionsfähigkeit verbunden, wobei dies sicher nicht allein der Schmerzsituation geschuldet ist, sondern den damit einhergehenden generellen Veränderungen in allen Bereichen des Gehirns. Dies muss als typisch für noziplastische Schmerzsyndrome angesehen werden. Der zervikale Positionierungsfehler ist vergrößert und das Limit der Stabilität ist bereits ohne orthopädische Befunde an der HWS eingeschränkt. Es bestehen sensomotorische Koordinationsstörungen, konditionelle Defizite und die

Ermüdbarkeit ist gesteigert. Da Training alle Funktionssysteme und Organe anspricht und nebenwirkungsfrei ist, sind die Effekte generalisiert und betreffen integrativ die konditionellen und die kognitiv-emotionalen Funktionen bis hin zum Verhalten und zur Lebensqualität.

## Literatur


Ablin JN: Nociplastic Pain: A Critical Paradigm for Multidisciplinary Recognition (Anerkennung) and Management. J Clin Med 2024 Sep 26;13(19):5741. https://doi.org/10.3390/jcm13195741.

Akkaya N, Akkaya S, Atalay NS, Acar M, Catalbas N, Sahin F. Assessment of the relationship between postural stability and sleep quality in patients with fibromyalgia. Clin Rheumatol 2013 Mar;32(3):325–31. https://doi.org/10.1007/s10067-012-2117-y. Epub 2012 Nov 21.

Alshahrani MS, Reddy RS. Mediation Effect of Kinesiophobia on the Relationship between Cervical Joint Position Sense and Limits of Stability in Individuals with Fibromyalgia Syndrome: A Cross-Sectional Study Using Mediation Analysis. J Clin Med 2023 Apr 9;12(8):2791. https://doi.org/10.3390/jcm12082791.

Alshehri MA, Alzahrani H, van den Hoorn W, Klyne DM, Vette AH, Hendershot BD, Roberts BWR, Larivière C, Barbado D, Vera-Garcia FJ, van Dieen JH, Cholewicki J, Nussbaum MA, Madigan ML, Reeves NP, Silfies SP, Brown SHM, Hodges PW: Trunk postural control during unstable sitting among individuals with and without low back pain: A systematic review with an individual participant data meta-analysis. PLoS One 2024 Jan 24;19(1):e0296968. https://doi.org/10.1371/journal.pone.0296968. eCollection 2024.

Alsufiany MB, Lohman EB, Daher NS, Gang GR, Shallan AI, Jaber HM. Non-specific chronic low back pain and physical activity: A comparison of postural control and hip muscle isometric strength: A cross-sectional study. Medicine (Baltimore) 2020 Jan;99(5):e18544. https://doi.org/10.1097/MD.0000000000018544.

Apkarian AV, Sosa Y, Sonty S, Levy RM, Harden RN, Parrish TB, Gitelman DR. Chronic back pain is associated with decreased prefrontal and thalamic gray matter density. J Neurosci. 2004; 24:10410–10415. [PubMed: 15548656]

Ayhan C, Bilgin S, Aksoy S, Yakut Y. Functional contributors to poor movement and balance control in patients with low back pain: A descriptive analysis. J Back Musculoskelet Rehabil 2016 Aug 10;29(3):477–86. https://doi.org/10.3233/BMR-150643.

Baranwal N, Yu PK, Siegel NS: Sleep physiology, pathophysiology, and sleep hygiene. Prog Cardiovasc Dis 2023 Mar-Apr:77:59–69. https://doi.org/10.1016/j.pcad.2023.02.005. Epub 2023 Feb 24.

Berenshteyn Y, Gibson K, Hackett GC, Trem AB, Wilhelm M. Is standing balance altered in individuals with chronic low back pain? A systematic review. Disabil Rehabil 2019 Jun ;41(13):1514–1523. https://doi.org/10.1080/09638288.2018.1433240. Epub 2018 Jan30.

Biltz RG, Sawicki CM, Sheridan JF, Godbout JP: The neuroimmunology of social-stress-induced sensitization. Nat Immunol 2022 Nov;23(11):1527–1535. https://doi.org/10.1038/s41590-022-01321-z. Epub 2022 Nov 11.

Cheng X, Yang J, Hao Z, Li Y, Fu R, Zu Y, Ma J, Lo WLA, Yu Q, Zhang G, Wang C: The effects of proprioceptive weighting changes on posture control in patients with chronic low back pain: a cross-sectional study. Front Neurol 2023 May19:14:1144900. https://doi.org/10.3389/fneur.2023.1144900. eCollection 2023.

Clauw DJ: From fibrositis to fibromyalgia to nociplastic pain: how rheumatology helped get us here and where do we go from here? Ann Rheum Dis 2024 Oct 21;83(11):1421–1427. https://doi.org/10.1136/ard-2023-225327.

della Volpe R, Popa T, Ginanneschi F, Spidalieri R, Mazzocchio R, Rossi A. Changes in coordination of postural control during dynamic stance in chronic low back pain patients. Gait

Posture 2006 Nov;24(3):349–55. https://doi.org/10.1016/j.gaitpost.2005.10.009. Epub 2005 Nov 28.

De Nys L, Anderson K, Ofosu EF, Ryde GC, Connelly J, Whittaker AC: The effects of physical activity on cortisol and sleep: A systematic review and meta-analysis. Psychoneuroendocrinology 2022 Sep:143:105843. https://doi.org/10.1016/j.psyneuen.2022.105843. Epub 2022 Jun 24.

Donker SF, Roerdink M, Greven AJ, Beek PJ: Regularity of center-of-pressure trajectories depends on the amount of attention invested in postural control. Exp Brain Res 2007 Jul;181(1):1–11. https://doi.org/10.1007/s00221-007-0905-4. Epub 2007 Mar 31.

Fewster KM, Gallagher KM, Howarth SH, Callaghan JP: Low back pain development differentially influences centre of pressure regularity following prolonged standing. Gait Posture 2020 May:78:e1–e6. https://doi.org/10.1016/j.gaitpost.2017.06.005. Epub 2017 Jun 27.

Finnerup NB, Haroutounian S, Kamerman P, Baron R, Bennett DLH, Bouhassira D, Cruccu G, Freeman R, Hansson P, Nurmikko T, Raja SN, Rice ASC, Serra J, Smith BH, Treede RD, Jensen TS: Neuropathic pain: an updated grading system for research and clinical practice. Pain 2016 Aug;157(8):1599–1606. https://doi.org/10.1097/j.pain.0000000000000492.

Gorji SM, Mohammadi Nia Samakosh H, Watt P, Henrique Marchetti P, Oliveira R: Pain Neuroscience Education and Motor Control Exercises versus Core Stability Exercises on Pain, Disability, and Balance in Women with Chronic Low Back Pain. Int J Environ Res Public Health 2022 Feb 25;19(5):2694. https://doi.org/10.3390/ijerph19052694.

Hanani M. How Do Peripheral Neurons and Glial Cells Participate in Pain Alleviation by Physical Activity? Cells 2025 Mar 20;14(6):462. https://doi.org/10.3390/cells14060462.

Henry SM, Hitt JR, Jones SL, Bunn JY. Decreased limits of stability in response to postural perturbations in subjects with low back pain. Clin Biomech (Bristol) 2006 Nov;21(9):881–92. https://doi.org/10.1016/j.clinbiomech.2006.04.016. Epub 2006 Jun 27.

Hodges PW, Richardson CA. Altered trunk muscle recruitment in people with low back pain with upper limb movement at different speeds. Arch Phys Med Rehabil 1999 Sep;80(9):1005–12. https://doi.org/10.1016/s0003-9993(99)90052-7.

Hodges PW. Changes in motor planning of feedforward postural responses of the trunk muscles in low back pain. Exp Brain Res 2001 Nov;141(2):261–6. https://doi.org/10.1007/s002210100873.

IASP (https://www.iasp-pain.org/resources/terminology/):Terminology|International Association for the Study of Pain; abgerufen 08.02.2025

Jacobs JV, Henry SM, Nagle KJ. People with chronic low back pain exhibit decreased variability in the timing of their anticipatory postural adjustments. Behav Neurosci 2009 Apr;123(2):455–8. https://doi.org/10.1037/a0014479.

Ji RR, Nackley A, Huh Y, Terrando N, Maixner W: Ji RR, Nackley A, Huh Y, Terrando N, Maixner W: Neuroinflammation and Central Sensitization in Chronic and Widespread Pain. Anesthesiology 2018 Aug;129(2):343–366. https://doi.org/10.1097/ALN.0000000000002130.

Jones KD, King LA, Mist SD, Bennett RM, Horak FB. Postural control deficits in people with fibromyalgia: a pilot study. Arthritis Res Ther 2011 Aug 2;13(4):R127. https://doi.org/10.1186/ar3432.

Khoshroo F, Seidi F, Bayattork M, Moghadas-Tabrizi Y, Nelson-Wong E: Distinctive characteristics of prolonged standing low back pain developers' and the associated risk factors: systematic review and meta-analysis. Sci Rep 2023 Apr 19;13(1):6392. https://doi.org/10.1038/s41598-023-33590-5.

Knezevic NN, Candido KD, Vlaeyen JWS, Van Zundert J, Cohen SP: Low back pain. Lancet 2021 Jul 3;398(10294):78–92. https://doi.org/10.1016/S0140-6736(21)00733-9. Epub 2021 Jun 8.

Kobayashi Y, Kurata J, Sekiguchi M, Kokubun M, Akaishizawa T, Chiba Y, Konno S, Kikuchi S: Augmented cerebral activation by lumbar mechanical stimulus in chronic low back pain patients: an FMRI study. Spine (Phila Pa 1976) 2009 Oct 15;34(22):2431–6. https://doi.org/10.1097/BRS.0b013e3181b1fb76.

Konno SI, Sekiguchi M: Association between brain and low back pain. J Orthop Sci 2018 Jan;23(1):3–7. https://doi.org/10.1016/j.jos.2017.11.007. Epub 2017 Nov 20.

Kosek E, Clauw D, Nijs J, Baron R, Gilron I, Harris RE, Mico JA, Rice ASC, Sterling M: Chronic nociplastic pain affecting the musculoskeletal system: clinical criteria and grading system. Pain 2021 Nov 1;162(11):2629–2634. https://doi.org/10.1097/j.pain.0000000000002324.

Kregel J, Meeus M, Malfliet A, Dolphens M, Danneels L, Nijs J, Cagnie B: Structural and functional brain abnormalities in chronic low back pain: A systematic review. Semin Arthritis Rheum 2015 Oct;45(2):229–37. https://doi.org/10.1016/j.semarthrit.2015.05.002. Epub 2015 May 16.

Lacagnina MJ, Heijnen CJ, Watkins LR, Grace PM: Autoimmune regulation of chronic pain. Pain Rep 2021 Mar 9;6(1):e905. https://doi.org/10.1097/PR9.0000000000000905. eCollection 2021.

Laube W: Sensomotorik und Schmerz. Springer, Berlin-Heidelberg, 2020

Laube W: Muskeltraining – ein universelles Medikament. Manuelle Medizin (2021) 59:179–186 https://doi.org/10.1007/s00337-021-00801-x

Laube W: Schmerztherapie ohne Medikamente – Leitfaden zur endogenen Schmerzhemmung für Ärzte und Therapeuten. Springer, Berlin-Heidelberg, 2022

Laube W: Der „muscle-brain talk" bestimmt Gesundheit oder Krankheit. Integration von Selbstachtsamkeit, Gesundheitsforderung, Widerstandsfähigkeit und angewandter Neurowissenschaften. Manuelle Medizin 61(2), 2023, 110–113; Manuelle Medizin https://doi.org/10.1007/s00337-023-00954-x

Laube W, Sengölge M. Cerebral Palsy Link to Sensorimotor System, Cognition, Emotion and Nociplastic Pain. Children 2025, 12, 702. https://doi.org/10.3390/children12060702

Lee SH, Liang HW. Discriminative Changes in Sitting and Standing Postural Steadiness in Patients With Chronic Low Back Pain. IEEE Trans Neural Syst Rehabil Eng. 2023:31:3752–3759. https://doi.org/10.1109/TNSRE.2023.3312982. Epub 2023 Sep 28.

Massé-Alarie H, Shraim M, Hodges PW. Sensorimotor Integration in Chronic Low Back Pain. Neuroscience 2024 Aug 6:552:29–38. https://doi.org/10.1016/j.neuroscience.2024.06.008. Epub 2024 Jun 13.

Matsuo Y, Kurata J, Sekiguchi M, Yoshida K, Nikaido T, Konno SI: Attenuation of cortical activity triggering descending pain inhibition in chronic low back pain patients: a functional magnetic resonance imaging study. J Anesth 2017 Aug;31(4):523–530. https://doi.org/10.1007/s00540-017-2343-1. Epub 2017 Apr 1.

Mazaheri M, Heidari E, Mostamand J, Negahban H, van Dieen JH: Competing effects of pain and fear of pain on postural control in low back pain? Spine (Phila Pa 1976) 2014 Dec 1;39(25):E1518–23. https://doi.org/10.1097/BRS.0000000000000605.

Medrano-Escalada Y, Plaza-Manzano G, Fernández-de-Las-Peñas C, Valera-Calero JA: Structural, Functional and Neurochemical Cortical Brain Changes Associated with Chronic Low Back Pain. Tomography 2022 Aug 25;8(5):2153–2163. https://doi.org/10.3390/tomography8050180.

Meier ML, Vrana A, Schweinhardt P. Low Back Pain: The Potential Contribution of Supraspinal Motor Control and Proprioception. Neuroscientist 2019 Dec ;25(6):583–596. https://doi.org/10.1177/1073858418809074. Epub 2018 Nov 2.

Ng SK, Urquhart DM, Fitzgerald PB, Cicuttini FM, Hussain SM, Fitzgibbon BM: The Relationship Between Structural and Functional Brain Changes and Altered Emotion and Cognition in Chronic Low Back Pain Brain Changes: A Systematic Review of MRI and fMRI Studies. Clin J Pain 2018 Mar;34(3):237–261. https://doi.org/10.1097/AJP.0000000000000534.

Nijs J, George SZ, Clauw DJ, Fernández-de-Las-Peñas C, Kosek E, Ickmans K, Fernández-Carnero J, Polli A, Kapreli E, Huysmans E, Cuesta-Vargas AI, Mani R, Lundberg M, Leysen L, Rice D, Sterling M, Curatolo M: Central sensitisation in chronic pain conditions: latest discoveries and their potential for precision medicine. Lancet Rheumatol 2021 May;3(5):e383–e392. https://doi.org/10.1016/S2665-9913(21)00032-1. Epub 2021 Mar 30.

Nijs J, Kosek E, Chiarotto A, Cook C, Danneels LA, Fernández-de-Las-Peñas C, Hodges PW, Koes B, Louw A, Ostelo R, Scholten-Peeters GGM, Sterling M, Alkassabi O, Alsobayel H, Beales D, Bilika P, Clark JR, De Baets L, Demoulin C, de Zoete RMJ, Elma Ö, Gutke A, Hanafi R, Hotz Boendermaker S, Huysmans E, Kapreli E, Lundberg M, Malfliet A, Meziat Filho N, Reis FJJ, Voogt L, Zimney K, Smeets R, Morlion B, de Vlam K, George SZ: Nociceptive, neuropathic, or nociplastic low back pain? The low back pain phenotyping (BACPAP) consortium's international and multidisciplinary consensus recommendations. Lancet Rheumatol 2024 Mar;6(3):e178–e188. https://doi.org/10.1016/S2665-9913(23)00324-7. Epub 2024 Feb 1.

Ninneman JV, Roberge GA, Stegner AJ, Cook DB. Exercise Training for Chronic Pain: Available Evidence, Current Recommendations, and Potential Mechanisms. Curr Top Behav Neurosci 2024:67:329–366. https://doi.org/10.1007/7854_2024_504.

Nogueira JF, Carrasco AC, Pelegrinelli ARM, Guenka LC, Silva MF, Dela Bela LF, Dias JM, Moura FA, McVeigh JG, Cardoso JR. Posturography Comparison and Discriminant Analysis Between Individuals With and Without Chronic Low Back Pain. J Manipulative Physiol Ther 2020 Jun;43(5):469–475. https://doi.org/10.1016/j.jmpt.2019.01.002. Epub 2020 Jul 24.

Palm HG, Uhl S, Zollo M, Lang P, Friemert B, Riesner HJ. [Influence of Peridural Infiltration Therapy on Postural Control in Chronic Pain of the Lower Lumbar Spine – A Prospective Clinical Study]. Z Orthop Unfall 2016 Dec;154(6):583–590. https://doi.org/10.1055/s-0042-107077. Epub 2016 Jun 1.

Patti A, Bianco A, Paoli A, Messina G, Montalto MA, Bellafiore M, Battaglia G, Iovane A, Palma A. Pain Perception and Stabilometric Parameters in People With Chronic Low Back Pain After a Pilates Exercise Program: A Randomized Controlled Trial. Medicine (Baltimore) 2016 Jan; 95(2):e2414. https://doi.org/10.1097/MD.0000000000002414.

Pearl R: Lifestyle Medicine: Overcoming Systemic and Cultural Barriers to Better, More Affordable Care. Am J Lifestyle Med 2023 Mar 30;17(5):626–631. https://doi.org/10.1177/15598276231166321. eCollection 2023 Sep-Oct

Pedersen BK, Saltin B: Exercise as medicine – evidence for prescribing exercise as therapy in 26 different chronic diseases. Scand J Med Sci Sports. 2015 Dec;25 Suppl 3:1–72. https://doi.org/10.1111/sms.12581.

Pérez-de-Heredia-Torres M, Huertas-Hoyas E, Martínez-Piédrola R, Palacios-Ceña D, Alegre-Ayala J, Santamaría-Vázquez M, Fernández-de-Las-Peñas C. Balance deficiencies in women with fibromyalgia assessed using computerised dynamic posturography: a cross-sectional study in Spain. BMJ Open 2017 Aug 1;7(7):e016239. https://doi.org/10.1136/bmjopen-2017-016239.

Popa T, Bonifazi M, Della Volpe R, Rossi A, Mazzocchio R. Adaptive changes in postural strategy selection in chronic low back pain. Exp Brain Res 2007 Mar;177(3):411–8. https://doi.org/10.1007/s00221-006-0683-4.

Roerdink M, Hlavackova P, Vuillerme N: Center-of-pressure regularity as a marker for attentional investment in postural control: a comparison between sitting and standing postures. Hum Mov Sci 2011 Apr;30(2):203–12. https://doi.org/10.1016/j.humov.2010.04.005. Epub 2010 Jun 12.

Rüger A, Laudner K, Delank KS, Schwesig R, Steinmetz A. Effects of Different Forms of Sensorimotor Training on Postural Control and Functional Status in Patients with Chronic Low Back Pain. J Pers Med 2023 Apr 5;13(4):634. https://doi.org/10.3390/jpm13040634.

Santos FG, Carmo CM, Fracini AC, Pereira RR, Takara KS, Tanaka C. Chronic Low Back Pain in Women: Muscle Activation during Task Performance. J Phys Ther Sci 2013 Dec;25(12):1569–73. https://doi.org/10.1589/jpts.25.1569. Epub 2014 Jan 8.

Sarıhan K, Uzkeser H, Erdal A. Evaluation of balance, fall risk, and related factors in patients with fibromyalgia syndrome. Turk J Phys Med Rehabil 2021 Dec 1;67(4):409–415. https://doi.org/10.5606/tftrd.2021.6273. eCollection 2021 Dec

Sejbuk M, Mirończuk-Chodakowska I, Witkowska AM: Sleep Quality: A Narrative Review on Nutrition, Stimulants, and Physical Activity as Important Factors. Nutrients 2022 May 2;14(9):1912. https://doi.org/10.3390/nu14091912.

Shraim MA, Massé-Alarie H, Hodges PW: Methods to discriminate between mechanism-based categories of pain experienced in the musculoskeletal system: a systematic review. Pain 2021 Apr 1;162(4):1007–1037. https://doi.org/10.1097/j.pain.0000000000002113.

Shraim MA, Sluka KA, Sterling M, Arendt-Nielsen L, Argoff C, Bagraith KS, Baron R, Brisby H, Carr DB, Chimenti RL, Courtney CA, Curatolo M, Darnall BD, Ford JJ, Graven-Nielsen T, Kolski MC, Kosek E, Liebano RE, Merkle SL, Parker R, Reis FJJ, Smart K, Smeets RJEM, Svensson P, Thompson BL, Treede RD, Ushida T, Williamson OD, Hodges PW: Features and methods to discriminate between mechanism-based categories of pain experienced in the musculoskeletal system: a Delphi expert consensus study. Pain 2022 Sep 1;163(9):1812–1828. https://doi.org/10.1097/j.pain.0000000000002577. Epub 2022 Jan 19.

Shraim MA, Massé-Alarie H, Farrell MJ, Cavaleri R, Loggia ML, Hodges PW: Neuroinflammatory activation in sensory and motor regions of the cortex is related to sensorimotor function in individuals with low back pain maintained by nociplastic mechanisms: A preliminary proof-of-concept study. Eur J Pain 2024 Oct;28(9):1607–1626. https://doi.org/10.1002/ejp.2313. Epub 2024 Jul 15.

Sipko T, Kuczyński M: The effect of chronic pain intensity on the stability limits in patients with low back pain. J Manipulative Physiol Ther 2013 Nov-Dec;36 (9):612–8https://doi.org/10.1016/j.jmpt.2013.08.005.

Smart KM, Blake C, Staines A, Doody C: The Discriminative validity of „nociceptive," „peripheral neuropathic," and „central sensitization" as mechanisms-based classifications of musculoskeletal pain. Clin J Pain 2011 Oct;27(8):655–63. https://doi.org/10.1097/AJP.0b013e318215f16a.

Smart KM, Blake C, Staines A, Doody C: Self-reported pain severity, quality of life, disability, anxiety and depression in patients classified with ‚nociceptive', ‚peripheral neuropathic' and ‚central sensitisation' pain. The discriminant validity of mechanisms-based classifications of low back (±leg) pain. Man Ther 2012 Apr;17(2):119–25. https://doi.org/10.1016/j.math.2011.10.002. Epub 2011 Nov 9.

Smith PA: Neuropathic pain; what we know and what we should do about it. Front Pain Res (Lausanne) 2023 Sep 22:4:1220034. https://doi.org/10.3389/fpain.2023.1220034. eCollection 2023.

Stokes IA, Fox JR, Henry SM. Trunk muscular activation patterns and responses to transient force perturbation in persons with self-reported low back pain. Eur Spine J 2006 May;15(5):658–67. https://doi.org/10.1007/s00586-005-0893-7. Epub 2005 May 20.

Treede RD, Rief W, Barke A, Aziz Q, Bennett MI, Benoliel R, Cohen M, Evers S, Finnerup NB, First MB, Giamberardino MA, Kaasa S, Kosek E, Lavand'homme P, Nicholas M, Perrot S, Scholz J, Schug S, Smith BH, Svensson P, Vlaeyen JWS, Wang SJ: A classification of chronic pain for ICD-11. Pain 2015 Jun;156(6):1003–1007. https://doi.org/10.1097/j.pain.0000000000000160.

Treede RD, Rief W, Barke A, Aziz Q, Bennett MI, Benoliel R, Cohen M, Evers S, Finnerup NB, First MB, Giamberardino MA, Kaasa S, Korwisi B, Kosek E, Lavand'homme P, Nicholas M, Perrot S, Scholz J, Schug S, Smith BH, Svensson P, Vlaeyen JWS, Wang SJ: Chronic pain as a symptom or a disease: the IASP Classification of Chronic Pain for the International Classification of Diseases (ICD-11). Pain 2019 Jan;160(1):19–27. https://doi.org/10.1097/j.pain.0000000000001384.

Trevisan DC, Driusso P, Avila MA, Gramani-Say K, Moreira FMA, Parizotto NA. Static postural sway of women with and without fibromyalgia syndrome: A cross-sectional study. Clin Biomech (Bristol) 2017 May:44:83–89. https://doi.org/10.1016/j.clinbiomech.2017.03.011. Epub 2017 Mar 24.

Tu Y, Jung M, Gollub RL, Napadow V, Gerber J, Ortiz A, Lang C, Mawla I, Shen W, Chan ST, Wasan AD, Edwards RR, Kaptchuk TJ, Rosen B, Kong J: Abnormal medial prefrontal cortex functional connectivity and its association with clinical symptoms in chronic low back pain. Pain 2019 Jun;160(6):1308–1318. https://doi.org/10.1097/j.pain.0000000000001507.

Vaegter HB, Kinnunen M, Verbrugghe J, Cunningham C, Meeus M, Armijo-Olivo S, Bandholm T, Fullen BM, Wittink H, Morlion B, Reneman MF. Physical activity should be the primary intervention for individuals living with chronic pain A position paper from the European Pain Federation (EFIC) ‚On the Move' Task Force. Eur J Pain 2024 Sep;28(8):1249–1256. https://doi.org/10.1002/ejp.2278. Epub 2024 May 4.

von der Lippe E, Krause L, Porst M, Wengler A, Leddin J, Müller A, Zeisler M-L, Anton A, Rommel A, BURDEN 2020 study group. Prävalenz von Rücken- und Nackenschmerzen in Deutschland. Ergebnisse der Krankheitslast-Studie BURDEN 2020. Journal of Health Monitoring, 2021 6(S3), Robert Koch-Institut, Berlin, https://doi.org/10.25646/7854

Wirth B, Schweinhardt P: Personalized assessment and management of non-specific low back pain. Eur J Pain 2024 Fe;28(2):181–198. https://doi.org/10.1002/ejp.2190. Epub 2023 Oct 24.

Zambolin F, Duro-Ocana P, Faisal A, Bagley L, Gregory WJ, Jones AW, McPhee JS. Fibromyalgia and Chronic Fatigue Syndromes: A systematic review and meta-analysis of cardiorespiratory fitness and neuromuscular function compared with healthy individuals. PLoS One 2022 Oct 20;17(10):e0276009. https://doi.org/10.1371/journal.pone.0276009. eCollection 2022.

Zetterman T, Markkula R, Partanen JV, Miettinen T, Estlander AM, Kalso E. Muscle activity and acute stress in fibromyalgia. BMC Musculoskelet Disord 2021 Feb 14;22(1):183. https://doi.org/10.1186/s12891-021-04013-1.

Zhang B, Jung M, Tu Y, Gollub R, Lang C, Ortiz A, Park J, Wilson G, Gerber J, Mawla I, Chan ST, Wasan A, Edwards R, Lee J, Napadow V, Kaptchuk T, Rosen B, Kong J: Identifying brain regions associated with the neuropathology of chronic low back pain: a resting-state amplitude of low-frequency fluctuation study. Br J Anaesth 2019 Aug;123(2):e303–e311. https://doi.org/10.1016/j.bja.2019.02.021. Epub 2019 Apr 1.

Zhao X, Xu M, Jorgenson K, Kong J: Neurochemical changes in patients with chronic low back pain detected by proton magnetic resonance spectroscopy: A systematic review. Neuroimage Clin 2016 Nov 24;13:33–38. https://doi.org/10.1016/j.nicl.2016.11.006. eCollection 2017.

# Teil IV

# Die Wirkungen von Schuhen und Einlagen

> **Trailer**  **Schuhe und Einlagen** modifizieren die pedo-kraniale Kette bis zur Halswirbelsäule und gehören zur konservativen Schmerztherapie. Die Relationen zwischen Einlagendesign und Wirkung sind zu ermitteln. Die Sensomotorik und der Trainingszustand und weitere Faktoren sind bei der Versorgung zu beachten.
>
> In der Lebensspanne sind das **Gehen** und die **plantaren Druckwerte** u. a. von der Gehgeschwindigkeit, den **Fußtypen**, der **Dekonditionierung**, den **chronischen Erkrankungen** und dem **Alterungsprozess** abhängig. Die **Haptik der plantaren Haut** ist von Bedeutung für die Stabilität des Stehens und Gehens sowie für die Stimulation von Afferenzen. Der **Diabetes mellitus Typ 2** schreibt die plantaren Druckverhältnisse der **Adipositas** als prädiabetisches Stadium fort. Hohe Werte sind üblich. Die plantare Wahrnehmungsschwelle, die Muskelatrophie und die defizitäre Sensomotorik sind vergesellschaftet. Die diabetische periphere Polyneuropathie (PNP) führt zu erhöhten und dysbalancierten plantaren Druckverhältnissen, die als Risikofaktoren für Ulzerationen gelten. Die Trainierbarkeit des Diabetikers ist ausgeprägt reduziert.

Es wird allgemein akzeptiert und entsprechend argumentiert, dass Schuhe und Einlagen die Körperhaltung modifizieren und die Dynamik der Biomechanik der pedo-kranialen Gelenkkette verändern. Aber bisher sind trotz umfangreicher Bemühungen

- zum einen die quantitativen und qualitativen Relationen zwischen dem Einlagendesign und den biomechanischen und den neurophysiologischen Veränderungen und
- zum anderen das Ausmaß der Wirkungen in den einzelnen Ebenen der Gelenkkette nur sehr wenig verstanden.


© Der/die Autor(en), exklusiv lizenziert an Springer-Verlag GmbH, DE, ein Teil von Springer Nature 2026
W. Laube, *Gehen und Gangsicherheit*,
https://doi.org/10.1007/978-3-662-72826-0_14

Es gibt erfolgreiche diagnostische und erfahrungsgestützte prinzipielle Modelle mit Zuordnungen zu bestimmten orthopädischen und internistischen Erkrankungen sowie zu deren pathogenetischem Entwicklungsstand, um über die Gestaltung der Schnittstelle Fuß–Boden Statik, Bewegungsdynamik und Schmerzsyndrome zu beeinflussen. Dabei werden die Relationen zwischen der plantaren Belastung und u. a. dem Fußtyp durch die Faktoren Gehgeschwindigkeit, Alter und Geschlecht beeinflusst (Cotton et al. 2024).

Einlagen gehören zum festen Inventar der konservativen Therapie von Schmerzsyndromen der Füße aber auch von Schmerzlokalisationen in den Gelenken der Muskelschlingen (Tittel 1957, 2016) bzw. der pedo-kranialen Kette (Myers 2015, Wilke et al. 2016) bis zur Halswirbelsäule. Dies gilt für sehr verschiedene Schmerzursachen von Fehl- bzw. Überbelastungen im Sport oder in der Arbeit, Fußdeformitäten und primär degenerativen und/oder entzündlichen Gelenkerkrankungen. Auch die Zielstellungen einer präventiven „korrigierenden" Beeinflussung des Bewegungsverhaltens beim Laufen bis hin zur Förderung der Laufökonomie zwecks Steigerung der Leistungsfähigkeit im Sport (Burke und Papuga 2012) werden verfolgt. Bei der Versorgung mit Einlagen sind unter anderem folgende Faktoren zu beachten:

- der „preferred movement path" (Nigg et al. 2017a, b),
- das einem Fingerabdruck gleichende individuelle Gangmuster (Simonsen 2014, Brüggemann GP 2015),
- die Gangsensomotorik als Ergebnis der gesamten kinematischen pedo-kranialen muskulo-faszial-skelettalen Kette (Svoboda et al. 2016, Johnson et al. 2017),
- der konkrete anatomisch-funktionelle Befund,
- die unterschiedlichen Ursachen von Schmerzen sowie
- die Folgen des Alterungsprozesses.

Aus diesen vielfältigen Gründen sowie aufgrund

- einer derzeit nicht vorhandenen standardisierten Diagnostik und
- einem noch sehr unvollständigen funktions- bzw. krankheitsspezifischen und vom Stand der Pathogenese abhängigen Wissen zum Design einer Fußorthese sowie
- aufgrund der Tatsache, dass der immer sehr wichtigen subjektiven Aussage zum Komfortempfinden und/oder zur Schmerzlinderung eine große Rolle zugeschrieben werden muss,

unterliegen Fußorthesen in Forschung und Versorgung einer sehr großen Vielfalt. Dazu kommt, dass der physischen Belastung des Patienten beim Gehen mit der Fußorthese – als eine sehr wichtige zugehörige Intervention – kaum ausreichend Aufmerksamkeit geschenkt wird.

## 14.1 Schnittstelle Fußsohle-Boden: Diagnostik als Basis von Interventionen

Das plantare Afferenzmuster im Verbund mit dem Afferenzmuster der Gelenkkette der unteren Extremität hat grundsätzlich zwei Funktionen.

**Erstens** sorgt es für den an die Ausgangsposition angepassten Start einer Bewegung und im weiteren Verlauf für die Unterstützung und die Feinabstimmung des willkürlich initiierten Handlungsprogramms und des daraus entwickelten, unwillkürlichen muskulären Bewegungsprogramms.

**Zweitens** werden durch die laufenden Rückinformationen (Reafferenz) intern und extern bedingte Störungen des Bewegungsablaufs erkannt und dem Gehirn gemeldet, worauf dieses entsprechende sensomotorische Reaktionen während der laufenden Bewegung (z. B. kompensatorische Ausfallschritte) organisiert oder die Bewegungswiederholung anpasst oder qualifiziert.

In diesem Kontext wird das Gehen und Laufen durch die sensomotorische Koordination, die Bewegungsqualität, die konditionellen Fähigkeiten, die Eigenschaften der Schnittstelle Fuß-Boden, die Bodenbeschaffenheit und die Anthropometrie der Person bestimmt.

Aus der Sicht biomechanischer (Kinetik, Kinematik, inverse Dynamik) und elektrophysiologischer Untersuchungen weisen die Gangmuster interindividuell Unterschiede auf. Bei Gesunden treten z. B. externe Kraftmomente nicht einheitlich in der Gelenkkette der unteren Extremität auf. Die Bevorzugung der biomechanischen Belastung des Kniegelenkes geht mit gesteigerten Skelettbelastungen und erhöhten Aktivierungen des Extensors einher, was langfristig als eine Disposition für degenerative Entwicklungen des Kniegelenkes angesehen werden kann. Gut bekannt ist die nachteilige Biomechanik durch das Tragen von Schuhen mit hohen Absätzen mit gleichartigen Konsequenzen. Des Weiteren bestimmt das sensomotorische Bewegungsmuster des Gehens und Laufens die Verteilung der Belastungen in der pedo-kranialen Gelenkkette. Bei „reinen" Laufsportlern und allen Sportarten mit prägnant hohen Laufbelastungen sehr variabler Umfänge und Intensitäten gilt es,

- die individuellen Merkmale der Sensomotorik und somit die akzentuierten Beanspruchungen von Abschnitten der Bewegungsketten zu kennen bzw. zu erkennen,
- den Zyklus Belastung – Beanspruchung – Ermüdung – Erholung mit den Stärken und Schwächen der sensomotorischen Funktionen sowie mit der erforderlichen Regeneration in Einklang zu bringen und
- bei Bedarf die Schnittstellen Fuß-Schuh/Einlage-Boden der Sensomotorik und Biomechanik des Gehens und Laufens belastungssteigernd zu beeinflussen
- sowie auch sensomotorische Sportart-unspezifische vielfältige Bewegungsstrukturen mit den jeweiligen konditionellen Fähigkeiten zur Förderung der Fehlbelastungs- und Verletzungsprophylaxe zu trainieren.

▶ **Wichtig** Die diagnostischen Zielstellungen für die Analyse der Schnittstelle Fuß-Boden dürfen nicht allein auf den Leistungs- bzw. den leistungsorientierten Sport beschränkt werden, wobei hier das Training am „Belastbarkeitslimit" die präventive Komponente stark in den Vordergrund stellt. Sie gehören bei klinischen Zeichen auch beim Patienten für therapeutische Interventionen zum Handlungs- und Versorgungsregime.

Neuronale und orthopädische Fehlfunktionen und Strukturveränderungen verändern bzw. bedingen Fehlbelastungen und sind direkte degenerative Realisationsfaktoren oder verursachen solche Entwicklungen, weil die muskulären Kompensationen nur ungenügend sind oder sein können.

▶ **Wichtig** Die Diagnostik der Sensomotorik des Gehens, welche die Biomechanik verursacht, ist selbst bei klinisch Gesunden und erst recht bei sportlich sehr aktiven Personen eine sinnvolle, wenn nicht notwendige Intervention zur Risikobewertung potenzieller entzündlicher relativ frühzeitig auftretender Fehlbelastungsfolgen bzw. langfristiger degenerativer Entwicklungen. Bei Patienten ist sie die Basis für das detaillierte Erkennen der Fehlfunktionen und der resultierenden Fehlbelastungsschwerpunkte. So ist es möglich, eine angepasste kompensatorische oder unterstützende Hilfsmittelversorgung zu begründen und zu realisieren.

Da die Diagnostik sehr häufig auf speziell ausgerüsteten Laufbändern durchgeführt wird, ist die Vergleichbarkeit der Ergebnisse am gleichen Tag und bei Wiederholungsuntersuchungen nach Zeiträumen sehr wichtig. Nüesch et al. (2018; Messung auf einem h/p/cosmos-Laufband mercury mit kapazitiver Druckmessplattform Zebris FDM-THM-S) fanden für das Barfußgehen eine hohe Reproduzierbarkeit am gleichen Tag und eine sehr gute nach sieben Tagen. Die räumlich-zeitlichen Merkmale, die Kraft- und die maximalen Druckwerte im Bereich der Ferse sowie des Mittel- und Vorfußes bei den Geschwindigkeiten 5,0 km/h, 6,5 km/h und 9,0 km/h weisen eine sehr gute Reliabilität (Intraclass Correlation Coefficient [ICC] > 0,88) auf. Eine Ausnahme bilden die maximalen Druckwerte im Bereich des Mittelfußes, die deshalb auch nur mit Vorsicht zu bewerten sind. Die geringsten detektierbaren Unterschiede zwischen den Untersuchungen sind 1,5 und 2,5° für die Fußrotation, 4,4 bis 6,6 cm für die Schrittlänge, 0,7 bis 2,5 % für die Länge der Standphasen und 2,8 bis 9,2 N/cm$^2$ für die maximalen Druckwerte in allen Fußbereichen. Der Untersucher muss aber immer darauf achten, dass das Aufsatzmuster des Fußes („Vorfuß-, Rückfußläufer") zwischen den Tests vergleichbar ist und bleiben muss. Die Ergebnisse der Erwachsenen gelten auch für Kinder (n = 17, 11 ± 2 Jahre; Größe 148,4 ± 9,3 cm; Körpermasse 43,3 ± 10 kg) für das Gehen (1,01 ± 0,22 m/s; Min.-Max. 0,72–1,50 m/s) und das Laufen (1,90 ± 0,26 m/s, Min.-Max. 1,52–2,41 m/s) mit der jeweils subjektiv bevorzugten Geschwindigkeit. Die Reliabilität ist für alle Parameter sehr groß (ICC 0,91–0,99), was einem Standardfehler der Messung von kleiner 5 % entspricht (McSweeney et al. 2020).

▶ **Wichtig** Die Analyse der Merkmale des Gehens und Laufens erfolgt auf den kommerziellen speziellen Laufbändern (HP-Comos mit Zebris Messplattformen) mit einer sehr hohen Reliabilität, sodass Wiederholungs- und Kontrollergebnisse direkt miteinander vergleichbar und Veränderungen klinisch relevant nachweisbar sind.

Entsprechend der rasanten technischen Entwicklung sind Laufband- und Analysesysteme, die sowohl mit optischen als auch kapazitiven Sensoren bestückt sind, gleichermaßen valide, um die zeitlichen und räumlichen Parameter des Gehens in der Ebene sowie bei ansteigendem oder abfallendem Profil für praktische Anwendungen abzubilden (Mandalidis und Kafetzakis 2022). Da die Diagnostik Schlussfolgerungen für das freie, „unbeeinflusste" Gehen im täglichen Leben ermöglichen soll, sollten auch die Testbedingungen immer den natürlichen Bedingungen folgen oder ihnen voll entsprechen. So ist die Sensomotorik auf dem Laufband, wo sich der Boden bewegt und der Mensch motorisch reagiert, nicht mit derjenigen des Laufens auf der Erde identisch, wo der Mensch den Vortrieb generiert und der Boden fest ist. Für eine der Lebensrealität entsprechende Diagnostik des Gehens bietet sich ein System an, das am Fuß angebracht wird und keine besonders präzisen Fixierungen oder Kalibrierungen erfordert. Mit einem solchen System können im Vergleich zu einem stationären Referenzsystem die Phasen des Gehens mit einer mittleren absoluten Differenz von 1,4 %, die Schrittlänge von 1,7 cm, die Gehgeschwindigkeit von 0,04 km/h und die Kadenz von 0,7 Schritten/Minute gemessen werden. Mit dieser Genauigkeit können auch pathologische Gangmuster orthopädischer und neurologischer Patienten beurteilt werden (Laiding et al. 2021). Diese laut einem systematischen Review praktikable technische Alternative zum Testlabor mit Laufband erfordert jedoch in der Zukunft dringend Standardisierungen und weitere Validierungen (Kumar et al. 2024).

## 14.2  Die Schnittstelle Fußsohle-Boden: Merkmale und Beanspruchung in der Lebensspanne

▶ **Wichtig** Das sensomotorische System regelt die Aktivierung und die Abstimmung der muskulären Aktivitäten beim Gehen wie bei allen anderen Bewegungen auch. Dafür benötigt es die sensorischen Informationen von der Fußsohle sowie von der aufsteigenden Gelenkkette der unteren Extremität. Über die neurovegetativen Regulationen werden die Logistikleistungen für die Bewegungen (Atmung, Herzschlagfrequenz, Stoffwechselaktivität) bereitgestellt.

Die räumlich-zeitlichen Merkmale des Gehens und die plantaren Druckwerte sind in der Lebensspanne von den Hauptfaktoren kalendarisches Alter, Körpergröße, Body-Mass-Index (BMI), Bauchumfang und der Kraft der Sprunggelenkdorsal- und -plantarflexion abhängig (McCay et al. 2017). Diese Schlussfolgerungen resultieren aus einer Querschnittsuntersuchung mit 1000 klinisch gesunden Personen der Altersgruppen 3–9 Jahre, 10–19 Jahre, 20–59 Jahre und über 60 Jahre (1000 Norms Project; „normative reference dataset"). Erhoben wurden die folgenden Daten:

- Gangparameter (barfuß, 5 Durchgänge, Zeno™ Laufband: subjektiv komfortable Gehgeschwindigkeit, 15 Parameter)
- Plantare Druckwerte (Emed® platform, 16 Parameter, Novel Scientific Software Package Version 22, für den gesamten Fuß, für drei Fußbereiche: Rückfuß, Mittelfuß, Vorfuß)
- Struktur des Fußes (Foot-Posture-Index: statische Fußdruckmessung zur Beurteilung der neutralen, pronierten oder supinierten Fußhaltung)
- Beweglichkeit des Sprunggelenks (plantares Goniometer ohne Gewichtsbelastung, dorsal Ausfallschritttest unter Gewichtsbelastung)
- Varus- oder Valgusausrichtung der unteren Extremitäten im Stehen (Neigungsmessung)
- Vibrationswahrnehmung (Rydel-Seiffer-Stimmgabel)
- Kraft der Sprunggelenkmuskulatur (Dynamometer, isometrische maximale Kraft, im Langsitz)
- Kraft der ersten und fünften Zehe (Paper-Grip-Test)
- Selbsteinschätzung des Gesundheitszustandes.

Zusammengefasst ist die bevorzugte Geschwindigkeit des Gehens in der Adoleszenz und im Erwachsenenalter stabil. Kinder und alte Erwachsene wählen eine gut vergleichbare Gehgeschwindigkeit. Die maximalen plantaren Druckwerte steigen in der Lebensspanne systematisch an. Dabei ändert sich die Region mit der höchsten Druckbelastung. Bei den Kindern ist es der Rückfuß und bei den übrigen Altersgruppen der Vorfuß. Für eine sehr große Gruppe von Kindern liegen sehr gut vergleichbare Ergebnisse für die Gehgeschwindigkeit, die Kadenz, die Schrittlänge und die Schrittbreite vor. Alte Menschen gehen mit einer Geschwindigkeit von $1{,}18 \pm 0{,}2$ m/s, die gleichfalls nahezu den veröffentlichten Ergebnissen von Personen mit gut vergleichbaren Ein- und Ausschlusskriterien entspricht. Die plantaren Druckwerte lassen sich kaum mit denen in der Literatur vergleichen, weil es keine Standardisierung der Fußregionen und der Skalierung der Messwerte gibt. Zumindest bei Kindern sind bisher keine sicheren Verknüpfungen zwischen den plantaren Druckwerten und dem BMI gefunden worden. Die Druckwerte steigen mit dem Alter. Insbesondere hohe Werte bei alten Menschen sind gleichfalls bereits in einer Einzelstudie mitgeteilt. Diese Entwicklung wird als Faktor für eine steigende Prävalenz von Fußbeschwerden diskutiert. Die zugrunde liegenden Ursachen sind in den komplexen altersbedingten Veränderungen zu sehen. Die Alterungsprozesse verändern die strukturellen und so auch die mechanischen Eigenschaften der Gewebe, die Körper- und die Fußhaltung, die Beweglichkeit, die sensomotorischen koordinativen Funktionen und die kontraktile Absicherung der Statik und der Bewegungsdynamik und insgesamt die Belastbarkeit des Organismus.

▶ **Wichtig** Jugendliche und Erwachsene bis ca. zum 60. Lebensjahr und, je nach Gesundheits- und konditionellem Zustand, auch ältere Personen wählen eine relativ stabile selbstgewählte und somit subjektiv optimale Gehgeschwindigkeit. Die plantaren Druckwerte steigen mit den altersbedingten Veränderungen der Gewebeeigenschaften und den sensomotorischen Funktionen für die Körperhaltung und den Bewegungsausführrungen. Daher gilt es bei der Beurteilung der Statik und Dynamik der Körperfunktionen sowie pathologischer Entwicklungen und Zustände – mit und ohne Schmerzen – immer auch, den Trainingszustand zu berücksichtigen und ihn als wichtiges Therapieziel zu verbessern.

Die pedobarografische Analyse des Gehens mit der subjektiv bevorzugten Geschwindigkeit bei 11- bis 14-jährigen Jungen (n = 313) und Mädchen (n = 211; Gesamtgruppe: 12,6 ± 1,1 Jahre) weist darauf hin, dass die Lebensphase der Präadoleszenz und der frühen Adoleszenz (ca. das 14. Lebensjahr) ein kritischer Abschnitt für die Entwicklung der plantaren Druckverteilung ist. Bei Mädchen werden in den Altersklassen 12 bis 14 im Bereich der Zehen gegenüber den Jungen systematisch höhere Druckwerte gemessen. Ebenso sind dort die maximalen Kraftwerte beträchtlich höher und die Kontaktfläche des Vorfußes ist kleiner. Die Mädchen haben mit 14 jeweils höhere Druckwerte im Vorfuß und über den gesamten Fuß verteilt (Demirbüken et al. 2019). So kann sich in diesem Altersabschnitt auch das Risiko entwickeln, im späteren Leben an Fußschmerzen zu leiden. Die Prävalenz regelmäßiger Schmerzen bei Erwachsenen beträgt 6 % bei den Frauen und 4 % bei den Männern, was einem Verhältnis von etwa 1,5:1 entspricht (Fuchs und Prütz 2017).

▶ **Wichtig** Die Adoleszenz ist offensichtlich der Zeitabschnitt der „Prägung" der plantaren Druckwerte mit der potenziellen Ausbildung des Risikos, im späteren Lebensabschnitt Fußschmerzen zu entwickeln. In diesem, sich durch den Gestaltwandel auszeichnenden Lebensabschnitt sollte demnach besonders auf die Sensomotorik der Körperhaltung und der Bewegungen und Konditionierungszustand geachtet werden.

Ein systematisches Review (Herssens et al. 2018) zum Gehen von Menschen ohne muskuloskelettale, kardiovaskuläre oder neurologische Beeinträchtigungen stellt fest, dass die Ergebnisse für den mittleren Altersbereich in Studien erheblich unterrepräsentiert sind und vorrangig der Altersbereich des 7. und 8. Lebensjahrzehnts analysiert wurde. In das Review konnten nur 18 Studien eingeschlossen werden, weil die Arbeiten Informationen zur Morbidität der Probanden und insbesondere zu Herz-Kreislauf-Erkrankungen vermissen ließen. Die Gehgeschwindigkeiten im höheren Altersbereich weisen eine erhebliche Variabilität auf und liegen zwischen 0,99 m/s und 1,35 m/s. Ausgewählte Gruppen sehr alter Menschen im 9. und 10. Lebensjahrzehnt können durchaus mit einer für dieses Alter sehr hohen Ganggeschwindigkeit von knapp 0,9 m/s bis 1,1 m/s unterwegs sein. Wenige Ergebnisse für das mittlere Lebensalter geben Geschwindigkeiten von 1,4 m/s wieder. Die

Literaturergebnisse belegen bei relativ großen Unterschieden im Trend eine systematische Abnahme der bevorzugten Gehgeschwindigkeit, der Kadenz und der Schrittlänge, während die Variabilität des Gehens in den verschiedenen Studien sehr unterschiedlich gemessen wurde.

> **Wichtig** Mit dem Alter wird das Gehen langsamer und die Parameter des Gehens werden ungünstiger. Das Ausmaß der Veränderungen ist jedoch vom Gesundheitszustand und vor allem von dem damit verbundenen Konditionierungszustand abhängig. Pathologische Veränderungen des muskuloskelettalen Bereichs und chronische Erkrankungen verändern gemeinsam mit dem Alterungsprozess das Gehen. So sind Informationen zum biologischen Alter und zum Stand der Pathogenese von chronischen Erkrankungen essenziell für die Versorgung mit Hilfsmitteln für die Schnittstelle Fuß-Boden (Einlagen, Schuhe) und vor allen Dingen für die notwendige Kombination mit Trainingsprogrammen. Eine Versorgung ohne Trainings- bzw. Bewegungsprogramm darf es nicht geben.

Neben den äußerst wichtigen Faktoren Konditionierungszustand, biologisches Alter und Erkrankungen ist die Gehgeschwindigkeit ein weiterer Faktor, der die maximalen plantaren Druckwerte und Muster bestimmt und der bei der Diagnostik und Bewertung zu beachten ist. Mit dem Anstieg von 0,75 m/s auf 2,0 m/s steigen die maximalen plantaren Druckwerte nahezu linear im Bereich der großen Zehe um ca. 65 % und der Ferse um ca. 90 %, während die Erhöhung im lateralen, zentralen und medialen Vorfuß mit nur 10–25 % eher gering ausfällt (Segal et al. 2004). Den Bedarf, die plantaren Druckverhältnisse unter verschiedenen Geschwindigkeiten des Gehens zu diagnostizieren, erkennen auch Kirmizi et al. (2020), weil sich dadurch die Druckverteilungsmuster bei Personen mit reduziertem Längsgewölbe ändern.

> **Wichtig** Die von der Geschwindigkeit abhängigen Veränderungen der plantaren Druckwerte sollten unbedingt Anlass dafür sein, bei der Diagnostik die Geschwindigkeit des Gehens zu berücksichtigen und zu dokumentieren.

Ein bisher nicht untersuchter Faktor ist die Haptik, also die Wahrnehmung von Eigenschaften von Gegenständen oder Flächen durch den **Tastsinn der plantaren Haut** und deren Konsequenzen für das Gleichgewicht und somit für die Sicherheit des Gehens. Die Oberflächenstruktur des Bodens kann grundsätzlich zwei Aufgaben erfüllen. So stimulieren sehr raue, grobe bis grobkörnige oder mit Spike-artigen Elementen versehene Oberflächen im Schuh („textured insoles", „spike insoles") die **Intensivierung von Mechanoafferenzen** mit den folgenden Vorteilen:

- günstige Beeinflussung der posturalen Regulationen bei jungen und alten Menschen während des Stehens und Gehens (Palluel et al. 2009)
- unmittelbar signifikante Effekte auf die statische Balance und die dynamische Symmetrie des Stehens und des Gehens (Aruin und Kanekar 2013)

- Minderung der Aktivität des präfrontalen Kortex bei alten Menschen (77 ± 5,6 Jahre) während des Gehens, wodurch die bewusste Kontrolle geringer und der Automatismus der Sensomotorik des Gehens gestärkt wird (Clark et al. 2014)
- verbesserte Qualität der Positionierung des Sprunggelenks und der sportlichen Leistungsfähigkeit bei professionell trainierenden Teenagern in der Tanzausbildung sowie Minderung der Verletzungsgefahr (Steinberg et al. 2015a, b, 2016a, b)
- gezielte Aktivierung von Muskeln des Sprunggelenks und des Fußes während der Fortbewegung aufgrund der topografischen Organisation der plantaren Mechanorezeptoren (Robb und Perry 2022)
- Verbesserung der Regulation des Center of Pressure (CoP) beim Stehen auf unebenen Böden bei neurologischen Patienten (Multiple Sklerose) und daher empfohlen als potenzielle erweiterte therapeutische Intervention (Hatton et al. 2023)

Zudem liefert die **Haptik der Fußsohle** Informationen über die Eigenschaften des Bodenbelags (Cleland et al. 2024). Hierfür wurden verschiedene Texturen getestet, vergleichbar mit solchen in der Wohnung (z. B. Teppiche), außerhalb der Wohnung (z. B. Kunstrasen und Gartenbeläge) sowie mit Materialien der Einlagenproduktion wie Kork und Gel. Die Probanden hatten wie in der Texturforschung üblich, die Aufgabe, die Eigenschaften der Texturen anhand von drei Qualitäten zu beurteilen: Rauigkeit, Härte und Klebrigkeit. Das Ergebnis war, dass die Härte der Textur bzw. des Bodens in Relation zur Rauigkeit und Klebrigkeit die einzige Wahrnehmungsqualität zu sein scheint, welche die Stabilität unterstützt. Die Rauigkeit ist hingegen eine Materialeigenschaft, welche bevorzugt für eine Intensivierung des Afferenzmusters mit Auswirkungen auf die Sensomotorik sorgt.

▶ **Wichtig** Die taktile Funktion der plantaren Haut vermittelt über die sensorische Wahrnehmung der Härte des Bodens die Stabilität des Stehens und Gehens und über die Wahrnehmung der Rauigkeit die Stimulation von Sensorafferenzen für die posturalen Regulationen unter statischen Bedingungen und für die Regulation von Bewegungen. Raue bis sehr raue Materialien sind deshalb besonders geeignet für die Beeinflussung der Sensomotorik durch Einlagen.

Wie zu erwarten, bestimmen die statischen **Fußtypen** bzw. **Fußfehlstellungen** (Normal-, Senk-/Platt-, Hohlfuß laut Foot Posture Index, Arch Index, Höhe des Fußgewölbes, Höhe des Os naviculare) jeweils charakteristisch die Topografie der plantaren Druckbelastungen und die absoluten Druckwerte in den verschiedenen Regionen der Fußsohle während des Barfußgehens. Bei Senk- bzw. Plattfüßen des Erwachsenen (bei Kindern entwicklungsbedingt normal) treten im Bereich des Längsgewölbes bzw. des ehemaligen Längsgewölbes hohe maximale Druckwerte auf. Es wirken höhere maximale Kräfte, die Kontaktfläche ist vergrößert und das CoP liegt weiter medial. Der laterale und mittlere Vorfuß ist in Relation dazu entlastet. Bei Hohlfüßen finden sich die hohen maximalen Druckwerte im Bereich der Ferse und dem lateralen Vorfuß, der Mittelfuß und die große Zehe ist relativ geringer biomechanisch belastet und das CoP ist nach außen verschoben (Buldt et al. 2018a, b).

Personen mit einem hohen medialen Längsgewölbe (Hohlfuß: „navicular drop test" ≤4 mm) weisen gegenüber einer Kontrollgruppe („navicular drop test" 4–9 mm) im M. tibilialis anterior, M. extensor digitorum longus und im M. vastus medialis et lateralis statisch sicher mehr Triggerpunkte auf (Zuil-Escobar et al. 2024). Dies weist auf eine angepasste nachteilig veränderte sensomotorische Koordination der Muskulatur der unteren Extremität zur Bewältigung der täglichen Anforderungen hin und spricht für chronische Fehlbelastungen, die pathologische myofasziale Reaktionen bedingen.

▶ **Wichtig** Für die Bewertung und Einordnung der plantaren Druckmuster als auch die Höhe der Druckbelastungen ist die klinische Diagnostik der Fußtypen bzw. der Fußfehlformen unabdingbar. Die Fehlformen sind häufig die Ursache für chronische Schmerzen im Bereich der Füße (Senk-, Hohlfuß) sowie in der aufsteigenden Gelenkkette einschließlich der Wirbelsäule (bevorzugt Senk-, Plattfuß). Sie bedingen infolge der Fehlstatik und Dynamik des Stehens und Gehens die Entwicklung von Triggerpunkten. Funktionelle Störungen der Bewegungssegmente werden gefördert, die langfristig in degenerative Veränderungen münden. Unterstützt durch eine orthopädietechnische Versorgung der Schnittstelle Fuß-Boden wirkt ein aktives koordinatives (Haltung, Gleichgewicht) sowie ein kraftorientiertes Programm schmerzlindernd und stabilisierend.

Die **allgemeine Dekonditionierung** und der **Alterungsprozess** beziehen immer alle Muskeln ein. Eine **koordinative und konditionelle Dekonditionierung** ist häufig mit Fußdeformitäten kombiniert bzw. kann sogar als eine Ursache betrachtet werden. Dem entsprechend können bei Personen über 60 Jahre (n = 200, Alter 69,8 ± 6,6 Jahre, Min 60 – Max 94 Jahre), bei denen ein Hallux valgus vorliegt, zugleich eine reduzierte plantare Sensibilität und anhand der Short Physical Performance Battery (Gleichgewicht: Tandemstand, Gehgeschwindigkeit, Beinkraft: „sit to stand") eine geminderte physische Funktion nachgewiesen werden (Santos et al. 2021). Ergänzend belegt eine quantitative Analyse (Menz et al. 2018), dass bei gestürzten alten Menschen (Dekonditionierung und Alterungsprozess) in der Regel gleichzeitig Fußschmerzen und Fußdeformitäten wie ein Hallux valgus vorhanden sind, die Beweglichkeit des Sprunggelenks eingeschränkt ist und ein Kraftdefizit der Plantarflexion der Zehen und des Sprunggelenks, eine reduzierte Sensibilität des Tastsinns und **gesteigerte plantare Druckwerte beim Gehen** diagnostiziert werden können.

Die **intrinsischen Muskeln der Fußsohle** gehören zum sensomotorischen Sicherungssystem für das Stehen insbesondere unter herausfordernden Gleichgewichtsbedingungen und/oder zufälligen plötzlichen Störungen. Werden altersgerecht Gesunde über 60 Jahre (Frauen n = 13, 67±3 Jahre, BMI: 22,3 ± 2,9 kg/m$^2$, Männer n = 8, 70 ± 2 Jahre, BMI: 23,9 ± 1,4 kg/m$^2$) unterschiedlichen sensorischen Herausforderungen ausgesetzt (visuell, vestibulär, somatosensorisch; Sensory Organization Test), Gleichgewichtsstörungen provoziert (Motor Control Test) und Gewichtsverlagerungen ausgeführt, wird die Aktivierung der intrinsischen Muskeln dem steigenden Schwierigkeitsgrad für die Erhaltung des Gleichgewichts angepasst. Die Intensität der Aktivierung steigert die Grenzen der Haltungsstabilität (Lai et al. 2023). Der Alterungsprozess „dekonditioniert" und verändert die Morphologie der Muskulatur, sodass auch die kontraktile Funktion der Muskulatur des Sprunggelenks und der intrinsischen Muskeln der Fußsohle (M. abductor hallucis, M. fexor digitorum brevis, M. flexor hallucis brevis) und der Querschnitt der Muskeln (n = 56, 60–75 Jahre) gegenüber jungen Menschen (n = 57, 18–29 Jahre) deutlich reduziert sind. Die Kraftfähigkeit der intrinsischen Muskulatur und die Limits der Stabilität sind sicher voneinander abhängig (Wang et al. 2024). So sind das Krafttraining der Muskulatur des Fußes und des Sprunggelenks wichtige Elemente des aktiven Repertoires der präventiven und sekundären Sturzprophylaxe und sind auch immer ein Bestandteil der orthopädieschuhtechnischen Versorgung.

> ▶ **Wichtig**  Generell gilt es bei älteren Menschen, beim Vorliegen von Fußfehlstellungen und bei einer orthopädieschuhtechnischen Versorgung (Schuh, Einlagen), immer den Muskelstatus zu erheben. Zum Therapieregime gehört darüber hinaus ein aktives konditionierendes Training, was zusätzlich schmerzlindernd wirkt.

## 14.3   Die Beanspruchung des Fußes bei Übergewicht und Adipositas

Übergewicht und Adipositas sind als Disposition und langfristig auch als Realisationsfaktor von muskuloskelettalen Schmerzsyndromen der Füße und in der pedo-kranialen Kette sehr gut bekannt. Des Weiteren sind sie die Ursache der geringgradigen chronischen, generalisierten, nicht schmerzhaften Entzündung, die als Folge des Bewegungsmangels (Laube 2023) das Fundament der primär chronisch degenerativen Erkrankungen ist.

Beim Gehen beanspruchen hohe maximale plantare Druckwerte im Bereich des lateralen Vor- und Mittelfußes sowie der Ferse medial die myofaszialen Strukturen des Fußes, insbesondere in der späten Standphase. Die medio-laterale Auslenkung des Center of Mass (CoM) und die räumlich-zeitlichen Merkmale des Gehens verändern sich in Abhängigkeit von der Gehgeschwindigkeit signifikant. Mit dieser langfristig mit pathologischen Konsequenzen verbundenen Über- bzw. Fehlbelastung erreichen die Übergewichtigen aber eine ähnliche medio-laterale Bewegung des CoM gegenüber Normalgewichtigen (Kyung et al. 2024) und können lange eine ausreichende Balance aufrechterhalten.

Die **plantaren Druck- und Kraftwerte** werden bei älteren übergewichtigen Frauen (n = 58, 68,7 ± 3,9 Jahre, Min 61 Jahre – Max. 77 Jahre, Fettanteil 39,1 ± 5,3 %; Liu et al. 2024) signifikant durch die **sensomotorische Leistungsfähigkeit** (Sit-to-Stand-Test, Einbeinstand mit geschlossenen Augen) und die **motorischen Aktivitäten im Alltag** (tägliche Zeit moderater bis intensiver Aktivitäten, metabolisches Äquivalent der Aktivitäten) bestimmt. Dabei hat offensichtlich die koordinative und die konditionelle motorische Leistungsfähigkeit den höheren Prognosewert. Je größer die sensomotorische Leistung im 30-Sekunden-Sit-to-Stand-Test ist, desto geringere maximale plantare Kraftbelastungen (r = −0,52, p < 0,01) und Druckwerte (r = −0,36, p < 0,01) können erwartet werden. Des Weiteren besteht eine schwächere, aber dennoch signifikante Verknüpfung zwischen dem Score der Fugl-Meyer-Testbatterie (funktioneller Zustand der oberen und unteren Extremität: Willkürmotorik, Koordination, Sensibilität, Gelenkbeweglichkeit, Schmerzen) für die untere Extremität, die Kraftwerte (r = −0,29, p < 0,05) und die Druckwerte (r = −0,37, p < 0,01). Die besseren Werte weisen jeweils leicht geringere plantare Belastungen aus. Der durchschnittliche tägliche physisch bedingte Energieverbrauch (MET) steigert wiederum moderat die messbaren plantaren Kraftwerte (r = −0,34, p < 0,01) am dominanten Fuß. Es ist gut bekannt, dass das Körpergewicht mit einem hohen prozentualen Fettanteil ein gravierender Stressor für die mechanische Beanspruchung des Fußes ist.

▶ **Wichtig** Die mechanische Belastung der Fußsohle ist vorteilhaft von einer höheren täglichen physischen Aktivität sowie einer besseren sensomotorisch-koordinativen und konditionellen Leistungsfähigkeit abhängig und steht in negativer Beziehung zum Übergewicht. Diese Relationen können sicher auch für jüngere Menschen angenommen werden.

Dass Übergewicht und Adipositas in aller Regel auch mit einer geminderten physischen Leistungsfähigkeit einhergehen, wird bestätigt, indem die Ergebnisse des Functional Movement Screen (7 Bewegungsmuster, Beurteilung des Bewegungsapparates, Erkennen von Risiken, bevor Symptome vorliegen), der Fugl-Meyer-Testbatterie und des Timed-Up-and-Go-Tests bei älteren Menschen (68,9 ± 3,9 Jahre, BMI 28,5 ± 3 kg/m², Fett 41,5 ± 6,1 %) deutlich ungünstiger ausfallen als bei Normalgewichtigen (67,9 ± 4,0 Jahre, BMI 21,9 ± 1,9 kg/m², Fett 32,6 ± 5,1 %). Der verminderte koordinative und konditionelle Funktionszustand veranlasst signifikant höhere maximale und mittlere Kraft- und Druckwerte im Bereich Metatarsale 1 bis 4, im Mittelfuß und unter der Ferse (Liu et al. 2023).

▶ **Wichtig** Ein überproportionales Körpergewicht und ein defizitärer Trainingszustand verursachen eine höhere plantare Belastung und disponieren bzw. realisieren Fußdeformitäten und Schmerzsyndrome der Füße und/oder in der aufsteigenden Kette des myoskelettalen Systems.

## 14.4   Die Beanspruchung des Fußes beim Diabetes mellitus

Der Diabetes mellitus Typ 2 (ca. 9 % bis 10 % der Bevölkerung) ist bei einer sehr großen und immer größer werdenden Anzahl der Menschen die pathologische Fortsetzung der Stoffwechselstörung Adipositas auf der Grundlage des Bewegungsmangels und der zumindest kalorischen Fehlernährung. Somit können die Ver-

änderungen des Gehens und der plantaren Druckverhältnisse dieser Entwicklungsphase als prädiabetische Verhältnisse angesehen werden.

Die Qualität der Regulation der Sensomotorik des Gehens, die eine Willkürmotorik ist und sehr wesentlich von den posturalen Regulationen bestimmt wird,
sorgt für die Kinetik und Kinematik des Bewegungsablaufs. Treten durch eine
sensorische Neuropathie Abweichungen vom physiologischen Informationsmuster
auf und liegen zusätzlich Informationsverluste vor, wird eine sehr enge, beein-
trächtigende Beziehung zum Gehen nachweisbar (Alam et al. 2017, Reeves et al.
2021). Die Neuropathie verursacht als wesentlicher Faktor der Sturzgefährdung

- eine verzögerte motorische Reaktion infolge des initialen Bodenkontaktes und
- eine Beeinträchtigung der Balance (Reeves et al. 2021).

Die Polyneuropathie (PNP) verursacht einen schlechteren Score der funktionellen Einschätzung des Gehens (Functional Gait Assessment: posturale Stabilität,
Ausführbarkeit motorischer Multitasking-Aufgaben während des Gehens). Ab-
normalitäten des Gehens zeigen sich auch bei den Diabetikern ohne PNP. So ist die
PNP zwar der stärkste unabhängige Risikofaktor für Gangstörungen, aber kein Alleinstellungsmerkmal dafür. Auch hohe plantare Druckwerte sprechen nicht zwingend für eine PNP, denn Personen mit und ohne PNP weisen eine nicht statistisch
abgrenzbare Differenz der maximalen plantaren Druckwerte auf (gesteigert PNP-
Gruppe, n = 20, 80 %; keine PNP, n = 20, 65 %; Khalil et al. 2023).

Aber ein gravierendes Merkmal des Diabetes im fortgeschrittenen insulin-
pflichtigen Stadium, vergesellschaftet mit dem Übergewicht bzw. der Adipositas,
einer massiv defizitären aeroben Kapazität, einer sensorischen und neurovegetativen
und zum Teil auch einer motorischen PNP sowie Schädigungen der großen (Makro-
angiopathie) und insbesondere der kleinen Gefäße der Mikrozirkulation (Mikroangiopathie), sind auch lokal bis generalisiert deutlich bis stark erhöhte plantare
Druck- und Kraftwerte. So wie die Erkrankung bis zu diesem klinischen Stadium
einen langen Entwicklungsweg hat, gilt dies auch für die Entwicklung von inadäquat hohen plantaren Druckbeanspruchungen.

Die Entwicklung veränderter und erhöhter plantarer Druckwerte beginnt bereits
mit der Störung der Glukosetoleranz (GlucT), also in der „diabetogenen prädiabetischen Zeit". Beim Vergleich isoliert glukosetoleranter und normal reagierender Personen (Ruhe-Plasmaglukose, 5,40 ± 0,57 vs. 4,70 ± 0,50 mmol/l, p < 0,0001;
120-min Plasmaglucose, 8,61 ± 1,01 vs. 4,90 ± 0,45 mmol/l, p < 0,0001) finden sich
erhöhte maximale plantare Druckwerte bei der erstgenannten Gruppe (p = 0,002),
wobei bereinigt für den BMI (p = 0,0001) die Abhängigkeit noch ausgeprägter wird.
Die isolierte Glukoseintoleranz hat bereits neurologische Folgen. Es können sub-
klinisch und asymptomatisch eine C-Faser-(„small-fiber")-Neuropathie und Störungen der autonomen bevorzugt vagalen kardialen Kontrolle gefunden werden (Putz
et al. 2009), die offensichtlich der A-Faser-(„large-fiber")-Neuropathie zeitlich
deutlich vorausgeht.

▶ **Wichtig** Die Behandlung des Diabetes beginnt bei den ersten Zeichen einer Glukoseintoleranz. Sie schließt die aktive, trainingstherapeutische Prävention von pathologischen Entwicklungen der Füße ein. Eine frühzeitige pedobarografische Diagnostik im Verlauf und das Training der Muskulatur der unteren Extremität und des Fußes als Bestandteil eines allgemeinen Trainingsprogramms mit großen Muskelgruppen sind erforderliche Konsequenzen.

Eine Metaanalyse belegt für Diabetiker mit PNP in der Abgrenzung zu Gesunden eine verlängerte Standphase beim Gehen und mäßig erhöhte plantare Druckwerte im Rück-, Mittel- und Vorfuß. Hinsichtlich der biomechanischen (Kinetik, Kinematik) und neurophysiologischen Merkmale des Gehens (Elektromyografie) sind die Unterschiede aber inkonsistent (Fernando et al. 2013) und kennzeichnen keinen typischen diabetischen Befund. Eine Analyse bei 1126 Diabetikern ergab, dass das plantare Druck-Zeit-Integral systematisch in Abhängigkeit von den Parametern Alter, Bauchumfang, Bauch-Hüft-Verhältnis, BMI und der Wahrnehmungsschwelle für Vibrationsreize (Aktivierung schnell adaptierender Sensoren: FAII und Pacini, vgl. Laube et al. 2017) ansteigt. Unter diesen Parametern sind der letztgenannte und der BMI jeweils unabhängige Risikofaktoren für hohe Werte (Shen et al. 2012). Der Anstieg des BMI um jeweils den Wert 1 beginnend bei 24,9 erhöht das Druck-Zeit-Integral um jeweils 6 kPa•s. Es zeigte sich auch eine klare Abhängigkeit der Lokalisationen hoher Druckwerte sowohl vom BMI als auch von der Wahrnehmungsschwelle. Somit spielt schon allein der Risikofaktor Übergewicht eine wichtige Rolle für die Höhe der plantaren Druckwerte (siehe oben). Die Folgen der diabetischen Stoffwechselstörungen mit u. a. der Zerstörung der somatischen schnellen A-Fasern (Neuropathie) addieren sich. Weiterhin sind die nicht zwingend, aber auch zum Diabetes gehörenden Faktoren Fußtyp und Fußdeformitäten und die damit verbundene Biomechanik, eine limitierte Dorsalflexion des Sprunggelenks und die plantare Gewebequalität an der Druckerhöhung beteiligt. Die Veränderungen der plantaren Empfindungen sind weiterhin mit einer Atrophie, bevorzugt der distalen Muskulatur der unteren Extremität, einer veränderten sensomotorischen Muskelansteuerung (vgl. Laube et al. 2018, 2019) einer fortschreitenden Beeinträchtigung autonomer Funktionen (siehe Durchblutung) und mit daraus insgesamt resultierenden sensomotorischen Veränderungen der Balance im Stehen sowie der Stütz- und Zielsensomotorik des Gehens vergesellschaftet.

Unter 157 noch komplikationslosen Diabetikern gibt es eine signifikante negative Verknüpfung zwischen den maximalen plantaren Druckwerten als auch dem Druck-Zeit-Integral und der plantaren Gewebedicke. Diese Beziehung war am Köpfchen Metatarsale I am wenigsten ausgeprägt. Personen mit einem Callus wiesen reduzierte Gewebeschichten unter den Metatarsaleköpfchen II–V und höhere maximale Druckbelastungen auf. Die Autoren stellen sich mit diesen Ergebnissen die Frage, ob die plantare Gewebedicke ein prognostischer Faktor für die Entwicklung von Ulzerationen sein kann (Abouaesha et al. 2001).

Neben der Muskulatur des Unter- und Oberschenkels sind auch die Weichteilstrukturen des Fußes strukturell und funktionell verändert. Die mittels Magnetresonanztomografie diagnostizierten Volumina der intrinsischen Fußmuskeln (vgl.

Abschn. 14.2) können bei Diabetikern mit PNP und langer Erkrankungsdauer gegenüber Gesunden halbiert (86 ± 52 cm$^3$ and 168 ± 42 cm$^3$) sein, wobei die Schwere der PNP die Ausprägung der Atrophie bestimmt. Differenzen zwischen nicht PNP-Patienten und Gesunden (165 ± 34 cm$^3$ und 168 ± 42 cm$^3$) konnten von den Autoren Andersen et al. (2004) nicht gefunden werden. Andere per Ultraschall erhobene Befunde zur Dicke der plantaren Haut, der Fettschicht und der Faszien und gleichfalls der intrinsischen Fußmuskeln belegen bei Diabetikern schon vor der Entwicklung einer PNP eine Reduzierung. Des Weiteren unterscheiden sich die Diabetiker mit und ohne PNP (Kumar et al. 2015). Der Befund hinsichtlich der kleinen Fußmuskeln und des M. digitorum brevis konnte auch von Wang et al. (2014) bestätigt werden. Auch diese Autoren diagnostizierten eine Atrophie bei Diabetikern ohne und eine weiterhin verstärkte bei Diabetikern mit PNP. Insgesamt steht die Atrophie nicht nur in enger Beziehung zur Schwere der PNP, sondern ist auch Ausdruck der diabetischen sensomotorischen Störung. Diese Befunde belegen die diabetische Atrophie, die strukturelle Degeneration und damit auch die reduzierte mechanische Belastbarkeit dieser Gewebe und sie zeigen, dass die Gewebeveränderungen schon vor der klinischen Manifestation der PNP entwickelt sind. Die muskulären Veränderungen wie auch die diagnostizierte Dysfunktion des M. gastrocnemius sind u. a. mit verantwortlich für die Lokalisation von Symptomen im Mittelfuß sowie im plantaren Bereich des Vorfußes (vgl. Cazeau und Stiglitz 2014) bis hin zu Ulzerationen.

▶ **Wichtig** Die frühzeitig einsetzenden pathologischen Entwicklungen in allen Anteilen des sensomotorischen Systems, dem afferenten, dem efferenten Schenkel und der Muskulatur, sorgen in der Summe für systematisch ansteigende und hohe plantare Druckbelastungen und in der Folge für die biomechanisch bedingten Schädigungen der bereits strukturell und funktionell geschwächten und gestörten Gewebe.

▶ **Wichtig** Ob es je Schwellenwerte für die Höhe gewebeschädigender plantarer Druckwerte geben kann, muss in Frage gestellt werden. Betrachtet man die strukturelle, funktionelle und die regenerative Schwäche der Gewebe und die daraus resultierende geringe Belastbarkeit, dann kommen sehr viele Faktoren ins Spiel, die nicht allein die Erkrankung Diabetes mellitus betreffen.

Zu den Faktoren gesteigerter plantarer Druck- und Kraftbelastungen gehören

- die physische Aktivität bzw. besser, der Grad der physischen Inaktivität,
- das adipöse Körpergewicht ohne und mit einem Diabetes,
- die Durchblutungssituation und die aerobe Kapazität für die Funktion, die Regeneration und die Reparaturkapazität (Ausdauerleistungsfähigkeit).

Bei maximalen Sauerstoffaufnahmewerten von 17,2 ± 5 ml/kg/min (Kluding et al. 2012) bzw. 16,0 ± 3,8 ml/kg/min (Yoo et al. 2015) liegt bei Diabetikern mit einer PNP ein Dekonditionierungszustand vor, der sich an der biologischen Existenzgrenze befindet. Daraus resultieren

- die Qualität der Koordination der Gangsensomotorik
- die Atrophie und die sarkopenische Degeneration der Muskulatur und die veränderte intrinsische kontraktile Funktion (Kontraktionsfähigkeit; zu beachten ist, dass die Atrophie und kontraktile Funktion zwei verschiedene, aber sich ergänzende Faktoren sind)
- die reduzierte Ermüdungsresistenz der Muskulatur (Ausdauer)
- der aktuelle Entwicklungsstand der Gewebedegeneration infolge der defizitären aeroben Kapazität, die Mitochondropathien und der oxidative Stress und
- die Entwicklung und das Fortschreiten von Fußdeformitäten und weiteren orthopädischen Pathologien,

was in der Summe die Belastbarkeit des Organismus und der einzelnen Gewebe reduziert und pathologische muskuloskelettale Entwicklungen bedingt.

Daraus ergeben sich die biomechanischen Faktoren

- beeinflusste und veränderte Gelenkfunktionen in der pedo-kranialen Gelenkkette
- gesteigerte plantare Druck- und Kraftwerte, die gewebeschädigende Auswirkungen in Abhängigkeit von den Einwirkungszeiten durch das Stehen (z. B. berufliche Belastungen) und die tägliche Gehstrecke (Anzahl von Gangzyklen/Tag) haben und
- überproportionale Scherkräfte.

Da die plantaren Druckwerte und Scherkräfte einen wesentlichen Anteil an der Entwicklung der diabetischen Fußulzera haben, sind Messungen der Druckwerte im Schuh der einzige reliable Parameter für die Prognose als auch für therapeutische Intervention gegen diabetische Ulzerationen. Die Diagnostik der Druckwerte beim Barfußgehen ist weniger aussagefähig, aber ergänzend geeignet. Die Innenschuhschwelle des Druckes liegt bei 200 kPa für die Prävention von Ulzera (Patry et al. 2013). Bus et al. (2011) nutzten die Innenschuhdruckmessung zur Anpassung von Schuhen bzw. Einlagen mit dem Ziel, die Druckwerte unter den kritischen Wert von 200 kPa zu bringen oder zumindest um 25 % zu reduzieren. Sie diagnostizierten die Regionen hohen Druckes, modifizierten die Schnittstelle Fuß-Boden und kontrollierten das Ergebnis maximal 3-mal. Sie benötigten bei allen 23 versorgten Patienten mit 35 zu modifizierenden Druckregionen im Mittel 1,6-mal eine diagnostisch gestützte Anpassung, um die Druckwerte von im Mittel $303 \pm 77$ kPa auf $208 \pm 46$ kPa zu senken. Dies entsprach einer erfolgreichen Druckreduzierung zwischen 18 und 50 % (Mittel 30 %). Damit charakterisieren die Autoren die Innenschuhmessung als effiziente und somit wichtige diagnostische Methode, den aktuellen krankheitsbedingten Zustand zu erkennen und Therapieinterventionen zu begründen, zu kontrollieren und erforderliche Änderungen durchzuführen. Für eine valide und reliable Messung sollten mindestens 12 Schritte analysiert werden (Arts und Bus 2011), wobei dann der maximale Spitzendruck der relevante Parameter ist (Waaijman und Bus 2012).

▶ **Wichtig** Es muss aktuell festgestellt werden, dass derzeit ein standardisiertes diagnostische Prozedere und Schwellenwerte des plantaren Druckes mit hoher Sensitivität und Spezifität für die Entwicklung von Ulzera nicht definiert werden können (Waldecker 2012). Druckwerte über 200 kPa werden allgemein mit einer chronisch gewebeschädigenden Intensität verbunden und als Ursache für das Entstehung von Ulzerationen insbesondere in den Regionen des Vorfußes und bevorzugt im Bereich der Köpfchen der Metatarsalia angesehen (Prompers et al. 2007, Örneholm et al. 2015).

Ein plantarer Druck mit sehr hohem Risiko wird von Lobmann et al. (2002) ab 500 N/m² gesehen und Personen mit solchen Druckwerten weisen wesentlich häufiger (p < 0,012) auch eine sensomotorische und autonome (p < 0,05) PNP auf. Aber Syed et al. (2013) fanden bei im Mittel 63-jährigen normalgewichtigen Gesunden und Diabetikern ohne PNP im Stehen keine unterschiedlichen Druckverhältnisse. Sind die Druckwerte in den Regionen der metatarsalen Köpfchen hoch, fällt insbesondere eine deutliche Asymmetrie der Druckverhältnisse bei den Diabetikern mit PNP auf.

Bei Diabetikern ohne aktuell diagnostizierbare Komplikationen (neurologisch, peripher vaskulär, Augen, Nieren) fand man (Pataky et al. 2005) beim Gehen auf einer schiefen Ebene signifikante ca. 60 bis 100 % höhere maximale Druckwerte und zugleich eine längere Dauer der Druckwirkung im Bereich der ersten Zehe, des Köpfchens des Metatarsale V, jedoch nicht im Bereich der Köpfchen der Metatarsalia I und II. Dagegen war die Ferse erheblich entlastet und die plantare Kontaktfläche vermindert. Diese Verlagerung nach vorn mit Verminderung der Kontaktfläche im pedobarografischen Befund wird als frühes latentes Zeichen einer peripheren Neuropathie angesehen und sollte auch frühzeitig Beachtung finden.

Diabetische Patienten mit Ulzera in der Anamnese haben ein verändertes dynamisches plantares Druckmuster mit zugleich absolut höheren Druckwerten im Mittel- und lateralen Vorfuß trotz größerer Kontaktflächen, wenn sie das übliche Schuhwerk tragen (Sacco et al. 2009).

Deschamps et al. (2013) suchten bei 97 Diabetikern und 33 Kontrollpersonen (45–70 Jahre) nach Gruppen mit ähnlichen Mustern der Vorfußbelastung in sechs Segmenten sowie nach der Möglichkeit, Normalpersonen von Diabetikern unterscheiden zu können. Innerhalb der Kontrollpersonen ließen sich drei Gruppen unterscheiden, innerhalb der Patienten sowie für alle Untersuchten insgesamt vier Gruppen. In drei Gruppen der gesamten Population fanden sich Gesunde und Patienten gemeinsam, aber eine Gruppe enthielt ausschließlich Diabetiker. Hier bestand eine bevorzugte Belastung im Bereich der Köpfchen der Metatarsalia III–V.

De Cock et al. (2006) unterschieden mittels Clusteranalyse bei 215 gesunden jungen Personen anhand der relativen Impulsbelastung unter dem Vorfuß vier Druckbelastungsmuster (mediales Muster 1 und 2, zentrales und zentro-laterales Muster) beim langsamen Laufen. Mit der Analyse des Druckverteilungsbildes in acht Fußregionen während des Sitzens und Stehens konnten sowohl für Normalpersonen als auch für Diabetiker mit fortgeschrittener PNP jeweils vier optimale Untergruppen gefunden werden, wobei wiederum nicht alle Gruppen gleichartig mit Personen besetzt sind. Wurden beide Personengruppen gemeinsam analysiert, blieb es bei optimalerweise vier Gruppen. Von diesen war aber eine nur mit Diabetikern besetzt und diese Gruppe zeigte absolut bevorzugt hohe Druckbelastungen in den Bereichen der Köpfchen der Metarsalia I-V mit akzentuiert hohen Werten unter III-V (Niemann et al. 2016).

▶ **Wichtig** Mit dem Fortschreiten der Polyneuropathie steigt die Vorfuß- und die Rückfußbelastung. Bei schwerer Nervenschädigung steigt auch das Verhältnis der Drücke zwischen Vor- und Rückfuß und damit die Dysbalance der plantaren Druckverteilung. Der Vorfußdruck und das Druckverhältnis sind als Risikofaktoren für Ulzera erkannt worden (Caselli et al. 2001).

Diabetiker zeichnen sich offensichtlich nicht nur durch erhöhte, sondern auch durch deutlich **asymmetrische Druckbelastungen** aus. So wurde eine Asymmetrie des Druck-Zeit-Integrals für den Vorfuß bei Diabetikern mit PNP im Vergleich zu denen ohne PNP und Gesunden gefunden. Gegenüber den Gesunden lag aber eine signifikante Asymmetrie der maximalen Druckbelastung unter der Metatarsalregion III für beide Diabetikergruppen vor (Kernozek et al. 2013).

▶ **Wichtig** Für die Entwicklung der plantaren Druckbelastung und die Ausbildung von Asymmetrien könnte man die folgende Erklärung heranziehen: Die Polyneuropathie entwickelt sich nicht symmetrisch. Entsprechend entstehen auch

- somatische sensorische Informationsdefizite mit ihren zentralen strukturellen und funktionellen Konsequenzen für die Bewegungsregulation,
- muskuläre Atrophien und kontraktile Defizite der Muskulatur des Sprunggelenks und der kleinen Fußmuskeln sowie
- energetische Defizite für Funktion, Regeneration und Reparatur.

Dies führt zu einem sehr schleichenden, durch diese Veränderungen ausgelösten und daran ausgerichteten impliziten, unwillkürlichen und nicht erkennbaren falschen Lernprozess für die Sensomotorik des Gehens mit den jeweiligen biomechanischen Konsequenzen. Des Weiteren tragen auch die zunehmend geringer werdenden bis fehlenden Schmerzinformationen zu einer chronischen Gewebeüberbelastung bei.

Kann nun **Training** (Koordination untere Extremität im Sitzen, Gehen, Kraft Dorsal- und Plantarflexoren mit 40–60 % der Maximalkraft) die **Druckwerte** beeinflussen? Eine Gruppe von 46 Diabetikern mit laut neurologischem Score moderater PNP (Mittel 68 Jahre, BMI 30) trainierte über 24 Wochen. Die Pedobarografie wurde zu Beginn, in der Mitte, nach der Trainingsphase und nach weiteren sieben Monaten durchgeführt. Bei hoher Ausfallrate von 20 Personen wegen Verschlechterung des Gesundheitszustandes zeigte sich bei den verbliebenen Patienten keine Auswirkung des Trainings auf das plantare Druckmuster und die Höhe des Drucks. Der maximale Druck unter dem Vorfuß stieg für die Trainings- und Kontrollgruppe sogar im Mittel um 56 kPa an (Melai et al. 2013). Dies zeigt einerseits, dass die muskuläre Schwäche u. a. der Plantarflexoren nicht die alleinige Ursache des plantaren Druckes ist, denn die kontraktile Verbesserung müsste eigentlich die Vorfußbelastung reduzieren. Zu beachten ist aber neben der Kraft auch die Komponente sensomotorische Koordination. Eine antrainierte höhere Kraft wird nur dann wirksam, wenn diese im Gangzyklus zum „richtigen" Zeitpunkt wirksam wird. Das Um- beziehungsweise Neulernen von Bewegungen ist aber auch schon bei Gesunden an eine sehr große Anzahl von Wiederholungen und an ein systematisches Training gebunden, um die zerebrale Infrastruktur dafür zu verändern oder neu zu schaffen.

Da derzeit das Wissen über wirksame Trainingsinterventionen noch sehr gering ist, wurde mit PNP-Patienten mit beeinträchtigter Wahrnehmung über acht Wochen ein Training auf dem Trampolin umgesetzt. Dies führte u. a. zur Minderung des Drucks im Bereich des medialen Vorfußes und das Vibrationsempfinden wurde bei einigen Patienten besser (Kanchanasamut und Pensri 2017). Insgesamt lassen sich die Befunde zu den Trainingswirkungen bei Diabetikern zusammenfassen, indem nach einem in der Regel jahrzehntelangen Krankheitsprozess der Trainingsaufwand zeitlich nicht konkret benennbar ist, ein spezifisches Programm nicht existiert, aber als „lebenslang" ausgewiesen werden muss.

▶ **Wichtig** Es gilt für den Diabetes wie für jede chronische Erkrankung, dass die erforderlichen Trainingsinhalte, ihre Relationen zueinander, die Dosierungen in Umfang und Intensität und die Dauer der Trainingsintervention für die nachhaltige Verbesserung der Gangsensomotorik sowie des konditionellen Zustandes nicht konkret bekannt sind. Es ist sicher: Der erhebliche Dekonditionierungszustand und die komplexen, den gesamten Organismus einbeziehenden pathologischen Entwicklungen sprechen für eine deutlich reduzierte sensomotorische Lernfähigkeit und Trainierbarkeit der konditionellen Fähigkeiten.

## Fazit

Es wird allgemein akzeptiert, dass **Schuhe und Einlagen** die Biomechanik der pedokranialen Gelenkkette modifizieren. Die quantitativen und qualitativen Relationen zwischen den biomechanischen und neurophysiologischen Veränderungen und dem Einlagendesign sind aber noch zu ermitteln. Gleiches gilt für das Ausmaß der Wirkungen in den einzelnen Ebenen der Gelenkkette. Es gibt diagnostische und erfahrungsgestützte prinzipielle Modelle mit Zuordnungen für orthopädische und internistische Erkrankungen, um über die Gestaltung der Schnittstelle Fuß-Boden die Statik, die Bewegungsdynamik und Schmerzsyndrome zu beeinflussen.

**Einlagen** gehören zur konservativen Therapie von Schmerzsyndromen der Füße und von Schmerzen in der pedo-kranialen Kette bis zur Halswirbelsäule. Präventive Beeinflussungen des Bewegungsverhaltens beim Laufen bis hin zur Förderung der

Laufökonomie werden verfolgt. Der „preferred movement path", das Gangmuster, die Sensomotorik der gesamten kinematischen pedo-kranialen muskulo-faszial-skelettalen Kette, der anatomisch-funktionelle Befund, die Schmerzen und der Alterungsprozess sind Faktoren, die bei der Versorgung Beachtung finden müssen. Aufgrund der derzeit nicht standardisierten Diagnostik, dem unvollständigen krankheitsspezifischen Wissen zum Design einer Fußorthese und des Einflusses auf die Schmerzlinderung und der sehr wichtigen Subjektivität des Komfortempfindens unterliegen Fußorthesen in der Forschung und in der Versorgung einer sehr großen Vielfalt. Dazu kommt, dass dem Trainingszustand kaum Aufmerksamkeit geschenkt wird.

Das Gehen und Laufen wird durch die sensomotorische Koordination, die konditionellen Fähigkeiten, die Eigenschaften der Schnittstelle Fuß-Boden und die Bodenbeschaffenheiten bestimmt. Die Analyse der Sensomotorik des Gehens ist für die Risikobewertung entzündlicher Fehlbelastungsfolgen bzw. degenerativer Entwicklungen und als Basis für das Erkennen von Fehlfunktionen und resultierenden Fehlbelastungen notwendig, um die Hilfsmittelversorgung zu begründen.

In der **Lebensspanne** sind die räumlich-zeitlichen **Merkmale des Gehens** und die **plantaren Druckwerte** von den Hauptfaktoren kalendarisches Alter, Körpergröße, BMI, Bauchumfang und Kraft der Sprunggelenkmuskulatur abhängig. Kinder und alte Erwachsene wählen eine gut vergleichbare Gehgeschwindigkeit. Jugendliche und Erwachsene bis ca. zum 60. Lebensjahr und je nach Gesundheitszustand und Kondition wählen eine relativ stabile, subjektiv optimale Gehgeschwindigkeit. Die frühe Adoleszenz ist ein kritischer Abschnitt der plantaren Druckverteilung. Die Gehgeschwindigkeit ist ein wichtiger Faktor und mit dem Alter steigen die plantaren Druckwerte aufgrund der Veränderungen der Gewebeeigenschaften und der sensomotorischen Funktionen an. Der Trainingszustand muss berücksichtigt werden. Die **Fußtypen bzw. Fehlstellungen** bestimmen die Topografie der plantaren Druckbelastungen und die absoluten Druckwerte in den Regionen der Fußsohle während des Barfußgehens.

Die **Haptik der plantaren Haut** vermittelt über die Härte des Bodens die Stabilität des Stehens und Gehens und Rauigkeit sorgt für die Stimulation von Sensorafferenzen für die posturalen Regulationen. Raue bis sehr raue Materialien sind deshalb die Favoriten für die Beeinflussung der Sensomotorik durch Einlagen.

Die **Dekonditionierung** und der **Alterungsprozess** beziehen immer das gesamte sensomotorische System und somit alle Muskeln ein und eine **koordinative und konditionelle Dekonditionierung** ist gehäuft mit Fußdeformitäten kombiniert bzw. kann als Ursache betrachtet werden.

Das **Übergewicht und die Adipositas** sind als Disposition und Realisationsfaktor muskuloskelettaler Schmerzsyndrome der Füße und in der pedo-kranialen Kette gut bekannt. Die **plantaren Druck- und Kraftwerte** werden bei Übergewichtigen signifikant durch die **sensomotorische Leistungsfähigkeit** und die **motorischen Aktivitäten im Alltag** bestimmt, wobei die koordinative und die konditionelle motorische Leistungsfähigkeit den höheren Prognosewert haben.

Der **Diabetes mellitus Typ 2** setzt die plantaren Druckverhältnisse der adipösen prädiabetischen Phase mit gestörter Glukosetoleranz fort. Obwohl kein Alleinstellungsmerkmal des Diabetes, sind lokal bis generalisiert stark erhöhte plantare Druckwerte im fortgeschrittenen Stadium üblich. Eine frühzeitige pedobarografische Kontrolle ist zu empfehlen. Defizite der plantaren Wahrnehmungsschwelle sind mit der Atrophie der distalen Muskulatur, den autonomen Beeinträchtigungen und den Einschränkungen der Balance im Stehen sowie der Sensomotorik des Gehens vergesellschaftet. Neben dem halbierten Volumen der Muskulatur des Unter- und Oberschenkels sind auch die Weichteilstrukturen des Fußes strukturell und funktionell verändert. Ob es Schwellenwerte für gewebeschädigende plantare Druckwerte geben kann, muss infrage gestellt werden. Betrachtet man die strukturelle, funktionelle und die regenerative Schwäche der Gewebe und die geringe Belastbarkeit, dann kommen sehr viele Faktoren ins Spiel, die nicht allein den Diabetes betreffen. Die physische Inaktivität ist ein Hauptfaktor. Mit dem Fortschreiten der PNP steigen sowohl die Vorfuß- und Rückfußbelastung als auch die Dysbalance der plantaren Druckverteilung und damit das Risiko für Ulzerationen.

Es gilt für den Diabetes wie für jede chronische Erkrankung, dass die erforderlichen Trainingsinhalte, ihre Relationen zueinander, die Dosierungen in Umfang und Intensität und die Dauer der Trainingsintervention für die nachhaltige Verbesserung der Gangsensomotorik sowie des konditionellen Zustandes nicht konkret bekannt sind. Sicher ist: Der erhebliche Dekonditionierungszustand und die den gesamten Organismus betreffenden pathologischen Entwicklungen sprechen für eine erheblich reduzierte sensomotorische Lernfähigkeit und Trainierbarkeit der konditionellen Fähigkeiten.

## Literatur


Abouaesha F, van Schie CH, Griffths GD, Young RJ, Boulton AJ: Plantar tissue thickness is related to peak plantar pressure in the high-risk diabetic foot. Diabetes Care 2001 Jul;24(7):1270–4.

Alam U, Riley DR, Jugdey RS, Azmi S, Rajbhandari S, D'Août K, Malik RA: Diabetic Neuropathy and Gait: A Review. Diabetes Ther 2017 Dec;8(6):1253–1264. https://doi.org/10.1007/s13300-017-0295-y. Epub 2017 Sep 1.

Andersen H, Gjerstad MD, Jakobsen J: Atrophy of foot muscles: a measure of diabetic neuropathy. Diabetes Care. 2004 Oct;27(10):2382–5.

Arts ML, Bus SA: Twelve steps per foot are recommended for valid and reliable in-shoe plantar pressure data in neuropathic diabetic patients wearing custom made footwear. Clin Biomech (Bristol, Avon). 2011 Oct;26(8):880–4. https://doi.org/10.1016/j.clinbiomech.2011.05.001.

Aruin AS, Kanekar N: Effect of a textured insole on balance and gait symmetry. Exp Brain Res 231: 201–208, 2013. https://doi.org/10.1007/s00221-013-3685-z.

Buldt AK, Forghany S, Landorf KB, Levinger P, Murley GS, Menz HB: Foot posture is associated with plantar pressure during gait: A comparison of normal, planus and cavus feet. Gait Posture 2018a May:62:235–240. https://doi.org/10.1016/j.gaitpost.2018.03.005. Epub 2018 Mar 5.

Buldt AK, Allan JJ, Landorf KB, Menz HB: The relationship between foot posture and plantar pressure during walking in adults: A systematic review. Gait Posture 2018b May:62:56–67. https://doi.org/10.1016/j.gaitpost.2018.02.026. Epub 2018 Feb 23.

Brüggemann GP: Bewegung und Belastung: Ansätze zur Vermeidung von Gelenksabnutzung und Überlastungsschäden. Internationale Fachmesse und Kongress, Köln, 20.–21.10.2015

Burke JR, Papuga MO: Effects of foot orthotics on running economy: methodological considerations. J Manipulative Physiol Ther. 2012 May;35(4):327–36. https://doi.org/10.1016/j.jmpt.2012.04.001

Bus SA, Haspels R, Busch-Westbroek TE: Evaluation and optimization of therapeutic footwear for neuropathic diabetic foot patients using in-shoe plantar pressure analysis. Diabetes Care. 2011 Jul;34(7):1595–600. https://doi.org/10.2337/dc10-2206. Epub 2011 May 24.

Caselli A, Pham H, Giurini JM, Armstrong DG, Veves A: The forefoot-to-rearfoot plantar pressure ratio is increased in severe diabetic neuropathy and can predict foot ulceration. Diabetes Care. 2001 Jun;25(6):1066–71.

Cazeau C, Stiglitz Y: Effects of gastrocnemius tightness on forefoot during gait. Foot Ankle Clin. 2014 Dec;19(4):649–57. https://doi.org/10.1016/j.fcl.2014.08.003. Epub 2014 Sep 22.

Clark DJ, Christou EA, Ring SA, Williamson JB, Doty L: Enhanced somatosensory feedback reduces prefrontal cortical activity during walking in older adults. J Gerontol A Biol Sci Med Sci. 2014 Nov;69(11):1422–8. https://doi.org/10.1093/gerona/glu125. Epub 2014 Aug 11.

Cleland LD, Rupani M, Blaise CR, Ellmers TJ, Saal HP: Texture perception at the foot sole: comparison between walking, sitting, and to the hand. J Neurophysiol 2024 Sep 1;132(3):643–652. https://doi.org/10.1152/jn.00170.2024. Epub 2024 Jul 17.

Cotton KM, Dan X, Godbold E, Frankston N, Zarei M, Ma Y, Hogan MV, Anderst W: The Association Between Foot Morphology and Foot Loading During Gait. J Biomech 2024 Dec:177:112396. https://doi.org/10.1016/j.jbiomech.2024.112396. Epub 2024 Nov 1.

De Cock A, Willems T, Witvrouw E, Vanrenterghem J, De Clercq D. A functional foot type classification with cluster analysis based on plantar pressure distribution during jogging. Gait & posture. 2006; 23 (3):339–347. https://doi.org/10.1016/j.gaitpost.2005.04.011

Demirbüken İ, Özgül B, Timurtaş E, Yurdalan SU, Çekin MD, Polat MG: Gender and age impact on plantar pressure distribution in early adolescence. Acta Orthop Traumatol Turc 2019 May;53(3):215–220. https://doi.org/10.1016/j.aott.2019.01.006. Epub 2019 Mar 21.

Deschamps K, Matricali GA, Roosen P, Desloovere K, Bruyninckx H, Spaepen P, et al. Classification of Forefoot Plantar Pressure Distribution in Persons with Diabetes: A Novel Perspective for the Mechanical Management of Diabetic Foot? PLoS ONE. 2013 11; 8(11):e79924. https://doi.org/10.1371/journal.pone. 0079924 PMID: 24278219

Fernando M, Crowther R, Lazzarini P, Sangla K, Cunningham M, Buttner P, Golledge J: Biomechanical characteristics of peripheral diabetic neuropathy: A systematic review and meta-analysis of findings from the gait cycle, muscle activity and dynamic barefoot plantar pressure. Clin Biomech (Bristol, Avon). 2013 Oct;28(8):831–45. https://doi.org/10.1016/j.clinbiomech.2013.08.004. Epub 2013 Aug 27.

Fuchs J, Prütz F: Prävalenz von Gelenkschmerzen in Deutschland. Journal of Health Monitoring 2017; 2(3): 66–71.

Hatton AL, Williams K, Chatfield MD, Hurn SE, Maharaj JN, Gane EM, Cattagni T, Dixon J, Rome K, Kerr G, Brauer SG: Immediate effects of wearing textured versus smooth insoles on standing balance and spatiotemporal gait patterns when walking over even and uneven surfaces in people with multiple sclerosis. Disabil Rehabil 2023 Oct;45(20):3379–3387. https://doi.org/10.1080/09638288.2022.2122600. Epub 2022 Sep 15.

Herssens N, Verbecque E, Hallemans A, Vereeck L, Van Rompaey V, Saeys W: Do spatiotemporal parameters and gait variability differ across the lifespan of healthy adults? A systematic review. Gait Posture 2018 Jul:64:181–190. https://doi.org/10.1016/j.gaitpost.2018.06.012. Epub 2018 Jun 12.

Johnson BT, Cromley EK, Marrouch N: Spatiotemporal meta-analysis: reviewing health psychology phenomena over space and time, Health Psychol. Rev. 11 (2017) 280–291, https://doi.org/10.1080/17437199.2017.1343679.

Kanchanasamut W, Pensri P: Effects of weight-bearing exercise on a mini-trampoline on foot mobility, plantar pressure and sensation of diabetic neuropathic feet; a preliminary study. Diabet Foot Ankle. 2017 Feb 20;8(1):1287239. https://doi.org/10.1080/2000625X.2017.1287239. eCollection 2017.

Kernozek TW, Greany JF, Heizler C: Plantar loading asymmetry in American Indians with diabetes and peripheral neuropathy, with diabetes only, and without diabetes. J Am Podiatr Med Assoc. 2013 Mar-Apr;103(2):106–12.

Khalil SHA, Deeb HMAE, Ajang MOD, Osman NA, Amin NG: Impact of diabetic peripheral neuropathy on gait abnormalities in patients with type 2 diabetes mellitus. Diabetol Int 2023 Aug 16;15(1):58–66. https://doi.org/10.1007/s13340-023-00652-y. eCollection 2024 Jan

Kirmizi M, Sengul YS, Angin S: The effects of gait speed on plantar pressure variables in individuals with normal foot posture and flatfoot. Acta Bioeng Biomech 2020;22(3):161–168.

Kluding PM, Pasnoor M, Singh R, Jernigan S, Farmer K, Rucker J, Sharma NK, Wright DE: The effect of exercise on neuropathic symptoms, nerve function, and cutaneous innervation in people with diabetic peripheral neuropathy. J Diabetes Complications. 2012 Sep–Oct;26(5):424–9. https://doi.org/10.1016/j.jdiacomp.2012.05.007. Epub 2012 Jun 18.

Kumar CG, Rajagopal KV, Hande HM, Maiya AG, Mayya SS: Intrinsic foot muscle and plantar tissue changes in type 2 diabetes mellitus. J Diabetes. 2015 Nov;7(6):850–7. https://doi.org/10.1111/1753-0407.12254. Epub 2015 Mar 24.

Kumar R, Bogia P, Singh V, Reddy TO: The running gait analysis technology: A comprehensive systematic literature review. J Orthop 2024 Oct 12:62:75–83. https://doi.org/10.1016/j.jor.2024.10.013. eCollection 2025 Apr

Kyung Kim H, Qu H, Chou LS: Center of mass motion and plantar pressure distribution during walking in overweight individuals. Gait Posture 2024 Feb:108:307–312. https://doi.org/10.1016/j.gaitpost.2024.01.003. Epub 2024 Jan 5.

Lai Z, Wang R, Zhou B, Chen J, Wang L: Difference in the recruitment of intrinsic foot muscles in the elderly under static and dynamic postural conditions. PeerJ 2023 Jul 19:11:e15719. https://doi.org/10.7717/peerj.15719. eCollection 2023.

Laidig D, Jocham AJ, Guggenberger B, Adamer K, Fischer M, Seel T: Calibration-Free Gait Assessment by Foot-Worn Inertial Sensors. Front Digit Health 2021 Nov 4:3:736418. https://doi.org/10.3389/fdgth.2021.736418. eCollection 2021.

Laube W, Kaune M, Pfaff G: Neue Serie Einlagen und Sensomotorik: Die Sensoren der Fußsohle und ihre Funktionen. Orthopädieschuhtechnik – Zeitschrift für Prävention und Rehabilitation. Heft 7/8 (2017) 28–31

Laube W, Kaune M, Pfaff G: Das Sensomotorische System und Diabetes mellitus Typ II (Teil 1). Orthopädieschuhtechnik – Zeitschrift für Prävention und Rehabilitation. Heft 12 (2018) 38 – 41

Laube W, Kaune M, Pfaff G: Die Sensomotorik des Gehens bei Diabetes mellitus Typ II (Teil 2). Orthopädieschuhtechnik – Zeitschrift für Prävention und Rehabilitation. Heft 1 (2019) 25 – 29

Laube W: Bewegungsmangel Dekonditionierung, Krankheit, Schmerzen, Alter. Springer, Heidelberg-Berlin, 2023

Liu M, Kang N, Wang D, Mei D, Wen E, Qian J, Chen G: Analysis of Lower Extremity Motor Capacity and Foot Plantar Pressure in Overweight and Obese Elderly Women. Int J Environ Res Public Health 2023 Feb 10;20(4):3112. https://doi.org/10.3390/ijerph20043112.

Liu M, Kang N, Zhang Y, Wen E, Mei D, Hu Y, Chen G, Wang D: Influence of motor capacity of the lower extremity and mobility performance on foot plantar pressures in community-dwelling older women. Heliyon 2024 Mar 19;10(6):e28114. https://doi.org/10.1016/j.heliyon.2024.e28114. eCollection 2024 Mar 30.

Lobmann R, Kasten G, Kasten U, Lehnert H: Association of increased plantar pressures with peripheral sensorimotor and peripheral autonomic neuropathy in Type 2 diabetic patients. Diabetes Nutr Metab. 2002 Jun;15(3):165–8.

Mandalidis D, Kafetzakis I: Differences between Systems Using Optical and Capacitive Sensors in Treadmill-Based Spatiotemporal Analysis of Level and Sloping Gait. Sensors (Basel) 2022 Apr 5;22(7):2790. https://doi.org/10.3390/s22072790.

McKay MJ, Baldwin JN, Ferreira P, Simic M, Vanicek N, Wojciechowski E, Mudge A, Burns J; 1000 Norms Project Consortium: Spatiotemporal and plantar pressure patterns of 1000 healthy individuals aged 3–101 years. Gait Posture 2017 Oct:58:78–87. https://doi.org/10.1016/j.gaitpost.2017.07.004. Epub 2017 Jul 18.

McSweeney SC, Reed LF, Wearing SC: Reliability and minimum detectable change of measures of gait in children during walking and running on an instrumented treadmill. Gait Posture 2020 Jan:75:105–108. https://doi.org/10.1016/j.gaitpost.2019.10.004. Epub 2019 Oct 7.

Melai T, Schaper NC, Ijzerman TH, de Lange TL, Willems PJ, Lima Passos V, Lieverse AG, Meijer K, Savelberg HH: Lower leg muscle strengthening does not redistribute plantar load in diabetic polyneuropathy: a randomised controlled trial. J Foot Ankle Res. 2013 Oct 18;6(1):41. https://doi.org/10.1186/1757-1146-6-41.

Menz HB, Auhl M, Spink MJ: Foot problems as a risk factor for falls in community-dwelling older people: A systematic review and meta-analysis. Maturitas 2018 Dec:118:7–14. https://doi.org/10.1016/j.maturitas.2018.10.001. Epub 2018 Oct 2.

Myers TW: Anatomy Trains – Myofascial Meridians for Manual and Movement Therappists. 3. Auflage, Urban / Fischer, 2015

Niemann U, Spiliopoulou M, Szczepanski T, Samland F, Grützner J, Senk D, Ming A, Kellersmann J, Malanowski J, Klose S, Mertens PR: Comparative Clustering of Plantar Pressure Distributions in Diabetics with Polyneuropathy May Be Applied to Reveal Inappropriate Biomechanical Stress. PLoS One. 2016 Aug 16;11(8):e0161326. https://doi.org/10.1371/journal.pone.0161326. eCollection 2016.

Nigg BM, Mohr M, Nigg S: Muscle tuning and preferred movement path – a paradigm shift. Current Issues in sport Science 2 (2017a) 4–15

Nigg BM, Vienneau J, Smith AC, Trudeau MB, Mohr M, Nigg SR: The Preferred Movement Path Paradigm: Influence of Running Shoes on Joint Movement. Med Sci Sports Exerc 2017b Aug;49(8):1641–1648. https://doi.org/10.1249/MSS.0000000000001260.

Nüesch C, Overberg JA, Schwameder H, Pagenstert G, Mündermann A: Repeatability of spatio-temporal, plantar pressure and force parameters during treadmill walking and running. Gait Posture 2018 May:62:117–123. https://doi.org/10.1016/j.gaitpost.2018.03.017. Epub 2018 Mar 7.

Örneholm H, Apelqvist J, Larsson J, et al. High probability of healing without amputation of plantar forefoot ulcers in patients with diabetes. Wound Repair Regen. 2015 Nov 12;23(6):922–931. PubMed PMID: 26084518. https://doi.org/10.1111/wrr.12328

Palluel E, Olivier I, Nougier V: The lasting effects of spike insoles on postural control in the elderly. Behav Neurosci. 2009 Oct;123(5):1141–7. https://doi.org/10.1037/a0017115.

Pataky Z, Assal JP, Conne P, Vuagnat H, Golay A: Plantar pressure distribution in Type 2 diabetic patients without peripheral neuropathy and peripheral vascular disease. Diabet Med. 2005 Jun;22(6):762–7.

Patry J, Belley R, Côté M, Chateau-Degat ML: Plantar pressures, plantar forces, and their influence on the pathogenesis of diabetic foot ulcers: a review. J Am Podiatr Med Assoc. 2013 Jul–Aug;103(4):322–32.

Prompers L, Huijberts M, Apelqvist J, et al. High prevalence of ischaemia, infection and serious comorbidity in patients with diabetic foot disease in Europe. Baseline results from the Eurodiale study. Diabetologia. 2007 Jan;50(1):18–25. PubMed PMID: 17093942. https://doi.org/10.1007/s00125-006-0491-1.

Putz Z, Tabák AG, Tóth N, Istenes I, Németh N, Gandhi RA, Hermányi Z, Keresztes K, Jermendy G, Tesfaye S, Kempler P: Noninvasive evaluation of neural impairment in subjects with impaired glucose tolerance. Diabetes Care. 2009 Jan;32(1):181–3. https://doi.org/10.2337/dc08-1406. Epub 2008 Oct 3.

Reeves ND, Orlando G, Brown SJ: Sensory-Motor Mechanisms Increasing Falls Risk in Diabetic Peripheral Neuropathy. Medicina (Kaunas) 2021 May 8;57(5):457. https://doi.org/10.3390/medicina57050457.

Robb KA, Perry SD: The effect of texture under distinct regions of the foot sole on human locomotion. Exp Exp Brain Res 2022 Aug;240(7–8):2175–2189. https://doi.org/10.1007/s00221-022-06402-x. Epub 2022 Jun 30.

Sacco IC, Bacarin TA, Canettieri MG, Hennig EM: Plantar pressures during shod gait in diabetic neuropathic patients with and without a history of plantar ulceration. J Am Podiatr Med Assoc. 2009 Jul-Aug;99(4):285–94.

Santos AD, Prado-Rico JM, Cirino NTO, Perracini MR: Are foot deformity and plantar sensitivity impairment associated with physical function of community-dwelling older adults? Braz J Phys Ther 2021 Nov–Dec;25(6):846–853. https://doi.org/10.1016/j.bjpt.2021.07.002. Epub 2021 Sep 3.

Segal A, Rohr E, Orendurff M, Shofer J, O'Brien M, Sangeorzan B: The effect of walking speed on peak plantar pressure. Foot Ankle Int 2004 Dec;25(12):926–33. https://doi.org/10.1177/107110070402501215.

Shen J, Liu F, Zeng H, Wang J, Zhao JG, Zhao J, Lu FD, Jia WP: Vibrating perception threshold and body mass index are associated with abnormal foot plantar pressure in type 2 diabetes outpatients. Diabetes Technol Ther. 2012 Nov;14(11):1053–9. https://doi.org/10.1089/dia.2012.0146. Epub 2012 Aug 30.

Simonsen EB: Contributions to the understanding of gait control. Dan Med J. 2014 Apr;61(4):B4823.

Steinberg N, Tirosh O, Adams R, Karin J, Waddington G: Does Wearing Textured Insoles during Non-class Time Improve Proprioception in Professional Dancers? Int J Sports Med. 2015a Nov;36(13):1093–9. https://doi.org/10.1055/s-0035-1554633. Epub 2015 Sep 2.

Steinberg N, Waddington G, Adams R, Karin J, Tirosh O: Use of a Textured Insole to Improve the Association Between Postural Balance and Ankle Discrimination in Young Male and Female Dancers. Med Probl Perform Art. 2015b Dec;30(4):217–23.

Steinberg N, Waddington G, Adams R, Karin J, Begg R, Tirosh O: Can textured insoles improve ankle proprioception and performance in dancers? J Sports Sci. 2016a Aug;34(15):1430–7. https://doi.org/10.1080/02640414.2015.1117120. Epub 2015 Nov 30.

Steinberg N, Waddington G, Adams R, Karin J, Tirosh O: The effect of textured ballet shoe insoles on ankle proprioception in dancers. Phys Ther Sport. 2016b Jan;17:38–44. https://doi.org/10.1016/j.ptsp.2015.04.001. Epub 2015 Apr 30.

Svoboda Z, Janura M, Kutilek P, Janurova E: Relationships between movements of the lower limb joints and the pelvis in open and closed kinematic chains during a gait cycle, J. Hum. Kinet. 51 (2016) 37–43

Syed N, Maiya AG, Hanifa N, Goud S: Plantar pressures in diabetes with no known neuropathy. J Diabetes. 2013 Sep;5(3):302–8. https://doi.org/10.1111/1753-0407.12016. Epub 2013 May 29.

Tittel Kurt: Beschreibende und funktionelle Anatomie. Deutscher Verlag der Wissenschaften, Berlin, 1957

Tittel Kurt: Beschreibende und funktionelle Anatomie des Menschen. 16. Auflage, Kiener Verlag, 2016, ISBN 978-3-943324-72-3

Waaijman R, Bus SA: The interdependency of peak pressure and pressure-time integral in pressure studies on diabetic footwear: no need to report both parameters. Gait Posture. 2012 Jan;35(1):1–5. https://doi.org/10.1016/j.gaitpost.2011.07.006. Epub 2011 Sep 25.

Waldecker U. Pedographic classification and ulcer detection in the diabetic foot. Foot and Ankle Surgery. 2012; 18(1):42–49. https://doi.org/10.1016/j.fas.2011.03.004 PMID: 22326004

Wang J, Wang Y, Zhou B, Wang L, Lai Z: Age-Related Reduction of Foot Intrinsic Muscle Function and the Relationship with Postural Stability in Old Adults. Clin Interv Aging 2024 Jun 4:19:1005–1015. https://doi.org/10.2147/CIA.S454068. eCollection 2024.

Wang X, Chen L, Liu W, Su B, Zhang Y: arly detection of atrophy of foot muscles in Chinese patients of type 2 diabetes mellitus by high-frequency ultrasonography. J Diabetes Res. 2014;2014:927069. https://doi.org/10.1155/2014/927069. Epub 2014 Aug 6.

Wilke J, Krause F, Vogt L, Banzer W: What Is Evidence-Based About Myofascial Chains: A Systematic Review. Arch Phys Med Rehabil. 2016 Mar;97(3):454–61. https://doi.org/10.1016/j.apmr.2015.07.023. Epub 2015 Aug 14.

Yoo M, D'Silva LJ, Martin K, Sharma NK, Pasnoor M, LeMaster JW, Kluding PM: Pilot Study of Exercise Therapy on Painful Diabetic Peripheral Neuropathy. Pain Med. 2015 Aug;16(8):1482–9. https://doi.org/10.1111/pme.12743. Epub 2015 Mar 20.

Zuil-Escobar JC, Martín-Urrialde JA, Gómez-Conesa A, Martínez-Cepa CB: High Medial Longitudinal Arch of the Foot and Latent Trigger Points in Lower Limb Muscles. J Clin Med 2024 Jul 11;13(14):4049. https://doi.org/10.3390/jcm13144049.

# Fußorthesen (Einlagen): Optimierung des Gehens und Laufens bei Gesunden? {15}

> **Trailer** Stehen und Gehen sind berufliche Anforderungen und Laufen ist eine wichtige präventive bzw. therapeutische Aktivität. Jeder Schuh und jede Einlage wirken sensomotorisch. Es gibt Grundsätze, aber keine Standardisierung der Versorgung. Der Orthopädieschuhmacher muss gute Kenntnisse in der Sensomotorik haben. Der „preferred movement path", die Anatomie, der Krankheitszustand, das Training bzw. die Therapie, der Trainingszustand, das biologische Alter, die Eigenschaften der pedo-kranialen Kette und der Laufstil sind wichtige Faktoren.
>
> Die Prinzipien, mit denen Laufschuhe konstruiert worden sind, haben die Fehlbelastungen nicht reduziert. Der Schuhkomfort ist ein wichtiges Merkmal. Eine Umverteilung der Belastung von entzündlichen Bereichen auf andere bedeutet, dass diese weniger belastbar sind. Das Material und das Design der Schuhe und Einlagen können eine Ökonomisierung des Gehens und Laufens bewirken. Im Sport ist dies eine Frage der Leistung, im beruflichen Alltag eine Frage der Ermüdbarkeit und der Belastungsverträglichkeit.

## 15.1 Die Sensomotorik des Laufens – der „preferred movement path"

Das sportliche Laufen gehört wie auch alle weiteren Belastungsformen des Ausdauertrainings zu den besonders wertvollen und sogar hauptsächlichen physischen Aktivitäten zugunsten der Prävention, aber auch gleichfalls der Therapie von metabolischen und kardiovaskulären Erkrankungen. Des Weiteren ist es ein wichtiges Trainings- bzw. Therapieelement bei muskuloskelettalen, orthopädisch-traumatologischen, onkologischen, neurologischen, kognitiv-mentalen und allen weiteren

Erkrankungen, insbesondere chronischen. Wird das Laufen als ambitionierter Freizeit- oder als Wettkampfsport betrieben, besteht in Abhängigkeit

- von der trainingsmethodischen Gestaltung des Zyklus Belastung – Beanspruchung – Ermüdung – Erholung in Relation zum aktuellen Trainingszustand, aber auch zum biologischen Alter,
- von den individuell geprägten morphologischen Merkmalen des Fußes sowie der unteren Extremität,
- der resultierenden Biomechanik des sensomotorischen Bewegungsablaufes und
- der Sensomotorik des Laufens (Lauftechnik oder Laufstil)

das Risiko für muskuloskelettale Über- und Fehlbelastungen. Chronische Entzündungen von Bindegewebestrukturen sind sehr häufig. Ermüdungsfrakturen sind die ausgeprägtesten pathologischen Ergebnisse einer chronischen Überschreitung der Grenze zwischen Belastung und Belastbarkeit.

> **Wichtig** Entzündungen von Bindegewebestrukturen infolge sportlicher Über- und Fehlbelastungen sind primär ein trainingsmethodisches Problem. Sie sind durch sportmedizinische Interventionen zu verhindern und durch Behandlungsinterventionen verschiedener Fachgebiete zu behandeln.
>
> Aber auch der chronisch physisch inaktive Mensch bildet solche Entzündungsreaktionen aus, weil der Bewegungsmangel die Belastbarkeit stark reduziert und die Belastbarkeitsgrenze bis zur Entzündungsreaktion erheblich abgesenkt ist. Die Aktivitäten des täglichen Lebens können zur Krankheitsursache werden.

Laufschuhe mit speziellen Eigenschaften und die zusätzliche orthopädieschuhtechnische Gestaltung der Schnittstelle Fußsohle – Schuh – Boden mit Einlagen haben die Aufgabe,

- **bei Gesunden** die individuelle Biomechanik des Fußes und der Gelenke der pedo-kranialen Kette zu beeinflussen (z. B. auf der Grundlage von Laufanalyse und Pedobarografie) und darüber hinaus die Sensomotorik des Laufens sowie den Laufstil – gemeinsam mit einem entsprechenden Training zur Qualifizierung der Lauftechnik (z. B. Lauf-ABC) – zu optimieren; denn die Biomechanik bestimmt das Afferenzmuster und dieses wiederum die Qualität des Bewegungsprogramms,
- bei **symptomatischen Personen** mit derselben Zielstellung die Biomechanik anzupassen und in der Folge auch die Sensomotorik zu beeinflussen, um therapeutisch wirksam zu sein.

> **Wichtig** Die Versorgung von gesunden Sporttreibenden mit maßangefertigten oder auch industriellen Einlagen strebt eine effektivere Ökonomie des Laufens zwecks Steigerung der Leistungsfähigkeit zugleich eine erhöhte Belastbarkeit und darüber eine Reduzierung von Fehlbelastungen an. Diese Ziel-

stellungen bedeuten, dass die orthopädieschuhtechnische Intervention ein wichtiger, aber dennoch immer „nur" ein Baustein eines präventiven oder therapeutischen Konzepts sein kann. Die Trainingsmethodik und die Trainingsgestaltung bleiben die vorrangigen Faktoren, die durch das „Hilfsmittel Schuhe" eine Ergänzung erfahren.

Dass die Wirkungen von Fußorthesen (Sensorimotoric Foot Orthosis, SMFO), von Einlagen, diesen Zielstellungen auch nachkommen, wird in der Stellungnahme des DGOOC-Beratungsausschusses für Orthopädieschuhtechnik (2016) aufgezeigt. Anhand der grundsätzlichen Mechanismen wird hier zusammengefasst: „Sämtliche Einlagen haben aufgrund der Funktion des Fußes als Tastorgan sensomotorische Einflüsse und unter Umständen sensomotorische Effekte." Die Wendung „unter Umständen" sagt aus, dass das Design der Einlage an die individuelle Morphologie und Funktion des Fußes und das sensomotorische Bewegungsverhalten angepasst sein muss (siehe auch Kap. 16, 17).

Es gibt Grundsätze für die Einlagenversorgung, aber keine charakteristischen Standardisierungen für den gesunden und erst recht nicht für den durch Training fehlbelasteten oder den krankheitsbedingt schmerzenden Fuß. Diese Tatsache erfordert, dass der versorgende Orthopädieschuhmacher gute Kenntnisse in der Sensomotorik haben muss, um mit seinen handwerklichen Leistungen die Wechselwirkung zwischen biomechanischer Veränderung der Schnittstelle Fuß-Boden und der Sensomotorik vorteilhaft zu gestalten. In der Konsequenz hat die Studiengemeinschaft für Orthopädieschuhtechnik e. V. ein „Curriculum Sensomotorik" erarbeitet (Greitemann et al. 2021), um das Wissen und die praktische Arbeit auf die Zielstellung „gerichtete Beeinflussung der Sensomotorik durch Einlagen und/oder Schuhe" auszurichten und zu qualifizieren. Es gilt, bewusst mit der handwerklichen Arbeit die Neurophysiologie des sensomotorischen Systems zu beeinflussen.

▶ **Wichtig** Jeder Schuh ohne und mit maßangefertigten oder „industriell gefertigten" Einlagen verändert die Biomechanik der Schnittstelle Fuß – Boden. Grundsätzlich sorgt die „neue" Biomechanik gegenüber dem Barfußgehen oder auch anderen Schuhen ohne oder mit Einlagen auch für ein „neues" somatosensorisches Afferenz- bzw. Informationsmuster für das Gehirn. Das Gehirn verarbeitet die Informationen in Abhängigkeit von den Umweltbedingungen und der Zielstellung der bipedalen Bewegung zu einem entsprechenden Ansteuerungsprogramm für die Muskulatur. Somit hat jede Veränderung der Schnittstelle Fuß – Boden sensomotorische Auswirkungen, wobei der „**preferred movement path**" (Nigg et al. 2017a, b) und das aus biomechanischer und neurophysiologischer Sicht **einem „Fingerabdruck" gleichende individuelle Gangmuster** (Simonsen 2014, Brüggemann GP 2015) zu beachten sind.

Der „**preferred movement path**", also die bevorzugte Bewegungsbahn und damit auch die Biomechanik des Laufens, drückt aus, dass das Laufen bestimmt wird durch

- die stabile bzw. nur in engen, strukturbedingten Grenzen veränderliche „individuell gegebene" Anatomie der Gelenke und ihre passiven Bewegungsmöglichkeiten sowie
- die in wesentlich größeren Grenzen anpassbaren und damit situativ sowie biomechanisch durch Schuhe und Einlagen modifizierbaren muskulären Aktivierungsmuster.

> **Wichtig**  Der Begriff „preferred movement path" steht für die Feinanpassung der Sensomotorik, um eine effektive Realisation der Bewegungsaufgabe erreichen zu können.

Unterschiedliche Laufschuhe sind mit einer sehr ähnlichen Kinematik der Sprung- und Kniegelenke verbunden, einem beibehaltenen „preferred movement path". Der Bewegungsablauf wird mit Ausnahme sehr geringer Veränderungen der Dorsalflexion des Sprunggelenks und der Knieflexion (max. 3°) von 80 % bis 100 % der Läufer beibehalten. Liegen geringe Veränderungen des Bewegungsablaufs vor, sind sie vom Ausmaß der von den Schuhen hervorgerufenen Änderungen abhängig. Die Kinematik des Sprung- und Kniegelenks unterscheidet sich zwischen dem Barfußlaufen und den Laufschuhen um mehr als 3° (Nigg et al. 2017b).

Somit haben Schuhe und Einlagen keinen nennenswerten Einfluss auf die Biomechanik der einzelnen Gelenkbewegungen. Die Kinematik der unteren Extremität verändert sich kaum. Beeinflusst wird die Sensomotorik für die aktive Stabilisierung und für die Dynamik der aktiven gegenseitigen Abstimmungen der Gelenkbewegungen und die Modifikation der Gewebeeigenschaften.

> **Wichtig**  Schuhe und Einlagen sind je nach Konstruktion Interventionen zur Modifizierung der biomechanischen Ausgangsposition von Gelenkbewegungen und damit auch der passiven Bewegungsführung. Die Materialien können zudem eine Intensivierung mechanisch bedingter Sensorinformationen verursachen. Beide Faktoren führen generell zu einer Modulation der Sensomotorik. In diesem Sinne gibt es nur Einlagen, die sensomotorisch sind. Ob die Beeinflussungen für die betreffende Person positiv, unbedeutend oder auch negativ sind, hängt vom auf die individuelle Situation und Zielstellung ausgerichteten und entsprechend angepassten Design sowie von der Materialauswahl ab. Ausgangspunkt der Einlagenversorgung ist daher – in Abhängigkeit von der Anatomie (je nach dem orthopädischen Befund) – immer der Funktionszustand der Sensomotorik mit den Elementen Bewegungsqualität, Ausdauer und Kraft. Bei Sportlern und Berufstätigen sind darüber hinaus die Merkmale des Trainings bzw. der Arbeitsbelastung wichtige weitere Faktoren.

Eine weitere wesentliche Komponente der sensomotorischen Wirkung von Einlagen ist nicht „nur" eine angepasste modifizierte Intensität der kontraktilen Muskelaktivitäten und des Aktivierungsmusters für die aktive Stabilisation und die Dynamik der Bewegung. Die Intensitäten der Muskelkontraktionen verursachen gleichfalls physikalische Eigenschaften des myo-faszialen Gewebes zugunsten der **Dämpfung** von Vibrationsbelastungen des Bindegewebes. Dieser Effekt wird als **Muscle Tuning** bezeichnet.

Die neuen Paradigmen Muscle Tuning und **„preferred movement path"** haben die alten Paradigmen bei den Sportschuhen „Impact" und „Pronation" abgelöst, weil sie ohne Auswirkungen auf die Häufigkeit und die Schwere von Fehlbelastungen der Läufer geblieben sind. Des Weiteren sollte darauf geachtet werden, dass Personen nicht einheitlich auf Schuhe reagieren (Nigg et al. 2017a), was den Bedarf der Diagnostik des individuellen Laufstils und der auch teils differenzierten Reaktionen auf Schuhe und Einlagen begründet. Das Paradigma **„Komfortfilter"** (Nigg. et al. 2015) bedeutet: Der Schuh ist erstens so bequem und verursacht zweitens so wenig biomechanische Abweichungen, dass der „preferred movement path" beibehalten werden kann. Die Empfindung „bequem" hat ein zerebrales Aktivierungsmuster zur Grundlage, welches die Reflexaktivität zugunsten einer guten Qualität der posturalen Regulationen regelt (Burke 2012).

▶ **Wichtig** Das subjektive Empfinden, dass die Schuhe sehr bequem sind bzw. das Gefühl einer „weiter gesteigerten" Bequemlichkeit durch Einlagen, ist gleichbedeutend einem neurophysiologischen Erregungsmuster der zerebralen Neuromatrix (des Gehirns), welches das Gleichgewichtsverhalten während des Laufens, somit die biomechanische, aber nicht zwingend zugleich die energetische Ökonomie und in der Summenwirkung die Qualität der Sensomotorik des Gehens/Laufens verbessern und die sportliche Laufleistung optimieren kann. Die Aussage „bequem" ist zwar Ausdruck einer ausgesprochen subjektiven Empfindung, aber sie spiegelt für die Person eine neurophysiologisch relevante wirksame Intervention wider, die zusätzlich mittels bewegungsanalytischer und pedobarografischer Verfahren abgeglichen werden sollte bzw. muss.

Das Afferenzmuster, gegeben durch die Lauftechnik (Vorfuß-, Mittelfuß-, Rückfußtechnik), sorgt für das „zugehörige" Muster der Muskelaktivitäten. Dabei ist als eine sehr wesentliche Komponente die biomechanisch messbare Belastung durch den Impact, die Aufprallkraft beim Fersenkontakt, beteiligt. Die Muskelaktivitäten werden auf den Impact abgestimmt. Kann also der Impact durch die Konstruktion und das Material von Schuhen modifiziert werden, resultiert daraus auch eine sensomotorische Konsequenz (Wakeling et al. 2002), deren Vor- oder Nachteil zu diagnostizieren ist. Der Grundmechanismus der Anpassung von Impact und muskulärem Aktivierungsmuster ist mit dem Zusammenhang Biomechanik – Afferenzmuster – Bewegungsprogramm – Biomechanik „schnell" erfassbar. Im Detail bleiben aber die Anpassungen der Muskelfunktionen an Unterschiede der Gelenkkinematik infolge verschiedener Laufbedingungen durch Schuhe weiterhin sehr ungenügend beantwortet, sodass die Paradigmen Muscle Tuning und „preferred movement path" Diskussionen herausfordern. Offene Fragen sind zum einen die Einordnung der Konstanz der Bewegungsausführung und zum anderen die Tatsache der sensomotorischen Variabilität von Bewegungsausführungen und somit auch, unter welchen Bedingungen der Bewegungspfad verlassen wird (Federolf et al. 2018).

Vanwanseele et al. (2018) argumentieren, dass weniger neue Paradigmen hilfreich wären als vielmehr die Anpassung der Versuchsansätze und der bestehenden Definitionen erforderlich ist. Mit umfangreichen kinesiologischen EMG-Analysen von Muskeln der unteren Extremität (M. tibialis anterior, M. peroneus longus, M. gastrocnemius medialis, M. soleus, M. vastus lateralis, M. biceps femoris; Hoitz et al. 2020) in Kombination mit der Kontrolle der Biomechanik (3D-Gelenkwinkelvektoren im Sprung- und Kniegelenk) bei Läufen mit 3,3 m/s mit drei verschiedenen Laufschuhen sowie barfuß sollten die Wechselbeziehungen zwischen relativ geringen Veränderungen der Schnittstelle Fuß–Boden (verschiedene Laufschuhe) und einer gravierenden Modifikation (Barfußlaufen) untersucht werden.

Wird der „preferred movement path" beibehalten (Änderung der Gelenkwinkelvektoren ≤3°), dann ändert sich auch das muskuläre Aktivierungsmuster nur marginal. Das Barfußlaufen als eine deutliche Schnittstellenveränderung gegenüber Schuhen erfordert bei vielen Personen einen „neuen Bewegungspfad (Änderung der Gelenkwinkelvektoren >3°)" und entsprechend ausgeprägte Anpassungen der muskulären Aktivität. Aber es gibt auch Personen, die zwischen dem Laufen mit und ohne Schuh den Bewegungspfad nicht ändern, dafür aber die muskulären Aktivitäten. Es wird spekuliert, dass der Trainingszustand des Laufens eine wesentliche Ursache für das Beibehalten oder das Nicht-Beibehalten des Bewegungspfades, des „preferred movement path", sein könnte.

> **Wichtig** Das Beibehalten oder das Nicht-Beibehalten des Bewegungspfades bei differenten Schnittstellenbedingungen Fuß-Boden ist sehr wahrscheinlich erneut dem koordinativen und sicher auch dem zugehörigen konditionellen Trainingszustand des sensomotorischen Systems für das Laufen zuzuordnen. Dies spricht für die unbedingt notwendige Kombination aus Schuh- und Einlagenversorgung und dem Training des Gehens (Patient) bzw. des Laufens (Freizeit-, Leistungssport, Patient).

Der mögliche Widerspruch zwischen der sehr ausgeprägten Stabilität des „preferred movement path" und der bekannten sensomotorischen Variabilität von Bewegungsausführungen für gut vergleichbare Bewegungsziele und zugleich qualitativ gute Ergebnisse des Bewegungsvollzugs könnte aufgelöst werden. Das Stehen, Gehen, Laufen, Treppensteigen, Tragen usw. sind grundlegende sensomotorische Leistungen des Alltags. Das Erlernen des bipedalen Gehens startet zwischen dem 10. und 12. Lebensmonat und ist zunächst unkontrolliert und unsicher. Spätestens mit ca. 14 bis 18 Monaten wird es die führende Fortbewegungsart. Dieser sensomotorische Lernprozess, qualifiziert durch die ständigen Lernwiederholungen mit den erforderlichen Gleichgewichtsregulationen gegen die Schwerkraft und für das letztendlich bipedale stabile Gangmuster, führt zu einer Sensomotorik, die als „biomechanischer (Brüggemann 2015, Nigg et al. 2017a, b, Simonsen 2014) und neurophysiologischer Fingerabdruck" angesehen werden kann. Voll entwickelt ist die

Gangsensomotorik etwa zwischen dem 8. und 10. Lebensjahr, wenn es das sensomotorische Qualifikationsstadium der „freien Verfügbarkeit" (Meinel und Schnabel 1998) erreicht. Dies bedeutet, dass bei normaler Anatomie und sensomotorischer Funktion das Gehen variabel und unter fast allen äußeren Bedingungen sicher und ohne Sturzgefährdung ausführbar ist. Somit wird das Gehen so frühzeitig in der Lebensspanne mit freier Verfügbarkeit erlernt, dass dafür ausgesprochen stabile zerebrale Strukturen für die Regulation entstanden sind. Das „Umlernen" von langfristig erlernten und nahezu unzählig mal genutzten Bewegungsmustern ist, wie der Sport lehrt, kaum möglich.

## 15.2 Einlagen: Biomechanik und Sensomotorik bei Gesunden

### 15.2.1 Schuhkomfort

Nigg et al. (1999) sprechen von einem noch sehr ungenügenden Wissen über die spezifischen Wirkungen von Einlagen bzw. Fußorthesen (sicher auch Laufschuhen!), weshalb eben auch „gleiche" bzw. vergleichbare Einlagen für differente Zielstellungen vorgeschlagen werden. Die Autoren führen dazu u. a. Untersuchungen mit Knochenpins an, die keine nennenswerten Veränderungen im Skelettsystem zeigen, und stellen fest, dass Einlagen den Impact um maximal 10 % verändern. Diese Ergebnisse entsprechen sehr gut dem „preferred movement path" und der epidemiologischen Tatsache, dass die biomechanischen Prinzipien, mit denen die Laufschuhe bisher konstruiert worden sind, keinen Einfluss auf die Häufigkeit von Fehlbelastungen gehabt haben (vgl. Relph et al. 2022 hinten). Ein sehr wichtiger Faktor ist der **Schuhkomfort** (siehe weiter oben).

▶ **Wichtig** Der **Schuhkomfort** kann aus biomechanischer und neurophysiologischer Sicht betrachtet werden. Die biomechanische Sicht hat die Faktoren Passform, passive Unterstützung und/oder Stabilisierung, Gelenkführung und Dämpfung der Weichteilreaktionen. Die neurophysiologische Sicht ergibt sich aus der komplexen Funktion des sensomotorischen Systems mit seinen kurzfristigen Kompensations- und Anpassungsmöglichkeiten sowie längerfristigen trainingsbedingten adaptiven Optimierungen. Bestimmt wird sie durch die Empfindlichkeit und das Muster der Somatosensorik, durch auf die biomechanischen Verhältnisse abgestimmte aktive (Qualität der Bewegungsprogrammierung) und reaktive (Nutzung reflektorischer Mechanismen) Funktionen sowie durch die Ermüdbarkeit (Konditionierung oder Dekonditionierung). Dabei kann das System offensichtlich auch auf „minimale" biomechanische Veränderungen mit einem angepassten muskulären Aktivierungsprogramm reagieren (Muscle Tuning).

## 15.2.2 Laufen, Ermüdung und Biomechanik

Laufen ist sowohl eine hochgradig gesundheitsrelevante sportliche Aktivität und umfängliche Laufbelastungen und langes Stehen gehören aber auch zu vielen beruflichen Anforderungen. Das sportliche Laufen über lange Strecken verändert reversibel die Kinematik, Kinetik, die zeitlich-räumlichen Merkmale des Laufens und die plantaren Druckwerte und deren Verteilung (Kim et al. 2018). Dies kann absolut sicher gleichfalls auch als Folge der beruflichen Belastung Laufen und Stehen angenommen werden. Nach einer Langzeitbelastung wird der Bereich unter dem 2. und 3. Os metatarsale stärker beansprucht und die Regionen der Zehen weniger. Die aktive Kontrolle der Zehen ist offensichtlich eingeschränkt. Die Schrittfrequenz wird bei abnehmender Schrittlänge und Zeit ohne Bodenkontakt („aerial time", „flight time", Gegenteil der Bodenkontaktzeit) größer. Die vertikale Bodenreaktionskraft nimmt ab und die Beschleunigung des Impacts zu. Die Kinematik der Gelenkkette Sprung-, Knie- und Hüftgelenk verändert sich. Wie diese konkreten ermüdungsbedingten Veränderungen und mit welchem „Zeitregime" zur Ursache von Fehlbelastungen werden können, bleibt aber derzeit offen (Kim et al. 2018). Auf alle Fälle muss der konditionellen Leistungsfähigkeit der Person und insbesondere der Erholungsfähigkeit eine hohe Aufmerksamkeit geschenkt werden.

► **Wichtig** Die Entwicklung der Ermüdung durch eine sportliche Laufausdauerbelastung ist die angestrebte und notwendige Wirkung, um die gewünschten Trainingsanpassungen auszulösen. Ebenso sorgen lange beruflich bedingte Laufstrecken oder auch langes Stehen für eine Ermüdung als Quelle der Adaptation an die Aktivitäten. Mit dem Fortschritt der ermüdungsbedingten reversiblen Funktionsdefizite der Muskulatur, der peripheren Ermüdung, bildet sich

- sowohl durch die anhaltende zerebrale Funktion für die Regulation der Bewegung
- als auch durch die sensorischen Rückinformationen (Metabosensoren) aus dem myofaszialen Gewebe

eine zentrale Ermüdung aus. Gemeinsam sind beide Ermüdungskomponenten für eine nachteilige Modifikation des Bewegungsprogramms, die sensomotorische Koordination verantwortlich. Die Qualität des Bewegungsablaufs und die muskuläre Sicherungs- und Kompensationsfähigkeit werden geringer und im Ergebnis ändert sich die Biomechanik. So können sich positive Eigenschaften und Wirkungen von Schuhen und Einlagen auch durch eine inadäquate dauerhafte oder intensive Belastung (Beruf, Sport) ohne ausreichende Erholungszeit aufheben und scheinbar unwirksam werden. Die Anamnese der täglichen Belastungen und zum konditionellen Trainingszustand sind auch für eine Prognose sowie den Kontrollbefund der orthopädieschuhtechnischen Versorgung sehr wichtig.

### 15.2.3 Laufen, Einlagen, Biomechanik und Fehlbelastungen

Bei gesunden, völlig asymptomatischen Menschen (n = 30, Männer 17, 24,3 ± 2,5 Jahre, Studenten, Universitätspersonal) verursachen Glyzerin-gefüllte, vorproduzierte konturierte und flache Einlagen keine unmittelbaren Veränderungen der Balance beim Stehen auf einem Bein (Center of Pressure [CoP], Kistler Plattform, Augen offen), der Ergebnisse des Star Excursion Balance Tests und der zeitlich-räumlichen Merkmale des Gehens (GAITRite® „walkway system"; durchgängig p > 0,088). Die flachen Einlagen wurden am häufigsten als die „bequemsten" bewertet, während die mit Glyzerin gefüllten am häufigsten das Urteil „am wenigsten bequem" erhielten. Die Unterschiede in der Komfortbewertung zwischen den Einlagentypen sind in der Reihenfolge flache (VAS-Komfort 53,4 ± 23,2 mm), vorproduzierte (VAS 51,8 ± 24,7 mm) und gefüllte Einlage (48,2 ± 23,6 mm) relativ gering, aber signifikant. Die flache Einlage hat einen schwachen Einfluss auf die Zeit der Doppeltstützphase des Gehens (r = 0,4, p = 0,029) und die vorgefertigte Einlage hat das Ergebnis der Reichweite nach hinten im Star Excursion Test gering (r = 0,37, p = 0,026) beeinflusst. Die „unmittelbare Unbequemlichkeit" der gefüllten Einlage wird möglicherweise auf die dadurch provozierten „deutlich" vom bisherigen Muster abweichenden sensorischen Informationen zurückgeführt, die vom Gehirn als eingeschränkte Stabilität interpretiert wurden (Hatton et al. 2015).

▶ **Wichtig** Trotz Unterschieden im Komfort lösen Einlagen bei gesunden jungen Menschen nicht unbedingt unmittelbare Veränderungen in der Sensomotorik des Gehens aus. Bei einem sehr weichen Einlagentyp kann der Komfort zunächst (?) auch geringer sein, weil die Empfindung auf das deutlich abgewandelte Afferenzmuster eher als Instabilität eingeordnet wird und eine ausreichend gültige Bewertung erst nach einem Training mit diesen neuen Bedingungen möglich ist. Somit bleiben Veränderungen in der Sensomotorik offensichtlich teilweise unterhalb der diagnostischen Empfindlichkeit objektiver Methoden oder sie sind sehr klein. Sie spiegeln sich im Befinden, dem Ergebnis eines veränderten Informationsmusters wider, ohne dass dieses subjektive Ergebnis direkt ein Vor- oder Nachteil sein muss. Der Verlauf ist einzuschätzen!

Die Bewertung der Ergebnisse eines Reviews (Relph et al. 2022; 12 Studien, 11.240 Teilnehmer, 9 Studien Freizeitläufer, 3 Studien Militär) zum Vergleich von Laufschuhen, die ja mit einer strukturierten Schnittstelle zur Fußsohle ausgestattet sind, hinsichtlich des Einflusses auf die Entwicklung von Fehlbelastungen war ausgesprochen schwierig, weil

- eine Verblindung nicht möglich ist,
- die Definitionen von Fehlbelastungen sehr unzureichend und uneinheitlich sind,
- teilweise andere Körperregionen eingeschlossen sind,
- das Schuhwerk sehr unterschiedlich charakterisiert wird,

- die Teilnehmer (24 bis 3952) und die Dauer (6 bis 26 Wochen) der Intervention sehr variabel sind und
- die Anzahl der Studien sowie die Qualität sehr klein oder gering sind.

Es sind die folgenden Typen von Laufschuhen miteinander verglichen worden: neutral gedämpfte Schuhe, minimalistische Schuhe, Motion-Control-Schuhe (für Personen mit Plattfüßen, starke Überpronation, Fußgewölbeunterstützung, Zwischensohle, Fersenkappe), weiche, harte, stabilisierende, empfohlene und nicht empfohlene Schuhe. Die Autoren kommen bei moderater Evidenz zu dem Schluss, dass keiner der verschiedenen Typen von Laufschuhen die Anzahl der Läufer verringert, die Fehlbelastungen im Bereich der unteren Extremität entwickeln.

> **Wichtig** Die Unwirksamkeit sehr unterschiedlicher Laufschuhtypen zur Verhinderung von Fehl- und Überbelastungen – selbst dann, wenn der Fußtyp die Grundlage der Auswahl war – spricht dafür, dass vielmehr die Trainings- bzw. Belastungsmethodik und insbesondere eine inadäquate Gestaltung des Belastungs-Erholungs-Zyklus mit chronisch unzureichenden Erholungszeiten die Ursache sind.

## 15.2.4  Einlagen: Wirkungen und individuelle Spezifik

Es gilt somit, sich mehr auf die individuelle Spezifik der Wirkungen von Schuhen und Einlagen und auf die Individualität der Biomechanik zu fokussieren (Horst et al. 2023). Jeder Schuh sorgt bei einem Menschen für ein ganz individuelles Muster der Bodenreaktivkräfte und jede Person reagiert auf unterschiedliches Schuhwerk mit einem individuellen Muster. Das bedeutet: Jede Kombination konkrete Person und Schuh ist mit einer hochgradig individuellen biomechanischen Reaktion verbunden (laut Stützvektormethode: Median der Genauigkeit der Zuordnung zur Kombination 96,2 %).

Jede Person generiert unabhängig vom Schuh „eigene" Muster und ist daran erkennbar (Genauigkeit 80,0 %). So bestimmt der Typ des Fußes, z. B. ein ausgeprägter Senkfuß gegenüber einem Fuß mit normalem Fußgewölbe, signifikant die Merkmale und die Verteilung der plantaren Belastung, gegeben durch die Größe der Kontaktfläche, die maximalen Kräfte und die plantaren Spitzendruckwerte in allen plantaren Regionen während des Laufens. Das führt zu einer prägenden Wechselbeziehung zwischen dem Fußtyp und der Bewegungsausführung, die es bei der Prävention und Therapie potenzieller Fehlbelastungsreaktionen zu beachten gilt (Chuckpaiwong et al. 2008).

> **Wichtig** Der Komfort der Schnittstelle biologische Fußsohle (Haut) – Schuhinnenfläche bzw. Einlage (Unterstützung der Fußform, Passform) – Schuhsohle (Konstruktion, Material), der eine „Bewertung des Gehirns" auf der Basis peripherer Informationen darstellt, ist ein Faktor der Bewegungsökonomie. Die Bewegungsökonomie wiederum beeinflusst die Belastbarkeit und

die Entwicklung von Ermüdung. In der Fortsetzung dieser „logischen Kette" bestimmen diese beiden Faktoren sowie zusätzlich der Fußtyp das Risiko von Fehl- und Überbelastungen, sofern die Trainingsgestaltung der belastungsbedingten Ermüdung und dem Erholungsbedarf entspricht. „Neue, auch bequeme" Schuhe erhöhen daher nicht per se die Verträglichkeit eines größeren Umfangs der Laufbelastung.

## 15.2.5 Einlagen: Biomechanik, Physiologie, Training

Wird die Ökonomie des Barfußlaufens gegenüber verschiedenem Schuhwerk (minimalistische, leichte [<440 g], schwere Schuhe [>440 g)]) bzw. zwischen verschiedenen Schuhen (minimalistische – schwere, leichte mit harter – weicher Sohle, komfortable schwere – weniger komfortable schwere, schwere individualisierte – schwere mit „motion control", schwere steife – schwere mit „motion control") bei einer submaximalen Geschwindigkeit auf dem Laufband anhand der Sauerstoffaufnahme eingeschätzt, haben „komfortable" Schuhe mit steifer Sohle einen trivialen (SMD < 0,12, p < 0,05), gepolsterte einen geringen (SMD = 0,37, p < 0,05) und minimalistische Schuhe einen moderaten Vorteil (SMD = 0,79; p < 0,05). Laut Metaanalyse haben das Barfußlaufen und leichtes Schuhwerk gegenüber schweren (SMD < 0,34; p < 0,01) und minimalistische gegenüber konventionellen Schuhen signifikante Vorteile (SMD = 0,29; p < 0,01; Fuller et al. 2015).

Die kinetischen und kinematischen Effekte von Einlagen bei Gesunden beschreibt ein systematisches Review mit Metaanalyse (Jor et al. 2024). Maßangefertige und vorgefertigte Einlagen mit Fußgewölbeunterstützung lassen den maximalen plantaren Druck in den Bereichen Ferse medial und lateral und im Vorfuß medial abfallen und im mittleren Bereich des Fußes ansteigen. Die individualisierten Einlagen steigern subjektiv den Komfort, verringern mit Fersenschale und Fußgewölbestütze die Inversion im Sprunggelenk, im Gegensatz dazu werden jedoch die Ökonomie und die Wahrnehmung der Anstrengung ungünstig beeinflusst. Eine mediale und laterale Unterstützung verändert jeweils spezifisch signifikant die Kinetik und Kinematik des Sprung- und des Kniegelenkes. Eine Fußgewölbe- und eine Fersenstützung hat keinen sicheren Einfluss auf den Impact (Hajizadeh et al. 2020). Eine Fersenerhöhung von 10 mm mindert die Dauer der Schwungphase des Gehens, 15 mm lassen die Dorsalflexion des Sprunggelenks abfallen und 12–18 mm beeinflussen den M. gastrocnemius (Rabusin et al. 2019).

▶ **Wichtig** Die klinische Relevanz der kinetischen und kinematischen Veränderungen bei Gesunden bzw. der klinische Bedarf bei muskuloskelettalen Über- und Fehlbelastungen muss im Verlauf aus dem Laufstil und der resultierenden Struktur der Belastung und den anatomischen und funktionellen Befunden abgeleitet werden.

Einlagen werden sowohl von symptomlosen Läufern zwecks Prävention als auch von Sportlern mit fehlbelastungsbedingten muskuloskelettalen Beschwerden getragen. Bestehen Beschwerden, können Einlagen bevorzugt im Kniegelenk die Schmerzen durch die Schnittstellenveränderung und die modifizierte Sensomotorik kurz- als auch mittelfristig reduzieren, denn sie verteilen die mechanische Beanspruchung in der pedo-kranialen Kette um (Del Duchetto et al. 2024).

> ▶ **Wichtig** Die Umverteilung der Belastung durch Einlagen entlastet die durch das Missverhältnis von Belastung und Belastbarkeit entzündlich reagierende Schwerpunktregion oder -struktur. Jedoch belastet sie dafür durch die modifizierende Umverteilung andere bisher in Relation weniger belastete Bereiche mehr. Diese „neuen" Regionen oder Strukturen sind aber durch die bisherige relative biomechanische Entlastung an die veränderten Anforderungen weniger adaptiert, die Strukturen sind demnach weniger belastbar. Dass erneut Beschwerden auftreten, ist dann eine Frage des Trainingsregimes und der Zeit. Einlagen sind immer nur ein Element eines Bündels von Maßnahmen zur Prävention oder Therapie muskuloskelettaler Fehlbelastungen.

Die Laufschuhe bestimmen die Morphologie des Weichteilgewebes des Fußes (Zhang et al. 2018). So haben Freizeitläufer, die minimalistische Schuhe benutzen, ein steiferes Fußgewölbe, einen voluminöseren Musculus abductor hallucis, eine dickere Achillessehne und eine dünnere proximale Plantarfaszie gegenüber denen, die neutrale Schuhe tragen.

> ▶ **Wichtig** Die Abhängigkeit der Weichteilmorphologie des Fußes von minimalistischen oder neutralen Schuhen darf man sicher auch auf Schuhe mit verschiedenen Designs und Einlagenkonfigurationen ausdehnen, denn die modifizierte Beanspruchung der Fußregionen, der Gewebe des Fußes wie der gesamten pedo-kranialen Kette sorgt für spezifisch angepasste strukturelle Adaptationen mit der zugehörigen Belastbarkeit.

Einen Beleg für den Bedarf einer multifaktoriellen Einflussnahme liefern Chen et al. (2022b). Einlagen verbessern bei Personen mit einem patellofemoralen Schmerzsyndrom positiv die Funktion des Kniegelenks und die Sport- und Freizeitaktivitäten, aber die Schmerzintensität und fehlbelastungsbedingten Symptome bleiben davon unberührt. Physiotherapie und therapeutisches Gang- bzw. Lauftraining allein sind signifikant wirksamer, wobei deren Kombination mit den Einlagen den Effekt weiter steigert.

> ▶ **Wichtig** Die Versorgung mit Schuhwerk und Einlagen ist stets eine Intervention im Kontext eines aktiven präventiven und/oder therapeutischen Programms mit der Zielstellung, die Anpassung und Qualität des Bewegungsprogramms, die konditionellen Voraussetzungen sowie die trainingsmethodische Gestaltung des Zyklus Belastung – Adaptation – Erholung zu verbessern.

Die Eigenschaften des Materials der Zwischensohle und das Design der Einlage haben einen Einfluss auf die Ökonomie des Bewegungsablaufes. Burke und Papuga (2012) haben bei zwar nur sechs ausdauertrainierten Freizeitläufern (Männer 3, 32,3 ± 10,1 Jahre, Zeit pro Meile: Männer ≤7:00 min, Frauen ≤8:00 min), die eigene Laufschuhe entweder mit einer an die Schuhe angepassten Einlage oder mit einer individualisierten „orthopädischen" Einlage trugen, die Sauerstoffaufnahme während verschiedener submaximaler Geschwindigkeiten auf dem Laufband gemessen. Alle Probanden bewerteten auf einer VAS-Skala (0–150 mm) die angefertigte Einlage als deutlich komfortabler (112 mm vs. 89 mm, p = 0,027), weil die Fersen- (p = 0,002), die Vorderfußdämpfung (p = 0,036), die Passform der Fersenkappe (p = 0,011), die Fersenbreite (p = 0,024) und die Fersenlänge (p = 0,038) subjektiv besser waren. Die maximale Sauerstoffaufnahme war mit beiden Schuhkonfigurationen gleich, aber die geschätzte maximale Laufgeschwindigkeit mit der individualisierten Einlage signifikant höher (p = 0,008). Gemessen am Energieverbrauch entspricht dieses Ergebnis einer verbesserten Ökonomie des Laufens von mindestens 3 %. Das Schuhwerk war für 68 % der Varianz der submaximalen Sauerstoffaufnahme, des Bedarfs zur metabolischen Energiegewinnung, verantwortlich. Nigg et al. (2003) verglichen grundsätzlich gleiche Schuhe (Obermaterialien, Laufsohlen, Einlegesohlen, usw), die sich nur anhand des Materials der Zwischensohle im Bereich der Ferse voneinander unterschieden. Es war einmal ein Material mittlerer Härte (Shore C = 45) und elastisch und zum anderen weich (Shore C = 26) und mehr viskoelastisch. Der Energieverbrauch beim Laufen (Sauerstoffaufnahme) mit der viskoelastischen Zwischensohle zeigte sich nicht im Gruppenmittelwert, aber bei einzelnen Probanden systematisch und konsistent um bis zu 2 % gemindert. Viskoelastisches Material im Fersenbereich führte zu einer von der Individualität der Person abhängigen Reduzierung des Energieverbrauchs, weil die Intensität der Muskelaktivitäten vor dem Fersenaufsatz etwas geringer war. Bei Roy und Stefanyshyn (2006) sorgte eine steifere Zwischensohle mit Carbonfasern in Relation zu einer Kontrollsohle für eine Minderung des Energiemetabolismus von ca. 1 %, wobei der Effekt durch ein höheres Körpergewicht deutlicher wurde. Da keine Änderungen der EMG-Aktivität vorgefunden wurden, bleibt die Ursache offen. Aus biomechanischer Sicht hat eine höhere Längsbiegesteifigkeit (Carbonfaserverstärkung) einen großen Einfluss auf die metatarsal-phalangeale Mechanik und das Sprunggelenk. Die Positionierung der Versteifung (als Einlage, in der Zwischensohle, in der Schuhsohle) und die Geometrie verursachen eine differente Biomechanik mit folglich unterschiedlicher Auswirkung auf die Laufökonomie. So variieren die Ergebnisse zur Ökonomie zwischen einer ca. 3 %-igen Verschlechterung und einer ca. 3 %-igen Verbesserung (Ortega et al. 2021).

▶ **Wichtig** Material und Design von Schuhwerk und Einlagen können in Abhängigkeit von der Individualität der Person, deren Merkmale es zu berücksichtigen gilt, zu einer Ökonomisierung des Energiebedarfs beim Gehen und Laufen beitragen. Im Leistungssport ist dies eine Frage der Leistung, im beruflichen Alltag eine Frage der Ermüdbarkeit und der Belastungsverträglichkeit.

Ein hoher Grad an Steifigkeit („high longitudinal bending stiffness shoes": 8,6 Nm/rad, 1,5 mm „carbon plate") lässt bei Jugendlichen (n = 10, 13,5 ± 0,6 Jahre) die Zeit des Bodenkontakts ansteigen und die Range of Motion (RoM) des Hüftgelenks und der Metatarsophalangealgelenke und das maximale Moment im Sprunggelenk geringer werden. Die Aktivitäten des M. vastus medialis und des M. vastus lateralis, des M. flexor digitorum brevis sowie des M. flexor hallucis longus steigen an. Der Vergleich mit einem geringeren Steifigkeitsgrad („low longitudinal bending stiffness shoes": 5,0 Nm/rad, 1,0 mm „carbon plate") führt in der Standphase zu deutlichen Unterschieden in den Winkeln und den Nettomomenten im Knie- und Sprunggelenk sowie den Metatarsophalangealgelenken und der Kraft des M. gluteus maximus und des M. tibialis anterior. Schuhe mit einer geringen Versteifung werden für Jugendliche empfohlen (Chen et al. 2022a). Bei Personen über 60 Jahre verursachen Laufschuhe mit flachen Carbonfasereinlagen und geringer (4,4 ± 1,8 N·m$^{-1}$), moderater (5,7 ± 1,7 N·m$^{-1}$) und hoher Steifigkeit (6,4 ± 1,6 N·m$^{-1}$) keine differente Laufökonomie (Beltran et al. 2023).

▶ **Wichtig** Der Grad der Steifigkeit von Schuhen bzw. Einlagen beeinflusst die Biomechanik und die muskulären Aktivitäten mit einer offensichtlich differenten Ausprägung bei jungen und älteren Menschen.

Werden

- statische (handelsübliche, drei Schichten: außen Polyestergewebe, mittlere und untere Schicht Kombination aus porös geschäumten Gummi und Memoryschaum, Fußgewölbestütze, Fersenpolsterung – 10 mm Ferse, 6 mm Vorfuß) und
- dynamische Einlagen (handelsüblich, außen Polyester, angrenzend Polyurethan mit Gel niedriger Viskosität – 2 mm, stoßdämpfend)

in den eigenen Sportschuhen oder in Arbeitsschuhen getragen, so werden die tibialen Impactkräfte (tibiale Akzeleration) beim langsamen, selbstgewählten (normalen) und schnellen Gehen gemindert. Der Effekt der dynamischen Einlagen war in den Arbeitsschuhen größer als in den Sportschuhen und die Unterschiede der Wirkung zwischen beiden Einlagentypen steigen mit der Geschwindigkeit des Gehens (Lavender et al. 2019).

Bei Personen mit einem hohen Fußgewölbe („high arch foot", „subtle cavus foot") konzentriert sich der plantare Druck auf den Vorfuß und die Ferse. Individualisierte Einlagen mit einer Fußgewölbeunterstützung („arch support insoles") und solche mit einem Vorfußkeil („forefoot wedge insoles") sorgen sehr wirksam für eine Reduzierung und Neuverteilung der Druckbelastung und können die Auswirkungen der Anomalie reduzieren und somit auch die Entwicklung von Beschwerden begrenzen (Ma et al. 2024).

▶ **Wichtig** Die Belastung des Fußes durch Arbeitstätigkeiten, bei denen das Gehen eine wesentliche Komponente ist, kann durch schockabsorbierende

Einlagen reduziert werden und Personen mit hochgesprengten Füßen profitieren von individualisierten Einlagen, um die ungünstige Biomechanik der Fußform zu kompensieren.

## 15.2.6 Einlagen: Prävention von Fehlbelastungen

Das Training, aber inzwischen auch Wettkämpfe in der Sportart Fußball, werden inzwischen auf Plätzen mit Kunstrasen ausgeführt. Kunstrasen hat gegenüber natürlichem Rasen deutlich unterschiedliche physikalische Eigenschaften. Kaalund und Madeleine (2014) analysierten das Auftreten und die Intensität von Schmerzen und das Komfortempfinden bei jungen Fußballspielern (U15–U19) und bei einer Experimentalgruppe zusätzlich die Wirksamkeit von schockabsorbierenden Einlagen beim Wechsel von einem Natur- auf einen Kunstrasen. Die Intensität von Schmerzen und der Komfort veränderten sich innerhalb von drei Wochen gegenläufig. Die Schmerzen wurden intensiver und der Komfort geringer. Mit den Einlagen wird die Schmerzreaktion aber nach insgesamt sechs Wochen signifikant wieder eingedämmt. In einer weiteren Untersuchung (Madeleine et al. 2014) finden die Autoren, dass das Spielen mit den Einlagen gegenüber einer Kontrollgruppe nach drei Wochen zu einem größeren Anstieg der Druckschmerzschwellen führt. Die Empfindlichkeit gegenüber einer schmerzauslösenden Druckeinwirkung war im Mittel geringer geworden (mittlere Differenz 62 kPa, 95-%-Konfidenzintervall 40–85 kPa) und die Schmerzwahrnehmung nahm ab. Der Anstieg der Druckschmerzschwellen ist generalisiert, denn er betrug über dem M. abductor digiti minimi im Mittel 82 kPa (95-%-KI 6–157 kPa), dem M. tibialis anterior 125 kPa (95-%-KI 20–230 kPa), dem M. gastrocnemius medialis 83 kPa (95-%-KI −6 bis 171 kPa) und dem M. erector spinae 86 kPa (95-%-KI −17 bis 188 kPa), wobei die Konfidenzintervalle eine deutliche interindividuelle Variabilität anzeigen.

> ▶ **Wichtig** Schockabsorbierende Einlagen können die Nozizeption und die Schmerzwahrnehmung auf intensive Belastungen verändern. Zusätzlich ist die Trainingsmethodik gefordert, Anpassungen der Belastungsintensität, des Umfanges und der Erholungszeit zu realisieren.

Auch wenn Strategien zur Verhinderung einer Achillodynie bei Läufern kaum bearbeitet worden sind und vorrangig Ergebnisse für den militärischen Bereich vorliegen, sind u. a. schockabsorbierende Einlagen eine Option (Knapig und Pope 2020). Der mögliche präventive gesundheitliche Effekt wird dagegen bei Langstreckenläufern, gemessen mit der indirekten Kalorimetrie (Messung der Sauerstoffaufnahme und Berechnung des Energieumsatzes) gleichzeitig zu einem wahrscheinlich nachteiligen Effekt für die Ökonomie des Laufens (Crago et al. 2019), was die Ermüdung fördert und einer Minderung der Laufleistungsfähigkeit gleichkommt.

▶ **Wichtig** Die Prävalenz der Über- und Fehlbelastungsfolge Achillodynie ist bei Freizeitläufern sehr hoch. Steht der gesundheitliche gegenüber dem Leistungsaspekt im Vordergrund, können schockabsorbierende Einlagen in Ergänzung einer „gesundheitsfördernden Belastungsgestaltung" eine potenzielle Unterstützung sein, um Herz-Kreislauf und Stoffwechsel zu trainieren und negative muskuloskelettale Erkrankungen zu verhindern.

## Fazit

Stehen und Gehen sind berufliche Anforderungen und das sportliche Laufen gehört zu den wichtigen Ausdaueraktivitäten zugunsten der Prävention und der Therapie aller chronisch degenerativen Erkrankungen. Laufen als Freizeit- oder Wettkampfsport hat in Abhängigkeit von der Trainingsmethodik, dem Trainingszustand, dem biologischen Alter, den Eigenschaften der pedo-kranialen Kette und dem Laufstil das Risiko für muskuloskelettale Über- und Fehlbelastungen. So strebt die Versorgung von Sportlern mit Einlagen eine effektivere Ökonomie des Laufens, eine erhöhte Belastbarkeit und eine Reduzierung von Fehlbelastungen an. Jede Einlage hat sensomotorische Effekte. Es gibt Grundsätze, aber keine Standardisierungen für Gesunde und erst recht nicht für fehlbelastungsbedingt oder krankheitsbedingt schmerzende Füße oder die beeinträchtigte pedo-kraniale Kette. Der Orthopädieschuhmacher muss gute Kenntnisse in Sensomotorik haben.

Der „**preferred movement path**", die bevorzugte Bewegungsbahn, besagt: Das Laufen wird durch die Anatomie der Gelenke und die durch Schuhe und Einlagen modifizierbare Sensomotorik bestimmt. Er hat einen relativ stabilen individuellen Charakter. Schuhe und Einlagen sind je nach Konstruktion Interventionen zur Modifizierung der biomechanischen Ausgangspositionen von Gelenken und der Bewegungsführung. Die Materialien können eine Intensivierung von mechanisch bedingten Sensorinformationen verursachen. Beide Faktoren modifizieren die Sensomotorik. Es gibt also de facto nur sensomotorische Einlagen! Ob die Beeinflussungen für die Person positiv, unbedeutend oder negativ sind, entscheiden das Design und die Materialauswahl. Somit hat die Versorgung die Anatomie und den Funktionszustand der Sensomotorik zum Ausgangspunkt zu machen. Weitere wichtige Faktoren sind Merkmale des Trainings bzw. die Arbeitsbelastung. Das Beibehalten oder das Nicht-Beibehalten des Bewegungspfades bei differenten Schnittstellenbedingungen Fuß-Boden sind sehr wahrscheinlich dem koordinativen und dem zugehörigen konditionellen Trainingszustand des sensomotorischen Systems zuzuordnen. Dies spricht für die unbedingt notwendige Kombination aus Schuh- und Einlagenversorgung mit dem Training des Gehens bzw. des Laufens.

Die Bequemlichkeit von Einlagen, der **Schuhkomfort**, sind auf ein zerebrales Erregungsmuster zurückzuführen, welches das Gleichgewichtsverhalten während des Laufens und somit die biomechanische, aber nicht zwingend zugleich die energetische Ökonomie und „in der Summenwirkung" die Qualität der Sensomotorik des Gehens /Laufens verbessern kann. Die biomechanischen Prinzipien, mit denen Laufschuhe bisher konstruiert worden sind, haben die hauptsächliche Zielstellung, die Fehlbelastungen zu verringern, nicht ausreichend erfüllt. Der Schuhkomfort kann aus biomechanischer und neurophysiologischer Sicht betrachtet werden. Die biomechanische Sicht hat die Faktoren Passform, passive Unterstützung und/oder Stabilisierung, Gelenkführung und Dämpfung der Weichteilreaktionen. Die neurophysiologische Sicht resultiert aus der Funktion des sensomotorischen Systems, gegeben u. a. durch die Faktoren Afferenzmuster und resultierendes Bewegungsmuster (Muscle Tuning) und die Ermüdbarkeit (Konditionierung oder Dekonditionierung). Trotz Unterschieden im Komfort lösen Einlagen bei gesunden jungen Menschen nicht unbedingt unmittelbare Veränderungen in der Sensomotorik des Gehens aus. Bei einem sehr weichen Einlagentyp kann der Komfort zunächst auch geringer sein, weil die Empfindung wegen des deutlich abgewandelten Afferenzmusters eher als Instabilität eingeordnet wird und eine ausreichend gültige Bewertung erst nach einem Training mit diesen neuen Bedingungen möglich ist. Somit bleiben Veränderungen in der Sensomotorik offensichtlich teilweise unterhalb der diagnostischen Empfindlichkeit objektiver Methoden oder sie sind sehr klein. Sie spiegeln sich im Befinden, dem Ergebnis eines veränderten Informationsmusters wider, ohne dass dieses subjektive Ergebnis direkt ein Vor- oder Nachteil sein muss. Die Unwirksamkeit sehr verschiedener Laufschuhe für die Verhinderung von Fehl- und Überbelastungen und das selbst, wenn der Fußtyp die Grundlage der Auswahl war, spricht für die vorrangige Wirkung der Trainingsmethodik und insbesondere für eine inadäquate Gestaltung des Zyklus Belastung – Erholung mit chronisch unzureichenden Erholungszeiträumen.

Jeder Schuh sorgt für ein individuelles Muster der Bodenreaktivkräfte. „Neue, auch bequeme" Schuhe steigern nicht per se die Verträglichkeit eines höheren Umfanges der Laufbelastung. Die klinische Relevanz der kinetischen und kinematischen Veränderungen bei muskuloskelettalen Über- und Fehlbelastungen muss aus dem Laufstil und der resultierenden Struktur der Belastung und den anatomischen und funktionellen Befunden abgeleitet werden. Zu beachten ist, dass die Umverteilung der Belastung durch Einlagen eine entzündliche Schwerpunktregion entlastet, aber zeitgleich andere bisher weniger belastete Bereiche stärker belastet. Diese „neue" Region ist dann weniger adaptiert und somit weniger belastbar.

Material und Design von Schuhwerk und Einlagen können in Abhängigkeit von der Individualität der Person eine Ökonomisierung des Energiebedarfs für das Gehen und Laufen bewirken. Im Leistungssport ist dies eine Frage der Leistung, im beruflichen Alltag eine Frage der Ermüdbarkeit und der Belastungsverträglichkeit. Der Grad der Steifigkeit von Schuhen bzw. Einlagen beeinflusst die Biomechanik und die muskulären Aktivitäten mit einer offensichtlich differenten Ausprägung bei jungen und älteren Menschen. Die Belastung des Fußes durch Arbeitstätigkeiten, bei denen das Gehen eine wesentliche Komponente ist, kann durch schockabsorbierende Einlagen reduziert werden. Personen mit hochgesprengten Füßen profitieren von individualisierten Einlagen, um die ungünstige Biomechanik zu kompensieren. Schockabsorbierende Einlagen können die Nozizeption und die Schmerzwahrnehmung auf intensive Belastungen verändern. Zusätzlich ist die Trainingsmethodik gefordert, um die Belastungsintensität und den Umfang anzupassen und für die notwendige Erholungszeit zu sorgen.

## Literatur

Beltran RT, Powell DW, Greenwood D, Paquette MR. The Influence of Footwear Longitudinal Bending Stiffness on Running Economy and Biomechanics in Older Runners. Res Q Exerc Sport 2023 Dec;94(4):1062–1072. https://doi.org/10.1080/02701367.2022.2114589. Epub 2022 Sep 12.

Brüggemann GP: Bewegung und Belastung: Ansätze zur Vermeidung von Gelenksabnutzung und Überlastungsschäden. Internationale Fachmesse und Kongress, Köln, 20.–21.10.2015

Burke JR: Effects of footwear comfort perception on the neuromuscular control of balance. Int J Neurosci. 2012 Apr;122(4):209–20. https://doi.org/10.3109/00207454.2011.639588. Epub 2012 Feb 21.

Burke JR, Papuga MO: Effects of foot orthotics on running economy: methodological considerations. J Manipulative Physiol Ther. 2012 May;35(4):327–36. https://doi.org/10.1016/j.jmpt.2012.04.001.

Bus SA, Lavery LA, Monteiro-Soares M, Rasmussen A, Raspovic A, Sacco ICN, van Netten JJ; International Working Group on the Diabetic Foot. Guidelines on the prevention of foot ulcers in persons with diabetes (IWGDF 2019 update). Diabetes Metab Res Rev 2020a Mar:36 Suppl 1:e3269. https://doi.org/10.1002/dmrr.3269.

Chen H, Shao E, Sun D, Xuan R, Baker JS, Gu Y. Effects of footwear with different longitudinal bending stiffness on biomechanical characteristics and muscular mechanics of lower limbs in adolescent runners. Front Physiol 2022a Aug 19:13:907016. https://doi.org/10.3389/fphys.2022.907016. eCollection 2022.

Chen Z, Wu J, Wang X, Ren Z. The effect of foot orthoses for patients with patellofemoral pain syndrome: A systematic review and meta-analysis. Heliyon 2022b Jun 6;8(6):e09656. https://doi.org/10.1016/j.heliyon.2022.e09656. eCollection 2022 Jun.

Chuckpaiwong B, Nunley JA, Mall NA, Queen RM: The effect of foot type on in-shoe plantar pressure during walking and running. Gait Posture 2008 Oct;28(3):405–11. https://doi.org/10.1016/j.gaitpost.2008.01.012. Epub 2008 Mar 11.

Crago D, Bishop C, Arnold JB. The effect of foot orthoses and insoles on running economy and performance in distance runners: A systematic review and meta-analysis. J Sports Sci 2019 Nov;37(22):2613–2624. https://doi.org/10.1080/02640414.2019.1651582. Epub 2019 Aug 19.

Del Duchetto F, Dussault-Picard C, Gagnon M, Dixon P, Cherni Y: Can Foot Orthoses Benefit Symptomatic Runners? Mechanistic and Clinical Insights Through a Scoping Review. Sports Med Open 2024 Oct 4;10(1):108. doi: https://doi.org/10.1186/s40798-024-00774-w.

DGOOC-Beratungsausschuss Orthopädieschuhtechnik: Stellungnahme zu sensomotorisch wirkenden Fußorthesen (SMFO). Orthopädieschuhtechnik 4, 2016, 26–32

Federolf P, Doix A-CM, Jochum D. A discussion of the Muscle Tuning and the Preferred Movement Path concepts – comment on Nigg et al. Current Issues in Sport Science 3 (2018), https://doi.org/10.15203/CISS_2018.103

Fuller JT, Bellenger CR, Thewlis D, Tsiros MD, Buckley JD: The effect of footwear on running performance and running economy in distance runners. Sports Med 2015 Mar;45(3):411–22. https://doi.org/10.1007/s40279-014-0283-6.

Greitemann B, Hafkemeyer U, Sprekelmeyer T, Volkery M, Seeßle M, Stief Th.: Studiengemeinschaft für Orthopädieschuhtechnik e. V.: Aus- und Fortbildungsstandard der sensomotorischen Einlagen-/Fußorthesenversorgung – Curriculum Sensomotorik. 2021

Hajizadeh M, Desmyttere G, Carmona JP, Bleau J, Begon M: Can foot orthoses impose different gait features based on geometrical design in healthy subjects? A systematic review and meta-analysis. Foot (Edinb) 2020 Mar:42:101646. https://doi.org/10.1016/j.foot.2019.10.001. Epub 2019 Oct 24.

Hatton AL, Hug F, Brown BC, Green LP, Hughes JR, King J, Orgar EJ, Surman K, Vicenzino B. A study of the immediate effects of glycerine-filled insoles, contoured prefabricated orthoses and flat insoles on single-leg balance, gait patterns and perceived comfort in healthy adults. J Foot Ankle Res 2015 Sep 7:8:47. https://doi.org/10.1186/s13047-015-0107-4. eCollection 2015.

Hoitz F, Vienneau J, Nigg BM: Influence of running shoes on muscle activity. PLoS One 2020 Oct 7;15(10):e0239852. https://doi.org/10.1371/journal.pone.0239852. eCollection 2020.

Horst F, Hoitz F, Slijepcevic D, Schons N, Beckmann H, Nigg BM, Schöllhorn WI: Identification of subject-specific responses to footwear during running. Sci Rep 2023 Jul 12;13(1):11284. 10.1038/s41598-023-38090-0.

Jor A, Lau NWK, Daryabor A, Koh MWP, Lam WK, Hobara H, Kobayashi T: Effects of foot orthoses on running kinetics and kinematics: A systematic review and meta-analysis. Gait Posture 2024 Mar:109:240–258. https://doi.org/10.1016/j.gaitpost.2024.02.003. Epub 2024 Feb 7.

Kaalund S, Madeleine P: Effects of shock-absorbing insoles during transition from natural grass to artificial turf in young soccer players: a randomized controlled trial. J Am Podiatr Med Assoc. 2014 Sep–Oct;104(5):444–50. https://doi.org/10.7547/0003-0538-104.5.444.

Kim HK, Mirjalili SA, Fernandez J: Gait kinetics, kinematics, spatiotemporal and foot plantar pressure alteration in response to long-distance running: Systematic review. Hum Mov Sci 2018 Feb:57:342–356. https://doi.org/10.1016/j.humov.2017.09.012. Epub 2017 Sep 22.

Knapik JJ, Pope R. Achilles Tendinopathy: Pathophysiology, Epidemiology, Diagnosis, Treatment, Prevention, and Screening. J Spec Oper Med 2020 Spring;20(1):125–140. https://doi.org/10.55460/QXTX-A72P.

Lavender SA, Wang Z, Allread WG, Sommerich CM. Quantifying the effectiveness of static and dynamic insoles in reducing the tibial shock experienced during walking. Appl Ergon 2019 Jan:74:118–123. https://doi.org/10.1016/j.apergo.2018.08.006. Epub 2018 Aug 24.

Ma M, Song Q, Liu H: The effect of personalized orthopedic insoles on plantar pressure during running in subtle cavus foot. Front Bioeng Biotechnol 2024 Feb 22:12:1343001. https://doi.org/10.3389/fbioe.2024.1343001. eCollection 2024.

Madeleine P, Hoej BP, Fernández-de-Las-Peñas C, Rathleff MS, Kaalund S: Pressure pain sensitivity changes after use of shock-absorbing insoles among young soccer players training on artificial turf: a randomized controlled trial. J Orthop Sports Phys Ther. 2014 Aug;44(8):587–94. https://doi.org/10.2519/jospt.2014.5117. Epub 2014 Jul 16.

Meinel K, Schnabel G: Bewegungslehre – Sportmotorik. Sportverlag Berlin, 1998

Nigg BM, Nurse MA, Stefanyshyn DJ: Shoe inserts and orthotics for sport and physical activities. Med Sci Sports Exerc 1999 Jul;31(7 Suppl):S421-8. https://doi.org/10.1097/00005768-199907001-00003.

Nigg BM, Stefanyshyn D, Cole G, Stergiou P, Miller J. The effect of material characteristics of shoe soles on muscle activation and energy aspects during running. J Biomech 2003 Apr;36(4):569–75. https://doi.org/10.1016/s0021-9290(02)00428-1.

Nigg BM, Baltich J, Hoerzer S, Enders H: Running shoes and running injuries: mythbusting and a proposal for two new paradigms: ‚preferred movement path‘ and ‚comfort filter‘. Br J Sports Med 2015 Oct;49(20):1290–4. https://doi.org/10.1136/bjsports-2015-095054. Epub 2015 Jul 28.

Nigg BM, Mohr M, Nigg S: Muscle tuning and preferred movement path – a paradigm shift. Current Issues in sport Science 2 (2017a) 4 – 15

Nigg BM, Vienneau J, Smith AC, Trudeau MB, Mohr M, Nigg SR: The Preferred Movement Path Paradigm: Influence of Running Shoes on Joint Movement. Med Sci Sports Exerc 2017b Aug;49(8):1641–1648. https://doi.org/10.1249/MSS.0000000000001260.

Ortega JA, Healey LA, Swinnen W, Hoogkamer W. Energetics and Biomechanics of Running Footwear with Increased Longitudinal Bending Stiffness: A Narrative Review. Sports Med 2021 May;51(5):873–894. https://doi.org/10.1007/s40279-020-01406-5. Epub 2021 Apr 8.

Rabusin CL, Menz HB, McClelland JA, Tan JM, Whittaker GA, Evans AM, Munteanu SE: Effects of heel lifts on lower limb biomechanics and muscle function: A systematic review. Gait Posture 2019 Mar:69:224–234. https://doi.org/10.1016/j.gaitpost.2019.01.023. Epub 2019 Jan 15.

Relph N, Greaves H, Armstrong R, Prior TD, Spencer S, Griffiths IB, Dey P, Langley B. Running shoes for preventing lower limb running injuries in adults. Cochrane Database Syst Rev 2022 Aug 22;8(8):CD013368. https://doi.org/10.1002/14651858.CD013368.pub2.

Roy JP, Stefanyshyn DJ. Shoe midsole longitudinal bending stiffness and running economy, joint energy, and EMG. Med Sci Sports Exerc 2006 Mar;38(3):562–9. https://doi.org/10.1249/01.mss.0000193562.22001.e8.

Simonsen EB: Contributions to the understanding of gait control. Dan Med J. 2014 Apr;61(4):B4823.

Vanwanseele B, Zhang X, Schu"tte K. Muscle tuning and preferred movement path: do we need paradigm shift or should we redefine the old?–comment on Nigg et al. Current Issues in Sport Science 3 (2018), https://doi.org/10.15203/CISS_2018.106

Wakeling JM, Pascual SA, Nigg BM: Altering muscle activity in the lower extremities by running with different shoes. Med Sci Sports Exerc 2002 Sep;34(9):1529–32. https://doi.org/10.1097/00005768-200209000-00021.

Zhang X, Delabastita T, Lissens J, De Beenhouwer F, Vanwanseele B: The morphology of foot soft tissues is associated with running shoe type in healthy recreational runners. J Sci Med Sport 2018 Jul;21(7):686–690. https://doi.org/10.1016/j.jsams.2017.11.008. Epub 2017 Nov 22.

> **Trailer**  Einlagen verändern posttraumatisch und bei internistischen, orthopädischen und neurologischen Erkrankungen die Biomechanik. Die **ACL-Ruptur,** die **Sprunggelenkinstabilität,** die **Achillodynie,** der **Plattfuß** und die **Metatarsalgie** werden befundabhängig mit Einlagen versorgt und wie bei den **Fußdeformitäten** und **Arthrosen** sind der orthopädische, der sensomotorische und konditionelle Befund die Versorgungsleitlinie. Die **rheumatoide Arthritis** reagiert nur kurzfristig positiv. Der **Diabetes mellitus Typ II** bedeutet stark erhöhte plantare Druckwerte. Die Schuhklassifizierung und die Risikogruppeneinteilung bestimmen die Versorgung. Ab Kategorie 1 beginnt die Spezialversorgung. Die Aussagefähigkeit von Studien leidet deutlich durch die große Heterogenität der Designs, der Datenerhebung, der Charakterisierung der Schuhe oder Einlagen aber auch der Reliabilität und Validität. die **Trainingswirkungen** werden durch die Pathogenese bestimmt. Die Trainierbarkeit ist ausgeprägt gemindert. Ein spezifisches Programm ist nicht existent.

Einlagen sind bei sehr vielen Erkrankungen ein Element des therapeutischen Programms. Dazu gehören:

- internistische Erkrankungen, z. B. metabolisches Syndrom, Diabetes mellitus, rheumatoide Arthritis
- orthopädische Erkrankungen, z. B. Fußdeformitäten, Osteoarthrosen, degenerative und entzündliche myofaszial-skelettale Störungen, chronischer Low Back Pain

© Der/die Autor(en), exklusiv lizenziert an Springer-Verlag GmbH, DE, ein Teil
von Springer Nature 2026
W. Laube, *Gehen und Gangsicherheit,*
https://doi.org/10.1007/978-3-662-72826-0_16

- Unfallchirurgie, z. B. Ruptur und Rekonstruktion des vorderen Kreuzbandes, Verletzung des Sprunggelenks

Des Weiteren werden Einlagen zur Optimierung der sensomotorischen Bewegungsabläufe zugunsten der Leistungssteigerung bei Sportlern eingesetzt (vgl. Kap. 15).

## 16.1    Ruptur des vorderen Kreuzbands und Rekonstruktion

Nach einer Ruptur des vorderen Kreuzbandes (ACL) und der Rekonstruktion liegt eine funktionelle Teilparese des M. quadriceps femoris vor (Laube 2009), der mit seinen Anteilen ein Kettenglied der frontalen pedo-kranialen Kette („superficial front line": M. quadriceps femoris) ist.

Ein Patient mit ACL-Ruptur ist ein neurologischer Patient! Die Sensomotorik des Gehens, Laufens, Springens und von Schnelligkeits- und Schnellkraftleistungen ist aufgrund des Verlusts der Mechanoafferenzen aus dem Kreuzband neurologisch beeinträchtigt. Dies begünstigt kurz- und mittelfristig Re-Rupturen und lässt langfristig bei einem sehr großen Anteil der Personen eine vorzeitige Gonarthrose entstehen. Diese Gefährdung bzw. langfristige Entwicklung besteht offensichtlich unabhängig vom Typ des Transplantats (Quadrizepssehne, Knochen-Patellasehne-Knochen, Hamstring-Sehne). Sechs Monate nach der Operation unterscheiden sich während des Gehens auf dem Laufband der Symmetrieindex für den maximalen Impact, die momentane und die mittlere Belastung der Landereaktion als auch für die Impulsbelastung zwischen den verschiedenen Transplantattypen nicht. Die subjektive Funktion des Kniegelenkes laut dem International Knee Documentation Committee Survey (IKDC, hohe Werte: bessere Funktion, weniger Symptome) spricht zwar für das Knochen-Patellasehne-Knochen-Transplantat, aber die Ergebnisse des ACL Return to Sport after Injury Survey (ACL-RSI) sind ohne Unterschied. Signifikante Assoziationen zwischen dem IKDC- bzw. dem ACL-RSI-Score und der biomechanischen Symmetrie gibt es für die differenten Transplantate nicht. Die Symmetrie des Gehens stimmt somit nicht mit dem subjektiven Ergebnis überein (Cherelstein et al. 2025).

Die ACL-Ruptur bedeutet aber nicht nur den Verlust der Afferenzen von den Mechanosensoren des Bandes, sondern es liegen gleichfalls Abschwächungen der plantaren Sensibilität vor. Ein Jahr nach der Operation kann im Vergleich mit Gesunden eine verminderte Berührungssensibilität im Bereich des Kopfes des ersten Os metatarsale und des Malleolus medialis nachgewiesen werden (Hoch et al. 2017). Die plantare Haut ist reich an vorrangig schnell adaptierenden Mechanosensoren (Meissner und Pacini Korpuskel) und der Bereich des Kopfes von Os metatarsale I gehört neben den Zehen und dem lateralen Bereich der Fußsohle zu den bevorzugt sensorisch versorgten Arealen (Schneider et al. 2004, Kennedy und Inglis 2002, Strzalkowski 2015, 2018, Viseux 2020). somit ist die bipedale Sensomotorik beim ACL-Verletzten nicht nur durch die funktionelle Teilparese des M. quadriceps femoris beeinträchtigt. Es bestehen auch Verluste oder Änderungen der plantaren

Sensibilität, wie es von Personen mit einer Neuropathie bekannt ist (Höhne et al. 2012), wobei diese dort ein wesentlich ausgeprägteres Ausmaß annehmen. Das plantare Afferenzmuster ist wesentlich an der Organisation der an den Gangzyklus angepassten Reflexaktivitäten beteiligt (Van Wezel et al. 1997). Die beeinflussten Muskelaktivitäten ändern die Dynamik und die Kinematik der unteren Extremität und die Geschwindigkeit des Gehens (Höhne et al. 2012). ACL-Verletzte weisen ein sensorisches Defizit einheitlich über dem Malleolus medialis und weniger häufig sowie weniger ausgeprägt über dem Köpfchen des Os metatarsale V auf.

> **Wichtig** Eine Stimulation plantarer Afferenzen durch eine Massage oder das Tragen strukturierter Einlagen (ACL, n = 11, 20,6 ± 1,9 Jahre, 45,0 ± 25,3 Monate postoperativ; unverletzt, n = 11, 20,7 ± 1,4 Jahre; Tegner Activity Scale jeweils 7) führt zur Intensivierung der plantaren Empfindungen (Semmes Weinstein Monofilament). Die Auswirkungen auf die Gangsensomotorik bleiben gering und dennoch werden Interventionen zur sensorischen Stimulation, einschließlich die Versorgung mit Einlagen, als sinnvoll angesehen (Collins et al. 2020).

## 16.2 Chronische Instabilität des Sprunggelenks

Eine chronische Instabilität des Sprunggelenks mit Funktionseinschränkungen und Schmerzen entsteht in der Regel durch rezidivierende Distorsionen mit jeweils partiellen oder auch vollständigen Schädigungen der lateralen Bandstrukturen (Inversionstraumata).

Eine einseitige chronische Instabilität des Sprunggelenkes hat sehr komplexe und nicht auf die betroffene Seite begrenzte Auswirkungen. Verglichen mit Personen ohne Instabilität ist beidseitig der Zeitbedarf zur Stabilisation nach anterior und posterior und auf der instabilen Seite für die medial-laterale Richtung verlängert. Gleichfalls sind beidseitig

- die taktilen Empfindungen an der 1. Zehe, dem Kopf von Os metatarsale I und V, im Bereich des lateralen Fußgewölbes und der Ferse reduziert,
- die passiven Schwellen für die Wahrnehmung der Plantarflexion, Dorsalflexion, Inversion und Eversion des Sprunggelenks erhöht und
- die Wahrnehmungsschwellen gemindert; sie korrelieren negativ mit Merkmalen der Biomechanik des Gehens.

Somit haben Personen mit einer einseitigen chronischen Instabilität beidseitig Einschränkungen der Funktion der posturalen Regulationen (Jumping-Landing Test), der taktilen Funktion (Semmes-Weinstein Monofilamente), der sogenannten Propriozeption (Bewegungswahrnehmung) und es bestehen Abweichungen in der Gangsensomotorik (Geschwindigkeit, Beschleunigung des Sprunggelenks, Range of Motion Eversion-Inversion; Gao et al. 2025).

Abbasi et al. (2019) zeigen, dass, gemessen mit dem Star Excursion Balance Test,

- vorproduzierte Einlagen (gesamte Fußlänge, semi-rigide Sohle [Slimflex, Algeos UK Ltd., Liverpool, UK], Ethylene-Vinyl Acetate, tiefe Fersenschale als Unterstützung des Articulatio talocalcanearis),
- individuell geformte Einlagen (Polyethylen 3 mm, bis Mittelfußköpfchen, Tiefe Fersenschale 2 cm, Stützung des medialen und lateralen Längsgewölbes) und
- individuell geformte Einlagen mit einer strukturierten Fläche (textured; zusätzlich 3 mm Schicht EVA-Schaum [Shore A50], erhabene halbkreisförmige Noppen 3 mm Durchmesser, 1 mm Höhe, Abstand 5 mm),

jeweils einen signifikanten Effekt auf die dynamische posturale Kontrolle haben, indem die ausführbaren Distanzen größer sind. Die intensivere sensorische Stimulation durch die strukturierte Einlage sorgt jedoch gegenüber der vorproduzierten Einlage für die größeren Effekte in allen drei Testrichtungen und gegenüber der nicht strukturierten individuell geformten Einlage in die mediale und die posteromediale Richtung.

▶ **Wichtig** Die Ergebnisse basieren auf der modifizierten Biomechanik und dem direkt damit verbundenen sensorischen Afferenzmuster aus der Fußsohle, den Bindegewebestrukturen des gesamten Fußes einschließlich der Sprunggelenke und wahrscheinlich der unteren Extremität bis mindestens in den Bereich Hüftgelenk, Becken, Lendenwirbelsäule.

Eine Netzwerk-Metaanalyse (Erweiterung der paarweisen Metaanalyse, Vergleich mehrerer Therapieinterventionen, direkte und indirekte Evidenz wird zum Schätzwert des Effekts zusammengefasst) konnte dagegen keinen zusätzlichen Nutzen in der Wirksamkeit des Tapings, von Orthesen und Fußorthesen („custom-made foot orthosis", „custom-made with textured surface foot orthosis", „prefabricated foot orthosis") oder von Kombinationen zugunsten der dynamischen posturalen Kontrolle (Star Excursion Balance Test) aufzeigen. Beim Schein-Taping konnten keine Placeboeffekte gefunden werden (Tsikopoulos et al. 2020).

Auch das systematische Review mit Metaanalyse von Sing et al. (2023; acht Studien, 168 Personen mit chronischer Sprunggelenkinstabilität) fand keine Auswirkungen plantarer Massagen zur Stimulation von somatosensorischen Informationen auf die posturale Regulation während des Single-Limb Balance Tests. Gleichfalls blieb eine akute Versorgung mit einer individuell geformten Einlage beim Star Excursion Balance Test ohne Veränderungen.

▶ **Wichtig** Die Hilfsmittelinterventionen sind mit aktiven Programmen zu kombinieren, denn die veränderte Biomechanik der Schnittstelle Fuß-Boden, die stabilisierenden Wirkungen von Orthesen und Taping und eine sensorische Stimulation können direkte Wirkungen hervorrufen, aber müssen dennoch durch ein Training unter den veränderten Bedingungen ergänzt werden, um nachhaltig zu sein. Ergebnisse für längere Beobachtungszeiträume fehlen und sind unbedingt erforderlich.

Ein späteres systematisches Review, in welches 18 Studien eingeschlossen worden sind (Tang et al. 2023a), findet, dass sich

- elastische Orthesen bevorzugt durch die Gelenkstabilisation,
- das Kinesiotaping infolge der biomechanischen Stabilisierung mit gleichzeitiger Stimulation der Oberflächensensibilität und
- strukturierte Einlagen (Noppen, gitterartige Struktur) über die intensivierte plantare Sensorik

positiv auf die Ergebnisse der statischen und dynamischen Tests zur Beurteilung der posturalen Regulationen (Single-Leg Stance Test, Star Excursion Balance Test, Y-Balance Test, Single-Leg Landing Test, Lateral Jump Test, Walking Test, Running Test) auswirken. Der verstärkten plantaren Mechanosensorik durch die strukturierten Einlagen wird darüber hinaus ein qualitativ verbesserter Positions- und Bewegungssinn zugeschrieben. Diese Interpretation passt sehr gut zu den Ergebnissen von Steinberg et al. (2015a,b, 2016a,b), die bei koordinativ sehr leistungsfähigen Jugendlichen (Tanzen) durch das Tragen von strukturierten Einlagen eine verbesserte Diskriminationsfähigkeit der In- und Eversion des Sprunggelenks, eine gesteigerte sportliche Leistung und eine Minderung der Verletzungshäufigkeit nachweisen konnten. Die Untersuchungen von Palomo-Fernández et al. (2023) finden, dass Einlagen mit einem lateralen Keil mit einer Höhe von 0,3 cm und 0,6 cm die Reflexzeiten der das Sprunggelenk stabilisierenden Muskeln bei einer Eversion von 30° (M. peroneus longus, M. peroneus brevis, M. tibialis anterior) reduzieren und mit Ausnahme der anterolateralen Richtung auch die Balancefähigkeit, gemessen an den Ergebnissen des Star Excursion Balance Tests, verbessern.

▶ **Wichtig** Eine Instabilität des Sprunggelenks führt zu wiederholten Distorsionen. Um erneute Verletzungen zu minimieren, ist eine Kombination aus einer orthopädieschuhtechnischen und einer Trainingsintervention zur Förderung der muskulären Stabilisation zielführend.

Tang et al. (2023b) zeigen, dass strukturierte Einlagen mit Noppen von 1 mm Höhe gegenüber Einlagen ohne Struktur den Dynamic Posture Stability Index in die anterior-posteriore Richtung (p = 0,012) und die allgemeine Stabilität (p = 0,014) verbessern. Mit der Kombination aus einer elastischen Bandage und den gleichen strukturierten Einlagen wird der Index in alle Richtungen signifikant günstiger. Strukturierte Einlagen reduzieren gleichfalls die Variabilität der Sprunggelenkbewegungen bei einer Instabilität und ein zusätzlicher seitlicher Keil verstärkt den Effekt weiter (Jamali et al. 2019).

▶ **Wichtig** Neben der durch einen Keil beeinflussten Biomechanik mit positiven Konsequenzen für die reflektorischen Mechanismen der Sprunggelenkstabilisierung ist bei der chronischen Instabilität auch eine Intensivierung sensorischer Afferenzen durch strukturierte Einlagen wirksam und eine gleichzeitige mechanische Stabilisierung und Stimulation der Oberflächensensibilität im Gelenkbereich intensiviert den Effekt.

Schuhe mit individualisierten Einlagen beeinflussen die verletzungsbedingte Sensomotorik des Gehens. Gegenüber dem Barfußgehen startet beim Übergang von der Doppelbein- zur Einbeinstandphase die Aktivität der Muskulatur des Sprung- und Kniegelenkes (M. peroneus longus [p < 0,001], M. tibialis anterior [p = 0,003], M. vastus medialis obliquus [p = 0,04) und M. vastus lateralis [p = 0,005]) früher. Werden Schuhe mit und ohne Standard-Einlagen getragen, wird nur der M. peroneus longus zeitiger aktiv. Die Muskulatur des Hüftgelenks bleibt unbeeinflusst (Dingenen et al. 2015). Bei Fußballspielern ohne und mit einer chronischen Instabilität konnten Standard- bzw. strukturierte Einlagen die Ergebnisse des Star-Excursion-Balance- Tests nicht verändern. Allerdings weisen die instabilen Sportler in der jeweiligen maximal möglichen Position (postero-medial, postero-lateral) des Tests eine höhere Aktivierung des M. gastrocnemius medialis auf, was auf eine abweichende sensomotorische Strategie für die dynamische Stabilisierung hinweist (Aimkosa et al. 2024).

▶ **Wichtig** Die chronische Instabilität provoziert eine Veränderung der Sensomotorik des Gehens. Die Biomechanik, das entsprechend resultierende abweichende afferente Informationsmuster prägt die motorische Funktion des Gehens.

Die Versorgung mit einer Einlage sollte stets durch ein sensomotorisches Training ergänzt werden. Auch ohne eine Einlage reduziert bereits ein Training mit Biofeedback-Informationen über die aktuellen Druckverhältnisse im lateralen Fußbereich (8-mal 30 min, Laufband) unmittelbar und auch noch eine Woche nach dem Training signifikant die Druck- und Kraftwerte und verschiebt den CoP nach medial (Torp et al. 2022).

▶ **Wichtig** Einlagen beeinflussen als „passive" Interventionen die Biomechanik und darüber hinaus die Funktion. In Abhängigkeit von der Tragedauer können neuronale Lernprozesse entstehen. Dieser Effekt kann auch durch Training allein ausgelöst werden, was dann ständig ausgeführt werden muss, um die Adaptationen zu erhalten. **Generell sollten passive Interventionen immer mit einem sensomotorischen Training kombiniert werden.**

## 16.3  Chronische Achillodynie

Die chronische Achillodynie ist bei Läufern sehr verbreitet und betrifft bis zu 24 % der Männer und bis zu 17 % der Frauen (Wünnemann und Rosenbaum 2009) infolge einer chronischen Über- und Fehlbelastung durch in der Regel eine inadäquate Balance zwischen der Belastung (Art, Dauer, Intensität) und der vom Belastungsmodus abhängigen Erholungszeit für die Regeneration.

Die unmittelbaren und die längerfristigen Effekte aus der Sicht der Biomechanik (Kinematik, Kinetik, plantarer Druck), der Neurophysiologie (Elektromyografie,

EMG) und der Schmerzwahrnehmung durch die Nutzung von Einlagen (einfache [„simple foot orthosis", SFO], vorproduzierte [„prefabricated foot orthosis", PFO], individualisierte Fußorthesen [„customized foot orthosis", CFO]) beim Laufen haben Del Duchetto et al. (2024) in einem Scoping-Review dargestellt, in welches die Autoren 30 Studien des Zeitraums 1992 bis 2023 mit insgesamt 730 symptomatischen Läufern eingeschlossen haben. Nur eine Studie beschäftigte sich mit der unmittelbaren Auswirkung auf die Kinematik des Hüftgelenks. Mit geringer Effektgröße ist die Adduktion reduziert. Insgesamt formulieren die Autoren fünf Hauptergebnisse:

1. Einlagen lindern unmittelbar als auch längerfristig die Schmerzen und die Symptome der Fehlbelastung (in 11 von 12 Studien) insbesondere im Kniegelenk, dem Unterschenkel und im Fußbereich (patellofemorales Schmerzsyndrom, vorderer Knieschmerz, mediales tibiales Stresssyndrom, Achillodynie, Plantarfasziitis).
2. Die Biomechanik des Sprunggelenks wird beeinflusst, indem die Eversion eingeschränkt wird.
3. Die plantare Beanspruchung wird verändert, indem die Druckwerte im lateralen Bereich ansteigen.
4. Die Neurophysiologie unterliegt einer modifikation, indem sich die Sensomotorik des Laufens ändert und der M. peroneus longus vor der Initialphase stärker voraktiviert wird und während der Landephase die Muskelaktivitäten des M. tibialis anterior steigen und des M. bizeps femoris abfallen.
5. Die Eigenschaften und das Design der Fußorthesen bestimmen wesentlich die biomechanischen Effekte und somit die Wirkungen und sind auf die Belastung abzustimmen (Unterstützung der Fußgewölbe, Keile, Modifikation der Rückfußposition, Beeinflussung der Pronation).

Es gilt hervorzuheben, dass die Beschreibungen der Fußorthesen häufig sehr ungenügend sind, worunter eine korrekte Bewertung von Unterschieden eben auch in der Wirksamkeit leidet. Es sollten generell

- der Typ der Einlage entsprechend der Klassifikation (SFO, PFO, CFO),
- die detaillierte Beschreibung einschließlich der zusätzlichen Merkmale (z. B. x mm Unterstützung mediales Längsgewölbe, 4° medialer Keil Rückfuß),
- die Kriterien für den Einsatz zusätzlicher Merkmale,
- die Methodik der individuellen Anpassung (gewichtstragende Wärmeformung …),
- die Länge der Fußorthese,
- die Tiefe der Fersenschale und
- die Eigenschaften des Materials für jedes Element angegeben werden.

▶ **Wichtig** Diese Kriterien für die Beschreibung der Fußorthesen gelten sicher für alle Versorgungen, also unabhängig von der Zielstellung und/oder der Pathologie, um die angestrebte Wirksamkeit zu begründen und zu definieren und damit auch die Wirkungen bewerten zu können.

## 16.4   Plattfuß

Bei Kindern insbesondere bis zum 6. Lebensjahr muss der **Plattfuß** als eine physiologische Normvariante eingestuft werden, wenn er passiv und aktiv korrigiert werden kann und keine neurologischen Befunde vorliegen (Dingeldey und Oblinger 2024). Bei Jugendlichen und Erwachsenen ist es eine Deformität.

Der Plattfuß, die ausgeprägteste Form des Knick-Senk-Spreizfußes, ist dadurch charakterisiert, dass das mediale Längsgewölbe aufgehoben ist. Es liegt eine Eversion des Rückfußes vor, eine Kombination aus Pronation, Dorsalextension und Abduktion. Die intrinsische Fußmuskulatur und der M. tibialis posterior sind defizitär; degenerative Veränderungen können vorliegen. Die Fußdeformität prägt die Biomechanik des Gehens. Die Bewegungen des Beckens und des Hüftgelenks sind größer, das maximale Moment der Adduktion im Hüftgelenk ist erhöht und die Zeit der Doppelstandphase ist verlängert. Die Steifigkeit (Elastizitätsmodul) der Plantarfaszie ist gegenüber Füßen ohne Deformität gesteigert und sie korreliert mit dem Adduktionsmoment (Jiao et al. 2024).

Für die Diagnostik des Plattfußes können verschiedene Methoden eingesetzt werden. Hierzu gehören der Index der Fußstellung (Foot Posture Index), der Fußabdruckgewölbeindex (Arch Index), der Röntgenbefund, der Index der Gewölbehöhe (Arch Height Index), der Vorfußvarus (Forefoot Varus), die Rückfußeversion sowie die Position des Os calcaneus.

Ein systematisches Review mit Metaanalyse (Jafarnezhadgero et al. 2024) zeigt, dass individualisierte und vorproduzierte Einlagen mit moderatem Effekt die maximale Rückfußeversion (zehn Studien), die Eversion (sieben Studien), mit geringem Effekt die maximale Dorsalflexion im Sprunggelenk (fünf Studien), das maximale Moment der Eversion im Sprunggelenk (fünf Studien) und der Adduktion im Kniegelenk (sechs Studien) verändern. Die größten Effekte auf die Biomechanik des Gehens ergeben sich in den Studien, die den Index der Fußstellung verwendet haben. Dieser sollte in Zukunft einheitlich eingesetzt werden.

▶ **Wichtig**  Die veränderte Biomechanik aufgrund der deformierten Schnittstelle Fuß-Boden einschließlich der muskulären Struktur- und Funktionsdefizite sowie der Strukturveränderungen der Plantarfaszie sind begründende Faktoren für die therapeutische Beeinflussung durch Einlagen.

Zu den Ursachen gehören eine habituelle Bindegewebsschwäche, die myofasziale Schwäche als Folgen des Bewegungsmangels und das Übergewicht. Dem entsprechend belegt eine Metaanalyse (Huang et al. 2022), dass ein Training der intrinsischen kurzen Fußmuskeln gegenüber andersartigen Interventionen einschließlich Einlagen signifikant die Fußpositionierung in Richtung der neutralen Position beeinflussen und in der Tendenz das Absenken des Os naviculare verringern können.

▶ **Wichtig**  Training, eine ausreichende und somit biologisch wirksame physische Aktivität zur Erhaltung und Verbesserung (primäre Prävention) oder zur

Reorganisation (sekundäre, tertiäre Prävention) der myofaszialen Struktur und Funktion ist generell die Intervention der ersten und besten Wahl. Einlagen sind befundabhängig potenzielle unterstützende Maßnahmen zur passiven biomechanischen Einflussnahme mit „aktiven" Konsequenzen für die sensomotorische Funktion (Änderung des Afferenzmusters) und die Linderung der Schmerzsituation zugunsten des Befindens sowie der möglichen Motivation und der Förderung der Belastbarkeit für die notwendigen physischen Aktivitäten.

Die Wirksamkeit einer Einlagenversorgung ist aber nicht durchgängig positiv belegt. Unter Beachtung der geringen methodischen Qualität und der äußerst ungenügenden Informationen zu den vorproduzierten uniformen, halbstarren oder individualisierten Einlagen in den Studien über die Wirksamkeit bei Erwachsenen mit Plattfuß findet ein systematisches Review unter dem Einschluss von 12 Studien, wovon nur eine davon randomisiert und kontrolliert war, keine Möglichkeit, Schlussfolgerungen zu ziehen. Keine Studie begründete die Auswahl der Einlagen, die Terminologie war sehr uneinheitlich, die Diagnostik der Fußdeformität unterschiedlich, die Stichproben schwankten zwischen 8 und 80 Personen und die Tragezeiten wurden nicht mitgeteilt (Herchenröder et al. 2021).

Bei Kindern (Jafarnezhadgero et al. 2020) mit einem **flexiblen Plattfuß** führt die Versorgung mit einer das mediale Fußgewölbe unterstützenden Einlage nach vier Monaten beim Gehen zu einer veränderten Koordination und koordinativen Variabilität der kinematischen Kette der unteren Extremität (Vector-Coding-Methode: nicht lineare Analyse zur Quantifizierung einer intersegmentalen Koordination). In der Frontalebene wandelt sich die Sprung-Hüftgelenk- und die Knie-Hüftgelenk-Koordination in der mittleren Standphase bzw. bei der Belastungsübernahme auf das Standbein zu einem gegenphasigen Muster. Der Kopplungswinkel zwischen Sprunggelenk-Inversion/Eversion und Kniegelenk-Innen-/Außenrotation wird gleichphasig. Zudem nahm die Variabilität der Kopplungswinkel zwischen Sprunggelenk und Hüftgelenk in der Sagittal- und Transversalebene sowie zwischen Knie- und Hüftgelenk zu. Dies jeweils im Vergleich zum Vortest sowie zu den Ergebnissen der Kontrollgruppe bei der Nachuntersuchung, die eine flache, 2 mm dicke Einlage getragen hatte.

► **Wichtig** Zusammengefasst verändern Schuhe und ergänzend eingesetzte Einlagen an der Schnittstelle Fuß–Boden die Biomechanik der bipedalen Fortbewegung. Bei Fußdeformitäten und degenerativen Gelenkerkrankungen unterschiedlicher Genese, mit oder ohne Schmerzsyndrom, kommt es darauf an, die Biomechanik und damit das sensomotorische Bewegungsmuster entsprechend der gewünschten therapeutischen Zielstellung zu beeinflussen. Für das Design und die Materialwahl zur wirksamen Veränderung der Biomechanik sind der orthopädische sowie der sensomotorisch-koordinative und konditionelle Befund die Leitlinien.

## 16.5  Metatarsalgie: Fußdeformitäten, Osteo-, rheumatoide Arthritis, Morton-Neurom,

Die **Metatarsalgie** ist kein eigenes Krankheitsbild, sondern ist eine Zusammenfassung von Schmerzen im Bereich des Vorfußes und der Grundgelenke der Zehen. Es gibt keinen „spezifischen" Befund. Die Ursachen sind sehr verschieden, weil z. B.

- die Belastbarkeit chronisch überschritten worden ist und wird,
- das Schuhwerk dem Fuß und dem täglichen Belastungsregime nicht entspricht,
- strukturelle Veränderungen des Fußes und der unteren Extremität vorhanden sind,
- Gelenkinstabilitäten vorliegen,
- primär entzündliche Erkrankungen vorhanden sind (vgl. Abschn. **16.4**),
- die physische Aktivität eingeschränkt ist,
- ein pathogenetischer Zustand fortgeschritten ist.

Ausgerichtet auf die **Fußdeformität** (Hallux valgus, limitus, rigidus, Hammer-, Klauen- Mallet-Zehen), die Lokalisation und die Schmerzsituation durch ein Morton-Neurom, die degenerativen Veränderungen und/oder die Abweichungen des Gangbildes sind entsprechend der Ätiologie und des konservativen Managements Einlagen die Intervention der Wahl, wobei der krankheitsspezifische Befund die Anpassungen des Designs bestimmt. Beim Hallux valgus kommen Zehenspreizer, eine Valgusschiene und ein Ballenschutz zum Einsatz. Beim Hallux limitus und rigidus helfen eine Abrollsohle oder eine Keilfußorthese. Zehenmanschetten oder -polster bzw. Einlagen mit einem entlastenden Design werden bei den Deformitäten der Zehen verwendet. Grundsätzlich sind enge Schuhe und solche mit hohen Absätzen zu vermeiden (Federer et al. 2018, Park und Chang 2019). Hammer-, Klauen- und Mallet-Zehen sind häufige Pathologien und deren Schmerzen gehören zum Bild der Metatarsalgie. Nach dem Review von Colò et al. (2024) wird Aufklärung unbedingt benötigt. Für vorteilhafte Ergebnisse sorgt Schuhwerk mit gewölbten und gepolsterten Sohlen, einem breiten Vorfußbereich, einer ausreichenden Länge des Schuhs ohne Absätze. Eine Einlage mit einer Dicke von 12,5 cm mindert den maximalen Druck am Kopf des Mittelfußknochens um ca. 23 % und um weitere 33 % kann er durch ein Polster proximal des Kopfes gesenkt werden. Allerdings sind dies Anfertigungen für eher fortgeschrittene Deformitäten und für ältere Personen mit einem relativ geringen Mobilitätsgrad. Es muss davon ausgegangen werden, dass es keine dauerhaften Lösungen sind.

> **Wichtig** Krankheitsspezifisches Wissen sowie diagnostische und handwerkliche Kunst sind gefordert, um entsprechend dem Befund des Fußes, der Sensomotorik des Gangbildes, aber auch dem konditionellen Zustand der Muskulatur angepasste Hilfsmittel zu gestalten und dynamisch zu kontrollieren. Die orthopädieschuhtechnische Versorgung sollte immer in Kombination mit physiotherapeutischen Interventionen durchgeführt werden.

Die Schmerzen der **Metatarsalgie bei einer rheumatoiden Arthritis** können zunächst mit einer „einfachen" Einlage mit einem Valgus- und einem plantaren Mittelfußpolster erfolgreich behandelt werden. Die Reduktion der Schmerzen im Vorfußbereich (von VAS 57 auf 43) und des Foot Function Index (von 42 auf 34) ist dagegen mit der „einfachen" Intervention nicht mit einer Minderung der Scores für die Behinderung und die Aktivität verbunden (Bartolo et al. 2022). So sind individualisierte Einlagen der nachfolgende Versorgungsschritt, der auch auf die Verbesserung der Behinderung und der Mobilität ausgerichtet ist, was aber sehr wahrscheinlich nur in Kombination mit therapeutischen psycho-physischen Aktivitäten zu erreichen sein wird.

Werden zwei Versorgungsinterventionen miteinander verglichen, indem Personen (n = 24) mit einer Metatarsalgie auf der Basis einer rheumatoiden Arthritis (n = 13, 69,1 ± 4,0 Jahre, Krankheitsdauer 9,2 ± 8,6 Jahre) und einer Osteoarthritis (n = 11, 72,0 ± 2,0 Jahre, Krankheitsdauer 11,4 ± 6,5 Jahre) zunächst für

- 30 Tage eine Einlage aus atmungsaktivem Polyethylenterephthalat (Höhe 5 mm, doppellagig, obere Schicht glatt und mit geringer Dichte [180 kg/m$^3$], untere Schicht mit doppelter Dichte [360 kg/m$^3$], stoßdämpfend) und anschließend über den gleichen Zeitraum Silikonorthesen (Einkomponentensilikon, individualisiert) für die Zehen getragen haben oder
- 30 Tage die Einlage mit den Silikonorthesen und anschließend nur noch die Einlage getragen haben (Tragezeit jeweils: in den ersten drei Tagen 3–5 Std./Tag, danach maximal 12 Std./Tag),

dann erweisen sich beide Varianten, mit Vorteilen für die erste, als sicher wirksam. Die Schmerzen und der Foot Function Index verbessern sich. Dies gilt auch für die Absenkung der plantaren Druckwerte. Bei den räumlich-zeitlichen Merkmalen des Gehens (GAITRite) konnten jedoch, wie auch in vielen anderen Arbeiten, keine signifikanten Veränderungen gefunden werden (Maddali Bongi et al. 2014).

▶ **Wichtig** Die Schmerzen werden durch Einlagen in der Regel zumindest kurz- bis mittelfristig reduziert (langfristige Follow-ups fehlen), kaum jedoch die Merkmale des Gehens und in vielen Studien auch nicht die Behinderung und die Mobilität. Auch wenn die geänderte Biomechanik infolge der „neuen" Afferenzmuster die Sensomotorik beeinflusst, so sind doch die sensomotorischen Funktionen und Leistungen nachhaltig nur durch aktive Interventionen zu verbessern, also durch Training. Dies gilt sicher generell, denn „bessere" oder „günstigere" Voraussetzungen werden nur durch die Funktion, das Bewegung, das Trainieren in einen nachhaltigen biologischen Effekt umgesetzt!

Einlagen werden eingesetzt, um die Druckspitzen und die Druckverteilung zu mindern bzw. zu verändern und die Schmerzsymptomatik einzuschränken. Die Schmerzen sind u. a. die Folge **entzündlicher Prozesse** und diese sind von Albano et al. (2021) mithilfe von Ultraschalldiagnostik ermittelt worden. Bei 20 Patienten (15 Frauen, 62,6 ± 11 Jahre) waren 27, gleich 67 % aller Füße schmerzhaft. Der

VAS-Medianwert betrug 8 (Min-Max. 5–8,5) und der Foot Function Index lag bei 45,9 (Min.-Max. 32,4–59,4). Vor der Versorgung mit einer individuell angefertigten Einlage über die gesamte plantare Fläche, mit einer proximalen Stütze und einer Aushöhlung unter der schmerzhaften Lokalisation, diagnostizierten die Autoren bei 22 Füßen eine intermetatarsale und bei 16 eine submetatarsale Bursitis, bei zehn Füßen konnten Gelenkergüsse und bei 20 Ödeme im Fettpolster nachgewiesen werden. Eine Tenosynovitis der Flexoren lag bei drei Füßen vor. Nach einer Tragezeit der Einlage von drei bzw. sechs Monaten waren der VAS-Median auf 2,5 (Min.-Max. 0–5) bzw. 0 (Min.-Max. 0–2,8) und die Werte des Foot Function Index auf 7,9 (Min.-Max. 4–20) und 0 (Min.-Max. 0–4) abgefallen. Nach drei Monaten zeigte sich bereits ein signifikanter Rückgang der Anzahl der Füße mit einer intermetatarsalen Bursitis, wobei die weiteren Befunde unbeeinflusst waren.

▶ **Wichtig** Entzündliche Prozesse beteiligen sich am Schmerzgeschehen der Metatarsalgie. Die Veränderung der Schnittstelle Fuß-Boden durch Einlagen ist zugleich eine Intervention zur biomechanisch bedingten Entlastung und Umverteilung der Belastung mit direkten Auswirkungen auf die Sensomotorik aber eben auch, um zum Krankheitsbild gehörende bzw. begleitende Entzündungsprozesse zu behandeln. Die benannten Faktoren interagieren.

Werden bei einem **Morton-Neurom** individualisierte Einlagen mit Mittelfuß- und Fußgewölbeunterstützung (Ethylenvinylacetat) getragen und die Effekte mit einer flachen Einlage aus dem gleichen Material und mit gleicher Dichte verglichen, so hat die erste Einlagenversion Vorteile bei der Minderung der Schmerzen beim Gehen sowie in den Bereichen allgemeine Gesundheit (p < 0,001) und körperliche Aktivität (p = 0,025) im Foot Health Status Questionnaire, im Foot Function Index (p = 0,012) und in der Skala funktionelle Kapazität des SF-36 (p = 0,046; de Oliveira et al. 2019).

## 16.6  Gon-, Coxarthrose, patello-femorale Schmerzen, Beinachsenfehlstellung

Einlagen mit einem lateralen Keil sind gängige konventionelle Interventionen bei einer **Gonarthrose**. Es stellt sich die Frage (Tse et al. 2020), welche biomechanischen Auswirkungen verschiedene Einlagentypen in Abhängigkeit von der habituellen Bewegungsdynamik des Fußes haben: proniert (medialer Fußrand gesenkt, lateraler angehoben; M. fibularis-Gruppe, M. extensor digitorum longus), normal oder supiniert (medialer Fußrand angehoben, lateraler gesenkt; M. triceps surae, M. tibialis posterior und anterior, M. flexor hallucis longus, M. flexor digitorum longus). Tragen gesunde Menschen (n = 40, 26,6 ± 2,9 Jahre)

- neoprenüberzogene, maßgefertigte neutrale Einlagen (3 mm),
- Einlagen mit einem lAterAlen Keil (5°, EthylvinylAcetAt-SchAum [EVA], Shore-A-Steifigkeit 55),

- Einlagen mit einer konturierten Fußgewölbestütze gleichmäßiger Steifigkeit (EVA, Shore-A-Steifigkeit 55) bzw.
- Einlagen mit variabler Steifigkeit (seitlich Plastazote-Schaum, Shore-A-Steifigkeit 70), medial EVA, Shore-A-Steifigkeit 20) oder
- Einlagen mit Keil plus eine Fußgewölbestütze mit gleichmäßiger oder variabler Steifigkeit,

dann reduzieren ausschließlich Einlagen mit Keil und diejenigen mit Keil plus variabel steifer Fußgewölbestütze wirksam das Adduktionsmoment im Kniegelenk. Dieser biomechanische Parameter spiegelt die tibio-femorale Beanspruchung wider und wird als ein prädiktiver Faktor für das Fortschreiten der Osteoarthritis angesehen. Der letztgenannte Einlagentyp hebt das maximale Eversionsmoment im Sprunggelenk weniger an als die Einlage mit dem Keil allein. Bei Personen mit supinierten Füßen sorgen alle Einlagentypen für geringere Exkursionen der Eversion und Impulsbelastungen. Supinierende Füße haben eine geringere Beweglichkeit der Sprunggelenke als neutrale. Pronierende scheinen mit einem geringeren Effekt auf Einlagen zu reagieren. Die zu favorisierende Einlage ist diejenige mit Keil mit variabel steifer Unterstützung des Fußgewölbes.

Ein früheres systematisches Review mit Metaanalyse (Shaw et al. 2018) belegt konsistent mit moderater bis hoher methodischer Qualität, dass Einlagen mit einem lateralen Keil das Moment der Adduktion im Kniegelenk reduzieren, aber zugleich auch die Eversion im Sprunggelenk begünstigen. Eine zusätzliche Fußgewölbeunterstützung schwächt die Wirkungen auf die Eversion, aber auch auf das Adduktionsmoment.

▶ **Wichtig** Bei einer medialen Gonarthrose müssen als Merkmale der biomechanischen Intervention in Abhängigkeit vom klinischen Zustand und der Schmerzsituation, der Keil und die Fußgewölbeunterstützung der Einlage aufeinander abgestimmt werden.

Da die Einlagenversorgung bei der Gonarthrose nicht generell zu den angestrebten klinischen Vorteilen führt, gilt es Faktoren zu finden, die auf „Responder" und „Nicht-Responder" hinweisen. Hunt et al. (2023) zeigen mit biomechanischen und klinischen Merkmalen, dass bei Personen ab 50 Jahren (n = 53, 39 Frauen, 64,4 ± 6,9 Jahre, BMI = 26,6 ± 3,9 kg/m$^2$) mit einer medialen tibiofemoralen Gonarthrose laut Kellgren und Lawrence (1957, KL2–KL4) Einlagen mit einem Keil und solche mit einer zusätzlichen Fußgewölbestütze vor allem denjenigen helfen, die weiblich sind, eine höhere Gehgeschwindigkeit aufweisen, eine geringere Varusfehlstellung haben und sich in einem früheren Stadium der Arthrose befinden.

▶ **Wichtig** Es gilt sehr frühzeitig Interventionen durchzuführen, die das Fortschreiten einer Arthrose verzögern. Hierzu gehören die Einlagenversorgung und vor allem die sensomotorische Absicherung der Gelenkfunktionen durch ein entsprechendes Training der gesamten pedo-kranialen Kette. Besteht eine

Indikation für eine Einlagenversorgung, dann ist Training immer ein essenzieller Bestandteil des Therapieregimes. Dies gilt grundsätzlich, denn Arthrosen machen kaum Beschwerden, wenn eine gute muskuläre Absicherung vorhanden ist.

Die Entlastung des medialen Kompartiments des Kniegelenks durch Einlagen mit einem lateralen Keil wurde gezeigt. Wie die benachbarten Gelenke der kinematischen Kette „untere Extremität" bei Personen mit einer medialen Osteoarthrose (Keileinlage: n = 29, 57,41 ± 8,0 Jahre, Diagnose seit 6,1 ± 7,1 Jahren; neutrale Einlage: n = 24, 55,84 ± 10,5 Jahre, Diagnose seit 3,7 ± 3,4 Jahren) darauf reagieren, haben Teczan et al. (2017) nach einer Tragezeit von 36 Monaten im Vergleich mit neutralen Einlagen anhand der Breite der Gelenkspalten im Hüft- und Sprunggelenk untersucht. Die Breite des Gelenkspalts ist ein anerkanntes Merkmal für die Entwicklung der Arthrose. Bei einer hohen Drop-out-Rate insbesondere in der Gruppe mit der neutralen Einlage wiesen die verbliebenen Personen beider Gruppen eine übereinstimmende Verengung des Gelenkspalts in beiden Hüftgelenken auf und in den Sprunggelenken gab es keine Veränderungen. Die Schmerzsituation war ohne Intensivierung. Das Fehlen einer degenerativen Reaktion des Sprunggelenks dürfte der Tatsache entsprechen, dass Sprunggelenkarthosen vorrangig posttraumatische und deutlich geringer primär degenerative Entwicklungen sind, wobei 20 Jahre nach dem Ereignis insbesondere nach bimalleolären Frakturen des Typs Weber B und C sowie nach Frakturen der hinteren Tibiakante das Risiko bei ca. 40 % liegt (Godoy-Santos et al. 2020).

▶ **Wichtig** Einlagen mit einem lateralen Keil beeinflussen die Entwicklung der Arthrose im Kniegelenk und haben nach den Daten von Teczan et al. eine vergleichbare Auswirkung, gemessen an den Veränderungen des Gelenkspalts auf die degenerative Entwicklung in beiden Hüftgelenken. Bleibt die Frage nach dem sicher sehr wichtigen Einfluss der muskulären Funktion und Sicherung der Gelenkkette – sowohl für die Begrenzung der Schmerzen als auch für die Verzögerung der Degeneration im Kniegelenk selbst als auch in der gesamten pedo-kranialen Kette und insbesondere im Hüftgelenk.

Die Reduzierung des maximalen Adduktionsmoments im Kniegelenk durch Einlagen mit Keil („forefoot lateral wedge", „toe to heel lateral wedge") ist gesichert und lindert bei den sogenannten Respondern die Beschwerden. Die klinischen Auswirkungen sind aber sehr inkonsistent, denn es gibt eine große Anzahl von Non-Respondern (Bartsch et al. 2023). Als Ursache werden die pronierende Außenranderhöhung über den gesamten lateralen Bereich und insbesondere der Ferse und eine Reaktion der Tibia und des Femurs diskutiert, welche den entlastenden Effekt auf das mediale Kompartiment des Kniegelenks abschwächt oder sogar aufheben kann, weshalb die Schmerzen nicht beeinflusst werden.

Es gilt neben dem Adduktionsmoment weitere biomechanische Merkmale des Gehens zu betrachten. Gehen Personen mit einer medialen Gonarthrose (n = 10, 57,2 ± 8,3 Jahre, selbstgewählte Gehgeschwindigkeit 1,31 ± 0,12 m/s, Kellgren-

Lawrence-Grad 2,14 ± 0,90, VAS 3,3 ± 2,3, Knee Injury and Osteoarthritis Score über alle Teile 60,6 ± 15,5, Schmerzen 67,5 ± 17,3; Jaques et al. 2023) mit drei verschiedenen Einlagentypen, die

- nur das Fußgewölbe unterstützen,
- einen lateralen Keil haben und zusätzlich das Fußgewölbe unterstützen oder
- individualisiert angefertigt sind,

dann hat das bei hoher Heterogenität einen beträchtlichen Effekt auf jeweils sechs Merkmale des Gehens. Das sind das maximale Knieadduktionsmoment, der Impuls des Knieadduktionsmoments in der Standphase, das maximale Knieflexionsmoment in der ersten Hälfte der Standphase, der maximale Knieextensionswinkel beim Fersenaufsatz, das maximale Eversionsmoment im Sprunggelenk und das maximale Hüftadduktionsmoment. Wenigstens 37 % der Veränderungen haben eine moderate bis große Effektgröße und die Relationen der zusätzlichen Merkmale zu den Veränderungen des Adduktionsmoments und bei den einzelnen Personen sind nicht konstant. Es wird die Schlussfolgerung gezogen, dass die Begrenzung auf das biomechanische Merkmal Adduktionsmoment einen erheblichen Informationsverlust darstellt, und dass insbesondere die individualisierte Versorgung die interindividuelle Variabilität berücksichtigt.

> **Wichtig** Einlagen verändern die Biomechanik und die daraus resultierende Sensomotorik des Gehens global. Diese Veränderungen sind nicht uniform, sondern sie variieren offensichtlich wie das „gesunde" Gangmuster selbst, das aus biomechanischer und neurophysiologischer Sicht wie ein Fingerabdruck anzusehen ist (Brüggemann 2015, Simonsen 2014), der das Individuum charakterisiert. Sehr wahrscheinlich wird es zusätzlich durch den Stand der Krankheitsentwicklung beeinflusst.

Bei einem **patello-femoralen Schmerzsyndrom** gilt es, die mechanische Belastung zu reduzieren. Dies kann grundsätzlich durch eine Einlage mit medialem Keil erreicht werden, um u. a. das Treppenabwärtsgehen und auch das Kniebeugen mit weniger Schmerzen ausführen zu können. Von einer 20 cm hohen Stufe abwärts zu steigen kann mit einem 5°-Rückfußkeil oder mit einem 5°-Keil vom Vorfuß bis zur Ferse mit einer günstigeren Kinematik des Fußes sowie des Sprung- und Hüftgelenks ausgeführt werden (Bonifácio et al. 2018). Aus biomechanischer Sicht werden das Adduktionsmoment im Knie reduziert und das interne Rotationsmoment gesteigert. Aus neurophysiologischer Sicht sorgen beide Einlagentypen für eine Minderung der Aktivität des M. abductor hallucis; der Rückfußkeil veranlasst eine Minderung der Aktivität des M. tibialis anterior.

Unter Beachtung, dass die Daten nur ein Beispiel darstellen und von einer instrumentierten Hüftgelenkprothese stammen, sorgen Schuhe gegenüber dem Barfußgehen im Hüftgelenk – je nach Typ – für leicht ansteigende Kräfte sowie Biegemomente und insbesondere für einen deutlichen Anstieg des Torsionsmoments (Bergmann et al. 1995). Mit der gleichen Messmethodik, einer instrumentierten

Prothese, kommen Palmowski et al. (2021a) zu einem sehr gut vergleichbaren Ergebnis. Schuhe und am wenigsten Barfußschuhe verantworten eine geringe Erhöhung der Belastung des Hüftgelenks. Die auf den Femurkopf nahezu senkrecht einwirkende Kontaktkraft und das Biegemoment im Mittelbereich des Femurhalses steigen gegenüber dem Barfußgehen bei verschiedenen Schuhtypen signifikant an, wobei sogenannte Alltagsschuhe (Converse Sneaker AS OX CAN, 34,6 %, p = 0,028 bzw. 47 %, p = 0,028) und Herren-Lederschuhe (Rieker Antistress Luciano, 33,2 %, p = 0,043 bzw. 41,1 %, p = 0,043) die größten Veränderungen verursachen. Das Torsionsmoment im Bereich der Knochen-Schaft-Grenzfläche bzw. entlang der Femurschaftachse wird – mit Ausnahme des Barfußschuhs – zum Zeitpunkt des kontralateralen Toe-off bei allen anderen Schuhtypen maximal vergrößert (Rieker Antistress Luciano und Schuh mit versteifter Sohle jeweils +18 %, p = 0,043 bzw. p = 0,08). Hervorzuheben ist, dass insbesondere Schuhe mit steifen Sohlen sowie mit aufwändiger Dämpfung und biomechanischer Führung die Belastung des Hüftgelenks ansteigen lassen. Bei degenerativ bedingt symptomatischen Hüftgelenken sind daher flexible Schuhe und solche mit niedrigem Profil vorzuziehen. Die Impact-Hüftgelenkbelastung beim Nordic Walking entspricht weitestgehend dem üblichen, normalen Gehen und kann als eine sichere Intervention bei einer Coxarthrose und auch nach einer Operation eingesetzt werden. Sowohl die Doppelstock- als auch die Diagonaltechnik beanspruchen das Hüftgelenk zum Zeitpunkt des ersten absoluten Belastungsgipfels beim kontralateralen Abheben der Zehen nicht stärker (Palmowski et al. 2021b).

Die **Varusfehlstellung der Beinachse** hat vielfältige Ursachen, kommt in allen Altersklassen vor und ist die Ursache vorzeitiger degenerativer Entwicklungen. Therapeutisch ist bei deutlicher Ausprägung die Operation (Rossi et al. 2019) und konservativ das Krafttraining (Malorgio et al. 2021) zur Stabilisierung des Kniegelenks und aller Glieder der pedo-kranialen Kette die Konsequenz. Als orthopädische Intervention werden Einlagen mit einem lateralen Keil eingesetzt. Auf Grund des Vorkommens über eine sehr große Altersspanne kann derzeit aber kein bevorzugt geeigneter Einlagentyp und keine Herstellungsmethodik angegeben werden. Die vorliegenden Studien sind qualitativ verbesserungswürdig und sind methodisch sehr heterogen (Deng et al. 2022).

## 16.7    Rheumatoide Arthritis, Gicht, Hallux rigidus

Eine auf einer halbstrukturierten Befragung basierende Untersuchung an allerdings nur sechs Frauen mit einer **rheumatoiden Arthritis**, die sechs Monate lang Einlagen getragen haben, ergab positive Bewertungen hinsichtlich der physischen Aktivität, des allgemeinen Befindens und der Lebensqualität. Die Teilnehmerinnen sehen aber im Finden eines geeigneten Schuhwerks mit guter Passform und Funktion für den Fuß selbst als auch für die Kombination Schuh-Einlage (siehe Schuhkomfort; vgl. Kap. 14, 15) das wesentliche Problem bzw. das Hindernis, um günstige Ergebnisse zu erreichen (Ramos-Petersen et al. 2021).

▶ **Wichtig** Es gilt sicher generell und so auch bei allen Versorgungen, dass Schuhwerk mit und ohne Einlagen zur Beeinflussung einer Behinderung ohne oder mit Schmerzen immer den Faktor „Schuhkomfort" als eines der wesentlichen Kriterien erfüllen muss. Komfort ist eine positive subjektive Empfindung, der im Gehirn ein bestimmtes Erregungsmuster zugrunde liegt, welches die Sensomotorik, das Schmerzempfinden, das allgemeine Befinden sowie die subjektive Bewertung des körperlichen und kognitiv-mentalen Zustandes begünstigt.

Simonsen et al. (2022) untersuchten die Auswirkungen vorproduzierter Einlagen mit Unterstützung des Fußgewölbes sowie individualisierter Einlagen mit einem medialen Keil gegenüber einer Kontrolleinlage auf die Mechanik des Gehens bei Personen mit rheumatoider Arthritis. Die erstgenannte Einlage verantwortete nur sehr begrenzte Effekte, wogegen die individualisierte Form während der Standphase einen deutlichen Einfluss nahm. Im Zeitabschnitt zwischen 66 % und 76 % der Standphase war das Moment der Plantarflexion im Sprunggelenk gemindert, zwischen 3 % und 40 % das Moment der Eversion und zwischen 20 % und 62 % der mittlere plantare Druck im Vorfuß um 9 kPa.

Das Review von Frecklington et al. (2018; elf Studien, davon sieben zu **rheumatoider Arthritis**, je zwei zu **Gicht** und **Arthrose des 1. Metatarsophalangealgelenks [Hallux rigidus]**) zeigt, dass durch Schuhwerk (handelsübliche oder therapeutische Schuhe sowie therapeutische Schuhe mit Fußorthesen; Eigenschaften: bei rheumatoider Arthritis Dämpfung und breiter Zehenbereich, bei Gicht Dämpfung, stabile Mittelsohle und Rockersohle, bei Arthrose Rockersohle) bei der rheumatoiden Arthritis eine Reduzierung der Schmerzen, der Beeinträchtigung und Behinderung erfolgte. Bei Arthrose wurden die Schmerzen reduziert und die Funktion verbessert, bei Gicht die Schmerzen und Behinderung reduziert und die Funktion verbessert. Die Personen mit rheumatischer Erkrankung und Gicht gingen schneller. Die plantaren Druckwerte waren reduziert. Ob diese Veränderungen einen anhaltenden Effekt hatten und welche Wertigkeit diese Veränderungen für die Wirksamkeit hatten, kann jedoch nicht beurteilt werden.

Auf die Wirkungsdauer der positiven Effekte von Schuhen bei einer **Gicht** geben die Untersuchungen von Frecklington et al. (2019) einen Hinweis. 40 Personen (62,6 ± 17,0 Jahre, BMI 30,2 ± 6,4 kg/m$^2$, Krankheitsdauer 12,2 ± 11,2 Jahre) wurden sechs Monate lang mit Athletikschuhen (ASICS Cardio Zip 3, üblicherweise mit einer einlagenähnlichen Schnittstelle Fuß-Schuh ausgestattet), Fußpflege und Beratung versorgt; 43 Personen dagegen nur mit Fußpflege und Beratung. Die Schmerzen waren nach sechs Monaten durch beide Interventionen nicht signifikant (p = 0,17) gemindert. Zunächst war nach zwei Monaten die Gruppe mit Athletikschuhen sicher im Vorteil, aber nicht mehr nach vier und sechs Monaten. Dies galt auch für den Score der Behinderung. Die Schuhe waren aber hinsichtlich Passform und Tragekomfort zu allen Kontrollzeitpunkten im Vorteil. Somit werden die Schmerzen bei Gicht durch eine zusätzliche Schuhversorgung offensichtlich nur kurzfristig und damit nicht nachhaltig beeinflusst – anders als das Komfortempfinden, das bei dieser Untersuchung nicht dauerhaft mit dem Outcome Schmerz verknüpft war.

▶ **Wichtig** Nach den Ergebnissen von Frecklington et al. (2019) ist der Schuhkomfort ein nachhaltiges Element der Versorgung. Es kann aber sein, dass es nur kurzzeitig ein Wirkmechanismus für eine Schmerzlinderung ist, was zu den Kontrollterminen überprüft werden sollte. Spezifische Untersuchungen zu dieser Thematik liegen nicht vor.

Die ungenügende Nachhaltigkeit der Schuhwirkung auf z. B. die Schmerzen kann trotz der Beibehaltung eines subjektiven Komfortgefühls durch abnutzungsbedingte Veränderungen der Eigenschaften des Materials der Schuhe zustande kommen. Eine Tragezeit von sechs Monaten steigert die Härte der lateralen, der medialen und der Fersenmittelsohle und die Laufsohle weist Veränderungen auf, sodass die Biomechanik (Druck-Zeit-Integral) im Bereich des ersten und zweiten Grundgelenks sowie am Großzehenballen verändert ist (Frecklington et al. 2021).

▶ **Wichtig** Normale, übliche Abnutzungen des Schuhmaterials sind Faktoren einer veränderten Biomechanik, welche nachhaltige Wirkungen begrenzen können. Dies gilt sicher unabhängig von der Ursache und somit dem Bedarf einer Versorgung und muss mittelfristig kontrolliert werden.

Ein Update-Review zum Vergleich von Einlagentypen bei der **rheumatoiden Arthritis** findet einen positiven Effekt auf die Schmerzen, die Behinderung, die Balance und kinematische Parameter und (Komma weg!), die Bewegungen ohne Betrachtung der verursachenden Kräfte. Keine Wirksamkeit konnte hinsichtlich der Funktionalität und der Gehfähigkeit gefunden werden. Individualisiert angefertigte Einlagen mit einer „guten" Kontrolle des Fußgewölbes, einer Fersenverstärkung und Mittelfußpolster sorgten für bessere Ergebnisse. Zur Wirksamkeit von Schuhen konnten die Autoren in den zurückliegenden zehn Jahren keine Arbeiten finden (Cabrera-Sánchez et al. 2024).

## 16.8  Diabetes mellitus

Der **Diabetes mellitus Typ 2** spielt aufgrund des inzwischen fast vorherrschenden Lebensstils, bei dem von den sechs Hauptmerkmalen und ihren Interaktionen (Sejbuk et al. 2022, De Nys et al. 2022, Baranwal et al 2023, Pearl 2023) die beiden Faktoren chronische physische Inaktivität und Fehlernährung bzw. kalorische Überernährung im Vordergrund stehen, eine „führende" Rolle unter den chronischen degenerativen Erkrankungen. Ein hochgradig gravierendes Merkmal des Diabetes im fortgeschrittenen und im Endstadium, vergesellschaftet mit Übergewicht bzw. Adipositas, Polyneuropathie (PNP) und ausgeprägten Schädigungen der großen Gefäße sowie insbesondere auch derjenigen der Mikrozirkulationsgebiete, sind lokale, aber auch im Mittel über die gesamte plantare Fläche stark bis deutlich erhöhte Druckwerte. So wie die Erkrankung bis zu diesem klinischen Zustand einen langen Entwicklungsweg hat, gilt dies auch für die plantaren Druckverhältnisse und die neuropathischen Schmerzen bis zu dem Zeitpunkt, an dem die nervalen Strukturen völlig zerstört sind.

▶ **Wichtig** Die durch Eigenverantwortlichkeit und entsprechende Selbstwirksamkeit zugunsten der eigenen Gesundheit eigentlich gut vermeidbaren Vorstufen des Diabetes mellitus Typ 2 – Übergewicht und Adipositas – bestimmen die Morbidität und führen zu einem exzessiv ansteigenden therapeutischen Bedarf.

Mit der Fortentwicklung des Diabetes entsteht das diabetische Fußsyndrom, dessen Stadien aus medizinischer sicht Klassisch mit der Wagner-Armstrong-Klassifikation (vgl. Eurocom 2013, Morbach et al. 2023, IWGDF 2023) sowie mit weiteren Klassifizierungen oder Scores beurteilt werden (z. B. UTWCS-System: Armstrong et al. 1998, WIfI-System: Mills et al. 2014). Wagner (1979, 1987) charakterisiert anhand der Merkmale Sensibilität, Deformitäten, Ulzerationen und Ischämie

- die Risikokategorien 0–3 mit dem jeweils zugehörigen Risikoprofil, beginnend bei einem Krankheitsstadium noch ohne PNP und pAVK bis zum Stadium mit diesen Komplikationen sowie Ulzerationen und/oder dem Zustand nach Amputationen und
- definiert sehr früh die Klassifikation der Ulkusentwicklung mit den Stadien 0 bis 5 auf der Basis der Hautschädigung (0 prä- und postulzerative Wunden) und der Entwicklung der Gangrän (1 oberflächliches Ulkus, 2 Ulkus bis zur Sehne oder Gelenkkapsel, 3 Ulkus bis in die tiefen Gewebeschichten, 4 Gangrän im Vorfuß, 5 Gangrän mehr als zwei Drittel des Vorfußes).

Armstrong et al. (1998) ergänzen diese Einteilung durch die Stadien A bis D, indem sie zusätzlich die Schädigung der Mikrozirkulation und die daraus folgende Ausprägung der relativen und absoluten Ischämie graduieren und berücksichtigen, ob eine Infektion vorhanden ist (A: keine Störung der Durchblutung/keine Infektion …, D: beide Faktoren liegen vor).
Die klassische medizinische Wagner-Armstrong-Klassifikation wurde aktualisiert und in Deutschland durch die medizinische S3-Nationale Versorgungsleitlinie Typ-2-Diabetes (NVL Typ 2 Diabetes 2023) mit der Risikoklassifizierung für das Auftreten von Fußläsionen, modifiziert nach der International Working Group on the Diabetic Foot [IWGDF]), weiterentwickelt und entsprechend ersetzt. Sie beschreibt umfänglich die Diagnostik und Behandlung der Erkrankung. Daraus resultiert die orthopädieschuhtechnische Schuhversorgung auf Basis der Schuhklassifizierung und der Risikogruppeneinteilung zur Produktgruppe 31 „orthopädische Schuhe" (DDG Arbeitsgemeinschaft 2024). Personen der Risikokategorie 0 (Diabetes ohne Komplikationen PNP und pAVK) werden beraten und sollten fußgerechte Konfektionsschuhe tragen. Ab Kategorie 1 beginnt die orthopädieschuhtechnische Versorgung nach Indikation mit flexiblen druckmindernden, weichen bzw. individualisierten Einlagen sowie Schuhen mit an Diabetes-angepasster Fußbettung. Die fortschreitende Krankheitsentwicklung verlangt anschließend Spezialschuhe, orthopädische Maß- und Verbandsschuhe sowie Orthesen.

▶ **Wichtig** Das Ulkusrisiko bleibt beim absolut überwiegenden Anteil der Diabetiker über einen Zeitraum von acht Jahren unverändert (Crawford et al. 2020a). Dieses Ergebnis basiert sehr wahrscheinlich auf der Beibehaltung einer ungenügenden, der gesundheitlichen Situation nicht entsprechenden Compliance bzw. Adhärenz der Erkrankten.

### 16.8.1 Versorgungsfaktor plantarer Druck: Entwicklung und Schädigung

Die Entwicklung veränderter und erhöhter plantarer Druckwerte beginnt bereits mit der Störung der Glukosetoleranz (GlucT). Beim Vergleich isoliert glukosetoleranter und normal reagierender Personen (Ruhe-Plasmaglukose, $5{,}40 \pm 0{,}57$ vs. $4{,}70 \pm 0{,}50$ mmol/l, $p < 0{,}0001$; 120-min-Plasmaglukose, $8{,}61 \pm 1{,}01$ vs. $4{,}90 \pm 0{,}45$ mmol/l, $p < 0{,}0001$) fanden sich erhöhte maximale plantare Druckwerte bei der erstgenannten Gruppe ($p = 0{,}002$), wobei bereinigt mit dem BMI ($p = 0{,}0001$) die Abhängigkeit noch ausgeprägter war. Die isolierte Glukoseintoleranz hatte auch bereits neurologische Folgen. Es waren eine subklinische und asymptomatische C-Faser-(„small-fiber")-Neuropathie und Störungen der autonomen bevorzugt vagalen kardialen Kontrolle zu finden (Putz et al. 2009), die offensichtlich der A-Faser-(large-fiber)-Neuropathie zeitlich deutlich vorausgehen.

Die Abhängigkeit der plantaren Druckverhältnisse vom Körpergewicht und das Vorhandensein der neurologischen Komplikation Neuropathie, pAVK und muskuloskelettale Erkrankungen bei Personen, bei denen die Diagnose Diabetes neu gestellt wurde ($n = 250$, $52{,}2 \pm 10{,}1$ Jahre, Erkrankungsdauer 1 [Min. 0, Max. 5], BMI $29{,}1 \pm 4{,}5$ kg/m$^2$), analysierten rojas-Torres et al. (2024). Sie fanden die Neuropathie bereits bei 21,6 %, die pAVK bei 11,2 % und muskuloskelettale Veränderungen bei 70,8 % der Personen. Die plantaren Druckwerte zeigten in sicherer Abhängigkeit vom BMI ($p < 0{,}001$) eine allgemeine Zunahme in den verschiedenen plantaren Regionen und sie erreichten oder überschritten die Risikowerte für Ulzerationen. Die höchsten Werte waren sehr einheitlich unter dem Köpfchen von Os metatarsale III zu finden.

▶ **Wichtig** Auch wenn es fast „übertrieben" klingt: Die Entwicklung des diabetischen Fußes beginnt sehr früh mit Übergewicht bzw. Adipositas sowie der damit verbundenen Störung der Glukosetoleranz und der Insulinresistenz. Die Diagnose Diabetes muss zu diesem Zeitpunkt noch nicht zwingend gestellt worden sein. In diesem Stadium ist der Diabetes durch Training noch vermeidbar. Die Füße können bereits allein durch die mechanische Belastung infolge des erhöhten Körpergewichts potenziell behandlungsbedürftig sein, z. B. mit dem Hilfsmittel Einlagen.

Eine Metaanalyse belegt für Diabetiker mit PNP eine verlängerte Standphase beim Gehen und mäßig erhöhte plantare Druckwerte im Rück-, Mittel- und Vorfuß gegenüber Gesunden. Aber hinsichtlich der biomechanischen (Kinetik, Kinematik) und neurophysiologischen (EMG) Merkmale des Gehens sind die Unterschiede leider inkonsistent (Fernando et al. 2013) und unzureichend und damit kaum eindeutig differenzierbar.

Eine Untersuchung bei 1126 Diabetikern ergab, dass das plantare Druck-Zeit-Integral systematisch in Abhängigkeit von den Parametern Alter, Bauchumfang, Bauch-Hüft-Verhältnis, BMI und der Wahrnehmungsschwelle für Vibrationsreize (Aktivierung schnell adaptierender Sensoren: FAII und Pacini, vgl. Laube et al. 2017) ansteigt. Unter diesen Parametern sind der letztgenannte und der BMI jeweils unabhängige Risikofaktoren für hohe plantare Druckwerte (Shen et al. 2012). Der Anstieg des BMI beginnend bei 24,9 um 1 erhöht das Druck-Zeit-Integral um jeweils 6 kPa·s. Es zeigte sich auch eine klare Abhängigkeit der Lokalisationen hoher Druckwerte sowohl vom BMI als auch von der Wahrnehmungsschwelle. Somit spielt allein schon der Risikofaktor Übergewicht eine wichtige Rolle für die Höhe der plantaren Druckwerte. Die Folgen der diabetischen Stoffwechselstörungen mit u. a. der Zerstörung der somatischen schnellen A-Fasern (Neuropathie) addieren sich.

▶ **Wichtig** Allein Übergewicht bzw. Adipositas sind ein wesentlicher Faktor für gesteigerte plantare Druckbelastungen. Zugleich zeigen sich Merkmale einer wahrscheinlichen neuropathischen Entwicklung, auch wenn nicht bei allen Personen die pathogenetische Entwicklung bis zum Diabetes durchlaufen wird.

An der Erhöhung der plantaren Druckbelastung sind des Weiteren der Fußtyp und Fußdeformitäten mit der damit verbundenen Biomechanik, eine limitierte Dorsalflexion des Sprunggelenkes und die plantare Gewebequalität beteiligt. Die plantare sensorische Empfindlichkeit und die daraus resultierenden sensomotorischen Konsequenzen sind weiterhin vergesellschaftet mit einer Atrophie – bevorzugt der distalen Muskulatur der unteren Extremität sowie der intrinsischen Fußmuskulatur –, einer veränderten sensomotorischen Muskelansteuerung (vgl. Laube et al. 2019), einer fortschreitenden Beeinträchtigung autonomer Funktionen (siehe Durchblutung) sowie sensomotorischen Veränderungen der Balance im Stehen und der Stütz- und Zielsensomotorik des Gehens.

▶ **Wichtig** Durchweg sind alle Faktoren – der BMI, der diabetogene und schließlich der diabetische Stoffwechsel sowie seine generalisierten pathologischen Folgen, u. a. auch für die Füße – lebensstilbedingt, also ein Ergebnis von Bewegungsmangel, und somit prinzipiell „problemlos" therapierbar, wenn der Mensch selbst aktiv für seine Gesundheit wird. Auch der Orthopädieschuhtechniker „muss" im Rahmen seiner Leistungen das Training mit seinem Hilfsmittelprodukt einfordern, um einerseits die Sensomotorik an die „neuen" biomechanischen Verhältnisse anzupassen und andererseits die ursächlichen Stoffwechselstörungen zu therapieren.

Bei 157 noch komplikationslosen Diabetikern zeigte sich eine signifikante negative Beziehung zwischen den maximalen plantaren Druckwerten sowie dem Druck-Zeit-Integral und der plantaren Gewebedicke. Diese Beziehung war am Metatarsalköpfchen I am wenigsten ausgeprägt. Personen mit einem Callus weisen reduzierte Gewebeschichten unter den Metatarsalköpfchen II–V auf und die maximalen Druckbelastungen sind dort höher. Die Autoren stellen bei diesen Ergebnissen daher die Frage, ob die plantare Gewebedicke ein prognostischer Faktor für die Entwicklung von Ulzerationen sein kann (Abouaesha et al. 2001).

Neben der Muskulatur des Unter- und Oberschenkels sind auch die Weichteilstrukturen des Fußes strukturell und funktionell verändert. Die mittels Magnetresonanztomografie diagnostizierten Volumina der intrinsischen Fußmuskeln können bei Diabetikern mit PNP und langer Erkrankungsdauer gegenüber Gesunden halbiert ($86 \pm 52$ cm$^3$ and $168 \pm 42$ cm$^3$) sein, wobei die Schwere der PNP die Ausprägung der Atrophie bestimmt. Differenzen zwischen nicht PNP-Patienten und Gesunden ($165 \pm 34$ cm$^3$ und $168 \pm 42$ cm$^3$) konnten von den Autoren Andersen et al. (2004) nicht gefunden werden. Andere per Ultraschall erhobene Befunde zur Dicke der plantaren Haut, der Fettschicht und der Faszie und gleichfalls der intrinsischen Fußmuskeln belegen bei Diabetikern schon vor der Entwicklung einer PNP eine Reduzierung. Des Weiteren unterscheiden sich die Diabetiker ohne und mit PNP (Kumar et al. 2015). Der Befund hinsichtlich der kleinen Fußmuskeln und des M. digitorum brevis konnte ebenfalls von Wang et al. (2014) bestätigt werden. Auch diese Autoren diagnostizierten eine Atrophie bei Diabetikern ohne PNP und eine weiterhin verstärkte bei Diabetikern mit PNP. Insgesamt steht die Atrophie nicht nur in enger Beziehung zur Schwere der Neuropathie, sondern ist auch Ausdruck der diabetischen sensomotorischen Störung.

▶ **Wichtig** Die Befunde belegen in Ergänzung zur adipositasbedingten Sarkopenie den zusätzlichen Faktor „diabetisch bedingte" Muskelatrophie. Die muskulären Defizite und Degenerationen gehen mit der strukturellen Degeneration und damit der reduzierten mechanischen Belastbarkeit der Bindegewebestrukturen des Fußes einher und entwickeln sich parallel. Es besteht der Gegensatz, dass mit der reduzierten Belastbarkeit gleichfalls die Druckbelastungen ansteigen, sodass die Schädigungsgrenze deutlich abfällt. Für das Therapieregime besonders wichtig ist die Tatsache, dass sich die Geweberänderungen schon vor der klinischen Manifestation der PNP entwickeln. Die muskulären Veränderungen wie auch die Dysfunktion des M. gastrocnemius sind u. a. mitverantwortlich für die Lokalisation von Symptomen im Mittelfuß sowie im plantaren Bereich des Vorfußes (vgl. Cazeau und Stiglitz 2014) bis hin zu Ulzerationen.

▶ **Wichtig** Hohe plantare Druckwerte sind kein „alleiniges" Merkmal des Diabetes. Sie haben aber aufgrund der Stoffwechselstörung des Energie- und des Baustoffwechsels besonders gewebezerstörende Auswirkungen und sind somit stark korrekturbedürftig. Es gibt aber keine definierten Schwellenwerte für die Entwicklung von diabetischen Ulzerationen sowie Muster der Druckverteilung, die eine absolute oder relative Indikation für die Korrektur begründen.

Ob es je Schwellenwerte für die Höhe gewebeschädigender plantarer Druckwerte gibt beziehungsweise geben kann, muss infrage gestellt werden. Geht man von der Belastbarkeit und damit vom Schädigungsrisiko des Gewebes aus, kommen sehr viele Faktoren ins Spiel.

Hierzu gehören:

- der Druck
- die Einwirkungszeit des Drucks (gegeben durch die Anzahl von Gangzyklen in einem gegebenen Zeitfenster)
- die Scherkräfte
- die Durchblutungssituation (Rarifizierung der Mikrozirkulation, Gefäßdichte, -verteilung, Blutfluss)
- der Grad der Muskelatrophie, und damit die kontraktile, aber auch die energetische, die aerobe Funktionsfähigkeit (aerobe Kapazität!)
- die stark reduzierte Ermüdungsresistenz der Muskulatur (aerobe Kapazität!)
- die Regenerationsfähigkeit der Muskulatur (Mikrozirkulation, aerobe Kapazität!)
- die Koordination der Gangsensomotorik
- der aktuelle Entwicklungsstand der Gewebedegeneration.

Bei maximalen Sauerstoffaufnahmewerten von 17,2 ± 5 ml/kg/min (Kluding et al. 2012) bzw. 16,02 ± 3,84 ml/kg/min (Yoo et al. 2015) liegt ein extrem hochgradiger Dekonditionierungszustand vor, der mindestens an und eigentlich bereits unter der biologischen Existenzgrenze des Gewebes liegt. Die Gangrän des diabetischen Fußes ist der Beweis!

▶ **Wichtig** Die plantaren Druckwerte werden durch sehr viele Faktoren bestimmt, die alle direkt mit der Leistungs- und Funktionsfähigkeit sowie dem Trainingszustand des sensomotorischen Systems und des Logistiksystems, insbesondere der Mikrozirkulation und der aeroben Kapazität, in Zusammenhang stehen.

Es muss festgestellt werden, dass derzeit Schwellenwerte des plantaren Druckes mit hoher Sensitivität und Spezifität für die Entwicklung von Ulzera nicht definiert werden können (Waldecker 2012, Jeffcoate et al. 2016). Plantare Druckwerte über 200 kPa werden allgemein mit einer chronisch gewebeschädigenden Intensität verbunden und als Ursache der Entstehung von Ulzerationen, insbesondere in den Regionen des Vorfußes und hier bevorzugt im Bereich der Köpfchen der Metatarsalia, angegeben (Prompers et al. 2007, Örneholm et al. 2015); es besteht bei diesen Werten Korrekturbedarf (Skopljak et al. 2014).

Ein plantarer Druck mit hohem Risiko wird von Lobmann et al. (2002) ab 500 N/ m² gesehen. Personen mit solchen Druckwerten weisen wesentlich häufiger (p < 0,012) eine sensomotorische und autonome (p < 0,05) PNP auf. Syed et al. (2013) fanden bei im Mittel 63-jährigen normalgewichtigen Gesunden und Diabetikern ohne PNP im Stehen keine unterschiedlichen Druckverhältnisse. Aber bei höheren Druckwerten in den Regionen der metatarsalen Köpfchen fiel insbesondere eine deutliche Asymmetrie der Druckverhältnisse bei den Diabetikern mit PNP auf.

Bei Diabetikern ohne aktuell diagnostizierbare Komplikationen (neurologisch, peripher vaskulär, Augen, Nieren) fanden Pataky et al. (2005) beim Gehen auf einer schiefen Ebene signifikante ca. 60 % bis 100 % höhere maximale Druckwerte und zugleich eine längere Dauer der Druckwirkung im Bereich der 1. Zehe, des Metatarsalköpfchens V, aber nicht im Bereich der Metatarsalköpfchen I und III. Dagegen waren die Ferse erheblich entlastet und die plantare Kontaktfläche vermindert. Diese Nach-Vorn-Verlagerung mit Verminderung der Kontaktfläche werden als frühes latentes Zeichen einer peripheren Neuropathie angesehen.

▶    **Wichtig**  Hohe plantare Druckwerte bei Diabetikern basieren auf

1. dem in der Regel vorliegenden Übergewicht,
2. der Atrophie und Degeneration der intrinsischen Fußmuskulatur,
3. der reduzierten Ermüdungsresistenz der Muskulatur,
4. der Entwicklung der neurologisch bedingten sensomotorischen Funktionsstörungen (PNP) mit defizitärer Aktivierung der Muskulatur des Fußes und der unteren Extremität und
5. der reduzierten Funktion der Bindegewebestrukturen.

Diabetische Patienten mit Ulzera in der Anamnese haben ein verändertes dynamisches plantares Druckmuster mit zugleich absolut höheren Druckwerten im Mittel- und lateralen Vorfuß trotz größerer Kontaktflächen, wenn sie das übliche Schuhwerk tragen (Sacco et al. 2009). Deschamps et al. (2013) suchten bei 97 Diabetikern und 33 Kontrollpersonen (45–70 Jahre) Gruppen mit ähnlichen Mustern der Vorfußbelastung in sechs Segmenten sowie nach der Möglichkeit, Normalpersonen von Diabetikern unterscheiden zu können. Innerhalb der Kontrollpersonen ließen sich drei und innerhalb der Patienten allein als auch für alle Untersuchten vier Gruppen unterscheiden. In drei Gruppen der gesamten Population fanden sich Gesunde und Patienten gemeinsam, aber eine Gruppe enthielt ausschließlich Diabetiker. Hier bestand eine bevorzugte Belastung im Bereich der Metatarsalköpfchen (III)-IV-V.

De Cook et al. (2006) unterschieden mittels Clusteranalyse bei 215 gesunden jungen Personen anhand der relativen Impulsbelastung unter dem Vorfuß vier Druckbelastungsmuster (mediales Muster 1 und 2, zentrales und zentro-laterales Muster) beim langsamen Laufen. Mit der Analyse des Druckverteilungsbildes in acht Fußregionen während des Sitzens und Stehens konnten sowohl für Normalpersonen als auch für Diabetiker mit fortgeschrittener PNP jeweils vier optimale Untergruppen gefunden werden, wobei wiederum nicht alle Gruppen gleichartig mit Personen besetzt sind. Wurden beide Personengruppen gemeinsam analysiert, blieb es bei optimalerweise vier Gruppen. Von diesen war aber eine nur mit Diabetikern besetzt und diese Gruppe belegte absolut bevorzugt hohe Druckbelastungen in den Bereichen der Metatarsalköpfchen I-V mit akzentuiert hohen Werten unter III-V (Niemann et al. 2016).

Mit dem Fortschreiten der PNP steigt sowohl die Vorfuß- als auch die Rückfußbelastung. Bei schwerer Nervenschädigung steigt auch das Verhältnis der Drücke zwischen Vor- und Rückfuß und damit die Dysbalance der Druckverteilung. Der Vorfußdruck und das Druckverhältnis sind als Risikofaktoren für Ulzera erkannt worden (Caselli et al. 2002).

▶ **Wichtig** Die Entwicklung der PNP und somit die resultierende sensomotorische Funktionsstörung ist neben den peripheren Gewebedegenerationen eine wesentliche ursächliche Komponente für die ansteigenden plantaren Druckbelastungen; sie bestimmt die Druckmuster. Dies begründet erneut die immer erforderliche Kombination einer orthopädieschuhtechnischen und einer an den Befund angepassten und systematisch aufgebauten trainingstherapeutischen Intervention. Nur Einlagen reichen absolut nicht!

Diabetiker zeichnen sich aber offensichtlich nicht nur durch erhöhte, sondern eben auch durch deutlich asymmetrische Druckbelastungen aus. So wurde eine Asymmetrie des Druck-Zeit-Integrals für den Vorfuß bei Diabetikern mit PNP im Vergleich zu denjenigen ohne PNP und im Vergleich zu Gesunden gefunden. Gegenüber den Gesunden lag aber eine signifikante Asymmetrie der maximalen Druckbelastung unter der Metatarsalregion III für beide Diabetikergruppen vor (Kernozek et al. 2013).

▶ **Wichtig** Die PNP entwickelt sich nicht symmetrisch; entsprechend verlaufen auch die defizitären somatischen sensorischen Informationsprozesse nicht gleichlaufend. Dies führt zu einer sich schleichend entwickelnden veränderten asymmetrischen Regulation der Gangsensomotorik im Sinne eines **impliziten („der Patient hat dazu keine Entscheidung getroffen, es gibt keine Zustimmung dafür, er bemerkt es nicht") und deshalb auch subjektiv nicht wahrnehmbaren „falschen" und damit nachteiligen sensomotorischen Lernprozesses.** Des Weiteren tragen auch die neuropathischen und schließlich fortschreitend verminderten bis fehlenden Schmerzinformationen dazu bei. Strukturelle Veränderungen des Fußes sowie eine generalisierte muskuläre Dekonditionierung mit daraus resultierenden Veränderungen der posturalen Regulation gehören ebenfalls zu diesem Ursachengefüge.

## 16.8.2 Physische Aktivität, Training

Kann Training (Koordination der unteren Extremität im Sitzen und Gehen sowie Krafttraining der Dorsal- und Plantarflexoren mit 40–60 % der Maximalkraft) die Druckwerte beeinflussen? Eine Gruppe von 46 Diabetikern mit laut neurologischem Score moderater PNP (Mittel 68 Jahre, BMI 30) trainierte über 24 Wochen. Die Pedobarografie wurde zu Beginn, in der Mitte, nach der Trainingsphase und nach weiteren sieben Monaten durchgeführt. Bei einer hohen Ausfallrate von 20 Personen wegen Verschlechterung des Gesundheitszustandes zeigte sich bei den verbliebenen Patienten keine Auswirkung des Trainings auf das plantare Druckmuster und die Höhe der Druckwerte. Die Entwicklung des maximalen Drucks unter dem Vorfuß war für die Trainings- und Kontrollgruppe gleich. Er stieg im Mittel sogar um 56 kPa an. Dies zeigt einerseits, dass die muskuläre Schwäche – u. a. der Plantarflexoren – nicht die alleinige Ursache der plantaren Druckbelastung ist, und anderseits, dass wahrscheinlich Trainingsinhalt, Dosierung und Trainingsdauer bei der fortgeschrittenen diabetischen Erkrankung nicht ausreichend waren. Die Trainierbarkeit ist deutlich reduziert (Melai et al. 2013).

Eine antrainierte höhere Kraft müsste die Vorfußbelastung reduzieren. Sie wird aber auch nur dann wirksam, wenn sie im Gangzyklus zum „richtigen" Zeitpunkt mit dem erforderlichen „richtigen" Wert eingesetzt wird.

Das Um- bzw. das Neulernen des Gangmusters ist aber an eine sehr große Anzahl von Wiederholungen gebunden und setzt darüber hinaus ein durch Anleitung und Kontrolle beeinflusstes günstigeres Afferenzmuster für das Gehirn voraus. Dies muss zudem mit einer Einlage oder nach Bedarf mit einem Schuh unterstützt werden. Des Weiteren sind die erforderlichen Trainingsinhalte und ihre Relationen zueinander, die Dosierung und die Trainingsdauer für die Beeinflussung der Gangsensomotorik und damit auch der plantaren Druckverhältnisse bei einer fortgeschrittenen diabetischen Erkrankung sehr wahrscheinlich überproportional hoch und waren deshalb in der genannten Untersuchung nicht ausreichend. Der sicher sehr hohe Trainingsbedarf in Art, Umfang und Intensität ist derzeit nicht genau bekannt und vielleicht nicht mehr realisierbar. Der erhebliche Dekonditionierungszustand und die krankheitsbedingten Strukturveränderungen sprechen für eine deutlich reduzierte Lernfähigkeit der sensomotorischen Koordination und eine verminderte Trainierbarkeit der konditionellen Fähigkeiten. Da das Wissen über wirksame Trainingsinterventionen derzeit noch sehr gering ist, wurde bei PNP-Patienten mit beeinträchtigter Wahrnehmung über acht Wochen ein Training auf dem Trampolin durchgeführt. Dies führte u. a. zu einer Minderung des Drucks im Bereich des medialen Vorfußes, und bei einigen Patienten verbesserte sich das Vibrationsempfinden (Kanchanasamut und Pensri 2017).

▶ **Wichtig** Ein Hauptziel der Schuh- und oder Einlagenversorgung beim Diabetiker sollte die Möglichkeit sein, aktive therapeutische Interventionen aufbauen und systematisch ausführen zu können. Das Training ist die erforderliche nachhaltige Intervention und benötigt sehr lange Zeiträume!

## 16.8.3 Schuh- und Einlagenversorgung

Da die plantaren Druckwerte und Scherkräfte einen wesentlichen Anteil an der Entwicklung der diabetischen Fußulzera haben, sind Messungen der Druckwerte im Schuh der einzige reliable Parameter sowohl für die Prognose als auch für therapeutische Intervention gegen diabetische Ulzerationen. Die Diagnostik der Druckwerte beim Barfußgehen ist weniger aussagefähig, aber ergänzend geeignet. Die Innenschuhschwelle des Drucks für die Prävention von Ulzera wird bei 200 kPa gesehen (Patry et al. 2013). Bus et al. (2011) nutzten die Innenschuhdruckmessung zur Anpassung von Schuhen bzw. Einlagen mit dem Ziel, die Druckwerte unter den kritischen Wert von 200 kPa zu bringen oder zumindest um 25 % zu reduzieren. Sie diagnostizierten die Regionen hohen Drucks, modifizierten die Schnittstelle Fuß–Boden und kontrollierten das Ergebnis maximal 3-mal. Sie benötigten bei allen 23 versorgten Patienten mit 35 zu modifizierenden Druckregionen im Mittel 1,6-mal eine diagnostisch gestützte Anpassung, um die Druckwerte von im Mittel $303 \pm 77$ kPa auf $208 \pm 46$ kPa zu senken. Dies entsprach einer erfolgreichen Druckreduzierung zwischen 18 % und 50 % (Mittel 30 %). Damit charakterisieren die Autoren die Innenschuhmessung als effiziente und somit wichtige diagnostische Methode, den aktuellen krankheitsbedingten Zustand zu erkennen und Therapieinterventionen zu begründen, zu kontrollieren und erforderliche Änderungen durchzuführen. Für eine valide und reliable Messung sollten mindestens 12 Schritte analysiert werden (Arts und Bus 2011), wobei dann der maximale Spitzendruck der relevante Parameter ist (Waaijman und Bus 2012).

Es gilt zusätzlich die Tatsache zu berücksichtigen, dass die plantaren Druckverhältnisse in den verschiedenen plantaren Regionen sehr deutlich variieren. Erstmals haben sich Korada et al. (2020) mit einem systematischen Review dieser Tatsache gewidmet, um daraus Modifikationen der Einlagen in Abhängigkeit vom Druck, der Position und der Fußhaltung abzuleiten. Die hohe Variabilität der Druckverhältnisse muss bei der Gestaltung der Einlagen berücksichtigt werden. Des Weiteren verweisen die Autoren auf Trainingsprogramme und Änderungen des Lebensstils, um die Wirksamkeit der orthopädieschuhtechnischen Versorgung zu sichern. Owings et al. (2008) identifizierten bei 20 Diabetikern (n = 22, n = 2 ohne Retest, Männer 11, $63,7 \pm 10,7$ Jahre, BMI $31,6 \pm 7,6$ kg/m$^2$, n = 15 Verlust der Berührungsempfindung von 10 g an einer oder mehreren Testpositionen) beim Barfußgehen (emed-D Plattform, 4 Sensoren/cm$^2$) die „Regionen von Interesse" (ROI), in denen ein maximaler Druck von $\geq 450$ kPa vorhanden ist. Sie fanden an beiden Füßen der Personen insgesamt 70 ROI, in denen ein mittlerer Druck von $834 \pm 264$ kPa gemessen wurde. In den Bereichen der Köpfchen von Os metatarsale I, II und V sind 25, 29 bzw. 16 ROI gefunden worden. Die Schlussfolgerung war, dass die fußform und die barfuß gemessenen Druckverhältnisse wichtige Informationen für die Individualisierung der Einlage sind. Zur Entlastung des Vorfußes gilt es, eine Lastverlagerung in Richtung Mittelfuß zu organisieren.

> ▶ **Wichtig** Bei der Konzipierung und Anfertigung einer Einlage sind die unterschiedlichen Druckverhältnisse in den verschiedenen plantaren Regionen zu beachten, um die Druckwerte möglichst optimal zu senken und neu zu verteilen.

Ein systematisches Review mit Metaanalyse (Collings et al. 2020) suchten Studien, aus denen für Diabetiker mit einer PNP ohne Ulzera das „beste Design" entlastender Schuhe und Einlagen abgeleitet werden sollte. Als primäres Outcome diente die Inzidenz für Ulzera und als sekundäres Outcome biomechanische Marker der plantaren Be- bzw. Entlastung. 54 Studien lieferten die Daten. Es ergaben sich jedoch große Schwierigkeiten, die verschiedenen Merkmale der Schuhe und Einlagen hinsichtlich der Wirkung „Entlastung" zu unterscheiden und einzuordnen. Bei den meisten Studien führten Modifikationen zu keinen objektivierbaren Unterschieden gegenüber dem Vergleichsdesign, sodass die Wirkungen nicht beurteilt werden konnten. Des Weiteren erschwerte die große Vielfalt der Modifikationen, gegeben durch das Design, das Material, die Platzierung von Elementen und die Herstellung die angestrebten Schlussfolgerungen. Die Casting-Herstellungstechnik und die Anpassung an die geometrische Fußform zeigte in den relevanten Studien keine klaren Unterschiede in der Reduzierung der Druckwerte. So sind unabhängig von der Herstellungstechnik potenziell alle Einlagen mit einem Gewölbeprofil geeignet, die Druckwerte abfallen zu lassen, und sie scheinen für die diabetischen Füße sinnvoll zu sein. Die kinetische Herstellungstechnik und die auf Druckmessungen basierende Technik wird für die Individualisierung favorisiert. Mit ihr entsteht ein Druckprofil, woraus Design, Material und Geometrie abgeleitet und Kontrollbefunde bewertet werden können. Aber auch hier besteht eine große Heterogenität in der eingesetzten Technik, eine ungenügende Standardisierung der zeitlich-räumlichen Messungen sowie der Parameter des Gehens, weshalb Inkonsistenzen vorliegen. Das Review konnte auch keine einheitlichen Aussagen zu den Materialien und der Dicke der Einlagen ableiten. Unter Beachtung der ausgesprocHen hoHen Heterogenität sind laut der Metaanalyse die Merkmale sehr weite Schuhe mit breitem Zehenbereich, Profil des Fußgewölbes, Polsterungen im Mittelfuß und Fensterungen grundsätzlich geeignet, wirksam den plantaren Druck im Vorfußbereich zu senken. Da die Platzierung von Designelementen einen sehr großen Einfluss auf die plantaren Druckwerte hat, sollte der Bedarf von Modifikationen und Anpassungen anhand von Druckmessungen kontrolliert werden.

> **Wichtig** Die große heterogenität in den Studiendesigns in der Erhebung der Daten, der Charakterisierung der Schuhe oder Einlagen, aber auch in der Reliabilität und Validität der Bewertungen sind unbedingt zu benennende Einschränkungen, welche die Aussagefähigkeit einschränken. Dies ist eine generelle Limitation.

Martinez-Santos et al. (2019) untersuchten die Frage, inwieweit die Druckentlastung durch eine an die individuelle 3D-Fußform angepasste Einlage mit Mittelfußschiene und Vorfußpolsterung und von der auf den plantaren Druck abgestimmten Position und Form der Schiene sowie vom verwendeten Material abhängt. Untersucht wurden Diabetiker mit einer Neuropathie (n = 60, Männer 40, 67 ± 13 Jahre, BMI 29,4± 5,2 kg/m$^2$). Verwendet wurde ein Satz von neun Einlagenanfertigungen, die auf der individuellen 3D-Fußform basierten (Oberseite: 3D-Design, Salford Insole Healthcare Ltd.). Der Vorfußbereich war flach (5 mm), der Mittelfußbalken lag 5 mm über diesem Bereich. Die proximale und distale Position des Mittelfußbalkens sowie ein großer Hohlraum distal davon wurden entsprechend dem plantaren Druck gestaltet; auch Position und Form der distalen Kante des Mittelfußbalkens orientierten sich an der Linie, an der 77 % des maximalen plantaren Druckes wirkten. Es zeigte sich, dass die Druckentlastung eindeutig vom Design der Einlage und den individuellen Fußverhältnissen abhängig war. Mit der „optimalen" Einlagenversion wurden mittlere maximale Druckwerte von etwas über 200 kPa erreicht, insbesondere wenn der Mittelfußbügel dort beginnt, wo der maximale Druck 77 % beträgt.

Shi et al. (2022) widmeten sich erstmalig der Frage, wie sich bei Diabetikern (n = 21, Männer 12, Frauen 9, 62,3 ± 5,5 Jahre, BMI 24,1 ± 3,5 kg/m², Diabetes Krankheitsdauer 9,2 ± 8,4 Jahre) verschiedene materialien der Einlagen auf die Kinematik und Kinetik des Gehens im Unterschied zum Barfußgehen auswirken. Die experimentellen 3D-konturierten Einlagen, getragen in Lederschuhen (Kinghealth, Hong Kong), steigerten die üblicherweise geminderten Bewegungsumfänge der Sprung- und Kniegelenke. Insbesondere Einlagen aus weichen Materialien (Nora Lunalastik EVA und PORON® Medical 4708) mit longitudinalem PPT®-Fußgewölbepolster (Langer Biomechanics) reduzieren signifikant besser als solche aus starren Materialien (Nora Lunalight A fresh und Pe-Lite) die Momente der maximalen Plantarflexion des Sprunggelenks während der Lastübernahme und der maximalen Flexion im Knie- und Hüftgelenk. Während der Standphase sinkt der maximale plantare Druck im Vor- ($p < 0,001$), Mittel- ($p = 0,009$) und Rückfußbereich ($p < 0,001$) und während der Schwungphase im Rückfuß ($p < 0,001$). Das weiche Material lässt die Druckwerte effektiver abfallen, weil es sich dem Gangmuster besser anpasst.

▶ **Wichtig** Die Faktoren plantare Druckverhältnisse, Fußform, Materialien und Positionierung teilweise mit nur marginalen Modifikationen bestimmen die funktionelle Wirksamkeit einer Einlage und das Komfortempfinden der Person.

Die Verhinderung von rezidivierenden Ulzerationen ist eine wesentliche präventive therapeutische Zielstellung bei Diabetikern. Tragen Diabetiker handelsübliche, nicht modifizierte Schuhe, liegt die Rezidivrate von Ulzerationen bei etwa 50 %. Bei adaptierten Schuhen liegt sie bei ca. 20 % (Boulton et al. 2018). Das systematische Review mit Metaanalyse von van Netten et al. (2024) findet mit mittlerer Sicherheit, dass bei hohem Gefährdungsgrad eine Kontrolle der Temperatur (RR 0,51, 95-%-<KI 0,31–0,84) und druckoptimiertes Schuhwerk oder entsprechend angepasste Einlagen (RR 0,62, 95-%-KI 0,26–1,17) die Rezidivwahrscheinlichkeit senken. Weniger, aber noch signifikant wirken Schulungen (RR 0,66, 95-%-KI: 0,37–1,19), „therapeutische" Schuhe (RR 0,53, 95-%-KI: 0,24–1,17) und eine integrierte Versorgung (RR 0,78 95-%-KI: 0,58–1,06). Es fehlen Studien mit insbesondere pädagogischen und psychologischen Zielstellungen sowie zur integrierten Behandlung. Des Weiteren fehlen Untersuchungen mit Diabetikern, die ein geringes bis mittleres Ulkusrisiko haben.

Ein etwas früheres systematisches Review mit Metaanalyse (Crawford et al. 2020b) sieht in der Infrarotthermografie eine Methodik, um das Ulkusrisiko zu reduzieren. Die Kontrolle, ob die Temperatur um 4 °C angestiegen ist, stellt aber im normalen Lebensablauf eine erhebliche Herausforderung dar. Die diabetische Fußpflege als Teil komplexer Interventionen ist laut Metaanalyse jedoch in den einzelnen Studien keine signifikant wirksame Therapiekomponente, wobei keine Studie die in den Leitlinien empfohlene multidisziplinäre Struktur der Versorgung (Kernteam: Diabetologen, Podologen, Gefäßchirurgen, Diabetes-Fachpflegepersonal, Orthopädietechniker) realisiert hat.

Hinsichtlich des Schuhwerks und der einlagen sind die Ergebnisse nicht eineindeutig. Es gibt Studien mit Personen, die Ulzera in der Anamnese hatten und nicht vom Schuhwerk profitierten. Wirksam sind Schuhe, wenn das Risiko hoch bis mittel schwer ist, aber bisher keine Ulzera aufgetreten waren. Diese Aussage ist aber nur in einer Studie statistisch sicher. Eine Subgruppenanalyse für diejenigen mit vorhanden gewesenen Ulzerationen konnte kein Unterschied zwischen der Intervention „Gruppe mit maßgefertigtem Schuhwerk" und „Kontrollgruppe" finden. Das stellt Schlussfolgerungen in systematischen Reviews zur Prävention von Ulzera infrage. Van Netten et al. (2016) weisen die tägliche Messung der Temperatur der Haut des Fußes und abgeleitete Maßnahmen sowie angefertigtes Schuhwerk zur Reduzierung der Druckbelastung, das vom Patienten getragen wird („… that is worn by the patient"), als wirksame Faktoren aus. Für die Kombination professionelle Fußbehandlung, Schuhwerk und Patientenbildung (Einzelinterventionen sind wirkungslos!) gibt es Belege für positive Ergebnisse.

▶    **Wichtig**  Bei der Wirksamkeit von Schuhen und Einlagen zur Prävention von Ulzerationen muss wahrscheinlich davon ausgegangen werden, dass das Risikoprofil der Diabetiker wesentlich den Effekt bestimmt und eine ausreichende Compliance bzw. Adhärenz vorhanden sein muss.

Da die Druck- und Temperaturüberwachung wichtige hoch relevante Informationen liefert, ist ein Feedback in Echtzeit sehr sinnvoll, um die Auswirkungen von „bisher" getragenen und von modifizierten Schuhen mit und ohne Einlagen unmittelbar und lebensnah zu kontrollieren. Mit den Feedback-Signalen und/oder der Zusammenfassung über einen Zeitbereich kann die Dynamik der plantaren Belastung auch beim „therapeutischen" Gehen mit einer auf die Entlastung ausgerichteten Sensomotorik überwacht und aktiv durch adäquate Verhaltensänderungen korrigiert werden (Bellomo et al. 2022). Instrumentierte Schuhe, die Temperatur und Druck kontrollieren (TAPMARI), und die Temperatur bei 28 °C weitestgehend konstant halten, mindern die metabolische Beanspruchung und dadurch auch die Zellautolyse, indem die Bilanz zwischen dem Bedarf und der Versorgung mit Sauerstoff günstiger wird (Yavuz et al. 2020). Bei Diabetikern sind die Mikrozirkulation und die aerobe Kapazität massiv defizitär und über die Begrenzung des Temperaturanstiegs unter Belastung können die gewebeschädigenden Folgen beeinflusst werden.

▶    **Wichtig**  Eine Technologie zur Kontrolle der Beanspruchung anhand der Druck- und Temperaturverhältnisse wäre auch deshalb sehr sinn- und wertvoll, weil der Patient ja gehen soll, also physisch aktiv sein muss, um den

Diabetes ursächlich zu behandeln und ein Fortschreiten der Erkrankung und der Komplikationen zu begrenzen.

Elektronische Technologien (Sensorik, Software, Smartphone) können die „Suche und die Genauigkeit der Individualisierung" des Schuh- und Einlagendesigns für die erforderliche Entlastung verbessern und darüber hinaus durch Feedback die Einhaltung fördern. Bus et al. (2024) meinen, dass dadurch neben der orthopädieschuhtechnischen Versorgung auch die notwendige Verbesserung der Compliance und Adhärenz der Patienten erreicht werden könnte.

Ein umfassendes Review zu Design, Herstellung und Bewertung von Einlagen liefern Ren et al. (2024). Das Design muss die sehr komplexen Bedingungen und Ursachen des diabetischen Fußes beachten.

▶ **Wichtig** Die Biomechanik und die folgende Sensomotorik des Gehens, die resultierenden hohen reaktiven plantaren Druckwerte und Scherkräfte sowie die Wirkungen des Schuhwerks selbst auf den Fuß sind zu beachten. Die Grundlage all dieser Faktoren ist die Pathogenese des Diabetes (generalisierte Störung des Glukosestoffwechsels) und deren Komplikationen, insbesondere die Neuropathie und die ausgeprägte Dekonditionierung aller sensomotorischen Funktionen (Bewegungskönnen, Koordination, Ausdauer, Kraft).

Es werden grundsätzlich zwei Einlagentypen benannt: die Druckentlastungs- und die Smart-Monitoring-Einlagen. Die lokale Druckentlastung und die Neuverteilung durch Form und Struktur der Einlage sowie durch das eingesetzte Material sind zur Reduzierung des Ulkusrisikos die vorrangige orthopädieschuhtechnische Zielstellung. Gleichfalls sind das Körpergewicht, die Gehgeschwindigkeit, die Sensomotorik des Gehens und die konditionellen Fähigkeiten sehr wichtige Faktoren. Die Arbeiten von Haris et al. (2021), Altayyar (2021) und von Ren et al. (2024) weisen die folgenden Schwerpunkte aus:

1. Der plantare Druck in den Regionen der Fußsohle wird durch die Materialwahl und die Gehgeschwindigkeit bestimmt.
2. Die Gehgeschwindigkeit mit der günstigsten Druckentlastung ist beim Diabetiker geringer als beim Gesunden.
3. Das Körpergewicht des Diabetikers ist ein wesentlicher Faktor der plantaren Belastung.

Die Gehgeschwindigkeit ist ein wesentlicher Faktor der plantaren Druckwerte. Eine angestrebte Reduzierung im Vorfußbereich gelingt bei Gesunden mit einer Gehgeschwindigkeit von 6 km/h und bei Diabetikern mit 4 km/h. Dennoch ist die Vorfußbelastung bei den Diabetikern um 185 % höher. Mit der Geschwindigkeit steigt die Belastung in der Reihenfolge Vorfuß, Rückfuß und Mittelfuß, wobei im Vorfuß die höchsten Werte auftreten (Haris et al. 2021). Die Druckwerte sowohl beim Barfußgehen als auch beim Gehen mit Schuhen sind erwartungsgemäß natürlich auch vom Körpergewicht abhängig, wie von Altayyar (2021) bei einer Gruppe diabetischer Männer (46,1 ± 11.2 Jahre, 87,2 ± 18,9 kg) und Frauen (50.6 ± 13.4 Jahre, 76,8 ± 15,6 kg) erkannt wurde. Übergewicht und vor allem Adipositas als direkte Folgen von Bewegungsmangel, Fehlernährung, Stoffwechselstörungen und dem Verlust der Muskulatur als peripheres mechanisch und signalstoffgestütztes Zentrum der Gesundheit (Laube 2023) sind Hauptfaktoren für den Diabetes und die damit einhergehenden hohen gewebeschädigenden plantaren Druckbelastungen.

▶ **Wichtig** Sicher auch unabhängig vom Geschlecht können bei Diabetikern anhand der Faktoren Körpergewicht und Gehgeschwindigkeit höhere plantare Belastungen abgeleitet werden. Diese Faktoren sind gemeinsam mit der orthopädieschuhtechnischen Versorgung therapeutische Zielstellungen.

4. Das Material Ethylen-Vinylacetat wird vorrangig eingesetzt.
5. Das subjektive Komfortempfinden ist ein wichtiges Merkmal für die Nutzung der Einlagen zur Druckentlastung und für die Durchführung der notwendigen therapeutischen physischen Aktivitäten.
6. Mit dem Einsatz der Finite-Elemente-Analyse ist eine Optimierung der Druckentlastung sehr gut möglich.
7. Die Variabilität der krankheitsbedingten Anatomie erfordert die individualisierte Form der Einlagen; bei Senkfüßen sind Vollkontakteinlagen den flachen vorzuziehen und bei hohem Fußgewölbe ist eine Gewölbeunterstützung sinnvoll, wobei PC-gestützte Fertigungsmethoden zur Optimierung beitragen.
8. Die Elastizität des eingesetzten Materials (z. B. PORON Medical 4.708, Nora Lunalastik EVA) ist ein entscheidender Faktor für die Druckminderung, eine Kombination mit härteren Materialien fördert die Gleichverteilung des Kontaktdrucks; Materialien geringer Dichte sind für den direkten Fußkontakt geeignet.
9. Ein-, zwei- und mehrlagige Einlagen haben eine differente Wirksamkeit hinsichtlich Druckentlastung, Komfort, Unterstützung, biomechanischer Kontrolle, Korrektur und Luftdurchlässigkeit. Poröse Materialien werden immer mehr verwendet und begünstigen die Druckentlastung.
10. Das Druck- und Temperaturfeedback („smart monitoring insoles") zur Selbstkontrolle kann die Rezidivrate beeinflussen, setzt aber Compliance und Adhärenz voraus.

Gehen Diabetiker (n = 19, 66 ± 5 Jahre [Min. 57, Max. 75], BMI 22,3 ± 3,2 kg/m$^2$ [Min. 18,2, Max. 30,8], Krankheitsdauer 13 ± 1 Jahre [Min. 10, Max. 31]) mit ihrer selbstgewählten Geschwindigkeit bzw. 20 % langsamer oder schneller und werden in fünf Zeitabschnitten des Gehens (jeweils erster Fersen-, Mittelfuß-, Zehenkontakt sowie Abheben der Ferse und des Mittelfußes) anthropometrische Merkmale der Fußform gemessen (z. B. Länge, Breite, Höhe, Umfang, Winkel), dann vergrößert eine höhere Gehgeschwindigkeit diese Merkmale gegenüber den bei niedrigeren Geschwindigkeiten nicht signifikant. Die Veränderungen der Fußform im Bereich des Vorfußes und der Ferse sind größer als im Mittelfuß. Der mittlere maximale plantare Druck steigt mit der Geschwindigkeit signifikant an, während das Druck-Zeit-Integral in allen Fußbereichen gegenteilig abnimmt. Die Designmerkmale mediale Fußgewölbestütze, breiter Bereich für die Zehen, die Verarbeitung von Polyurethan im Vorfußbereich und Ethylen-Vinylacetat im Fersenbereich sorgen für eine gute bis optimale Passform und eine notwendige Druckentlastung (Zhang et al. 2023).

▶ **Wichtig** Der objektive Widerspruch zwischen dem Bedarf von physischen Aktivitäten und der Tatsache, dass die Gehgeschwindigkeit die plantaren Druckbelastungen und das Auftreten oder die Intensivierung von Fußschmerzen wesentlich mit verantwortet, erfordert darauf abgestimmtes Schuhwerk.

Mithilfe der 3D-Drucktechnologie kann die Präzision der Anpassungsgenauigkeit von Einlagen gesteigert werden. Entsprechend erreichen sie laut einem Review von Chang und Choo (2025, 4 relevante Studien) gegenüber traditionell gefertigten Einlagen auch einen größeren Tragekomfort bei Personen mit einem flexiblen Plattfuß, diabetischen Füßen mit einem Ulkus und einer Plantarfasziitis. Der höhere Grad der individuellen Anpassung an die Fußform reduziert auch die Druckverhältnisse effektiver.

Die PNP bedeutet den Ausfall von somatosenorischen Informationen für die Organisation der Körperhaltung und Stellung und die posturalen Regulationen jeder Bewegung. Die Präzision des Gleichgewichtsverhaltens beim Stehen und Gehen ist darauf angewiesen. Die Stimulation von Mechanoinformationen ist eine therapeutische Intervention zur Kompensation der nervalen Schädigung. Diabetische Personen mit einer Neuropathie (n = 17, Frauen n = 11, 49,4 ± 7,1 Jahre, BMI 28,3 ± 7 kg/m$^2$), bei denen zumindest partiell das sensorische Feedback für die posturalen Regulationen ausgefallen ist, profitieren akut von weichen und, noch vorteilhafter, von harten strukturierten Einlagen (Alaee et al. 2023). Eine weitere Möglichkeit zur Stimulation somatomechanischer Informationen für das Gehirn sind vibrierende Einlagen. Die Auslenkungen des CoP werden beim Stehen ohne visuelle Kontrolle auf einer weichen Unterlage gegenüber Einlagen ohne diese Technologie kleiner. Wahrnehmbare Vibrationen sorgen beim Stehen auf harten wie weichen Unterböden für geringere Aktivierungen des M. gastrocnemius für die posturalen Regulationen. Die Balance wird stabiler (n = 18, 58 ± 9 Jahre, BMI 34 ± 6 kg/m$^2$, Krankheitsdauer 15 Jahre [Min. 6, Max. 20]; Hatton et al 2024). Gemeinsam mit der Stabilität des Stehens verbessert die Stimulation der gesamten plantaren Fläche (100–240 Hz, n = 22, 68,0 ± 7,8 Jahre, 30,2 ± 6 kg/m$^2$, Krankheitsdauer 17 ± 10 Jahre) gegenüber einer Einlage ohne Vibration auch die Geschwindigkeit des Gehens in der Ebene und beim Treppenauf- und abwärtsgehen (Orlando et al. 2024).

Ein Blick in die Zukunft zeigt, dass sogenannte „intelligente" druckentlastende Schuhentwicklungen im Gange sind, bei denen die Druckwerte durch sich selbst anpassende Einlagensohlen reguliert werden. Die Druckpunkte werden kontinuierlich detektiert, und die Form im Bereich des Vor- und Rückfußes sowie entsprechend die Druckverteilung werden angepasst (Hemler et al. 2023).

▶ **Wichtig** Sicher ist: Die orthopädieschuhtechnische Versorgung sollte und muss die Voraussetzung dafür schaffen, dass ursächlich wirksame aktive Therapieinterventionen überhaupt und ohne vergrößertes Risiko durchgeführt werden können. Sie ist ein wichtiges Therapieelement während der Heilungsphase von Ulzerationen, in der vorrangig physische Aktivitäten des Körperstamms und der oberen Extremitäten erforderlich sind.

Die Reduzierung der plantaren Druckbelastung hat hierbei entsprechend den IWGDF-Empfehlungen zur Vermeidung und Behandlung von Ulzera die höchste Priorität (Bus et al. 2020b, Schaper et al. 2020). Die praktischen Leitlinien beschreiben die Prinzipien der Prävention, der Klassifikation und der Behandlung. Mit der Delphi-Methodik haben 28 multidisziplinäre Experten für die Behandlung des diabetischen Fußes 109 Empfehlungen zu körperlichen Aktivitäten/Bewegungen für Patienten mit Diabetes mellitus entsprechend ihrem Risiko für Ulzerationen bearbeitet (Gracia-Sánchez et al. 2023). Es ist ein Konsensus zu den Empfehlungen über verschiedene Aspekte des diabetischen Fußes vor, während und nach körperlicher Betätigung (z. B. Kontrolle und Beurteilung der Füße, Prüfung der konditionellen Situation, Schuhwerk, Einlegesohlen, Neuropathie, pAVK, wann nach einer Ulzeration wieder Aktivität stattfindet usw.) erzielt worden. Die Empfehlungen stimmen mit denjenigen der American Diabetes Association (Colberg et al. 2016, Kanaley et al. 2022) überein und entsprechen weitestgehend auch denen der WHO (2020), wonach auch Personen mit Diabetes mellitus Typ 2 mindestens 150 min/ Woche moderat bis intensiv aktiv sein und zwei oder mehr aufeinanderfolgende inaktive Tage vermieden werden sollen. Konkrete Belastungsformen in Art, Umfang und Intensität können für Menschen mit hohem Ulkusrisiko nicht angegeben werden, wie es auch generell für alle chronischen degenerative Erkrankungen der Fall ist. Die Empfehlungen der IWDGF (Bus et al. 2020a) beinhalten ohne Angaben zum Umfang und Häufigkeit und ohne Differenzierung zwischen dem Grad des Ulkusrisikos Belastungen zur Kräftigung der Fußmuskulatur. Keine eindeutigen Empfehlungen können zu Schuhen und Socken in Abhängigkeit vom Krankheitszustand gemacht werden. Hierfür sollte die Konsultation bei Fachleuten erfolgen.

## Fazit

Einlagen sind ein Therapieelement zur Beeinflussung der Biomechanik bei posttraumatischen Zuständen und internistischen, orthopädischen und neurologischen Erkrankungen. Die **ACL-Ruptur** beeinträchtigt neurologisch die bipedale Sensomotorik, was langfristig eine Gonarthrose entstehen lässt. Auch die plantare Sensibilität ist abgeschwächt, sodass aufgrund der Sensorverluste nicht nur die funktionelle Teilparese des M. quadriceps femoris ein gravierendes Merkmal ist. Die Stimulation plantarer Afferenzen u. a. durch strukturierte Einlagen wirkt positiv, aber die Auswirkungen auf die Gangsensomotorik bleiben gering.

Die **einseitige chronische Sprunggelenkinstabilität** zeichnet sich durch eine eingeschränkte taktile Funktion und Bewegungswahrnehmung aus, die posturalen Regulationen sind gemindert und so bestehen Abweichungen in der Gangsensomotorik. Vorproduzierte und individuell geformte Einlagen mit strukturierter Fläche haben jeweils einen signifikanten Effekt auf die dynamische posturale Kontrolle. Strukturierte Einlagen verbessern die allgemeine Stabilität und die Variabilität der Sprunggelenkbewegungen. Schuhe mit individualisierten Einlagen beeinflussen das Gangbild. Es liegen gegenteilige Ergebnisse vor und solche für längere Beobachtungszeiträume fehlen.

Bei der **Achillodynie** lindern Einlagen in Abhängigkeit von den Eigenschaften und dem Design unmittelbar und längerfristig die Schmerzen, besonders im Kniegelenk, dem Unterschenkel und dem Fuß. Die Biomechanik des Sprunggelenks, die plantare Beanspruchung, die Sensomotorik des Gehens ändern sich.

Beim **Plattfuß** unterstützen befundabhängige Einlagen die sensomotorische Funktion und lindern die Schmerzen. Bei Kindern mit flexiblem Plattfuß führt die Unterstützung des medialen Fußgewölbes zu einer veränderten Koordination der kinematischen Kette. Bei **Fußdeformitäten** und **degenerativen Gelenkerkrankungen** unterschiedlicher Genese mit oder ohne Schmerzen sind der orthopädische und der sensomotorisch-koordinative und konditionelle Befund die Leitlinie.

Die **Metatarsalgie** beschreibt Schmerzen im Bereich des Vorfußes und der Grundgelenke der Zehen aus differenten Ursachen. In Abhängigkeit von der Deformität, den Schmerzen, den degenerativen Veränderungen und den Abweichungen des Gangbildes sind Einlagen die Intervention der Wahl, wobei der krankheitsspezifische Befund die Anpassungen des Designs bestimmt.

Bei einem **patello-femoralen Schmerzsyndrom** kann die mechanische Belastung durch einen medialen Keil reduziert werden. Die **Varusfehlstellung der Beinachse** kann durch Einlagen mit einem lateralen Keil beeinflusst werden, aber es kann derzeit kein bevorzugt geeigneter Einlagentyp und keine Herstellungsmethodik angegeben werden.

Die **Coxarthrose** reagiert positiv auf flexible Schuhe mit niedrigem Profil. Steife Sohlen, eine aufwändige Dämpfung und biomechanische Führung steigern die Belastung des Hüftgelenks. Die **Gonarthrose** wird üblicherweise mit Einlagen und lateralem Keils versorgt, aber der klinische Erfolg ist nicht sicher. Es gilt, die Faktoren Geschlecht, Gehgeschwindigkeit, Varus-Fehlstellung und Arthrosestadium zu beachten. Bei der **rheumatoiden Arthritis** ist es schwer, geeignete Schuhe mit einer wirksamen Kombination Schuh – Einlage zu finden. Die Wirkungen sind häufig nur kurzzeitig, indem Schmerzen, die plantaren Druckwerte und die Behinderung reduziert und die Gehgeschwindigkeit gesteigert werden.

**Diabetes mellitus Typ 2** spielt eine „führende" Rolle unter den chronischen degenerativen Erkrankungen. Ein Merkmal des fortgeschrittenen Stadiums sind krankheitsunspezifisch stark bis deutlich erhöhte plantare Druckwerte. Mit der Fortentwicklung des Diabetes entsteht das diabetische Fußsyndrom, das anhand der Merkmale Sensibilität, Deformitäten, Ulzerationen, Schädigung der Mikrozirkulation und Ischämie charakterisiert wird. Die orthopädieschuhtechnische Versorgung basiert auf der Schuhklassifizierung und der Risikogruppeneinteilung. Die Risikokategorie 0 wird beraten und sollte fußgerechte Konfektionsschuhe tragen.

Ab Kategorie 1 beginnt die Versorgung mit flexiblen druckmindernden weichen und individualisierten Einlagen sowie Schuhen mit diabetisch adaptierter Fußbettung. Die fortschreitende Krankheitsentwicklung verlangt Spezial-, orthopädische Maß- und Verbandsschuhe und Orthesen. Die Entwicklung veränderter und erhöhter plantarer Druckwerte beginnt mit der Störung der Glukosetoleranz (GlucT). Mit der Diagnose sind die Neuropathie bei 22 %, die pAVK bei 11 % und muskuloskelettale Veränderungen bei 70,8 % der Personen vorhanden. Die plantaren Druckwerte steigen in Abhängigkeit vom BMI, der reduzierten Wahrnehmungsschwelle und erreichen oder überschreiten die Risikowerte für Ulzerationen. Das Übergewicht spielt stets eine wichtige Rolle und die Folgen der Neuropathie addieren sich. Der Fußtyp und Fußdeformitäten sind beteiligt.

Bei der **Schuhversorgung** wird die Innenschuhschwelle des Druckes für die Prävention von Ulzera bei 200 kPa gesehen. Die hohe Variabilität der Druckverhältnisse muss bei der Gestaltung der Schuhe und Einlagen berücksichtigt werden. Die große Heterogenität in den Studiendesigns, in der Erhebung der Daten, der Charakterisierung der Schuhe oder Einlagen, aber auch der Reliabilität und Validität der Bewertungen schränken als generelle Limitation die Aussagefähigkeit wesentlich ein.

Die orthopädieschuhtechnische Versorgung sollte die Voraussetzung für die ursächliche aktive Therapie schaffen. Die **Wirkungen des Trainings** sind stark vom Stand der Pathogenese abhängig, die Trainierbarkeit ist ausgeprägt gemindert und strukturelle und funktionelle Reorganisationen benötigen sehr lange Zeiträume. Für die erforderlichen Trainingsinhalte und ihre Relationen zueinander gibt es keine Spezifik, die Dosierung und die Trainingsdauer für die Beeinflussung der Gangsensomotorik und die plantaren Druckverhältnisse sind nicht bekannt und zusätzlich häufig nicht mehr realisierbar.

## Literatur

Abbasi F, Bahramizadeh M, Hadadi M: Comparison of the effect of foot orthoses on Star Excursion Balance Test performance in patients with chronic ankle instability. Prosthet Orthot Int 2019Feb;43(1):6–11. doi:https://doi.org/10.1177/0309364618792718. Epub 2018 Aug 13.

Abouaesha F, van Schie CH, Griffths GD, Young RJ, Boulton AJ: Plantar tissue thickness is related to peak plantar pressure in the high-risk diabetic foot. Diabetes Care. 2001 Jul;24(7):1270–4.

Aimkosa R, Xu Z, Orth D, Adams R, Lyu J, Han J: Effects of textured insoles on dynamic balance and ankle muscle activity in soccer players with and without chronic ankle instability. J Sports Med Phys Fitness 2024 Nov;64(11):1200–1207. doi:10.23736/S0022-4707.24.16187-7. Epub 2024 Jul 17.

Alaee SJ, Barati K, Hajiaghaei B, Ghomian B, Moradi S, Poorpirali M. Immediate effect of textured insoles on the balance in patients with diabetic neuropathy. J Diabetes Investig 2023 Mar;14(3):435–440. doi:https://doi.org/10.1111/jdi.13950. Epub 2022 Nov 28.

Albano D, Bonifacini C, Zannoni S, Bernareggi S, Messina C, Galia M, Sconfienza LM. Plantar forefoot pain: ultrasound findings before and after treatment with custom-made foot orthoses. Radiol Med 2021 Jul;126(7):963–970. doi:https://doi.org/10.1007/s11547-021-01354-8. Epub 2021 Apr 21.

Altayyar SS. Bare Foot and In-shoe Plantar Pressure in Diabetic Males and Females – Is There Difference? Med Devices (Auckl) 2021 Sep 15:14:271–276. doi:https://doi.org/10.2147/MDER.S312739. eCollection 2021.

Andersen H, Gjerstad MD, Jakobsen J: Atrophy of foot muscles: a measure of diabetic neuropathy. Diabetes Care. 2004 Oct;27(10):2382–5.

Armstrong DG, Lavery LA, Harkless LB. Validation of a diabetic wound classification system. The contribution of depth, infection, and ischemia to risk of amputation. Diabetes Care 1998 May;21(5):855–9. doi:https://doi.org/10.2337/diacare.21.5.855.

Arts ML, Bus SA: Twelve steps per foot are recommended for valid and reliable in-shoe plantar pressure data in neuropathic diabetic patients wearing custom made footwear. Clin Biomech (Bristol, Avon). 2011 Oct;26(8):880–4. doi:https://doi.org/10.1016/j.clinbiomech.2011.05.001.

Baranwal N, Yu PK, Siegel NS: Sleep physiology, pathophysiology, and sleep hygiene. Prog Cardiovasc Dis 2023 Mar-Apr:77:59–69. doi:https://doi.org/10.1016/j.pcad.2023.02.005. Epub 2023 Feb 24.

Bartolo D, Galea AM, Formosa C, Gatt A. The Management of Metatarsalgia in Rheumatoid Arthritis Using Simple Insoles: An Effective Concurrent Treatment to Drug Therapy. J Am Podiatr Med Assoc 2022 May-Jun;112(3):18–002. doi:https://doi.org/10.7547/18-002.

Bartsch LP, Block J, Alimusaj M, Schwarze S, Wolf I: Konservative Therapie bei medialer Gonarthrose – Wirkungen von Einlagen mit Außenranderhöhung sowie Unterschenkelorthesen und die Rolle des Sprunggelenks. Orthopädie Technik 74, 2023, 37 – 42

Bellomo TR, Lee S, McCarthy M, Tong KPS, Ferreira SS, Cheung TP, Rose-Sauld S. Management of the diabetic foot. Semin Vasc Surg 2022 Jun;35(2):219–227. doi:https://doi.org/10.1053/j.semvascsurg.2022.04.002. Epub 2022 Apr 12.

Bergmann G, Kniggendorf H, Graichen F, Rohlmann A: Influence of shoes and heel strike on the loading of the hip joint. J Biomech 1995 Jul;28(7):817–27. doi:https://doi.org/10.1016/0021-9290(94)00129-r.

Bonifácio D, Richards J, Selfe J, Curran S, Trede R: Influence and benefits of foot orthoses on kinematics, kinetics and muscle activation during step descent task. Gait Posture 2018 Sep:65:106–111. doi:https://doi.org/10.1016/j.gaitpost.2018.07.041. Epub 2018 Jul 24.

Boulton AJM, Armstrong DG, Kirsner RS, Attinger CE, Lavery LA, Lipsky BA, Mills JL Sr, Steinberg JS. Diagnosis and Management of Diabetic Foot Complications. Arlington (VA): American Diabetes Association; 2018 Oct. ADA Clinical Compendia Series. PMID: 30958663, Bookshelf ID: NBK538977, DOI: 10.2337/db20182-1

Brüggemann GP: Bewegung und Belastung: Ansätze zur Vermeidung von Gelenksabnutzung und Überlastungsschäden. Internationale Fachmesse und Kongress, Köln, 20.-21.10.2015

Bus SA, Haspels R, Busch-Westbroek TE: Evaluation and optimization of therapeutic footwear for neuropathic diabetic foot patients using in-shoe plantar pressure analysis. Diabetes Care. 2011 Jul;34(7):1595–600. doi:https://doi.org/10.2337/dc10-2206. Epub 2011 May 24.

Bus SA, Lavery LA, Monteiro-Soares M, Rasmussen A, Raspovic A, Sacco ICN, van Netten JJ; International Working Group on the Diabetic Foot. Guidelines on the prevention of foot ulcers in persons with diabetes (IWGDF 2019 update). Diabetes Metab Res Rev 2020a Mar:36 Suppl 1:e3269. doi:https://doi.org/10.1002/dmrr.3269.

Bus SA, Armstrong DG, Gooday C, Jarl G, Caravaggi C, Viswanathan V, Lazzarini PA; International Working Group on the Diabetic Foot (IWGDF). Guidelines on offloading foot ulcers in persons with diabetes (IWGDF 2019 update). Diabetes Metab Res Rev 2020b Mar:36 Suppl 1:e3274. doi:10.1002/dmrr.3274.

Bus SA, Reeves ND, Armstrong DG, Najafi B. Offloading and adherence through technological advancements: Modern approaches for better foot care in diabetes. Diabetes Metab Res Rev 2024 Feb;40(2):e3769. doi:https://doi.org/10.1002/dmrr.3769.

Cabrera-Sánchez JM, Reina-Bueno M, Palomo-Toucedo IC, Vázquez-Bautista MDC, Núñez-Baila MÁ, González-López JR. Effect of Foot Orthoses and Footwear in People with Rheumatoid Arthritis: An Updated Systematic Review. Healthcare (Basel) 2024 Oct 11;12(20):2017. doi:https://doi.org/10.3390/healthcare12202017.

Caselli A, Pham H, Giurini JM, Armstrong DG, Veves A: The forefoot-to-rearfoot plantar pressure ratio is increased in severe diabetic neuropathy and can predict foot ulceration. Diabetes Care. 2002 Jun;25(6):1066–71.

Cazeau C, Stiglitz Y: Effects of gastrocnemius tightness on forefoot during gait. Foot Ankle Clin. 2014 Dec;19(4):649–57. doi: https://doi.org/10.1016/j.fcl.2014.08.003. Epub 2014 Sep 22.

Chang MC, Choo YJ. Comparative Efficacy of 3D-Printed Insoles in Managing Common Foot Conditions: A Review. Med Sci Monit 2025 Feb 12:31:e947252. doi:https://doi.org/10.12659/MSM.947252.

Cherelstein RE, Kuenze C, Harkey MS, Walaszek MC, Grozier C, Brumfield ER, Lewis JN, Hughes GA, Chang ES: Evaluating Gait with Force Sensing Insoles 6 Months after Anterior Cruciate Ligament Reconstruction: An Autograft Comparison. Med Sci Sports Exerc 2025 Jan 1;57(1):210–216. doi:https://doi.org/10.1249/MSS.0000000000003554. Epub 2024 Sep 16.

Colberg SR, Sigal RJ, Yardley JE, Riddell MC, Dunstan DW, Dempsey PC, Horton ES, Castorino K, Tate DF. Physical activity/exercise and diabetes: a position statement of the American Diabetes Association. Diabetes Care 2016 Nov;39(11):2065–2079. doi:https://doi.org/10.2337/dc16-1728.

Collings R, Freeman J, Latour JM, Paton J. Footwear and insole design features for offloading the diabetic at risk foot-A systematic review and meta-analyses. Endocrinol Diabetes Metab 2020 Apr 11;4(1):e00132. doi:10.1002/edm2.132. eCollection 2021 Jan.

Collins KA, Turner MJ, Hubbard-Turner T, Thomas AC: Gait and plantar sensation changes following massage and textured insole application in patients after anterior cruciate ligament reconstruction. Gait Posture 2020 Sep:81:254–260. doi:https://doi.org/10.1016/j.gaitpost.2020.08.117. Epub 2020 Aug 17.

Colò G, Fusini F, Melato M, De Tullio V, Logrieco G, Leigheb M, Surace MF. The effectiveness of shoe modifications and foot orthoses in conservative treatment of lesser toe deformities: a review of literature. Musculoskelet Surg 2024 Nov 5. doi:https://doi.org/10.1007/s12306-024-00871-9. Online ahead of print.

Crawford F, Chappell FM, Lewsey J, Riley R, Hawkins N, Nicolson D, Heggie R, Smith M, Horne M, Amanna A, Martin A, Gupta S, Gray K, Weller D, Brittenden J, Leese G. Risk assessments and structured care interventions for prevention of foot ulceration in diabetes: development and validation of a prognostic model. Health Technol Assess 2020a Nov;24(62):1–198. doi:https://doi.org/10.3310/hta24620.

Crawford F, Nicolson DJ, Amanna AE, Martin A, Gupta S, Leese GP, Heggie R, Chappell FM, McIntosh HH. Preventing foot ulceration in diabetes: systematic review and meta-analyses of RCT data. Diabetologia 2020b Jan;63(1):49–64. doi:https://doi.org/10.1007/s00125-019-05020-7. Epub 2019 Nov 27.

DDG Arbeitsgemeinschaft Diabetischer Fuß, Schuhversorgung und Risikoklassen beim Diabetischen Fußsyndrom (DFS) und analogen Neuro-Angio-Arthropathien (Stand 21.02.2024)

De Cock A, Willems T, Witvrouw E, Vanrenterghem J, De Clercq D. A functional foot type classification with cluster analysis based on plantar pressure distribution during jogging. Gait & posture. 2006; 23 (3):339–347. doi:https://doi.org/10.1016/j.gaitpost.2005.04.011

Del Duchetto F, Dussault-Picard C, Gagnon M, Dixon P, Cherni Y: Can Foot Orthoses Benefit Symptomatic Runners? Mechanistic and Clinical Insights Through a Scoping Review. Sports Med Open 2024 Oct 4;10(1):108. doi:https://doi.org/10.1186/s40798-024-00774-w.

Deng Z, Yang X, Li X, Xue X, Luo H, Wu G, Zeng L, Qi Y, Li N: Effect of lateral wedge-shaped orthopedic insole on patients with genu varus: A protocol for systematic review and meta-analysis. PLoS One 2022 Sep 16;17(9):e0274789. doi:https://doi.org/10.1371/journal.pone.0274789. eCollection 2022.

De Nys L, Anderson K, Ofosu EF, Ryde GC, Connelly J, Whittaker AC: The effects of physical activity on cortisol and sleep: A systematic review and meta-analysis. Psychoneuroendocrinology 2022 Sep:143:105843. doi:https://doi.org/10.1016/j.psyneuen.2022.105843. Epub 2022 Jun 24.

de Oliveira HAV, Natour J, Vassalli M, Rosenfeld A, Jennings F, Jones A. Effectiveness of customized insoles in patients with Morton's neuroma: a randomized, controlled, double-blind clinical trial. Clin Rehabil 2019 Dec;33(12):1898–1907. doi:https://doi.org/10.1177/0269215519873949. Epub 2019 Sep 11.

Deschamps K, Matricali GA, Roosen P, Desloovere K, Bruyninckx H, Spaepen P, et al. Classification of Forefoot Plantar Pressure Distribution in Persons with Diabetes: A Novel Perspective for the Mechanical Management of Diabetic Foot? PLoS ONE. 2013 11; 8(11):e79924. doi:10.1371/journal.pone. 0079924 PMID: 24278219

Dingeldey E, Oblinger B. [Flatfoot in children] [Article in German]. Orthopadie (Heidelb) 2024 May;53(5):379–390. doi:https://doi.org/10.1007/s00132-024-04490-x. Epub 2024 Apr 5.

Dingenen B, Peeraer L, Deschamps K, Fieuws S, Janssens L, Staes F: Muscle-Activation Onset Times With Shoes and Foot Orthoses in Participants With Chronic Ankle Instability. J Athl Train 2015 Jul;50(7):688–96. doi:https://doi.org/10.4085/1062-6050-50.2.02. Epub 2015 Apr 9.

Eurocom e.V. Diabetes-Fußsyndrom. Krankheitsbild, Diagnose, Therapie. Informations-Handbuch. European manufacturers federation for compression therapy and orthopaedic devices (Europäische Herstellervereinigung für Kompressionstherapie und orthopädische Hilfsmittel). 2013, Düren

Federer AE, Tainter DM, Adams SB, Schweitzer KM Jr. Conservative Management of Metatarsalgia and Lesser Toe Deformities. Foot Ankle Clin 2018 Mar;23(1):9–20. doi:https://doi.org/10.1016/j.fcl.2017.09.003. Epub 2017 Nov 11.

Fernando M, Crowther R, Lazzarini P, Sangla K, Cunningham M, Buttner P, Golledge J: Biomechanical characteristics of peripheral diabetic neuropathy: A systematic review and meta-analysis of findings from the gait cycle, muscle activity and dynamic barefoot plantar pressure. Clin Biomech (Bristol, Avon). 2013 Oct;28(8):831–45. doi:https://doi.org/10.1016/j.clinbiomech.2013.08.004. Epub 2013 Aug 27.

Frecklington M, Dalbeth N, McNair P, Gow P, Williams A, Carroll M, Rome K. Footwear interventions for foot pain, function, impairment and disability for people with foot and ankle arthritis: A literature review. Semin Arthritis Rheum 2018 Jun;47(6):814–824. doi:https://doi.org/10.1016/j.semarthrit.2017.10.017. Epub 2017 Nov 3.

Frecklington M, Dalbeth N, McNair P, Morpeth T, Vandal AC, Gow P, Rome K. Effects of a footwear intervention on foot pain and disability in people with gout: a randomised controlled trial. Arthritis Res Ther 2019 Apr 24;21(1):104. doi:https://doi.org/10.1186/s13075-019-1886-y.

Frecklington M, Dalbeth N, McNair P, Vandal A, Gow P, Rome K. Effects of worn and new footwear on plantar pressure in people with gout. BMC Musculoskelet Disord 2021 May 24;22(1):475. doi:https://doi.org/10.1186/s12891-021-04370-x.

Gao Q, Li J, Wang Q, Liu D, Guo L. Comparative analysis of sensory-motor function and its correlation with gait biomechanics in patients with unilateral chronic ankle instability. J Orthop Surg Res 2025 Apr 19;20(1):396. doi:https://doi.org/10.1186/s13018-025-05811-2.

Godoy-Santos AL, Fonseca LF, de Cesar Netto C, Giordano V, Valderrabano V, Rammelt S: Ankle Osteoarthritis. Rev Bras Ortop (Sao Paulo) 2020 May 29;56(6):689–696. doi:10.1055/s-0040-1709733. eCollection 2021 Dec.

Gracia-Sánchez A, López-Pineda A, Lázaro-Martínez JL, Pérez A, Pomares-Gómez FJ, Fernández-Seguín LM, Gil-Guillén VF, Chicharro-Luna E. Consensus-based recommendations on physical activity and exercise in patients with diabetes at risk of foot ulcerations: a Delphi study. Braz J Phys Ther 2023 Mar-Apr;27(2):100500. doi:https://doi.org/10.1016/j.bjpt.2023.100500. Epub 2023 Apr 6.

Haris F, Liau B-Y, Jan Y-K, Akbari VBH, Primanda Y, Lin K-H, Lung CW. A review of the plantar pressure distribution effects from insole materials and at different walking speeds. Appl. Sci. 11, 2021, 11851. doi:https://doi.org/10.3390/app112411851

Hatton AL, Chatfield MD, Cattagni T, Vicenzino B. The effects of vibrating shoe insoles on standing balance, walking, and ankle-foot muscle activity in adults with diabetic peripheral neuropathy. Gait Posture 2024 Jun:111:8–13. doi:https://doi.org/10.1016/j.gaitpost.2024.04.008. Epub 2024 Apr 9.

Hemler SL, Ntella SL, Jeanmonod K, Köchli C, Tiwari B, Civet Y, Perriard Y, Pataky Z. Intelligent plantar pressure offloading for the prevention of diabetic foot ulcers and amputations. Front Endocrinol (Lausanne) 2023 Jul 4:14:1166513. doi:https://doi.org/10.3389/fendo.2023.1166513. eCollection 2023.

Herchenröder M, Wilfling D, Steinhäuser J. Evidence for foot orthoses for adults with flatfoot: a systematic review. J Foot Ankle Res 2021 Nov 29;14(1):57. doi:https://doi.org/10.1186/s13047-021-00499-z.

Hoch JM, Perkins WO, Hartman JR, Hoch MC: Somatosensory deficits in post-ACL reconstruction patients: A case-control study. Muscle Nerve 2017 Jan;55(1):5–8. doi:https://doi.org/10.1002/mus.25167. Epub 2016 Oct 11.

Höhne A, Ali S, Stark C, Brüggemann GP: Reduced plantar cutaneous sensation modifies gait dynamics, lower-limb kinematics and muscle activity during walking. Eur J Appl Physiol 2012 Nov;112(11):3829–38. doi:https://doi.org/10.1007/s00421-012-2364-2. Epub 2012 Mar 6.

Huang C, Chen LY, Liao YH, Masodsai K, Lin YY. Effects of the Short-Foot Exercise on Foot Alignment and Muscle Hypertrophy in Flatfoot Individuals: A Meta-Analysis. Int J Environ Res Public Health 2022 Sep 22;19(19):11994. doi:https://doi.org/10.3390/ijerph191911994.

Hunt MA, Tse CTF, Ryan MB, Scott A, Sayre EC: Clinically-accessible and laboratory-derived predictors of biomechanical response to standalone and supported lateral wedge insoles in people with knee osteoarthritis. J Foot Ankle Res 2023 Oct 26;16(1):74. doi:https://doi.org/10.1186/s13047-023-00671-7.

IWGDF 2023 Guidelines on the classification of foot ulcers in people with diabetes. IWGDF 2023 update. Part of the 2023 IWGDF Guidelines on the prevention and management of diabetes-related foot disease IWGDF Guidelines.

Jafarnezhadgero A, Mousavi SH, Madadi-Shad M, Hijmans JM: Quantifying lower limb inter-joint coordination and coordination variability after four-month wearing arch support foot orthoses in children with flexible flat feet. Hum Mov Sci 2020 Apr:70:102593. doi:https://doi.org/10.1016/j.humov.2020.102593. Epub 2020 Feb 28.

Jafarnezhadgero A, Esmaeili A, Hamed Mousavi S, Granacher U. Effects of foot orthoses application during walking on lower limb joint angles and moments in adults with flat Feet: A systematic review with Meta-Analysis. J Biomech 2024 Nov:176:112345. doi:https://doi.org/10.1016/j.jbiomech.2024.112345. Epub 2024 Sep 25.

Jamali A, Forghany S, Bapirzadeh K, Nester C: The Effect of Three Different Insoles on Ankle Movement Variability during Walking in Athletes with Functional Ankle Instability. Adv Biomed Res 2019 Jun 28:8:42. doi:https://doi.org/10.4103/abr.abr_69_19. eCollection 2019.

Jaques G, Ulrich B, Hoffmann L, Jolles BM, Favre J: Walking with Different Insoles Changes Lower-Limb Biomechanics Globally in Patients with Medial Knee Osteoarthritis. J Clin Med 2023 Mar 3;12(5):2016. doi:https://doi.org/10.3390/jcm12052016.

Jeffcoate WJ, Bus SA, Game FL, Hinchliffe RJ, Price PE, Schaper NC; International Working Group on the Diabetic Foot and the European Wound Management Association. Reporting standards of studies and papers on the prevention and management of foot ulcers in diabetes: required details and markers of good quality. Lancet Diabetes Endocrinol 2016 Sep;4(9):781–788. doi:https://doi.org/10.1016/S2213-8587(16)30012-2. Epub 2016 May 10.

Jiao X, Hu T, Li Y, Wang B, Acquah MEE, Wang Z, Chen Q, Gan Y, Gu D. Association between Elastic Modulus of Foot Soft Tissues and Gait Characteristics in Young Individuals with Flatfoot. Bioengineering (Basel) 2024 Jul 18;11(7):728. doi:https://doi.org/10.3390/bioengineering11070728.

Kanaley JA, Colberg SR, Corcoran MH, Malin SK, Rodriguez NR, Crespo CJ, Kirwan JP, Zierath JR. Exercise/Physical Activity in Individuals with Type 2 Diabetes: A Consensus Statement from the American College of Sports Medicine. Med Sci Sports Exerc 2022 Feb 1;54(2):353–368. doi:https://doi.org/10.1249/MSS.0000000000002800.

Kanchanasamut W, Pensri P: Effects of weight-bearing exercise on a mini-trampoline on foot mobility, plantar pressure and sensation of diabetic neuropathic feet; a preliminary study. Diabet Foot Ankle. 2017 Feb 20;8(1):1287239. doi:https://doi.org/10.1080/2000625X.2017.1287239. eCollection 2017.

Kennedy PM, Inglis JT: Distribution and behaviour of glabrous cutaneous receptors in the human foot sole. J Physiol. 2002 Feb 1;538(Pt 3):995–1002.

Kellgren JH, Lawrence JS: Radiological assessment of osteo-arthrosis. Ann Rheum Dis 1957 Dec;16(4):494–502. doi:https://doi.org/10.1136/ard.16.4.494.

Kernozek TW, Greany JF, Heizler C: Plantar loading asymmetry in American Indians with diabetes and peripheral neuropathy, with diabetes only, and without diabetes. J Am Podiatr Med Assoc. 2013 Mar-Apr;103(2):106–12.

Kluding PM, Pasnoor M, Singh R, Jernigan S, Farmer K, Rucker J, Sharma NK, Wright DE: The effect of exercise on neuropathic symptoms, nerve function, and cutaneous innervation in people with diabetic peripheral neuropathy. J Diabetes Complications. 2012 Sep-Oct;26(5):424–9. doi: https://doi.org/10.1016/j.jdiacomp.2012.05.007. Epub 2012 Jun 18.

Korada H, Maiya A, Rao SK, Hande M. Effectiveness of customized insoles on maximum plantar pressure in diabetic foot syndrome: A systematic review. Diabetes Metab Syndr 2020 Sep-Oct;14(5):1093–1099. doi:https://doi.org/10.1016/j.dsx.2020.06.041. Epub 2020 Jul 4.

Kumar CG, Rajagopal KV, Hande HM, Maiya AG, Mayya SS: Intrinsic foot muscle and plantar tissue changes in type 2 diabetes mellitus. J Diabetes. 2015 Nov;7(6):850–7. doi:https://doi.org/10.1111/1753-0407.12254. Epub 2015 Mar 24.

Laube W: Pathophysiologie des Sensomotorischen Systems nach Verletzungen und bei degenerativen Gelenkerkrankungen. in: Laube, W (Hrsg.): Sensomotorisches System. Thieme, Stuttgart – New York, 2009, S. 375–439

Laube W, Kaune M, Pfaff G: Neue Serie Einlagen und Sensomotorik: Die Sensoren der Fußsohle und ihre Funktionen. Orthopädieschuhtechnik – Zeitschrift für Prävention und Rehabilitation. Heft 7/8 (2017) 28– 31

Laube W, Kaune M, Pfaff G: Die Sensomotorik des Gehens bei Diabetes mellitus Typ II (Teil 2). Orthopädieschuhtechnik – Zeitschrift für Prävention und Rehabilitation. Heft 1 (2019) 25–29

Laube W: Bewegungsmangel Dekonditionierung, Krankheit, Schmerzen, Alter. Springer, Heidelberg-Berlin, 2023

Lobmann R, Kasten G, Kasten U, Lehnert H: Association of increased plantar pressures with peripheral sensorimotor and peripheral autonomic neuropathy in Type 2 diabetic patients. Diabetes Nutr Metab. 2002 Jun;15(3):165–8.

Maddali Bongi S, Del Rosso A, Mikhaylova S, Landi G, Ferretti B, Cavigli E, Baccini M, Matucci-Cerinic M. A comparison of two podiatric protocols for metatarsalgia in patients with rheumatoid arthritis and osteoarthritis. Clin Exp Rheumatol 2014 Nov-Dec;32(6):855–63. Epub 2014 Dec 1.

Malorgio A, Malorgio M, Benedetti M, Casarosa S, Cannataro R. High intensity resistance training as intervention method to knee osteoarthritis. Sports Med Health Sci 2021 Feb 17;3(1):46–48. doi:10.1016/j.smhs.2021.02.005. eCollection 2021 Mar.

Martinez-Santos A, Preece S, Nester CJ. Evaluation of orthotic insoles for people with diabetes who are at-risk of first ulceration. J Foot Ankle Res 2019 Jun 18:12:35. doi:https://doi.org/10.1186/s13047-019-0344-z. eCollection 2019.

Melai T, Schaper NC, Ijzerman TH, de Lange TL, Willems PJ, Lima Passos V, Lieverse AG, Meijer K, Savelberg HH: Lower leg muscle strengthening does not redistribute plantar load in diabetic polyneuropathy: a randomised controlled trial. J Foot Ankle Res. 2013 Oct 18;6(1):41. doi:https://doi.org/10.1186/1757-1146-6-41.

Mills JL Sr, Conte MS, Armstrong DG, Pomposelli FB, Schanzer A, Sidawy AN, Andros G; Society for Vascular Surgery Lower Extremity Guidelines Committee. The Society for Vascular Surgery Lower Extremity Threatened Limb Classification System: risk stratification based on wound, ischemia, and foot infection (WIfI). J Vasc Surg 2014 Jan;59(1):220–34.e1-2. doi:https://doi.org/10.1016/j.jvs.2013.08.003. Epub 2013 Oct 12.

Morbach S, Eckhard M, Koller A, Lobmann R, Müller E, Reike H, Risse A, Rümenapf G, Spraul M. Diabetisches Fußsyndrom. Diabetol Stoffwechs 2023; 18 (Suppl 2): S381–S392 DOI https://doi.org/10.1055/a-2076-0273

Niemann U, Spiliopoulou M, Szczepanski T, Samland F, Grützner J, Senk D, Ming A, Kellersmann J, Malanowski J, Klose S, Mertens PR: Comparative Clustering of Plantar Pressure Distributions in Diabetics with Polyneuropathy May Be Applied to Reveal Inappropriate Biomechanical Stress. PLoS One. 2016 Aug 16;11(8):e0161326. doi:https://doi.org/10.1371/journal.pone.0161326. eCollection 2016.

NVL Typ 2 Diabetes: Bundesärztekammer (BÄK), Kassenärztliche Bundesvereinigung (KBV), Arbeitsgemeinschaft der Wissenschaftlichen Medizinischen Fachgesellschaften (AWMF). Nationale VersorgungsLeitlinie Typ-2-Diabetes – Langfassung. Version 3.0. 2023. [abgerufen 2025-05-15]. DOI: https://doi.org/10.6101/AZQ/000503. www.leitlinien.de/diabetes

Örneholm H, Apelqvist J, Larsson J, et al. High probability of healing without amputation of plantar forefoot ulcers in patients with diabetes. Wound Repair Regen. 2015 Nov 12;23(6): 922–931. PubMed PMID: 26084518. DOI:https://doi.org/10.1111/wrr.12328

Orlando G, Brown S, Jude E, Bowling FL, Boulton AJM, Reeves ND. Acute Effects of Vibrating Insoles on Dynamic Balance and Gait Quality in Individuals With Diabetic Peripheral Neuropathy: A Randomized Crossover Study. Diabetes Care 2024 Jun 1;47(6):1004–1011. doi:https://doi.org/10.2337/dc23-1858.

Owings TM, Woerner JL, Frampton JD, Cavanagh PR, Botek G. Custom therapeutic insoles based on both foot shape and plantar pressure measurement provide enhanced pressure relief. Diabetes Care 2008 May;31(5):839–44. doi:https://doi.org/10.2337/dc07-2288. Epub 2008 Feb 5.

Palmowski Y, Popović S, Kosack D, Damm P: Analysis of hip joint loading during walking with different shoe types using instrumented total hip prostheses. Sci Rep 2021a May 12;11(1):10073. doi:https://doi.org/10.1038/s41598-021-89611-8.

Palmowski Y, Popovic S, Schuster SG, Hardt S, Damm P: In vivo analysis of hip joint loading on Nordic walking novices. J Orthop Surg Res 2021b Oct 14;16(1):596. doi:https://doi.org/10.1186/s13018-021-02741-7.

Palomo-Fernández I, Martín-Casado L, Marcos-Tejedor F, Aldana-Caballero A, Rubio-Arias JÁ, Jiménez-Díaz JF: Lateral wedge insoles and their use in ankle instability. Scand J Med Sci Sports 2023 Sep;33(9):1716–1725. doi:https://doi.org/10.1111/sms.14414. Epub 2023 Jun 2.

Park CH, Chang MC. Forefoot disorders and conservative treatment. Yeungnam Univ J Med 2019 May;36(2):92–98. doi:https://doi.org/10.12701/yujm.2019.00185. Epub 2019 May 14.

Pataky Z, Assal JP, Conne P, Vuagnat H, Golay A: Plantar pressure distribution in Type 2 diabetic patients without peripheral neuropathy and peripheral vascular disease. Diabet Med. 2005 Jun;22(6):762–7.

Patry J, Belley R, Côté M, Chateau-Degat ML: Plantar pressures, plantar forces, and their influence on the pathogenesis of diabetic foot ulcers: a review. J Am Podiatr Med Assoc. 2013 Jul-Aug;103(4):322–32.

Pearl R: Lifestyle Medicine: Overcoming Systemic and Cultural Barriers to Better, More Affordable Care. Am J Lifestyle Med 2023 Mar 30;17(5):626–631. doi:10.1177/15598276231166321. eCollection 2023 Sep-Oct.

Prompers L, Huijberts M, Apelqvist J, et al. High prevalence of ischaemia, infection and serious comorbidity in patients with diabetic foot disease in Europe. Baseline results from the Eurodiale study. Diabetologia. 2007 Jan;50(1):18–25. PubMed PMID: 17093942. DOI:https://doi.org/10.1007/s00125-006-0491-1.

Putz Z, Tabák AG, Tóth N, Istenes I, Németh N, Gandhi RA, Hermányi Z, Keresztes K, Jermendy G, Tesfaye S, Kempler P: Noninvasive evaluation of neural impairment in subjects with impaired glucose tolerance. Diabetes Care. 2009 Jan;32(1):181–3. doi:https://doi.org/10.2337/dc08-1406. Epub 2008 Oct 3.

Ramos-Petersen L, Nester CJ, Ortega-Avila AB, Skidmore S, Gijon-Nogueron G. A qualitative study exploring the experiences and perceptions of patients with rheumatoid arthritis before and after wearing foot orthoses for 6 months. Health Soc Care Community 2021 May;29(3):829–836. doi:https://doi.org/10.1111/hsc.13316. Epub 2021 Feb 9.

Ren Y, Wang H, Song X, Wu Y, Lyu Y, Zeng W. Advancements in diabetic foot insoles: a comprehensive review of design, manufacturing, and performance evaluation. Front Bioeng Biotechnol 2024 Jul 15:12:1394758. doi:https://doi.org/10.3389/fbioe.2024.1394758. eCollection 2024.

Rojas-Torres F, Infanzón-Talango H, García-Ulloa AC, Hernández-Jiménez S, Rodríguez-Reyes G. Exploring plantar pressure distribution in patients with newly diagnosed diabetes: Implications for foot ulcer prevention in an overweight Mexican population. Endocrinol Diabetes Nutr (Engl Ed) 2024 Oct;71(8):340–347. doi:https://doi.org/10.1016/j.endien.2024.09.007.

Rossi R, Cottino U, Bruzzone M, Dettoni F, Bonasia DE, Rosso F. Total knee arthroplasty in the varus knee: tips and tricks. Int Orthop 2019 Jan;43(1):151–158. doi:https://doi.org/10.1007/s00264-018-4116-3. Epub 2018 Aug 23.

Sacco IC, Bacarin TA, Canettieri MG, Hennig EM: Plantar pressures during shod gait in diabetic neuropathic patients with and without a history of plantar ulceration. J Am Podiatr Med Assoc. 2009 Jul-Aug;99(4):285–94.

Schaper NC, van Netten JJ, Apelqvist J, Bus SA, Hinchliffe RJ, Lipsky BA; IWGDF Editorial Board. Practical Guidelines on the prevention and management of diabetic foot disease (IWGDF 2019 update). Diabetes Metab Res Rev 2020 Mar:36 Suppl 1:e3266. doi:https://doi.org/10.1002/dmrr.3266.

Schneider F, Krenn V, Hans V, Walter M: Verteilungsmuster enkapsulierter Mechanorezeptoren im Bereich der Fußsohle des Menschen. Deutsche Gesellschaft für Unfallchirurgie. Deutsche Gesellschaft für Orthopädie und orthopädische Chirurgie. Berufsverband der Fachärzte für Orthopädie. 68. Jahrestagung der Deutschen Gesellschaft für Unfallchirurgie, 90. Tagung der Deutschen Gesellschaft für Orthopädie und Orthopädische Chirurgie und 45. Tagung des Berufsverbandes der Fachärzte für Orthopädie. Berlin, 19.-23.10.2004. Düsseldorf, Köln: German Medical Science; 2004. Doc04dguO13-1449

Shaw KE, Charlton JM, Perry CKL, de Vries CM, Redekopp MJ, White JA, Hunt MA: The effects of shoe-worn insoles on gait biomechanics in people with knee osteoarthritis: a systematic review and meta-analysis. Br J Sports Med 2018 Feb;52(4):238–253. doi:https://doi.org/10.1136/bjsports-2016-097108. Epub 2017 Jul 6.

Shi QQ, Li PL, Yick KL, Jiao J, Liu QL. Influence of Contoured Insoles with Different Materials on Kinematics and Kinetics Changes in Diabetic Elderly during Gait. Int J Environ Res Public Health 2022 Sep 30;19(19):12502. doi:https://doi.org/10.3390/ijerph191912502.

Sejbuk M, Mirończuk-Chodakowska I, Witkowska AM: Sleep Quality: A Narrative Review on Nutrition, Stimulants, and Physical Activity as Important Factors. Nutrients 2022 May 2;14(9):1912. doi:https://doi.org/10.3390/nu14091912.

Shen J, Liu F, Zeng H, Wang J, Zhao JG, Zhao J, Lu FD, Jia WP: Vibrating perception threshold and body mass index are associated with abnormal foot plantar pressure in type 2 diabetes outpatients. Diabetes Technol Ther. 2012 Nov;14(11):1053–9. doi:https://doi.org/10.1089/dia.2012.0146. Epub 2012 Aug 30.

Simonsen EB: Contributions to the understanding of gait control. Dan Med J. 2014 Apr;61(4):B4823

Simonsen MB, Hirata RP, Næsborg-Andersen K, Leutscher PDC, Hørslev-Petersen K, Woodburn J, Andersen MS. Different types of foot orthoses effect on gait mechanics in patients with rheumatoid arthritis. J Biomech 2022 Jun:139:110496. doi:https://doi.org/10.1016/j.jbiomech.2021.110496. Epub 2021 Apr 30.

Skopljak A, Sukalo A, Batic-Mujanovic O, Muftic M, Tiric-Campara M, Zunic L. Assessment of diabetic polyneuropathy and plantar pressure in patients with diabetes mellitus in prevention of diabetic foot. Med Arch. 2014 Dec;68(6):389–93. doi:https://doi.org/10.5455/medarh.2014.68.389-393. Epub 2014 Dec 16.

Steinberg N, Tirosh O, Adams R, Karin J, Waddington G: Does Wearing Textured Insoles during Non-class Time Improve Proprioception in Professional Dancers? Int J Sports Med. 2015a Nov;36(13):1093–9. doi:https://doi.org/10.1055/s-0035-1554633. Epub 2015 Sep 2.

Steinberg N, Waddington G, Adams R, Karin J, Tirosh O: Use of a Textured Insole to Improve the Association Between Postural Balance and Ankle Discrimination in Young Male and Female Dancers. Med Probl Perform Art. 2015b Dec;30(4):217–23.

Steinberg N, Waddington G, Adams R, Karin J, Begg R, Tirosh O: Can textured insoles improve ankle proprioception and performance in dancers? J Sports Sci. 2016a Aug;34(15):1430–7. doi:https://doi.org/10.1080/02640414.2015.1117120. Epub 2015 Nov 30.

Steinberg N, Waddington G, Adams R, Karin J, Tirosh O: The effect of textured ballet shoe insoles on ankle proprioception in dancers. Phys Ther Sport. 2016b Jan;17:38–44. doi:https://doi.org/10.1016/j.ptsp.2015.04.001. Epub 2015 Apr 30.

Strzalkowski ND, Mildren RL, Bent LR: Thresholds of cutaneous afferents related to perceptual threshold across the human foot sole. J Neurophysiol 2015 Oct;114(4):2144–51. doi:https://doi.org/10.1152/jn.00524.2015. Epub 2015 Aug 19.

Strzalkowski NDJ, Peters RM, Inglis JT, Bent LR: Cutaneous afferent innervation of the human foot sole: what can we learn from single-unit recordings? J Neurophysiol 2018 Sep 1;120(3):1233–1246. doi:https://doi.org/10.1152/jn.00848.2017. Epub 2018 Jun 6.

Syed N, Maiya AG, Hanifa N, Goud S: Plantar pressures in diabetes with no known neuropathy. J Diabetes. 2013 Sep;5(3):302–8. doi:https://doi.org/10.1111/1753-0407.12016. Epub 2013 May 29.

Tang Y, Liang P, Pan J, Zhang C, Ren H, Cheng S, Kong PW: Effects of Ankle Orthoses, Taping, and Insoles on Postural Stability of Individuals with Chronic Ankle Instability: A Systematic Review. Healthcare (Basel) 2023a Sep 18;11(18):2570. doi:https://doi.org/10.3390/healthcare11182570.

Tang Y, Li X, Li Y, Liang P, Guo X, Zhang C, Kong PW: Effects of textured insoles and elastic braces on dynamic stability in patients with functional ankle instability. J Foot Ankle Res 2023b Sep 13;16(1):59. doi:https://doi.org/10.1186/s13047-023-00662-8.

Tezcan ME, Goker B, Lidtke R, Block JA: Long-term effects of lateral wedge orthotics on hip and ankle joint space widths. Gait Posture 2017 Jan:51:36-40. doi: https://doi.org/10.1016/j.gaitpost.2016.09.017. Epub 2016 Sep 21.

Torp DM, Thomas AC, Hubbard-Turner T, Donovan L: Effects of gait training with auditory biofeedback on biomechanics and talar cartilage characteristics in individuals with chronic ankle instability: A randomized controlled trial. Gait Posture 2022 Jun:95:1–8. doi:https://doi.org/10.1016/j.gaitpost.2022.03.013. Epub 2022 Mar 23.

Tse CTF, Ryan MB, Hunt MA: Influence of foot posture on immediate biomechanical responses during walking to variable-stiffness supported lateral wedge insole designs. Gait Posture 2020 Sep:81:21–26. doi:https://doi.org/10.1016/j.gaitpost.2020.06.026. Epub 2020 Jun 27.

Tsikopoulos K, Sidiropoulos K, Kitridis D, Cain Atc SM, Metaxiotis D, Ali A: Do External Supports Improve Dynamic Balance in Patients with Chronic Ankle Instability? A Network Meta-analysis. Clin Orthop Relat Res 2020 Feb;478(2):359–377. doi:https://doi.org/10.1097/CORR.0000000000000946.

van Netten JJ, Price PE, Lavery LA, Monteiro-Soares M, Rasmussen A, Jubiz Y, Bus SA; International Working Group on the Diabetic Foot. Prevention of foot ulcers in the at-risk patient with diabetes: a systematic review. Diabetes Metab Res Rev 2016 Jan:32 Suppl 1:84–98. doi:https://doi.org/10.1002/dmrr.2701.

van Netten JJ, Raspovic A, Lavery LA, Monteiro-Soares M, Paton J, Rasmussen A, Sacco ICN, Bus SA. Prevention of foot ulcers in persons with diabetes at risk of ulceration: A systematic review and meta-analysis. Diabetes Metab Res Rev 2024 Mar;40(3):e3652. doi:https://doi.org/10.1002/dmrr.3652. Epub 2023 May 27.

Van Wezel BM, Ottenhoff FA, Duysens J: Dynamic control of location-specific information in tactile cutaneous reflexes from the foot during human walking. J Neurosci 1997 May 15;17(10):3804–14. doi:https://doi.org/10.1523/JNEUROSCI.17-10-03804.1997.

Viseux FJF: The sensory role of the sole of the foot: Review and update on clinical perspectives. Neurophysiol Clin 2020 Feb;50(1):55–68. doi:https://doi.org/10.1016/j.neucli.2019.12.003. Epub 2020 Jan 29.

Waaijman R, Bus SA: The interdependency of peak pressure and pressure-time integral in pressure studies on diabetic footwear: no need to report both parameters. Gait Posture. 2012 Jan;35(1):1–5. doi:https://doi.org/10.1016/j.gaitpost.2011.07.006. Epub 2011 Sep 25.

Wagner F. A classification and treatment program for diabetic, neuropathic, and dysvascular foot problems. Instr Course Lect. 1979;28(1):143–65

Wagner FW Jr The diabetic foot. Orthopedics 1987 Jan;10(1):163–72. doi:https://doi.org/10.3928/0147-7447-19870101-28.

Waldecker U. Pedographic classification and ulcer detection in the diabetic foot. Foot and Ankle Surgery. 2012; 18(1):42–49. doi:https://doi.org/10.1016/j.fas.2011.03.004 PMID: 22326004

Wang X, Chen L, Liu W, Su B, Zhang Y: Early detection of atrophy of foot muscles in Chinese patients of type 2 diabetes mellitus by high-frequency ultrasonography. J Diabetes Res. 2014;2014:927069. doi:https://doi.org/10.1155/2014/927069. Epub 2014 Aug 6.

World Health Organization: WHO Guidelines on physical activity and sedentary behaviour. Geneva: World Health Organization, 2020. Licence: CC BY-NC-SA 3.0 IGO, ISBN 978-92-4-001512-8 (electronic version), ISBN 978-92-4-001513-5 (print edition)

Wünnemann M, Rosenbaum D: Chronische Tendinopathie der Achillessehne – ein multifaktorielles Beschwerdebild Chronic Achilles Tendinopathy – a Multifactorial Problem. Deutsche Zeitschrift für Sportmedizin, 60 (11), 2009, 339–344

Yavuz M, Ersen A, Monga A, Lavery LA, Garrett AG, Salem Y, Hirschman GB, Myers R. Temperature- and Pressure-Regulating Insoles for Prevention of Diabetic Foot Ulcers. J Foot Ankle Surg 2020 Jul-Aug;59(4):685–688. doi:https://doi.org/10.1053/j.jfas.2019.05.009. Epub 2020 May 6.

Yoo M, D'Silva LJ, Martin K, Sharma NK, Pasnoor M, LeMaster JW, Kluding PM: Pilot Study of Exercise Therapy on Painful Diabetic Peripheral Neuropathy. Pain Med. 2015 Aug;16(8):1482–9. doi: https://doi.org/10.1111/pme.12743. Epub 2015 Mar 20.

Zhang LY, Liu QL, Yick KL, Yip J, Ng SP. Analysis of Diabetic Foot Deformation and Plantar Pressure Distribution of Women at Different Walking Speeds. Int J Environ Res Public Health 2023 Feb 19;20(4):3688. doi:https://doi.org/10.3390/ijerph20043688.

# Einlagen und Schmerz   17

> **Trailer** Einlagen werden weitläufig in der konservativen Therapie von Schmerzsyndromen der Füße und der pedo-kranialen Kette genutzt. Die Biomechanik der Körperstatik und der Bewegungen werden beeinflusst und der Tragekomfort ist der subjektive Ausdruck. Der Arzt und der Orthopädieschuhtechniker müssen die pedo-kraniale Kette im Auge haben, um einen korrigierenden, kompensierenden und schmerzlindernden Effekt auszulösen. Eine starre Standardisierung gibt es nicht. Es **gibt nur sensomotorische Einlagen,** weil jede veränderte Biomechanik der Schnittstelle Fuß-Schuh-Boden sensomotorische Konsequenzen hat. Die Modifizierung beeinflusst Deformitäten und Degenerationen, verändert das Belastungsprofil, die pedo-kraniale Funktion, die Sensomotorik und die Schmerzen. Die Individualisierung der Versorgung steht im Vordergrund. Orthopädieschuhtechnische Versorgung und Training gehören zusammen. Die Wirksamkeit von Einlagen ist eng mit der Aktivität verbunden.

## 17.1   Einlagen: Korrektur, Kompensation, Schmerzlinderung

Einlagen sind weitläufig genutzte Interventionen der konservativen Therapie bei **Schmerzsyndromen der Füße.**

Dazu gehören:

- das Endstadium Plattfuß sowie die Vorstadien Senk-, Spreiz- und Knickfuß,
- die Metatarsalgie,
- die Plantarfasziitis,
- das Morton-Neurom.

© Der/die Autor(en), exklusiv lizenziert an Springer-Verlag GmbH, DE, ein Teil von Springer Nature 2026
W. Laube, *Gehen und Gangsicherheit*,
https://doi.org/10.1007/978-3-662-72826-0_17

Einlagen haben stets immer zwei direkt und untrennbar miteinander gekoppelte **Wirkungskomponenten,** welche die Schmerzsituation beeinflussen können.

1. Sie verändern die biomechanischen Auswirkungen eines gegebenen Schuhs beim Stehen und Gehen auf den Fuß und die Körperstatik, indem sie

   - die durch die Eigenschaften des Schuhs (Design, Material, Konstruktion) geprägte Schnittstelle Fußsohle–Kontaktfläche zum Schuh–Schuhsohle–Untergrund modifizieren und daraus resultierend
   - die Positionierung des Fußes und in der Folge
   - die Biomechanik und somit die Funktion der gesamten pedo-kranialen Gelenkkette beeinflussen, was sich subjektiv im „Tragekomfort" mit psychologischen und neurophysiologischen Konsequenzen niederschlagen kann.

2. Die mechanischen Eigenschaften und die Konstruktion der Einlagen bestimmen gemeinsam mit den Schuhen das auf die Fußsohle einwirkende statische (Stehen) und dynamische (Gehen, Laufen) Druckmuster und somit die Druckverteilung (Pedobarografie) und generieren ein davon direkt abhängiges

   - qualitatives (Muster, Verteilung, Dynamik) und ein von der Struktur der Einlage (weich, gegliedert, Textur/Oberflächenbeschaffenheit) geprägtes
   - quantitatives (Intensität) Afferenzmuster der Mechanosensoren der Fußsohle, einschließlich der Muskulatur und der Gelenkkapseln der vielen Gelenkverbindungen des Fußes bis zur Region Hüftgelenk–Becken–Wirbelsäule. Durch die veränderte Biomechanik ist zugleich das gesamte Afferenzmuster der pedo-kranialen Kette beeinflusst, wobei die Intensität der Beeinflussung und somit die Auswirkungen auch vom Impact während des Gehens und/oder des Laufens abhängig sind.

Der Arzt und der Orthopädieschuhtechniker müssen immer die gesamte pedo-kraniale Kette aus

- anatomischer Sicht (Deformitäten),
- sensomotorisch-koordinativer Sicht (Bewegungsqualität),
- konditioneller Sicht (Kraft, Ausdauer),
- physiologischer Sicht (Gleichgewicht, Gehgeschwindigkeit) bzw.
- pathophysiologischer Sicht (Schmerzen) sowie
- psychologischer Sicht (Verhalten, Kompetenzen, Depressivität, …) im Auge haben.

Die statischen und vor allen Dingen die dynamischen Eigenschaften der vom Fuß ausgehenden und immer wechselseitig gekoppelten biomechanischen und sensomotorischen pedo-kranialen Funktionskette diagnostisch zu erkennen, bildet die Basis dafür, auch die Kettenglieder Knie-, Hüftgelenk und Wirbelsäule schmerzlindernd zu behandeln.

> **Wichtig** Die geänderte bzw. modifizierte Biomechanik durch die „neue" Kombination aus Schuh und Einlage sowie das daraus untrennbar resultierende abgeänderte Afferenzmuster sind die beiden aufeinanderfolgenden funktionalen Kettenglieder eines daran adaptierten Bewegungsprogramms. Bei der Einlagentherapie kommt es darauf an, dass die Kettenglieder Biomechanik und das daraus resultierende „neue motorische Programm" insgesamt einen korrigierenden, kompensierenden und/oder schmerzlindernden Effekt haben. Eine „absolute starre Standardisierung" von Einlagen ist nicht zielführend. Die Versorgung muss den vorliegenden Befunden und nicht den Diagnosen angepasst werden.

Da das Afferenzmuster die motorische Funktion wesentlich bestimmt, sind intensiv stimulierende Einlagen mit sehr rauen Flächen („textured insoles") eine wirksame Intervention zugunsten der Stützsensomotorik, vertreten durch die posturalen Regulationen, die ein Qualitätsmerkmal der Zielsensomotorik sind und somit die Gelenkbelastungen verändern und Schmerzen beeinflussen können. Entsprechend verursachen laut einem systematischen Review mit Metaanalyse rau strukturierte Einlagen (Kenny et al. 2019) sowohl mit als auch ohne visuelle Kontrolle geringe bis moderate vorteilhafte Effekte auf die Auslenkungen des Center of Pressure (CoP). Die Regulation des Gleichgewichts wird präziser und die Auslenkungsgeschwindigkeit wird nur marginal beeinflusst. Dennoch sind die Testergebnisse hinsichtlich der Balance heterogen. Die standardisierten mittleren Differenzen und die Konfidenzintervalle weisen aus, dass stimulierende Einlagen bei gesunden jungen wie älteren Menschen zwar die Gleichgewichtsregulation fördern, aber auch, dass der Effekt nicht durchgängig sicher ist.

> **Wichtig** Eine intensivierte Stimulation plantarer Mechanosensoren begünstigt die Gleichgewichtsregulation bei gesunden jungen und alten Menschen. Hierbei ist offensichtlich zu beachten, dass das Ausmaß der Wirkungen aufgrund differenter Eigenschaften der plantaren Haut oder durch Alterungsprozesse variieren kann, indem dadurch die Sensibilität der Mechanosensoren geringer ist oder der Sensorbesatz Änderungen aufweist. Der koordinative und konditionelle Funktionszustand spielt sehr wahrscheinlich eine Rolle.

## 17.2 Tragekomfort: Komponente der Schmerzlinderung

Ein sehr wesentlicher Aspekt, der die sensomotorischen Veränderungen u. a. antinozizeptiv wirksam werden lässt, ist der subjektive Eindruck des Komforts der Kombination Einlage–Schuh. **„Subjektiver Komfort"** bedeutet zugleich Effizienz des Bewegungsablaufs, Beeinflussung der Reflexmechanismen zugunsten der posturalen Kontrolle sowie Minimierung nicht vortriebswirksamer Kräfte. Er entspricht dem individuellen „preferred movement path" bei Gesunden (Nigg 2001, Burke 2012, Nigg et al. 2017, Brüggemann 2020). Auch bei mit sogenannten „sensomotorischen Einlagen" versorgten Personen, die an einer Charcot-Marie-Tooth-Erkrankung leiden (31–68 Jahre), konnten die biomechanischen Konsequenzen im Bereich des Fußes bis zum Hüftgelenk (siehe oben), die veränderten Bodenreaktivkräfte und Druckwerte und geringe Effekte auf die EMG-Aktivität gemessen werden. Mit diesen objektiven Messwerten gingen ein „höherer subjektiver Komfort", u. a. gegeben durch eine verbesserte Gangfähigkeit, eine gesteigerte Stabilität und Dämpfung sowie die Bevorzugung der „orthopädischen Schuhe mit den Einlagen" einher (Wegener et al. 2016).

▶ **Wichtig** Es muss hervorgehoben werden: **Es gibt keine nichtsensomotorischen Einlagen,** weil **alle Einlagen sensomotorische Einlagen sind.** Denn jede Veränderung der Biomechanik der Schnittstelle Fuß-Schuh-Boden hat sensomotorische Konsequenzen. Die Begriffe „biomechanische", „propriozeptive" oder „Afferenz-stimulierende" Einlagen stehen für die „sensomotorische Einlage" und sollten aus dem Sprachschatz gestrichen werden.

Die dem subjektiven Komfort zugrunde liegende Modifizierung

- der Stabilisationsfähigkeit,
- der biomechanischen Eigenschaften der Gelenkfunktionen,
- der Kinematik (geometrische Beschreibung der Bewegung) und
- der Kinetik (Beschreibung der Änderung der Bewegung durch Kräfte) der Gelenkkette und
- letztendlich die Qualität der Sensomotorik, getriggert durch die Änderung der Afferenz- und Reafferenzmuster, tragen zur Reduzierung von Schmerzen bei.

Männliche, klinisch symptomfreie Probanden (34,3 ± 7,8 Jahre, BMI 23,5 ± 1,3 kg/m²) gingen auf dem Laufband (8 Min, 4 km/h; barfuß, mit Schuhen, mit Schuhen inklusive Einlagen; Russo et al. 2020). Im Vergleich zum Barfußgehen zeigte sich beim Gehen mit jeweils gleichartigen Schuhen ohne und mit gleichartig anatomisch und ergonomisch geformten Einlagen (durchgängig dreilagig, Ethylene-Vinyl-Acetate, Stabilisation des Rückfußes, medialer Fersenkeil, Unterstützung von Mittelfuß und Längsgewölbe, Polsterung des Vorfußes) im Trend eine wahrscheinlich biomechanisch verursachte größere Schrittlänge sowie ein sehr gering erhöhter Schrittzyklus. Die Hirnaktivität (β-Wellen, 12–15 Hz, „sensomotorischer Rhythmus") fiel vom Barfußgehen zum Gehen nur mit Schuhen signifikant ab und sank beim Gehen mit einlagenversorgten Schuhen im Trend weiter. Die reduzierte zerebrale β-Aktivität während des Gehens mit Schuhen sowie mit den hier gewählten Einlagen spiegelte die Reduktion stimulierter Afferenzen („ground stimulation") wider. Die informatorische Beanspruchung des Gehirns war geringer, und die Hirnaktivität, die u. a. mit Aufmerksamkeitsprozessen verbunden ist, nahm ab. Dieser Effekt konnte auch wegen der subjektiv nicht veränderten Anstrengungsempfindung auf einen reduzierten kognitiven Aufwand für die Gangsensomotorik mit verminderten Reaktionen auf äußere Störeinflüsse zurückgeführt und einem „höheren Komfort" zugeschrieben werden.

▶ **Wichtig** Schuhe und Einlagen vermindern gegenüber dem Barfußgehen die Intensität der mechanischen Informationen an das Gehirn und beeinflussen damit die Beanspruchung. Schuhe „dämpfen" und reduzieren und verändern somit die Hirnaktivität. Dies kann eine positive Begründung für das Barfußgehen oder das Gehen mit sogenannten „Barfußschuhen" sein. Das Gehirn wird „intensiver gefordert" und die Aufmerksamkeit für das Gehen wird gesteigert. Das entspricht einem Befund bei alten Menschen (77 ± 5.6 Jahre), indem durch eine intensivere Stimulation von Afferenzen durch sehr grobe (texturierte) Einlagen die Automatie gefördert (Clark et al. 2014) und die Sturzgefährdung reduziert wurde. Ein verstärkter afferenter Informationsfluss ist ein positiver Stimulus für das Lernen und insbesondere für das Erhalten der Gangsensomotorik mit einer guten Gleichgewichtsregulation.

Schuhe müssen prinzipiell als sensomotorisch kontraproduktiv eingeordnet werden. Sie mindern sowohl die Intensität der plantaren Mechanoafferenzen als auch die aus der pedo-kranialen Kette. Zudem wird die zerebrale Beanspruchung reduziert und über unbekannte Zeiträume adaptiert das Gehirn hinsichtlich des Gleichgewichtsverhaltens nachteilig. **Barfußgehen, strukturierte bzw. raue, aber auch stimulierende weiche Einlagen sind ein wertvolles Hilfsmittel bzw. Therapeutikum dagegen.**

Des Weiteren hat die akut veränderte Biomechanik der Schnittstelle Fußsohle–Schuh–Einlagen–Boden bei noch großer Ähnlichkeit einen direkten Einfluss auf die Kinematik des Gehens in Richtung Einschränkung der Variabilität, also in die Richtung einer sehr leichten relativen „Starre". Dies spiegelt die Auswirkung eines weniger variablen und weniger intensiven Afferenzmusters auf die davon abhängige motorische Funktion wider. So beeinflussen kleine Veränderungen der Schnittstelle Fuß-Boden bereits die Kontrolle der Gangrhythmik. Die Variabilität in einem eindeutig durch Vorbedingungen festgelegten System wird verändert. Entsprechend beeinflussen Schuhe mit und ohne Einlagen den „Komfort" und können angestrebte positive aber auch negative Auswirkungen verursachen.

▶ **Wichtig** Der subjektive Komfort ist sowohl bei Gesunden als auch bei Patienten eine wesentliche psycho-physiologische Wirkkomponente, die mit biomechanisch objektivierbaren Veränderungen einhergeht. Die Wahrnehmung „Komfort bzw. Bequemlichkeit" hat somit ein zerebrales Erregungsmuster zur Grundlage, welches u. a. die Qualität des sensomotorischen Bewegungsverhaltens beeinflusst.

## 17.3 Anti-nozizeptive Wirkung von Einlagen in systematischen Reviews und Metaanalysen: eine ausgewählte Kurzübersicht

Eine deskriptive multizentrische Pilotstudie (N = 340; 197 Frauen, 143 Männer; fünf Altersgruppen: <20, 20–29, 30–39, 40–49, >49 Jahre; Patienten mit in Behandlung befindlichen Schmerzen: Fuß, Achillessehne, Knie, Rücken; individuell angefertigte Einlagen nach Woltring/Springer [Springer Aktiv AG]; Tragezeiten: <3 Monate, 3–6 Monate, >6 Monate) zur schmerzlindernden Wirksamkeit sogenannter sensomotorischer Einlagen stützte – unter der erforderlichen Beachtung einer fehlenden Kontrollgruppe und der ungenügenden Betrachtung von Störvariablen – die Hypothese, dass solche Einlagen als eine wirksame Intervention angesehen werden können. Die Schmerzintensität reduzierte sich laut 11-Item-VAS über die Tragezeiten von 6,6 ± 2,1 auf 1,5 ± 1,6 (Becker et al. 2023).

Ein systematisches Review zu Einlagen bei der **Plantarfasziitis**(Schuitema et al. 2019) fasst zusammen, dass vorgefertigte und individualisierte Einlagen die Schmerzen vergleichbar beeinflussen.

Beim **Plattfuß** belegt eine Netzwerk-Metaanalyse (Hoang et al. 2021), dass ein psycho-physisches Trainingsprogramm allein bzw. mit Einlagen signifikant stärker die Schmerzen infolge eines Plattfußes reduziert als die Kombination Einlagen und Dehnbelastungen. Den aktiven Interventionen wird eine höhere Effizienz der Schmerzlinderung zugeschrieben. Das Review mit Metaanalyse aus vier Studien (n = 268) fand heraus (Alam et al. 2025), dass bei einem stark pronierten Fuß (ausgeprägt Senk- bis Plattfuß) neben der Versorgung mit einer angepassten Einlage gegenüber einer „biomechanischen Scheineinlage" das Training der Fußmuskulatur ein wichtiger Therapiebestandteil für die Reduzierung der Schmerzen und der Behinderung beim chronischen Low Back Pain (cLBP) ist.

> ▶ **Wichtig** Fußdeformitäten beeinträchtigen nicht nur die Statik des Fußes selbst und seine Belastbarkeit, sondern beziehen immer die Biomechanik und die Sensomotorik in allen Ebenen bis zum Kopf mit ein. Es entwickeln sich in den verschiedenen Ebenen der Funktionskette interindividuell different ausgeprägte fehlbelastungsbedingte muskulo-skelettale Erkrankungen und Schmerzen (cLBP, Arthrosen). **Die orthopädieschuhtechnische Versorgung und das Training gehören zusammen. Sie sollten „die beiden Seiten einer Medaille" sein.**

Cabrera-Sánchez et al. (2024) finden bei Personen mit einer **rheumatoiden Arthritis**, dass Einlagen Schmerzen lindern, die Behinderung abbauen, subjektiv die Funktion der Füße fördern, die Balance und die kinematischen Merkmale verbessern, aber die Gehfähigkeit nicht beeinflussen. Früher haben dagegen Gijon-Nogueron et al. (2018) in fünf Studien mit 301 Personen zwar eine Minderung der Fußschmerzen bei der rheumatoiden Arthritis gefunden, aber die Metaanalyse konnte keine Unterschiede zwischen der Interventions- und der Kontrollgruppe sowohl in der kurzfristigen als auch der längerfristigen Wirksamkeit belegen. Das systematische Review von Tenten-Diepenmaat et al. (2019) zur Effektivität von Einlagen mit verschiedenen Materialien (weich vs. halbstarr), differenten Typen (maßangefertigt vs. vorgefertigt, Vollkontakt vs. kein Vollkontakt) bzw. mit Modifikationen durch Mittelfußschienen oder Kuppen und Herstellungstechniken (standardisierte maßgefertigte Form vs. individualisiert) bei der rheumatischen Arthritis ließ erkennen, dass weiche gegenüber halbstarren Einlagen die plantaren Druckwerte im Vorfuß umgehend mit mittlerem Wirkungseffekt reduzieren. Alle weiteren Vergleiche der primären (Fußfunktion, Schmerzen) und sekundären Outcomes (physische Funktion, gesundheitsrelevante Lebensqualität, Compliance, Patientenzufriedenheit, Kosten, negative Effekte) waren entweder ohne signifikante Differenzen oder lieferten keine schlüssigen Ergebnisse zugunsten einer Variante. Die gepoolten Scores für die Diagnostik der Fußschmerzen blieben zwischen den weichen und den semirigiden Einlagen ohne nennenswerte Differenz. Bereits vorher fanden Hennessy et al. (2012) eine nur schwache schmerzlindernde Wirkung und gering reduzierte plantare Druckwerte im Vorfuß durch individualisierte Einlagen (17 Studien, ≥18 Jahre). Die Ergebnisse zur Funktion der Füße, der Gehgeschwindigkeit und biomechanischen Parameter des Gehens sind uneindeutig. Der Effekt auf die Schmerzen ist auch beim Review von (Conceição et al. 2015, 3 Studien, 110 Patienten) vorhanden, aber die Behinderung wird nicht gemindert.

Bei einem **medialen tibialen Stresssyndrom** können Einlagen, vergleichbar der Wirkung einer extrakorporalen Stoßwellentherapie, die Schmerzen lindern (Menèndez et al. 2020).

Einlagen mit einem lateralen Keil („lateral wedge insoles") sollen die Belastung im Bereich einer medialen **Osteoarthrose des Kniegelenkes** senken. Eine Metaanalyse (10 Studien, 478 Patienten mit lateralem Keil, 460 Patienten als Kontrolle; Zhang et al. 2018) konnte keine positive Wirkung auf die Schmerzen und den Score zur Bewertung der Funktion des Kniegelenks finden. Die Metaanalyse von Yu et al. (2021) findet ein gleiches Ergebnis (15 Studien, 13 RCTs, 1086 Teilnehmer, älter 60 Jahre). Die mittlere Schmerzdifferenz laut Western Ontario and McMaster Universities Osteoarthritis Index wies bei sehr hoher Heterogenität zwar einen signifikanten Effekt auf die Schmerzen aus ($-1{,}21$, $p < 0{,}001$, 95-%-Konfidenzintervall: $-2{,}61$ bis $-0{,}18$), aber die Sensitivitätsanalyse, die Berechnung des Einflusses der Varianz auf die Zielgröße Schmerzlinderung wies nur eine Gesamtinzidenz von $-0{,}20$ ($p = 0{,}62$, 95-%-KI $= -0{,}87$ bis $0{,}46$) aus und zeigte somit keine Wirkung an. Hier als orthopädische Einlagen bezeichnete Anfertigungen mit einem lateralen Keil reduzierten weder die Schmerzen noch verbesserten sie die Funktionalität.

Einlagen oder Orthesen allein sollen nach einer sehr frühen Analyse (Chuter et al. 2014) einen cLBP nicht suffizient verhindern können und auch keinen therapeutischen Effekt haben. Allerdings geben die Autoren an, dass dieses Ergebnis auf einer sehr geringen Anzahl von Untersuchungen mit hoher Heterogenität und nur moderater Qualität beruht. Ein späteres Review mit Metaanalyse zeigt dagegen, dass Schuhe mit maßangefertigten Einlagen mit moderater Evidenz die Behinderung (Disability Questionnaire Score; SMD 0,52; 95-%-KI: 0,28–0,77; p < 0,001) und die Schmerzen (VAS; SMD 0,61; 95-%-KI: 0,36–0,85; p < 0,001) des cLBP reduzieren. Gleichfalls verursachen instabile Schuhe gegenüber normalen Schuhen einen noch signifikanten positiven Effekt auf die Behinderung (SMD 0,44; 95-%-KI: 0,05–0,82; p = 0,03), der aber deutlich unter dem der Einlagen bleibt (Kong et al. 2020).

Zwischen 2014 und 2024 gibt es mit der Ausnahme zur Wirkung bei einer bestehenden Beinlängendifferenz und einem Plattfuß keine systematischen Reviews zur Thematik des therapeutischen Effekts von Einlagen bei cLBP. Ein Überblick über systematische Reviews zur Thematik Prävention des cLBP am Arbeitsplatz (28 Reviews, 1994–2016, 24 mit hoher bis mäßiger methodischer Qualität; Sowah et al. 2018) zwecks Analyse der Wirkungen von Modifikationen des Arbeitsplatzes, der Einlagenversorgung, von Hilfsmitteln, wie z. B. von Stühlen mit Lordosestützen, Informationsmaterialien, pädagogische Interventionen und Training (12 Reviews über 35 Studien, 19 330 Teilnehmer) kommt zu dem Schluss, dass Training allein oder in Kombination mit Bildung die einzige effektiv wirksame Maßnahme ist. Das systematische Review von Steffens et al. (2016, 21 randomisierte kontrollierte Studien [RCTs], 30 850 Teilnehmer) zu präventiven Interventionen sowie das Review von de Campos et al. (2021), 25 RCTs, 8 341 Teilnehmer) über die Wirksamkeit von Präventionsstrategien zur Minimierung der Intensität und der Behinderung eines zukünftigen cLBP kommen zu gleichen Ergebnissen. Das Training allein mindert im kurzen Kontrollzeitraum die Schmerzintensität und das Training mit Edukation die zukünftige Symptomatik und die Behinderung im langfristigen Zeitbereich.

Personen (n = 83, 31 ± 5,4 Jahre) mit einem subakuten (Schmerzen ≥6 Wochen) und cLBP (Schmerzen ≥12 Wochen) wiesen gegenüber Gesunden (n = 121, 24 ± 3,5 Jahre), gemessen anhand der Beckenpositionierung, der Körpersymmetrie, der Belastung der Füße und anhand von Abweichungen der Wirbelsäulenform, eine schlechtere Körperhaltung auf, was bei den Männern noch ausgeprägter zutraf. Die Selbstkorrektur der Körperhaltung konnte aber ohne Unterschiede gegenüber den Gesunden ausgeführt werden, was auf eine vergleichbare sensomotorische Kontrolle des Stehens hinweist. Dabei wiesen Gesunde wie cLPB-Personen bei der Ausführung der Haltungskorrektur gleichermaßen Konzentrationsschwächen auf, was die Qualität des Ergebnisses insbesondere in der LWS-Region beeinflusste. Da die Qualität der Selbstkorrektur zur Verbesserung der Körperhaltung keine angeborene, also keine intrinsische sensomotorische Leistung ist, sondern als ein Produkt des sensomotorischen Lernens angeeignet werden muss (D'amico et al. 2018), können klinisch Gesunde wie cLBP-Personen nicht voneinander getrennt werden (Kinel et al. 2022). Sie haben demzufolge offensichtlich ein gleichermaßen ausgebildetes Defizit und können anhand dieses Testmanövers nicht voneinander getrennt werden.

Beim cLBP gibt es die Krankheit charakterisierende strukturelle Reorganisationen in den Kortizes. Training ist Prävention und bei einem bestehenden cLBP muss es die Aufgabe erfüllen, dass die zerebralen maladaptiven Veränderungen im sensorischen und motorischen Kortex, die sich durch Veränderungen und Reduzierungen des propriozeptiven Informationsmusters herausgebildet und auch die Chronifizierung mitbegründet haben, zurückgebildet werden (Meier et al. 2019).

▶   **Wichtig** Ein koordinativ-konditionelles Ganzkörpertraining für die Körperhaltung, die Dynamik der bipedalen Fortbewegung und bei Bedarf gegen fehlbelastungsbedingte Maladaptationen mit und ohne Schmerzen auf den verschiedenen Ebenen der pedo-kranialen Kette gehört entweder präventiv oder therapeutisch immer zum orthopädieschuhtechnischen Versorgungsregime dazu. Dabei kommt dem Patienten auch eine hohe Eigenverantwortung für sich selbst zu.

Aus der Sicht der Einlagenversorgung ergibt sich mit dem Bedarf einer Versorgung zugleich, dass auch die Körperhaltung sowie deren koordinative (bewusst gerichtete Aktivierungen der Körperstammmuskulatur) und konditionelle (aerobe Kapazität, Durchblutung, Ermüdungsresistenz, Kraft) Voraussetzungen trainiert werden müssen. Das Design der Einlage sorgt nicht nur für eine Veränderung der Schnittstelle zugunsten einer schmerzlindernden Sensomotorik, sondern sollte gleichfalls eine intensivere Stimulation plantarer Mechanoafferenzen veranlassen. Ein intensiveres Afferenzmuster

- fördert bei jungen wie alten Menschen im Stehen wie beim Gehen die posturalen Regulationen (Palluel et al. 2009),
- veranlasst bei koordinativ sehr leistungsfähigen Jugendlichen (professionelles Tanzen) die Verbesserung der sensomotorischen Funktion der Diskrimination des Sprunggelenks (Steinberg et al. 2015a,b, 2016a,b),
- mindert bei alten Menschen die kontrollierte Informationsverarbeitung durch den präfrontalen Kortex zugunsten der automatischen Anteile der Gangsensomotorik (Clark et al. 2014) und
- kann – wenn durch das Design zusätzlich eine deutlich stoßdämpfende Komponente realisiert wird – auch die Druckschmerzschwellen über Muskeln des Unterschenkels sowie über dem M. erector spinae reduzierend beeinflussen (Kaalund und Madleine 2014, Madeleine et al. 2014).

Die Einlage sollte sowohl das sensomotorische Programm für die Statik als auch die Dynamik des Stehens und Gehens modifizieren als auch die posturalen Regulationen intensivieren. Damit wird zugleich die Tatsache ausgenutzt, dass Bewegung und Schmerzhemmung eine funktionelle Einheit sind (Laube 2020. Für diese komplexe Zielstellung sollte die Einlagenfläche zusätzlich sehr rau („textured insoles") bis intensiv reizend gestaltet („spike insoles") werden.

## 17.4  Die anti-nozizeptive Wirkung von Einlagen bei Erkrankungen des Fußes

Ein Review zur konservativen Therapie bei **Vorfußerkrankungen** zur Reduzierung von Schmerzen kommt zum Schluss, dass beim Morton-Neurom der Einsatz von Plantarpolstern und stärker gepolsterten Einlagen, bei Hammer- und Krallenzehen u. a. eine metatarsale Entlastungseinlage und bei Metatarsalgien ein metatarsales Polster wirksame Interventionen sein können (Park und Chang 2019).

Einlagen, verordnet aufgrund **chronischer Fußschmerzen** und individuell geformt nach der Positionierung des Subtalargelenks in der neutralen Stellung, vergrößern in Relation zum Barfußgehen die plantare Kontaktfläche während des Stehens und Gehens mit selbstgewählter „komfortabler" Gehgeschwindigkeit, bedingen unter Bevorzugung des medialen Bereiches des Fußgewölbes eine höhere Gleichmäßigkeit der Kontaktfläche und somit der Verteilung der Belastung, steigern den subjektiven Komfort bei einbeinigen Kniebeugen und beeinflussen signifikant positiv die sensomotorische Funktion der isometrischen Kontraktion der oberen Extremitäten (Xu et al. 2022).

Die **Metatarsalgie** hat vielfältige Ursachen (primäre, sekundäre, iatrogene; statisch und propulsive Formen [Besse 2017]; Hallus valgus, rigidus [Arthrosen], Senk-/Spreizfuß, fehlbelastungsbedingte Entzündungen, u. a.). Zu den Behandlungsformen der ersten Wahl gehören Physiotherapie, angepasstes Schuhwerk und Einlagen. Eine operative Intervention ist erst nach einer unbefriedigenden konservativen Behandlung in Erwägung zu ziehen und eventuell indiziert (Besse 2017). Maßangefertigte Einlagen korrigieren den Rückfuß, unterstützen das mediale Fußgewölbe und beeinflussen die Druckverteilung und somit die Belastung der Köpfchen der Os metatarsalia, womit die Schmerzen gelindert werden können (Holmes und Timmerman 1990, Chang et al. 1994, Kang et al. 2006). Bei noch relativ geringer klinischer Relevanz der Metatarsalgie als auch bei noch gering ausgeprägten Deformitäten der Zehen sind Anpassungen des Schuhwerks und Einlagen zur Linderung von Schmerzen über die Minimierung der Druckbelastung angezeigt (Federer et al. 2018).

Der **Plattfuß** als das „Endstadium" eines Senk-, Spreiz- und Knickfußes ist eine muskuloskelettale Deformität, die sich durch eine dysfunktionale und kontraktil defizitäre intrinsische Fußmuskulatur und eine Insuffizienz der Bindegewebestrukturen auszeichnet. Die Kombination beider Komponenten führt zur Absenkung und letztendlich zur Aufhebung des Fußlängs- und des Quergewölbes. Dies geht mit Veränderungen der statischen und dynamischen Funktion der pedo-kranialen Gelenkkette einher, die Fehlbelastungen verursachen.

Werden Personen (keine Gruppendifferenzen: Alter, Body-Mass-Index, Index der Fußhaltung, kalkanealer Valguswinkel, bisherige Nutzung von Einlagen, physische Aktivität, Schmerzintensität [VAS 100 mm], Lebensqualität [SF-36: physischer und mentaler Anteil]) mit einem schmerzenden Plattfuß entweder mit einer computergestützt entworfenen und gefertigten oder einer konventionell angefertigten Einlage versorgt, dann resultieren nach einer Tragezeit von acht Wochen gegenüber einer „Scheineinlage" (VAS 46,4 ± 20,2; Fläche der Einlage völlig unstrukturiert) keine Unterschiede in der Reduzierung der Schmerzintensität (VAS 27,8 ± 18,4 bzw. 27.1 ± 16,8). Beide „therapeutischen" Einlagentypen hatten somit einen gleichartigen positiven Effekt auf die Schmerzintensität. Aber die Personen mit allen drei Einlagtypen wiesen übereinstimmend einen gleich großen Effekt auf den Score der physischen Gesundheit aus. Die positive gesundheitliche Wirkung muss dem Untersuchungsdesign zugeschrieben werden, denn alle Gruppen führten ein gleichartiges physischer Heimprogramm durch (Yurt et al. 2019). Mit dem Programm sind allerdings ohne Kontrolle der Compliance der M. tibialis posterior und die intrinsischen Fußmuskeln hinsichtlich der sensomotorischen Koordination und der kontraktilen Funktion angesprochen worden. Der M. gastrocnemius wurde gedehnt. Eine Metaanalyse zur Prüfung der Wirksamkeit einer ausschließlichen Einlagenversorgung inklusive Dehnbelastungen in Relation zur Einlagenversorgung in Kombination mit einem Muskeltraining (intrinsische und extrinsische Fußmuskeln, M. quadriceps femoris, M. gluteus, M. tibialis anterior und posterior, M. gastrocnemius) bei einem Plattfuß des Erwachsenen (zehn Studien) belegt, dass die Schmerzen zwar durch beide Interventionen, aber effektiver durch die Kombination von Einlagen und Training gemindert werden. Einen Einfluss auf die Positionierung des Os naviculare konnten dabei keine der beiden Behandlungsmethoden ausüben (Hoang et al. 2021). Werden beim Vorliegen eines symptomatischen flexiblen Plattfußes die Wirkungen eines Trainings der kurzen Fußmuskeln (sechs Wochen, täglich drei Serien à 10 Wiederholungen) bei erfolgter Einlagenversorgung (8 h/Tag; n = 20) mit dem alleinigen Tragen der Einlagen (8 h/Tag, n = 20) anhand der Fußdruckwerte, der Schmerzen, der Funktion der unteren Extremität und des Fußes sowie der Senkung des Os naviculare analysiert, können zunächst signifikante Interaktionen zwischen den Fußdruckwerten, den Schmerzen und der Funktion gefunden werden. Nach einem Interventionszeitraum von sechs Wochen haben beide Interventionen keinen Einfluss auf die Senkung des Os naviculare gehabt. Die Schmerzen, die Verteilung der Druckwerte und die Funktion haben dagegen durch die Kombination aus dem Training und den Einlagen die signifikant größeren positiven Effekte (Elsayed et al. 2023).

▶ **Wichtig** Individualisierte, aber auch konventionelle Einlagen reduzieren vergleichbar die Schmerzen und physische Aktivitäten, die ein deutlich umfänglicheres Wirkungsspektrum haben, verbessern auch unabhängig vom Einlagentyp den subjektiv erlebten Gesundheitszustand. Somit haben sehr wahrscheinlich die einlagenbedingten biomechanischen Veränderungen direkt den Effekt Schmerzlinderung hervorgerufen. Entsprechend ist das Gehen mit den Einlagen ein spezifisches Training mit den veränderten pedo-kranialen Funktionsbedingungen gewesen. Das zusätzliche physische Trainingsprogramm, womit gezielt die betroffene Fußmuskulatur angesprochen worden ist, hat darüber hinaus einen Effekt auf das Allgemeinbefinden ausgelöst. **Einlagenversorgung und physische Programme gehören zusammen und müssen eine „therapeutische Einheit" bilden!**

Wurde über sechs Wochen eine Fußgymnastik der kleinen Fußmuskeln (Kopf des ersten Mittelfußknochens in Richtung Ferse ziehen, 5 s halten, Zehen nicht beugen) mit dem Tragen von Einlagen kombiniert (n = 20, 26,8 ± 6,5 Jahre, BMI 23,1 ± 1,9, kommerziell vorgefertigt, MDH Co., Krakow/Polen, Tragezeit 8 h/Tag) und mit dem Effekt einer ausschließlichen Einlagenversorgung mit gleicher täglicher Tragezeit bei Personen mit einem Plattfuß (n = 20, 24,9 ± 4,7 Jahre, BMI 23,3 ± 1,9) verglichen (Elsayed et al. 2023), belegte die Post-hoc-Analyse für die Trainingsgruppe mit Einlagen signifikant reduzierte Schmerzen (p = 0,002) und eine verbesserte Funktion des Fußes (p = 0,03). Gleichfalls wurde das Muster der Druckverteilung stärker verändert als durch die Einlagen allein.

Bei einer **Plantarfasziitis** sind Einlagen, Sprunggelenkorthesen, Schuhe und/ oder auch bandagierende Tapeverbände übliche Interventionen, um die Symptomatik zu dämpfen. Ein systematisches Review (43 Artikel, 2 837 Patienten; Schuitema et al. 2019) findet vorrangig Untersuchungen zur Wirkung von Einlagen mit sehr unterschiedlichen Formen und Materialien. Einlagen, welche die gesamte plantare Fläche ausfüllen, haben den Vorteil, dass aufgrund der großen Kontaktfläche die Druckverteilung am günstigsten beeinflusst wird, maximale Druckwerte insbesondere im Bereich der Insertion der Faszie gesenkt werden können und konturierte Einlagen zur Unterstützung des Längsgewölbes die Beanspruchung der Plantarfaszie mindern. Allerdings findet nur eine von drei Arbeiten gegenüber Fersenkappen einen Vorteil bei der Reduzierung der Schmerzintensität. Trotz der Anpassung an die anatomischen Verhältnisse findet das Review sowohl hinsichtlich der Schmerzen als auch der Funktion keine Unterschiede zu vorfabrizierten Einlagen. Rockerschuhe, insbesondere kombiniert mit konturierten Einlagen zur Unterstützung des Längsgewölbes, mindern über die geänderte Druckverteilung die Schmerzen sehr deutlich.

Maßangefertigte Sprunggelenk-Fußorthesen (AFOs) generieren bei Patienten mit einer Plantarfasziitis (Alter 40,3 ± 5,2 Jahre, Tragezeit 6,4 ± 3,3 h/Tag) gegenüber denen mit einer vorfabrizierten Orthese (Alter 42,5 ± 6,2, Tragezeit 5,1 ± 2,5 h/Tag) direkt nach der Versorgung einen vergleichbaren Tragekomfort (VAS 7,3 ± 3,4 bzw. 8,7 ± 3,9 ohne Signifikanz, 10 = absolut ohne Komfort). Nach einer Tragezeit von acht Wochen wird dagegen ein signifikant höherer Komfort für die individualisierten Orthesen angegeben (VAS 3,1 ± 0,5 bzw. 5,3 ± 1,2, p < 0,05). Die biomechanischen Merkmale gehen mit dem subjektiven Komfort parallel. Die befundadäquate Individualisierung der Schnittstelle ist bei Plantarfasziitis somit der „standardisierten" Versorgung hinsichtlich des Komforts und der Biomechanik (Xu et al. 2019) und darüber auch der Beeinflussung der Schmerzsituation überlegen. Gehen Personen mit Plantarfasziitis entweder mit Barfußschuhen allein oder ergänzt durch eine individuell angepasste Einlage an jedem Wochentag sechs Stunden über einen Zeitraum von sechs Monaten, sind nach diesem Zeitraum die Schmerzen und der Foot Function Index gegenüber einer Kontrollgruppe signifikant reduziert. Gleichfalls können eine kleinere Kontaktfläche des Rückfußes und eine reduzierte maximale Kraft im Vorfußbereich gemessen werden. Der Fußindex, der Gesundheitsstatus des Fußes (Foot Health Status Questionnaire), die Maximalkräfte im Mittel- und Rückfuß und der 6-Minuten-Gehtest verbessern sich im Vergleich mit der Kontrollgruppe sowohl durch die Barfußschuhe allein als auch mit den Einlagen. So können minimalistische, sehr flexible Schuhe mit einer Einlage zur Reduktion der Schmerzen im Bereich des Fersenbeins und für die Dämpfung der Entzündung empfohlen werden (Ribeiro und João 2022).

Eine Vorfußorthese zur konservativen Beeinflussung eines **Hallux limitus** (Hallux Limitus Forefoot Orthosis [HLFO]) stellen Fung et al. (2020) vor. Sie berichten nach einem 4-wöchigen Tragen über eine Verbesserung der Funktion des Fußes. Der 23-Item Foot Function Index Score fiel von 43 % auf 11 % ab und die Schmerzen reduzierten sich bei 95 % der Probanden; 63 % wurden schmerzfrei. Im Mittel minderte sich die Intensität der Schmerzen laut VAS von 4,9 auf 1,2. Die pedobarografische Analyse mit Orthese belegt keine Behinderung des Ganges und eine gesteigerte Belastbarkeit des befallenen Gelenks.

Beim **Morton-Neurom** reduzieren maßangefertigte Einlagen mit Unterstützung retrokapital sowie des medialen Längsgewölbes und nach einer Tragezeit von sechs Monaten (Kontrolle: 56,1 ± 11,1 Jahre, Intervention: 52,0 ± 14,1 Jahre) die Schmerzen laut VAS beim Gehen (p = 0,048). Zudem verbessern sie die Bewertung der „allgemeinen Gesundheit" und der „physischen Aktivität" im Foot Health Status Questionnaire, den totalen Foot Function Index (nicht die Unterdimensionen Schmerz, Behinderung, Limitation der Aktivität) und die Unterdimension körperliche Funktionsfähigkeit im SF-36. Die Ruhe- und Palpationsschmerzen sowie die Parästhesien blieben unberührt (de Oliveira et al. 2019). Sie hatten einen positiven Effekt auf die Mobilitätsmöglichkeiten.

Die **rheumatoide Arthritis** ist eine primär chronische, letztendlich auch klinisch generalisierte Gelenkerkrankung (Polyarthritis; häufigste Form der Erkrankungen des rheumatischen Formenkreises) auf der Basis einer autoimmunologisch vermittelten Entzündung, die in der Regel noch ohne nachweisbare Gelenkschädigungen mit Schmerzen und Morgensteifigkeit in den kleinen Gelenken der Hand und des Fußes beginnt, sich auf weitere Gelenke und Bindegewebestrukturen ausbreitet und über einen langen Zeitraum zu einer systematischen Zerstörung der Gelenkstrukturen führt. Die Erkrankung manifestiert sich sehr charakteristisch auch mit Schmerzen in den Füßen, wobei die vorrangigen Lokalisationen die Zehen, die Ferse und das Sprunggelenk sind. In einer Studie trugen Personen (n = 25, 56,2 ± 10 Jahre, VAS-Ausgangswert 47,8 ± 24,6; Simonsen et al. 2022) nach einer Kontrolleinlage über vier Wochen anschließend eine individualisierte Einlage („custom made": Anpassung an plantare Geometrie und das mediale Längsgewölbe und die Gewölbekontur; Material: Ethylenvinylacetat, dreiviertel lang bis Zehenulkus, keine Polsterung). Die Schmerzintensität im Bereich Sprunggelenk/Fuß fiel stark ab (p < 0,001). Zusätzlich reduzierten sich die vorbestehenden schmerzenden Flächen im Bereich des Fußes (p < 0,001), der unteren Extremitäten (p = 0,012), aber auch an den Armen und Händen (p = 0,014). Ebenso wurden die Momente der Plantarflexion und der Eversion kleiner (p < 0,001). Die Schmerzlinderung wurde aber von den Personen nicht ausgenutzt, um die physischen Aktivitäten im täglichen Leben zu erhöhen, denn gemessen an der Anzahl von Schritten legten sie keine längeren Wege zurück (p = 0,657). Die Ergebnisse der experimentellen Untersuchung von Simonsen et al. stimmen sehr gut mit einem systematischen Review überein, das die Effekte von Fußorthesen und/oder Schuhwerk untersuchte, erweitert um die Quantifizierung der subjektiv eingeschätzten Funktion des Fußes und die Verbesserung der Lebensqualität (Cabrera-Sánchez et al. 2024). Die Schmerzen wurden gelindert, die Behinderung abgebaut, die subjektive Bewertung der Funktion der Füße wurde besser und die Balance und die kinematischen Merkmale fielen günstiger aus. Die effektivsten Wirkungen hatten individualisierte Einlagen mit Unterstützung des Fußgewölbes, Mittelfußpolstern und einer Verstärkung der Ferse. Gleichfalls wiesen jedoch die neun relevanten Studien eine fehlende positive Beeinflussung der Funktionalität und der Gehfähigkeit aus. Trotz einer Prävalenz der rheumatoiden Arthritis von 0,8 % bis 1,2 % (ca. 700 000 Menschen; Gesamtprävalenz entzündlich-rheumatischer Erkrankung 2,6 %) der Erwachsenen in Deutschland (DGRh 2024) konnten die Autoren des Reviews keine Untersuchungen zur therapeutischen Wirkung von Schuhen bei Rheumapatienten finden. Der Vergleich der Wirksamkeit von individualisierten Einlagen (Ethylenvinylacetat, Dicke: 5 mm, Härte: 35 ± 5 Shore A, Dichte: 0,160 g/cm$^2$, Moreira et al. 2016) mit Unterstützung des Mittelfußes (4–6 mm) und des medialen Gewölbes (1,5–2,0 cm) mit einer gleichfalls individualisierten flachen „Placebo-Einlage" aus dem gleichen Material belegt sehr deutlich den Vorteil der therapeutischen Einlage. Die Schmerzen beim Gehen (Reduktion laut mittlerer Differenz: −2,1 bis 2,2) und in körperlicher Ruhe (Reduktion laut mittlerer Differenz: −0,3 bis 0,5, je p < 0,001) waren nach sechs Monaten deutlich reduziert. Hervorzuheben ist, dass in dieser Studie die Schmerzlinderung in Abhängigkeit von der Tragezeit geprüft wurde. Es konnte statistisch ein positiver Einfluss der Tragezeit der Einlage auf die Schmerzreduktion gefunden werden. Dieses Ergebnis spiegelt die physische Aktivität als sehr wichtige Wirkungskomponente der therapeutischen Intervention wider. Individualisierte in Relation zu einfachen, flach gepolsterten Einlagen reduzierten die Fußschmerzen, aber sie hatten keine positiven Effekte auf die Behinderung, die Funktionalität des Fußes und die Lebensqualität (Reina-Bueno et al. 2019). Gleichfalls berichten Hennessy et al. (2012) und Conceição et al. 2015 über schmerzlindernde Wirkungen und das Review von Tenten-Diepenmaat et al. (2019) stellte keine Auswirkungen auf die Schmerzen fest. Die Fußfunktion und die physische Funktion, die gesundheitsrelevante Lebensqualität, die Compliance und die Patientenzufriedenheit blieben unberührt (vgl. auch Abschn. 17.3).

▶	**Wichtig** Die biomechanisch wirksame Modifizierung der Form des Fußgewölbes durch Unterstützung und Aufrichtung kompensiert partiell Deformitäten, führt zu Veränderungen der Funktion der pedo-kranialen sensomotorischen Funktionsketten in Richtung „Normalität" und beeinflusst somit über die Qualität der Sensomotorik des Gehens das Schmerzgeschehen. Krankheitsbedingte Fehlbelastungen des Fußes durch Strukturabweichungen wurden minimiert. Dies spiegelte sich zwar in den Schmerzen, aber nicht in der physischen Aktivität, der Beeinflussung der Behinderung und der Lebensqualität wider. Dazu hat möglicherweise die zu kurze Beobachtungszeit beigetragen, denn die Folgen der chronischen Erkrankung sind nur über lange Zeiträume signifikant beeinflussbar und das offensichtlich nur dann nachhaltig, wenn die Einlagenversorgung mit trainingswirksamer physischer Aktivität gekoppelt wird.

Wie die rheumatoide Arthritis basiert auch die **Arthritis psoriasis** auf einem pathologischen Autoimmunprozess. Die Gelenke der Füße sind signifikant häufig betroffen. Entzündungsreaktionen, Schmerzen und eine behindernde Einschränkung der Fußfunktion sind das klinische Ergebnis. Verwendeten Personen (54,1 ± 9,1 Jahre, Krankheitsdauer: 11,5 ± 10,2 Jahre) mit erheblichen chronischen Schmerzen (VAS 54,5 ± 14,6, Behinderung laut Subskala des Foot Function Index: 46,7 ± 16,1) auf der Grundlage der klinischen und biomechanischen Diagnostik individualisierte Einlagen über sieben Wochen, konnten mit großen Effektgrößen und auch klinisch relevant die Fußschmerzen eingeschränkt und die Funktion der Füße verbessert werden. Die Funktion der Füße steigerte sich in enger Korrelation mit der Tragezeit der Einlagen (r = 0,64, p < 0.01). Die Merkmale des freien Gehens bleiben aber unberührt (Whala et al. 2022).

▶ **Wichtig** Diese Arbeit liefert erneut den sehr wichtigen Beleg, dass die Wirksamkeit der Einlagenversorgung eng mit der Tragezeit und somit der zurückgelegten Wegstrecke verbunden ist, also mit der physischen Aktivität!

Das **Tibialis-posterior-Syndrom** entsteht durch eine chronische Fehlbelastung des Fußes aufgrund einer Abflachung des Fußlängsgewölbes und der Änderung der Positionierung des Os naviculare und des Calcaneus. Trugen Personen (n = 26, 24,0 ± 5,0 Jahre, BMI 25,0 ± 6,4, PTTD-Stadium II-A1 und II-A2) über acht Wochen Einlagen, die anhand der pedobarografisch ermittelten Druckverteilung und der Fußhaltung gefertigt wurden (PC-gestützte Modellierung, 8–12 mm Stützen für mediales Längs- und 4–6 mm für Quergewölbe, bei Calcaneuseversion >5 mediale Fersenkeilkorrekturpolster), war der Foot Function Index signifikant günstiger und die Schmerzen waren geringer. Eine übereinstimmende unmittelbare Wirkung hat auch eine Laserbehandlung, aber zum Follow-up-Termin nach weiteren neun Monaten erbrachten die Einlagen hinsichtlich der Funktion und der Schmerzen ein deutlich besseres Ergebnis. Des Weiteren hatten die Personen mit den Einlagen gegenüber denen, die die Laserbehandlung bekamen, ein deutlich höheres physisches Aktivitätsniveau (Koltak und Yurt 2021).

## 17.5   Die anti-nozizeptive Wirkung von Einlagen bei Erkrankungen der unteren Extremität

Bei älteren und alten Menschen befinden sich Arthrosen der großen Gelenke und die dazugehörenden myofaszialen Defizite (aerobe Kapazität, gelichtete Mikrozirkulation, Kontraktilität) nach meist langen Entwicklungszeiten im klinisch relevanten Stadium. Bei Arthrosen des Knie- und Hüftgelenks werden Einlagen vorrangig mit der Zielstellung eingesetzt, entweder stoßdämpfend (vorrangig Hüftgelenk) zu wirken oder durch eine biomechanische Modifikation der Schnittstelle Fuß-Boden eine Entlastung eines Kompartiments im Kniegelenk zu erreichen. Bei Arthrosen des Kniegelenks soll ein lateraler Keil das mediale und ein medialer Keil das laterale femoro-tibiale Gelenkkompartiment entlasten und darüber u. a. die Schmerzen beeinflussen.

Ein systematisches Review mit Metaanalyse ergab, dass bei **patellofemoralen Schmerzen** und bei der **Gonarthrose** Einlagen mit medialer Unterstützung des Fußlängsgewölbes und Schuhe mit Rocker-Sohlen die Gelenkbelastung während des Gehens und Laufens nicht verändert. Diese Wirkung haben ausschließlich beim Laufen minimalistische Schuhe gegenüber dem konventionellen Schuhwerk (Kayll et al. 2023). by Die Reduktion der Gelenkbelastung beim Laufen bewirken somit ausschließlich minimalistische Schuhe gegenüber dem konventionellen Schuhwerk (Kayll et al. 2023). Maßangefertigte Einlagen mit Unterstützung des Fußgewölbes und einem seitlichen Keil (5,0°–8,7°) gehören bei Personen mit einer milden bis schweren medialen Gonarthrose (Alter: 63 Jahre, mittlerer Kellgren-Lawrence-Score 3,4, Schmerzen medial) zur Therapiepalette der Schmerzreduktion. Durch das Tragen der Einlagen (79 % der Probanden täglich, über 7,8 Monate) bei gleichbleibendem Tagesregime der physischen Aktivitäten des täglichen Lebens (ADL) waren die Schmerzen nach einer 30-minütigen Testbelastung (keine genaue Beschreibung!) um den VAS-Wert 3,3 reduziert (primäres Outcome). Gleichfalls gaben die Probanden, genutzt als sekundäre Outcome-Merkmale, um VAS minus 2,7–3,0 verminderte Schmerzen in physischer Ruhe, in der Nacht und nach einer 50-m-Gehstrecke an. Der Oxford Knee Score und der European Quality of Life 5 Dimension 3 Level-Fragebogen (EQ-5D-3L: Lebensqualität, Bewertung der Gesundheit unabh. von der Erkrankung) belegten signifikante Verbesserungen (Skou et al. 2013).

Bei einer **patellofemoralen Osteoarthrose** mindern vorgefertigte und für das Fußgewölbe konturierte Fußorthesen unmittelbar die Schmerzen beim Gehen, Abwärtsgehen bzw. dem Treppenabwärtsgehen (p < 0,001). Flache Einlagen haben gleichfalls eine vergleichbare Wirkung beim Abwärtsgehen bzw. beim Treppenabwärtsgehen und Treppensteigen (Collins et al. 2017). Im Gegensatz dazu beobachteten Tan et al. (2020), dass eine vorgefertigte Fußorthese mit Unterstützung des Längsgewölbes („foot orthoses", Vasyli® Medical, Labrador, Australia) gegenüber einer flachen, unstrukturierten Einlage (hochdichter [Shore A 75°] EVA, gleichmäßige Dicke [3 mm] über die gesamte Länge, keine Fußgewölbe- oder Varuskeile) und dem eigenen Schuhwerk bei Personen mit einer Osteoarthrose des Patellofemoralgelenks zwar unmittelbar die biomechanischen Merkmale der

Sprunggelenkbewegung beim Gehen und Treppenabwärtsgehen änderte, aber nicht die Schmerzen beeinflusste. Hier blieben alle drei Varianten der Schnittstellengestaltung Fuß–Boden ohne Einfluss auf die Schmerzen und auch die subjektive Sicherheit („confidence").

▶ **Wichtig** Es muss immer wieder darauf hingewiesen werden, dass die Wirksamkeit einer veränderten Schnittstelle Fuß-Boden nicht nur vom Design der Veränderung abhängig ist, sondern auch vom Funktionszustand des sensomotorischen Systems, der in aller Regel nicht ausreichend untersucht und mitgeteilt wird! Zugleich spielt sicher auch die Ausprägung des neuroplastischen Schmerzphänotyps, die zentrale Sensibilisierung, eine Rolle!

Nachdem die Metaanalyse von Zhang et al. (2018, 10 Studien, 478 Patienten mit lateralem Keil, 460 Patienten als Kontrolle) keine positive Wirkung von Einlagen mit einem lateralen Keil hinsichtlich der Schmerzen und der Funktion des Kniegelenks belegte, fand das systematische Review von Wagner und Luna (2018) bei einer medialen Kniegelenkosteoarthrose sowie bei Arthrosen im Bereich des Fußes und Kontrollzeiten von vier Wochen bis zu zwei Jahren – bei sehr großer Heterogenität des Designs und der Ergebnisse – nicht einheitlich und nicht konsistent bei verschiedenen ADLs (Ruhe, Stehen, Gehen, Krafttraining Quadrizeps) Schmerzlinderungen (VAS, Western Ontario and McMaster Universities Osteoarthritis Index). Die Verwendung von stoßdämpfendem Material (Kork, Gummi, Gel) wurde als sehr vorteilhaft erkannt. Ein früheres Ergebnis von Dufour et al. (2009) gibt den Hinweis, dass bei Frauen nach der Adjustierung mit dem Alter und dem Körpergewicht das Tragen von eher sportlichem Schuhwerk in der frühen Lebensphase später Schmerzen im Rückfuß aufgrund einer Arthrose mildert.

Bei einer **medialen Arthrose des Kniegelenks** fanden Mahmoodi et al. (2023) anhand eines Reviews positive Wirkungen einer Kniegelenkorthese (Drei-Punkt-Druckorthese), einer Sprunggelenkorthese (individualisiert, 7 mm lateraler Keil für Valgusmoment) und einer vorgefertigten Einlage (gesamte Fußlänge, Längsgewölbe unterstützt, 6 mm lateraler Keil aus Kork). In einer späteren Untersuchung anhand der Subskalen Schmerz, Funktion und Lebensqualität des Knee Injury and Osteoarthritis Outcome Score (KOOS)-Fragebogens nach einer Tragezeit von sechs Wochen bestätigten sich diese Effekte (Mahmoodi et al. 2024). Das Adduktionsmoment im Kniegelenk und die Schmerzen im täglichen Leben wurden reduziert. Die Einlage verursachte dabei zwar immer auch positive Effekte, zeigte jedoch gegenüber den beiden anderen Interventionen signifikant die schwächste Wirkung.

▶ **Wichtig** Eine Einlagenversorgung ändert die Biomechanik und lindert die Schmerzen. Zum Therapieregime müssen aber generell immer physische Aktivitäten mit dieser veränderten Biomechanik gehören, um strukturelle und funktionelle Anpassungen zu generieren, welche die kurzfristigen Vorteile nachhaltig machen.

Ein Review zur Wirksamkeit physischer Belastungsprogramme bei Gonarthrose (Lawford et al. 2024) beschäftigt sich mit den Kombinationen

- Training gegen Kontrolle der Aufmerksamkeit oder Placebo
- Training gegen „gewöhnliche" Therapie, eingeschränkte Edukation, keine Therapie
- Training mit zusätzlichen Interventionen (Gewichtsreduktion, physikalische Therapie, ausführlich Edukation) oder
- Training gegen die einzelnen zusätzlichen Interventionen.

Zu beachten ist, dass eine übergroße Heterogenität der Therapiedauer von zwei bis zu 104 Wochen zu verzeichnen ist und die Arbeiten einen hohen bis sehr hohen Grad der Verzerrung aufweisen, was die Sicherheit der Ergebnisbewertung erheblich einschränkt. Mit guter Übereinstimmung sorgte die physische Belastung bei allen Varianten der Interventionen für eine unmittelbare Linderung der Schmerzen, wobei die Verbesserungen der VAS-Werte entweder knapp unter oder knapp über einer klinisch relevanten Veränderung (VAS 0–100: minus 12 Punkte) lagen. Ein gleiches Ergebnis resultierte für die Verbesserung der physischen Funktion (Skala 0–100: plus 13 Punkte), indem die mittleren Differenzen mit 9,7 und 12,3 Punkten nicht oder knapp die klinisch bedeutsame Grenze erreichten. Die Lebensqualität blieb stets unverändert. Die physischen Belastungen führten aber bei allen Varianten stets dazu, dass die Patienten subjektiv einen geringen bis moderaten Behandlungserfolg sahen, was auch aus der Schmerzlinderung ableitbar und potenziell zu erwarten war. Die Effekte der verschiedenen Belastungsprogramme waren voneinander nicht zu unterschieden, sodass kein Programm als vorteilhafter gegenüber einem anderen eingeordnet werden konnte. Auch konnte für die Linderung der Schmerzen und die Verbesserung der physischen Funktion keine Abhängigkeit von der Anzahl der aktiven Therapieeinheiten gefunden werden.

▶ **Wichtig** Die physische Aktivität, Training, ist immer ein sehr wichtiger Bestandteil von Therapieprogrammen bei chronischen muskuloskelettalen Erkrankungen. Lawford et al. (2024) haben bei hoher Heterogenität der Therapiezeiten und der Programme gezeigt, dass das Training einen positiven Effekt hat und die Patienten darin auch subjektiv einen Wirkungsfaktor sehen. Der Wirkungsfaktor physische Aktivität generell und im Speziellen das Gehen bei der Einlagenversorgung gehören zusammen. Entsprechend konnte gezeigt werden, dass die Tragezeit von Einlagen ein wesentlicher Faktor der klinischen Wirksamkeit der veränderten Schnittstelle Fuß-Boden ist (Mahmoodi et al. 2023).

Auch wenn die Ergebnisse zu überprüfen und zu bestätigen sind, konnten Fu et al. (2020) zunächst schlussfolgern, dass die Wahrscheinlichkeit der Intensivierung von Schmerzen infolge einer **Arthrose des Hüftgelenks** (n = 137, 62,6 ± 9,8 Jahre, BMI 29,0 ± 6,3) durch das Tragen von Schuhen mit Absätzen von ≥ 2,5 cm (Odds Ratio: 0,54, 95-%-KI: 0,30 bis 0,99) und einer Tragedauer von mehr als sechs

Sunden/Tag gesenkt werden konnte. Die gleiche Arbeitsgruppe (Fu et al. 2021) zeigte, dass die psychologische Situation der Patienten als eine wesentliche Komponente an der Intensivierung der Schmerzen bei einer Coxarthrose beteiligt ist. Je höher der Wert der Schmerzkatastrophisierungs-Skala (Pain Catastrophizing Scale) war, desto intensiver traten Verstärkungen der Schmerzen auf. Je positiver die Schmerzselbstwirksamkeit auf der anderen Seite subjektiv eingeschätzt wurde (Pain Self-Efficacy Questionnaire), desto geringer war die Wahrscheinlichkeit der Schmerzintensivierung. Depression, Angst und Stress (Depression, Anxiety and Stress Scale 21 Items) schienen keinen Einfluss zu haben.

▶ **Wichtig** Der psychologische Zustand ist sicher ein wichtiger Faktor der Schmerzintensität und der Schmerzbewältigung bei allen muskuloskelettalen Erkrankungen mit dem Symptom nozizeptorischer Schmerzen, aber auch unabhängig von der Ursache bei einem noziplastischen Schmerzsyndrom. So spielt er sicher auch darin eine entscheidende Rolle, wie die unmittelbare, aber auch die längerfristige Wirkung von Schuhen und Einlagen bewertet wird.

Die Inzidenz, aber auch eine vorhandene sehr schmerzhafte entzündliche Reaktion des tibialen Periosts (**mediales tibiales Stress-Syndrom**) bei z. B. akzentuiert trainierenden Läufern mit den disponierenden intrinsischen Risikofaktoren Hyperpronation des Fußes, verstärkte Innenrotation des Hüftgelenks oder auch verstärkte Beckenneigung in der Frontalebene und/oder aus trainingsmethodischen Gründen (hohe Umfänge und Intensitäten, überproportionale Steigerungen; Nielsen et al. 2014) können u. a. durch stoßdämpfende und das Fußgewölbe unterstützende Einlagen gemindert oder behandelt werden. Solche Einlagen steigern die Kontaktzeit und verursachen eine günstigere Verteilung der plantaren Druckwerte (Reshef und Guelich 2012, Menèndez et al. 2020). Bei dieser Aussage ist aber zu beachten, dass die Mehrheit der elf von Menèndez et al. (2020) im Review untersuchten Studien eine geringe methodische Qualität und einen hohen Biasfaktor hatten.

## 17.6 Die anti-nozizeptive Wirkung von Einlagen bei Erkrankungen der Wirbelsäule

Sensomotorische Einlagen („postural insoles") senken nach einer Tragezeit von sechs Wochen die Intensität lokaler nozizeptiver Schmerzen bei Personen mit einer **ankylosierenden Spondylitis** (alt: M. Bechterew, n = 17, 50,1 ± 12,6 Jahre, VAS Ruhe Füße: 4,1 ± 2,9, Füße bei Aktivität: 6,4 ± 2,4, global: 5,4 ± 2,2) und neuropathischer Schmerzen jeweils im Bereich der Füße bei Personen mit einer **Small-Fiber-Polyneuropathie** (zugrunde liegende Erkrankung nicht angegeben, n = 12, 55,4 ± 13,9 Jahre, VAS Ruhe Füße: 3,7 ± 2,9, Füße bei Aktivität: 5,7 ± 2,2, global: 4,1 ± 3,1). Ebenso konnten bei beiden Personengruppen allgemeine anti-analgetische Wirkungen festgestellt werden. Pedobarografische Merkmale wiesen auf eine günstigere posturale Regulation hin, wobei das Gleichgewichtsverhalten aber erstens die Schmerzlinderung nicht sehr wesentlich mitbegründete und zweitens nicht übereinstimmend mit der Schmerzlinderung verbunden war. Die reduzierte Geschwindigkeit der Auslenkung des Center of Pressure spiegelte die Abnahme der Schmerzen bei den Personen aufgrund der rheumatischen Erkrankung der Wirbelsäule wider, aber nicht bei denen mit der PNP (Bousbaïne van de Kerckhove et al. 2021). Die PNP bedeutet, dass neben den Schmerzen auch die Informationen an das Gehirn für die Bewegungsregulation zeitlich verzögert und eingeschränkt zur Verfügung gestellt werden. Somit kann für den Wirkungsunterschied auch der Faktor Zeit sehr wichtig sein, indem der implizite sensomotorische Lernprozess zur Anpassung der Gangsensomotorik an die neuen biomechanischen Schnittstellenbedingungen deutlich mehr Zeit benötigt.

▶ **Wichtig** Es gibt Differenzen in der therapeutischen Wirksamkeit von Einlagen in Abhängigkeit vom Phänotyp der Schmerzen. Bei Erkrankungen mit nozizeptiven Schmerzen wird das Gleichgewichtsverhalten nach relativ kurzen Zeiträumen (z. B. sechs Wochen) günstig beeinflusst und bei jenen mit Schmerzen aufgrund der Störung des peripheren Nervensystems kaum. Zu beachten ist, dass bei den Personen mit beiden Schmerzphänotypen eine noziplastische Komponente, eine zerebrale Sensibilisierung, nicht nur nicht auszuschließen ist, sondern sehr wahrscheinlich auch vorliegt.

Der **chronische Low Back Pain (cLBP)** ist eine sehr weit verbreitete muskuloskelettale Erkrankung. Die IASP-Klassifikation chronischer Schmerzen unterscheidet primäre und sekundäre Schmerzsyndrome (Treede et al. 2015, 2019), deren Diagnosen in die WHO-ICD-11-Klassifikation von Krankheiten aufgenommen worden sind. Zu den primären Syndromen gehört neben der Fibromyalgie auch der sogenannte unspezifische cLBP.

Eine **erste, sehr wahrscheinliche Ursache** des cLBP ist die **funktionelle Instabilität der Lendenwirbelsäulen-Bewegungssegmente** (manualmedizinische Diagnostik) mit den zugrunde liegenden Komponenten Dysfunktion der reflektorischen Verknüpfung zwischen den benachbarten Bewegungssegmenten und dem konditionellen Zustand der autochtonen Muskulatur (Ausdauer, Kraft). Dies führt

- zur Schwäche und zu Defiziten der posturalen Regulationen und in der Folge
- zur Reduzierung der Stabilität der Körperhaltung, die subjektiv nicht abweichend erlebt wird,
- zu funktionell bedingten Fehlbelastungen während der Ausführung von Bewegungen und
- zur vorzeitigen Ermüdung, die wiederum die Instabilität fördert.

Alle diese Faktoren wirken als Disposition und Realisationsfaktor von degenerativen strukturellen Maladaptationen.

▶ **Wichtig** Eine instabile Schnittstelle Fuß-Boden durch ein sehr weiches und dadurch instabiles Schuhwerk, durch Schuhe mit Abrollsohle (sogenannte Rocker-Schuhe) oder auch weiche, strukturierte Einlagen, vielleicht mit variabel einstellbaren lokalisierten Druckpunkten und insgesamt mit etwa vergleichbaren Eigenschaften, stellen ständig intensivere Anforderungen an die posturalen Regulationen während des Gehens und Laufens dar und können als ein Trainingsreiz für die Verbesserung der sensomotorischen Koordination und die dazugehörenden konditionellen Fähigkeiten angesehen werden.

Das erste systematische Review mit Metaanalyse (Bai et al. 2019) zur Bewertung des sensomotorischen Trainierens der posturalen Regulationen, der Wirksamkeit auf die Schmerzen und gegen die Behinderung beim cLBP durch das Tragen von instabilen Schuhen mit einer Abrollsohle in Relation zu flachen Schuhen (jeweils Kontrollgruppe) belegt

- die Abnahme des Schmerzscores (mittlere Differenz –0,84, 95-%-KI –1,66 bis –0,02),
- die Reduktion des Scores des Roland-Morris Disability Questionnaire (validierter Fragebogen zur Einschätzung der physischen Behinderung infolge eines LBP; mittlere Differenz –2,16, 95-%-KI –4,28 bis –0,03) und
- keine Beeinflussung der Lebensqualität.

Diese Ergebnisse wurden in sechs Studien nach vier bis sechs Wochen und in einer Studie nach sechs bzw. 12 Monaten beschrieben. Auch wenn die Reduzierung der Schmerzen und der Behinderung die klinisch bedeutsame Grenze nach den kurzen Zeiträumen noch (?) nicht sicher erreichte, wurde das indirekte und doch eher unbewusste Trainieren des Gehens im Alltag mit weichen, die posturalen Regulationen stimulierenden Schuhen als ein Element des Therapieregimes beim cLBP bezeichnet.

Eine weitere, **zweite Ursache des cLBP** resultiert aus der funktionellen Instabilität, den **rezidivierenden Funktionsstörungen** oder **sogenannten reversiblen Blockierungen** der Bewegungssegmente.

Das Tragen individualisierter Einlagen über vier Wochen im Vergleich zum Tragen flacher, sogenannter biomechanisch weitestgehend irrelevanter Scheineinlagen, aber kombiniert mit fünf Sitzungen manualtherapeutischer Interventionen inklusive spinaler Manipulationen über den gleichen Zeitraum (Rosner et al. 2014), reduziert

- die cLBP-Schmerzen (Numerical Pain Rating Scale),
- die Behinderung (Roland-Morris Disability Questionnaire) und
- die Anzahl der Muskeln mit einem eingeschränkten funktionellen Kraftgrad (getestet: M. gluteus maximus, M. popliteus, M. trapezius pars ascendens, M. deltoideus pars acromialis, Extensoren der Halswirbelsäule; Testprozedere nach Applied Kinesiology; Einschränkung bedeutet: Bewegung über den vollem Range of Motion möglich, aber nur gegen eine leichte bis mittelgroße, wahrscheinlich eingeschränkte willkürliche maximale Aktivierungsfähigkeit als neurophysiologischer Hintergrund).

Die Ergebnisse hinsichtlich der Schmerzen und der Behinderung stimmten bei beiden Interventionen überein. Es bestand nur ein Unterschied. Bei der manualtherapeutisch behandelten Gruppe war die Anzahl der funktionell gestörten (blockierten) Bewegungssegmente kleiner geworden. Dieser Befund spricht dafür, dass die Einlagen die Biomechanik und die sensomotorische Funktion der pedo-kranialen Muskelkette veränderten und eine Minderung der cLBP-Symptomatik auslösten.

Werden gleichfalls die Behandlungsoptionen Schuhorthesen, Schuhorthesen plus manuelle Therapie und keine Therapie nach sechs Wochen miteinander verglichen (Cambron et al. 2017), weisen alle drei Gruppen eine Reduktion der cLBP-Schmerzen (VAS) auf, aber nur die beiden Interventionsgruppen verbesserten signifikant die Funktion (Oswestry Disability Index). In Relation zur Kontrollgruppe ohne Therapie veranlassten die Einlagen ein Abklingen der Schmerzen (p < 0,001) und eine günstigere Funktion (p = 0.007). Die zusätzlichen manuellen Anwendungen steigerten gegenüber der Einlage allein nur die Funktion, aber minderten nicht zusätzlich das Schmerzniveau. Sechs Wochen nach dem Ende der Intervention konnten keine Effekte mehr festgestellt werden.

▶ **Wichtig** Funktionsstörungen der Bewegungssegmente der Wirbelsäule sind sowohl akute als auch häufig chronische Schmerzquellen. Durch Einlagen können die zugrunde liegenden Defizite der sensomotorischen Koordination schmerzlindernd beeinflusst werden.

Eine **dritte Ursache des cLBP** sind **statische Veränderungen der unteren Extremität und des Fußes.** Die Ursachen der Schmerzsymptomatik dürfen nicht nur im lumbalen bzw. im Lendenwirbelsäulen-Becken-Bereich gesucht werden, sondern es gilt, die Statik der gesamten unteren Extremität sowie weiter der Funktionskette bis zum Schädel zu diagnostizieren. **Deformitäten des Fußes** wie z. B. eine verstärkte Pronation (Senkfuß bis hin zum Plattfuß) müssen zum komplexen Ursachengefüge des cLBP hinzugefügt werden.

Die Untersuchung von Castro-Méndez et al. (2021) zur Auswirkung von individualisierten Fußorthesen bei Personen mit einer übermäßigen Pronation des Fußes und einem cLBP (n = 53, 40,6 ± 15,5 Jahre) im Vergleich mit der Versorgung solcher Personen mit biomechanisch neutralen Orthesen (n = 48, 39,5 ± 15,1 Jahre) über eine Tragezeit von vier Wochen führte durch die biomechanisch wirksame Einlage zu einer signifikanten Reduzierung der Schmerzen (VAS, p < 0,001) und zu einem Abbau der Behinderung (Oswestry Disability Index Questionnaire, p < 0,001).

▶ **Wichtig** Die Statik der unteren Extremität und deren Beeinflussung durch Orthesen ist ein Baustein in der schuhorthopädischen Behandlung des cLBP.

Zum Set der Ursachen chronischer lumbaler Schmerzen durch statische Veränderungen der unteren Extremität gehört auch die **Beinlängendifferenz,** die sich bereits bei geringer Ausprägung biomechanisch und folglich sensomotorisch bedingt schmerzauslösend auswirken kann. Je nach der Größe einer Beinlängendifferenz findet eine Neuausrichtung des Beckens und der Wirbelsäule mit Folgen für die Körperhaltung und die Dynamik der Sensomotorik des Gehens statt. Sensomotorische Kompensationsmechanismen sind erforderlich, muskuloskelettale Fehlbelastungen u. a. im lumbalen Bereich werden hervorrufen und potenziell können zeitabhängig nozizeptorische, aber auch neuroplastische Maladaptationen entstehen.

Ist der Befund mittelschwer bis ausgeprägt, reduzieren Einlagen das Absinken des Beckens und die Fehlbelastungen der Wirbelsäule können verringert werden. Bei geringgradigen Längenunterschieden wird dagegen die Kinematik des Gehens nicht konsistent effektiv verbessert. Sehr wesentlich für den Patienten ist jedoch, dass die Daten verschiedener Studien generell einen Abfall der Schmerzintensität ausweisen (Menez et al. 2023) und somit die Versorgung mit Einlagen indiziert ist. Es ist jedoch bisher noch nicht eindeutig geklärt, ab welcher Beinlängendifferenz die Biomechanik des Gehens klinisch relevant verändert wird oder behandelt werden sollte.

Die Ganganalyse von Personen mit einer Seitendifferenz bis 1 cm und ab 1 cm ergibt (Mendez et al. 2020), dass unabhängig davon in der Standphase die Symmetrie des Beckens in der Frontalebene (p = 0,001) und des Sprunggelenks in der Sagittalebene (p = 0,010) relevant ausgeglichen wird. Zugleich werden die Schmerzen bei beiden Gruppen gut vergleichbar beeinflusst (p < 0,001). Zu beachten sind offensichtlich interindividuell unterschiedliche Kompensationsmechanismen der Gangsensomotorik infolge des Ausgleichs einer Beinlängendifferenz. Wird eine Beinlängendifferenz von maximal 2 cm versorgt, finden Menez et al. (2021) neben einer unbedeutenden Auswirkung auf den Symmetrieindex nach Dingwell auch interindividuell sehr unvorhersehbare Veränderungen der Kinematik. Dieser Befund zeigt variable biomechanische Kompensationsmechanismen an, die eine Verallgemeinerung nicht zulassen. Dennoch stellte auch diese Studie eine systematische signifikante Minderung der cLBP-Schmerzen fest, die mit den Veränderungen der Kinematik des Sprunggelenks (p = 0.02, r = 0,80) korreliert und somit damit zumindest partiell erklärt werden kann.

Kinder mit einer milden Differenz der Beinlänge reagieren auf eine ausgleichende Orthese unmittelbar mit einer Veränderung des Gangmusters. Die Schrittlänge und -geschwindigkeit steigt an und die maximalen plantaren Druckbelastungen fallen auf beiden Seiten ab. Die Seitenunterschiede der maximalen Dorsalflexion des Sprunggelenks, der Adduktion im Hüftgelenk und der Aufwärtsneigung des Beckens werden ausgeglichen (Shi et al. 2022). Bei den Personen mit einem cLBP und einer gleichzeitigen Asymmetrie der Beinlänge sollte diese durch individualisierte Einlagen ausgeglichen werden, denn dadurch werden die Schmerzen mittelfristig (4 Monate) und langfristig (2 Jahre) stark reduziert und die Merkmale der posturalen Regulation in der Frontalebene sowie die Symmetrie der plantaren Belastung werden effektiv behandelt. Für ein solches progressives Ergebnis muss jedoch eine lange Adaptationsperiode eingeplant werden, die zusätzlich vom Alter der Personen bestimmt wird (D'Amico et al. 2022).

▶    **Wichtig** Bereits bei geringen anatomisch bedingten Asymmetrien liegt die Indikation für eine Einlagenversorgung vor. Es sind aber vorher nicht vorhersagbare interindividuelle Differenzen in der Kinematik des Gehens zu erwarten. Jedoch werden offensichtlich die Schmerzen eines cLBP gemindert. Diese Datenlage begründet den Bedarf einer biomechanischen Ganganalyse, um die unmittelbare Kompensationsstrategie des Organismus zu erkennen und zumindest mittelfristig die Auswirkungen zu bewerten und mit den Ergebnissen eines Schmerztagebuches abzugleichen.

## Fazit

Einlagen werden weitläufig in der konservativen Therapie von Schmerzsyndromen der Füße und der pedo-kranialen Kette genutzt. Die Biomechanik der Körperstatik und die Bewegungsdynamik werden beeinflusst, was sich subjektiv im „Tragekomfort" niederschlägt. Die mechanischen Eigenschaften und die Konstruktion bestimmen gemeinsam mit den Schuhen die plantaren Druckmuster und Druckverteilungen, was ein adäquates Afferenzmuster des Fußes und der Gelenkkette für die Bewegungsregulation bedingt. Der Arzt und der Orthopädieschuhtechniker müssen die gesamte pedo-kraniale Kette aus anatomischer, sensomotorisch koordinativer, konditioneller, physiologischer bzw. pathophysiologischer, aber auch aus psychologischer Sicht im Auge haben. Es gilt, durch die Veränderung der Biomechanik und durch das resultierende motorische Programm einen „korrigierenden", „kompensierenden" und/oder einen „schmerzlindernden" Effekt auszulösen. Eine starre Standardisierung von Einlagen ist nicht zielführend, weil die Versorgung den vorliegenden Befunden und „nicht den Diagnosen" gerecht werden muss.

Ein sehr wesentlicher anti-nozizeptiver Aspekt ist der **subjektive Komfort** der Kombination Einlage–Schuh. Dies bedeutet zugleich Effizienz des Bewegungsablaufes, Beeinflussung der Reflexmechanismen zugunsten der posturalen Kontrolle, Minimierung nicht vortriebswirksamer Kräfte entsprechend dem individuellen „preferred movement path" bei Gesunden. Einlagen haben biomechanische Konsequenzen bis zum Hüftgelenk und höher, verändern die Bodenreaktivkräfte, haben geringe Effekte auf die EMG-Aktivität und die Gehfähigkeit kann verändert sein. Es **gibt keine nichtsensomotorischen Einlagen,** weil **alle sensomotorisch wirken,** denn jede veränderte Biomechanik der Schnittstelle Fuß-Schuh-Boden hat sensomotorische Konsequenzen. Die dem „subjektiven Komfort" zugrunde liegende Modifizierung der Stabilisationsfähigkeit, der Kinematik und Kinetik der Gelenkkette und der Sensomotorik, getriggert durch die Änderung der Afferenz- und Reafferenzmuster, tragen zur Reduzierung von Schmerzen bei.

Vorgefertigte und individualisierte Einlagen wirken bei **Schmerzen des Fußes,** der **Achillessehne,** der **Plantarfasziitis,** des **Kniegelenks** und des **Rückens** anti-nozizeptiv. Beim **Plattfuß** gilt, wie es sicher für alle Schmerzsyndrome der Fall ist, dass ein Trainingsprogramm allein bzw. kombiniert mit Einlagen Schmerzen mit einer hohen Effizienz lindert. **Fußdeformitäten** entwickeln in den verschiedenen Ebenen der pedo-kranialen Funktionskette interindividuell different ausgeprägte fehlbelastungsbedingte muskuloskelettale Erkrankungen und Schmerzen, die mittels Einlagen biomechanisch beeinflussbar sind. Beim **medialen tibialen Stress-syndrom** können Einlagen, vergleichbar der Wirkung einer extrakorporalen Stoß-wellentherapie, die Schmerzen lindern. Schmerzen der **rheumatoiden Arthritis** werden durch Einlagen gelindert, die Behinderung wird abgebaut, die Funktion der Füße wird gefördert, die Balance und kinematische Merkmale verbessern sich, aber die Gehfähigkeit wird kaum beeinflusst. Insgesamt wird über eine Reduktion der Schmerzen in differentem Ausmaß berichtet.

Jeweils angepasste Einlagen wirken bei **Vorfußerkrankungen, chronischen Fußschmerzen, Metatarsalgie, Plattfuß, Plantarfasziitis, Morton-Neurom, rheumatoider Arthritis, Arthritis psoriasis** und **Tibialis-posterior-Syndrom** schmerzlindernd. Die biomechanische Modifizierung kompensiert partiell Deformitäten, verändert die Belastungsschwerpunkte, ändert die Funktion der pedo-kranialen Funktionskette und beeinflusst über die Sensomotorik des Gehens das Schmerzgeschehen. Die Individualisierung der Versorgung steht im Vordergrund.

Bei **patellofemoralen Schmerzen** und **Gonarthrose** verändern Einlagen mit medialer Unterstützung und Schuhe mit Rocker-Sohlen die Gelenkbelastung beim Gehen und Laufen nicht. Aber maßangefertigte Einlagen mit Unterstützung des Fußgewölbes und seitlichem Keil reduzieren bei einer milden bis schweren medialen Gonarthrose Schmerzen. Gleichfalls vermindern sich die Schmerzen in physischer Ruhe, in der Nacht und nach einer 50 m langen Gehstrecke. Bei einer **patellofemoralen Osteoarthrose** mindern vorgefertigte und für das Fußgewölbe konturierte Fußorthesen unmittelbar die Schmerzen beim Gehen, Abwärtsgehen bzw. dem Treppenabwärtsgehen. Flache Einlagen haben gleichfalls eine vergleichbare Wirkung beim Abwärtsgehen bzw. beim Treppenabwärtsgehen und Treppensteigen. Aber auch über unwirksame Auswirkungen bzw. über nicht konsistente Schmerzlinderungen bei verschiedenen Aktivitäten des täglichen Lebens wird berichtet. Bei einer **Coxarthrose** können Schuhe mit Absätzen und einer Tragedauer von mehr als sechs Sunden/Tag die Schmerzen senken. Wie sicher auch bei den Arthrosen des Kniegelenks und der Wirbelsäule, ist die psychologische Situation eine wesentliche Komponente der Schmerzintensität. Je höher die Schmerzkatastrophisierung, desto intensiver treten Schmerzen auf und je positiver die Schmerzselbstwirksamkeit eingeschätzt wird, desto geringer ist die Wahrscheinlichkeit der Schmerzintensivierung. Der psychologische Zustand ist ein wichtiger Faktor der Schmerzintensität und der Schmerzbewältigung bei allen muskuloskelettalen Erkrankungen mit nozizeptiven und noziplastischen Schmerzen. Die Schmerzen des **medialen tibialen Stress-Syndroms** können durch stoßdämpfende und das Fußgewölbe unterstützende Einlagen gemindert werden. Einlagen senken die Intensität der lokalen nozizeptiven Schmerzen der **ankylosierenden Spondylitis** und der neuropathischen Schmerzen bei einer **Small-Fiber-Polyneuropathie.**

Die Ursachen des **cLBP** sind vielschichtig. Die Instabilität der Bewegungssegmente, reversible Funktionsstörungen und Veränderungen des Fußes und der unteren Extremität können Schmerzen auslösen und müssen entsprechend behandelt werden. Individualisierte Einlagen in Kombination mit manualtherapeutischen Interventionen mindern die Behinderung und beeinflussen schmerzlindernd Defizite der sensomotorischen Koordination. Angepasste Einlagen bei **Deformitäten des Fußes** reduzieren die Schmerzen. Selbst geringe anatomisch bedingte Asymmetrien der Beinlänge sind bei Schmerzen eine Indikation für eine Einlagenversorgung.

Schuhe mit maßangefertigten Einlagen reduzieren mit moderater Evidenz die Behinderung und die Schmerzen. Training allein mindert im kurzen Kontrollzeitraum die Schmerzintensität und Training plus Edukation die zukünftige Symptomatik und die Behinderung im langfristigen Zeitbereich.

Die orthopädieschuhtechnische Versorgung und das Training gehören zusammen. Physische Aktivitäten haben ein deutlich umfänglicheres Wirkungsspektrum und verbessern unabhängig vom Einlagentyp den subjektiv erlebten Gesundheitszustand. So müssen Einlagenversorgung und physische Programme immer eine „therapeutische Einheit" bilden. Die Wirksamkeit von Einlagen ist eng mit der Tragezeit und somit der zurückgelegten Wegstrecke verbunden.

## Literatur

Alam MF, Ansari S, Zaki S, Sharma S, Nuhmani S, Alnagmoosh A, Alsubaiei ME: Effects of physical interventions on pain and disability in chronic low back pain with pronated feet: a systematic review and meta-analysis. Physiother Theory Pract 2025 Feb;41(2):390–404. https://doi.org/10.1080/09593985.2024.2325581. Epub 2024 Mar 3.

Bai DY, Yuan ZG, Shao JJ, Zhu T, Zhang HJ: Unstable shoes for the treatment of lower back pain: a meta-analysis of randomized controlled trials. Clin Rehabil 2019 Nov;33(11):1713–1721. https://doi.org/10.1177/0269215519863840. Epub 2019 Jul 22.

Becker S, Simon S, Mühlen J, Dindorf C, Fröhlich M: Assessing the Subjective Effectiveness of Sensorimotor Insoles (SMIs) in Reducing Pain: A Descriptive Multicenter Pilot Study. J Funct Morphol Kinesiol 2023 May 18;8(2):66. doi:https://doi.org/10.3390/jfmk8020066.

Besse JL: Metatarsalgia. Orthop Traumatol Surg Res 2017 Feb;103(1S):S29-S39. https://doi.org/10.1016/j.otsr.2016.06.020. Epub 2017 Jan 18.

Bousbaïne van de Kerckhove L, Lefaucheur JP, Sorel M: Differences in stabilometric correlates of pain relief after wearing postural insoles for six weeks between chronic nociceptive and neuropathic foot pain. An open-label pilot study. Neurophysiol Clin 2021 Jun;51(3):267–278. doi:https://doi.org/10.1016/j.neucli.2021.04.002. Epub 2021 May 20.

Brüggemann GP, Hirschhäuser E, Esser T: Die Biomechanik des Laufens mit unterschiedlichen Sohlentechnologien. Orthopädieschuhtechnik 07/08 (2020) 30–37

Burke JR 2012 Effects of footwear comfort perception on the neuromuscular control of balance. Int J Neurosci. Apr;122(4):209–20. doi:10.3109/00207454.2011.639588. Epub 2012 Feb 21.

Cabrera-Sánchez JM, Reina-Bueno M, Palomo-Toucedo IC, Vázquez-Bautista MDC, Núñez-Baila MÁ, González-López JR: Effect of Foot Orthoses and Footwear in People with Rheumatoid Arthritis: An Updated Systematic Review. Healthcare (Basel) 2024 Oct 11;12(20):2017. https://doi.org/10.3390/healthcare12202017.

Cambron JA, Dexheimer JM, Duarte M, Freels S: Shoe Orthotics for the Treatment of Chronic Low Back Pain: A Randomized Controlled Trial. Arch Phys Med Rehabil 2017 Sep;98(9):1752-1762. https://doi.org/10.1016/j.apmr.2017.03.028. Epub 2017 Apr 30.

Castro-Méndez A, Palomo-Toucedo IC, Pabón-Carrasco M, Ramos-Ortega J, Díaz-Mancha JA, Fernández-Seguín LM: Custom-Made Foot Orthoses as Non-Specific Chronic Low Back Pain and Pronated Foot Treatment. Int J Environ Res Public Health 2021 Jun 25;18(13):6816. https://doi.org/10.3390/ijerph18136816.

Chang AH, Abu-Faraj ZU, Harris GF, Nery J, Shereff MJ. Multistep measurement of plantar pressure alterations using metatarsal pads. Foot Ankle Int 1994;15:654–60.

Chuter V, Spink M, Searle A, Ho A: The effectiveness of shoe insoles for the prevention and treatment of low back pain: a systematic review and meta-analysis of randomised controlled trials. BMC Musculoskelet Disord. 2014 Apr 29;15:140. https://doi.org/10.1186/1471-2474-15-140.

Clark DJ, Christou EA, Ring SA, Williamson JB, Doty L: Enhanced somatosensory feedback reduces prefrontal cortical activity during walking in older adults. J Gerontol A Biol Sci Med Sci. 2014 Nov;69(11):1422–8. doi:https://doi.org/10.1093/gerona/glu125. Epub 2014 Aug 11.

Collins NJ, Hinman RS, Menz HB, Crossley KM: Immediate effects of foot orthoses on pain during functional tasks in people with patellofemoral osteoarthritis: A cross-over, proof-of-concept study. Knee 2017 Jan;24(1):76–81. https://doi.org/10.1016/j.knee.2016.09.016. Epub 2016 Nov 4.

Conceição CS, Gomes Neto M, Mendes SM, Sá KN, Baptista AF: Systematic review and meta-analysis of effects of foot orthoses on pain and disability in rheumatoid arthritis patients. Disabil Rehabil 2015;37(14):1209–13. https://doi.org/10.3109/09638288.2014.961654. Epub 2014 Sep 23.

D'amico M, Kinel E, Roncoletta P: 3D quantitative evaluation of spine proprioceptive perception/motor control through instinctive self-correction maneuver in healthy young subjects' posture: an observational study. Eur J Phys Rehabil Med 2018 Jun;54(3):428–439. https://doi.org/10.23736/S1973-9087.17.04738-4. Epub 2017 Jul 18.

D'Amico M, Kinel E, Roncoletta P: Leg Length Discrepancy and Nonspecific Low Back Pain: 3-D Stereophotogrammetric Quantitative Posture Evaluation Confirms Positive Effects of Customized Heel-Lift Orthotics. Front Bioeng Biotechnol 2022 Feb 10:9:743132. https://doi.org/10.3389/fbioe.2021.743132. eCollection 2021.

de Campos TF, Maher CG, Fuller JT, Steffens D, Attwell S, Hancock MJ: Prevention strategies to reduce future impact of low back pain: a systematic review and meta-analysis. Br J Sports Med 2021 May;55(9):468–476. https://doi.org/10.1136/bjsports-2019-101436. Epub 2020 Jul 9.

de Oliveira HAV, Natour J, Vassalli M, Rosenfeld A, Jennings F, Jones A: Effectiveness of customized insoles in patients with Morton's neuroma: a randomized, controlled, double-blind clinical trial. Clin Rehabil 2019 Dec;33(12):1898–1907. https://doi.org/10.1177/0269215519873949. Epub 2019 Sep 11.

DGRh, 2024 Deutsche Gesellschaft für Rheumatologie und Klinische Immunologie e.V.: Rheuma in Zahlen. https://dgrh.de/Start/DGRh/Presse/Daten-und-Fakten/Rheuma-i-Zahlen.html#:~:text=Etwa%20700.000%20Erwachsene%20haben%20eine,%2C1%25%20der%20Minderjährigen, abgerufen 27.02.25

Dufour AB, Broe KE, Nguyen US, Gagnon DR, Hillstrom HJ, Walker AH, Kivell E, Hannan MT: Foot pain: is current or past shoewear a factor? Arthritis Rheum 2009 Oct 15;61(10):1352–8. https://doi.org/10.1002/art.24733.

Elsayed W, Alotaibi S, Shaheen A, Farouk M, Farrag A: The combined effect of short foot exercises and orthosis in symptomatic flexible flatfoot: a randomized controlled trial. Eur J Phys Rehabil Med 2023 Jun;59(3):396–405. https://doi.org/10.23736/S1973-9087.23.07846-2. Epub 2023 Mar 29.

Federer AE, Tainter DM, Adams SB, Schweitzer KM Jr.: Conservative Management of Metatarsalgia and Lesser Toe Deformities. Foot Ankle Clin 2018 Mar;23(1):9–20. https://doi.org/10.1016/j.fcl.2017.09.003. Epub 2017 Nov 11.

Fu K, Metcalf BR, Bennell KL, Zhang Y, Gross KD, Mills K, Deveza LA, Robbins SR, Hunter DJ: Is Heel Height Associated with Pain Exacerbations in Hip Osteoarthritis Patients?-Results from a Case-Crossover Study. J Clin Med 2020 Jun 16;9(6):1872. https://doi.org/10.3390/jcm9061872.

Fu K, Metcalf B, Bennell KL, Zhang Y, Deveza LA, Robbins SR, Hunter DJ: The association between psychological factors and pain exacerbations in hip osteoarthritis. Rheumatology (Oxford) 2021 Mar 2;60(3):1291–1299. https://doi.org/10.1093/rheumatology/keaa494.

Fung J, Sherman A, Stachura S, Eckles R, Doucette J, Chusid E: Nonoperative Management of Hallux Limitus Using a Novel Forefoot Orthosis. J Foot Ankle Surg 2020 Nov-Dec;59(6):1192–1196. https://doi.org/10.1053/j.jfas.2019.11.008. Epub 2020 May 29.

Gijon-Nogueron G, Ramos-Petersen L, Ortega-Avila AB, Morales-Asencio JM, Garcia-Mayor S: Effectiveness of foot orthoses in patients with rheumatoid arthritis related to disability and pain: a systematic review and meta-analysis. Qual Life Res 2018 Dec;27(12):3059–3069. https://doi.org/10.1007/s11136-018-1913-5. Epub 2018 Jun 19.

Hennessy K, Woodburn J, Steultjens MP: Custom foot orthoses for rheumatoid arthritis: A systematic review. Arthritis Care Res (Hoboken) 2012 Mar;64(3):311–20. https://doi.org/10.1002/acr.21559.

Hoang NT, Chen S, Chou LW: The Impact of Foot Orthoses and Exercises on Pain and Navicular Drop for Adult Flatfoot: A Network Meta-Analysis. Int J Environ Res Public Health 2021 Jul 29;18(15):8063. https://doi.org/10.3390/ijerph18158063.

Holmes Jr GB, Timmerman L. A quantitative assessment of the effect of metatarsal pads on plantar pressures. Foot Ankle 1990;11:141–5.

Kaalund S, Madeleine P: Effects of shock-absorbing insoles during transition from natural grass to artificial turf in young soccer players: a randomized controlled trial. J Am Podiatr Med Assoc. 2014 Sep-Oct;104(5):444–50. https://doi.org/10.7547/0003-0538-104.5.444.

Kang JH, Chen MD, Chen SC, Hsi WL. Correlations between subjective treatment responses and plantar pressure parameters of metatarsal pad treatment in metatarsalgia patients: a prospective study. BMC Musculoskelet Disord 2006;5:95.

Kayll SA, Hinman RS, Bryant AL, Bennell KL, Rowe PL, Paterson KL: Do biomechanical foot-based interventions reduce patellofemoral joint loads in adults with and without patellofemoral pain or osteoarthritis? A systematic review and meta-analysis. Br J Sports Med 2023 Jul;57(13):872–881. doi:https://doi.org/10.1136/bjsports-2022-106542. Epub 2023 Mar 10.

Kenny RPW, Atkinson G, Eaves DL, Martin D, Burn N, Dixon J: The effects of textured materials on static balance in healthy young and older adults: A systematic review with meta-analysis. Gait Posture 2019 Jun:71:79–86. https://doi.org/10.1016/j.gaitpost.2019.04.017. Epub 2019 Apr 17.

Kinel E, Roncoletta P, Pietrangelo T, D'Amico M: 3D Stereophotogrammetric Quantitative Evaluation of Posture and Spine Proprioception in Subacute and Chronic Nonspecific Low Back Pain. J Clin Med 2022 Jan 22;11(3):546. https://doi.org/10.3390/jcm11030546.

Koltak C, Yurt Y: Comparison of the effects of low level laser and insoles on pain, functioning, and muscle strength in subjects with stage 2 posterior tibial tendon dysfunction: A randomized study. J Back Musculoskelet Rehabil 2021;34(6):1069–1078. doi:https://doi.org/10.3233/BMR-200199.

Kong L, Zhou X, Huang Q, Zhu Q, Zheng Y, Tang C, Li JX, Fang M: The effects of shoes and insoles for low back pain: a systematic review and meta-analysis of randomized controlled trials. Res Sports Med 2020 Oct-Dec;28(4):572–587. https://doi.org/10.1080/15438627.2020.1798238. Epub 2020 Sep 21.

Laube W: Sensomotorik und Schmerz. Wechselwirkung von Bewegungsreizen und Schmerzempfinden. Springer, Berlin–Heidelberg, 2020

Lawford BJ, Hall M, Hinman RS, Van der Esch M, Harmer AR, Spiers L, Kimp A, Dell'Isola A, Bennell KL: Exercise for osteoarthritis of the knee. Cochrane Database Syst Rev 2024 Dec 3;12(12):CD004376. https://doi.org/10.1002/14651858.CD004376.pub4.

Madeleine P, Hoej BP, Fernández-de-Las-Peñas C, Rathleff MS, Kaalund S: Pressure pain sensitivity changes after use of shock-absorbing insoles among young soccer players training on artificial turf: a randomized controlled trial. J Orthop Sports Phys Ther. 2014 Aug;44(8):587–94. doi:https://doi.org/10.2519/jospt.2014.5117. Epub 2014 Jul 16.

Mahmoodi M, ArazpourMand Mousavi ME. Evaluation of the effect of knee unloader orthoses, lateral wedge insoles, and ankle foot orthoses on pain, function, and knee adduction moment in subjects with medial compartment knee osteoarthritis: a literature review. J Prosthet Orthot 2023; 35(2): e48–e61.

Mahmoodi M, Arazpour M, Mousavi ME: Comparing the effects of lower limb orthoses on knee pain, function, quality of life, and knee joint alignment in people with medial knee osteoarthritis. J Rehabil Assist Technol Eng 2024 Aug 30:11:20556683241277179. 10.1177/20556683241277179. eCollection 2024 Jan-Dec.

Meier ML, Vrana A, Schweinhardt P: Low Back Pain: The Potential Contribution of Supraspinal Motor Control and Proprioception. Neuroscientist 2019 Dec;25(6):583–596. https://doi.org/10.1177/1073858418809074. Epub 2018 Nov 2.

Menez C, Coquart J, Dodelin D, Tourny C, L'Hermette: Effects of Orthotic Insoles on Gait Kinematics and Low-Back Pain in Patients with Mild Leg Length Discrepancy. J Am Podiatr Med Assoc 2021 Jul 1;111(4):Article_9. https://doi.org/10.7547/18-093.

Menez C, L'Hermette M, Lerebourg L, Coquart J : Effects of Insoles on Gait Kinematics and Low Back Pain in Patients with Leg Length Inequality: A Systematic Review. J Am Podiatr Med Assoc 2023 Mar-Apr;113(2):21–004. https://doi.org/10.7547/21-004.

Menéndez C, Batalla L, Prieto A, Rodríguez MÁ, Crespo I, Olmedillas H: Medial Tibial Stress Syndrome in Novice and Recreational Runners: A Systematic Review. Int J Environ Res Public Health 2020 Oct 13;17(20):7457. https://doi.org/10.3390/ijerph17207457.

Moreira E, Jones A, Oliveira HA, Jennings F, Fernandes A, Natour J: Effectiveness of insole use in rheumatoid feet: a randomized controlled trial. Scand J Rheumatol 2016 Oct;45(5):363–70. https://doi.org/10.3109/03009742.2015.1110198. Epub 2016 Jan 27.

Nielsen RØ, Parner ET, Nohr EA, Sørensen H, Lind M, Rasmussen S: Excessive progression in weekly running distance and risk of running-related injuries: an association which varies according to type of injury. J Orthop Sports Phys Ther 2014 Oct;44(10):739–47. https://doi.org/10.2519/jospt.2014.5164. Epub 2014 Aug 25.

Nigg BM: The role of impact forces and foot pronation: a new paradigm. Clin J Sport Med. 2001 Jan;11(1):2–9.

Nigg BM, Mohr M, Nigg S: Muscle tuning and preferred movement path–a paradigm shift. Current Issues in sport Science 2 (2017) 4–15

Palluel E, Olivier I, Nougier V: The lasting effects of spike insoles on postural control in the elderly. Behav Neurosci. 2009 Oct;123(5):1141–7. https://doi.org/10.1037/a0017115.

Park CH, Chang MC: Forefoot disorders and conservative treatment. Yeungnam Univ J Med 2019 May;36(2):92–98. https://doi.org/10.12701/yujm.2019.00185. Epub 2019 May 14.

Reina-Bueno M, Vázquez-Bautista MDC, Pérez-García S, Rosende-Bautista C, Sáez-Díaz A, Munuera-Martínez PV: Effectiveness of custom-made foot orthoses in patients with rheumatoid arthritis: a randomized controlled trial. Clin Rehabil 2019 Apr;33(4):661–669. doi:https://doi.org/10.1177/0269215518819118. Epub 2018 Dec 17.

Reshef N, Guelich DR: Medial tibial stress syndrome. Clin Sports Med 2012 Apr;31(2):273–90. https://doi.org/10.1016/j.csm.2011.09.008.

Ribeiro AP, João SMA: The Effect of Short and Long-Term Therapeutic Treatment with Insoles and Shoes on Pain, Function, and Plantar Load Parameters of Women with Plantar Fasciitis: A Randomized Controlled Trial. Medicina (Kaunas) 2022 Oct 28;58(11):1546. https://doi.org/10.3390/medicina58111546.

Rosner AL, Conable KM, Edelmann T: Influence of foot orthotics upon duration of effects of spinal manipulation in chronic back pain patients: a randomized clinical trial. J Manipulative Physiol Ther 2014 Feb;37(2):124–40. 10.1016/j.jmpt.2013.11.003. Epub 2014 Jan 10.

Russo L, Di Capua R, Arnone B, Borrelli M, Coppola R, Esposito F, Padulo J: Shoes and Insoles: The Influence on Motor Tasks Related to Walking Gait Variability and Stability. Int J Environ Res Public Health 2020 Jun 25;17(12):4569. doi:https://doi.org/10.3390/ijerph17124569.

Schuitema D, Greve C, Postema K, Dekker R, Hijmans JM: Effectiveness of Mechanical Treatment for Plantar Fasciitis: A Systematic Review. J Sport Rehabil 2019 Oct 18;29(5):657–674. https://doi.org/10.1123/jsr.2019-0036. Print 2020 Jul 1

Shi Y, Pang H, Xu H, Li X, Cao Y, Merryweather A, Zheng P, Xiang J: Effects of orthotic insole on gait patterns in children with mild leg length discrepancy. Gait Posture 2022 Mar:93:191–197. https://doi.org/10.1016/j.gaitpost.2022.02.003. Epub 2022 Feb 9.

Simonsen MB, Næsborg-Andersen K, Leutscher PDC, Hørslev-Petersen K, Woodburn J, Andersen MS, Hirata RP: The effect of foot orthoses on gait biomechanics and pain among people with rheumatoid arthritis: A quasi-experimental study. Gait Posture 2022 Jun:95:121–128. https://doi.org/10.1016/j.gaitpost.2022.04.016. Epub 2022 Apr 19.

Skou ST, Hojgaard L, Simonsen OH: Customized foot insoles have a positive effect on pain, function, and quality of life in patients with medial knee osteoarthritis. J Am Podiatr Med Assoc 2013 Jan-Feb;103(1):50–5. https://doi.org/10.7547/1030050.

Sowah D, Boyko R, Antle D, Miller L, Zakhary M, Straube S: Occupational interventions for the prevention of back pain: Overview of systematic reviews. J Safety Res 2018 Sep:66:39–59. https://doi.org/10.1016/j.jsr.2018.05.007. Epub 2018 May 20.

Steffens D, Maher CG, Pereira LS, Stevens ML, Oliveira VC, Chapple M, Teixeira-Salmela LF, Hancock MJ: Prevention of Low Back Pain: A Systematic Review and Meta-analysis. JAMA Intern Med 2016 Feb;176(2):199–208. https://doi.org/10.1001/jamainternmed.2015.7431.

Steinberg N, Tirosh O, Adams R, Karin J, Waddington G: Does Wearing Textured Insoles during Non-class Time Improve Proprioception in Professional Dancers? Int J Sports Med. 2015a Nov;36(13):1093–9. doi:https://doi.org/10.1055/s-0035-1554633. Epub 2015 Sep 2.

Steinberg N, Waddington G, Adams R, Karin J, Tirosh O: Use of a Textured Insole to Improve the Association Between Postural Balance and Ankle Discrimination in Young Male and Female Dancers. Med Probl Perform Art. 2015b Dec;30(4):217–23.

Steinberg N, Waddington G, Adams R, Karin J, Begg R, Tirosh O: Can textured insoles improve ankle proprioception and performance in dancers? J Sports Sci. 2016a Aug;34(15):1430–7. https://doi.org/10.1080/02640414.2015.1117120. Epub 2015 Nov 30.

Steinberg N, Waddington G, Adams R, Karin J, Tirosh O: The effect of textured ballet shoe insoles on ankle proprioception in dancers. Phys Ther Sport. 2016b Jan;17:38–44. https://doi.org/10.1016/j.ptsp.2015.04.001. Epub 2015 Apr 30.

Tan JM, Middleton KJ, Hart HF, Menz HB, Crossley KM, Munteanu SE, Collins NJ: Immediate effects of foot orthoses on lower limb biomechanics, pain, and confidence in individuals with patellofemoral osteoarthritis. Gait Posture 2020 Feb:76:51–57. https://doi.org/10.1016/j.gaitpost.2019.10.019. Epub 2019 Oct 24.

Tenten-Diepenmaat M, Dekker J, Heymans MW, Roorda LD, Vliet Vlieland TPM, van der Leeden M: Systematic review on the comparative effectiveness of foot orthoses in patients with rheumatoid arthritis. J Foot Ankle Res 2019 Jun 13:12:32. https://doi.org/10.1186/s13047-019-0338-x. eCollection 2019.

Treede RD, Rief W, Barke A, Aziz Q, Bennett MI, Benoliel R, Cohen M, Evers S, Finnerup NB, First MB, Giamberardino MA, Kaasa S, Kosek E, Lavand'homme P, Nicholas M, Perrot S, Scholz J, Schug S, Smith BH, Svensson P, Vlaeyen JWS, Wang SJ: A classification of chronic pain for ICD-11. Pain 2015 Jun;156(6):1003–1007. https://doi.org/10.1097/j.pain.0000000000000160.

Treede RD, Rief W, Barke A, Aziz Q, Bennett MI, Benoliel R, Cohen M, Evers S, Finnerup NB, First MB, Giamberardino MA, Kaasa S, Korwisi B, Kosek E, Lavand'homme P, Nicholas M, Perrot S, Scholz J, Schug S, Smith BH, Svensson P, Vlaeyen JWS, Wang SJ: Chronic pain as a symptom or a disease: the IASP Classification of Chronic Pain for the International Classification of Diseases (ICD-11). Pain 2019 Jan;160(1):19–27. doi:https://doi.org/10.1097/j.pain.0000000000001384.

Wagner A, Luna S: Effect of Footwear on Joint Pain and Function in Older Adults With Lower Extremity Osteoarthritis. J Geriatr Phys Ther 2018 Apr/Jun;41(2):85–101. https://doi.org/10.1519/JPT.0000000000000108.

Walha R, Dagenais P, Gaudreault N, Beaudoin-Côté G, Boissy P: The effects of custom-made foot orthoses on foot pain, foot function, gait function, and free-living walking activities in people with psoriatic arthritis (PsA): a pre-experimental trial. Arthritis Res Ther 2022 May 25;24(1):124. doi:https://doi.org/10.1186/s13075-022-02808-8.

Wegener C, Wegener K, Smith R, Schott KH, Burns J: Biomechanical effects of sensorimotor orthoses in adults with Charcot-Marie-Tooth disease. Prosthet Orthot Int 2016 Aug;40(4):436–46. doi:https://doi.org/10.1177/0309364615579318. Epub 2015 May 1.

Xu R, Wang Z, Ma T, Ren Z, Jin H: Effect of 3D Printing Individualized Ankle-Foot Orthosis on Plantar Biomechanics and Pain in Patients with Plantar Fasciitis: A Randomized Controlled Trial. Med Sci Monit 2019 Feb 21;25:1392–1400. doi:https://doi.org/10.12659/MSM.915045.

Xu Y, Hou QH, Han XL, Wang CH, Huang DF: Effects of Custom-made Insoles on Plantar Biomechanics and Upper Extremity Muscle Performance. Curr Med Sci 2022 Feb;42(1):159–168. doi:https://doi.org/10.1007/s11596-021-2471-6. Epub 2021 Nov 30.

Yu L, Wang Y, Yang J, Wang J, Zhang Y: Effects of orthopedic insoles on patients with knee osteoarthritis: A meta-analysis and systematic review. J Rehabil Med 2021 May 18;53(5):jrm00191. doi:https://doi.org/10.2340/16501977-2836.

Yurt Y, Şener G, Yakut Y: The effect of different foot orthoses on pain and health related quality of life in painful flexible flat foot: a randomized controlled trial. Eur J Phys Rehabil Med 2019 Feb;55(1):95–102. doi:https://doi.org/10.23736/S1973-9087.18.05108-0. Epub 2018 Mar 16.

Zhang J, Wang Q, Zhang C: Ineffectiveness of lateral-wedge insoles on the improvement of pain and function for medial knee osteoarthritis: a meta-analysis of controlled randomized trials. Arch Orthop Trauma Surg 2018 Oct;138(10):1453–1462. doi:https://doi.org/10.1007/s00402-018-3004-z. Epub 2018 Jul 20.

# Stichwortverzeichnis


**0-9, and Symbols**
3D-Drucktechnologie, 365

**A**
Abrollsohle, 342
Achillodynie, 328, 338
ACL-Ruptur. (*Siehe* Kreuzbandruptur)
ADHS, 7
Adipositas, 12, 128, 210, 212, 214, 215, 297
   Erwachsene, 216
   Kinder, 31
   Kinder und Jugendliche, 212
   Kognition, 33
   Prävalenz, 21
   Trainingswirkung, 32
Afferenzmuster, 317
Aktivität, physische, 65
Alter
   Sturzgefahr, 125
Alterungsprozess, 124, 125
   Kennzeichen, 131
   Muskulatur, 137
   Sensomotorik, 132
Angst, 8
Angsterkrankung, 34
Anstrengungsempfinden, 80
Anstrengungsgrad, 66, 68
   Borgskala, 68
Anti-Aging, 49
Arbeitsgedächtnis, 7
Arthritis psoriasis, 393
Arthritis, rheumatoide, 227, 343
   Sarkopenie, 228
   Schmerzlinderung, 391
   Schuhwerk, 231
   Sturzgefahr, 228

Arthrose, 346
   Kniegelenk, 394
   Merkmale, 169
Atmung, 190
   Schmerztherapie, 190
ATP, 65
Ausdauer, 10
Ausdauerfähigkeit, 106
Ausdauertraining, 68, 69, 110
   im Alter, 135
   Wirkung, 110

**B**
Balance-Erkrankung, 104
Balancefähigkeit, 114, 152
Balancekontrolle, 104
   kognitive Defizite, 141
Balancetraining, 111, 116, 118
Barfußgehen, 383
Barfußlaufen, 318, 323
Barfußschuh, 348, 383, 390
Beinlängendifferenz, 401
Belastungsintensität, 68
Bewegen
   kognitive Leistung, 78
Bewegungen
   Merkmale, 82
Bewegungsanalyse, 126
Bewegungskönnen, 61, 98
Bewegungsmangel, 3, 10,
   63, 139
   Arthrose, 170
   Auswirkung, 62, 63
   chronische Erkrankung, 226
   Folgen, 104
   Lower Back Pain, 187

Bewegungsmerkmal
  Bewegungsgeschwindigkeit, 83
  Bewegungskontinuität, 83
  Bewegungspräzision, 83
  Bewegungsrhythmus, 82
  Diagnostik Lernstand, 83
  Kopplung Körperkompartimente, 82
  Krafteinsatz, 83
  räumliche ausführung, 83
  Wiederholungsfähigkeit, 83
Bewegungsprogramm, 86
Bewegungsqualität, 152
Bewegungsregulation
  Vorgänge, 58
Bewegungssinn, 79
  Faktoren, 79
  Trainingszustand, 80
Bewegungstherapie, 65
Bewegungstraining
  gesundheitsorientiert, 89
Braining, 34
Brustkrebs, 35, 64
Bursitis, intermetatarsale, 344

C
Casting-Herstellungstechnik, 360
cLBP. (*Siehe* Low Back Pain)
Coxarthrose, 114, 170
  Balancefähigkeit, 173
  Gehgeschwindigkeit, 172
  Risikofaktoren, 171
  Sturzrisiko, 173
  Trainingstherapie, 174

D
Deafferenzierung, 154
  Gehirn, 153
Dekonditionierung, 10, 105, 138, 205
Depression, 8, 30
Diabetes mellitus, 32, 203, 208, 251, 304,
      350, 354
  Fuß, 298
  Körperbalance, 207
  Muskelfunktionsstörung, 209
  Polyneuropathie, 252, 300
  Training, 210
  Ulzeration, 302, 303
Druck- und Temperaturfeedback, 364
Druckentlastung, 366, 388
Druckverteilung, 380, 388
Druckwert, plantarer, 293, 298, 299, 352
  Faktoren, 355
  Übergewicht, 353
Dysmobility-Syndrom, 210, 217

E
Einlage. (*Siehe* Schuheinlage)
Energiestoffwechsel, 51
Energieverbrauch, 126
Entwicklung
  gesunde, 4
  kognitive, 3
  sensomotorische, 7
EquiTest-System, 248
Erkrankung, chronische degenerative, 20
Ermüdung, 67, 320, 323
Ermüdungsscore, 131
Ethylen-Vinylacetat, 364

F
Fettinfiltration, 188
Fibromyalgie, 36, 130, 226, 262, 272
Finite-Elemente-Analyse, 364
Fitness, 26, 67
Fuß, 230
  Deformität, 231
  diabetischer, 351
  Schmerz, 230
Fußdeformität, 342, 384
Fußfehlstellung, 295, 297
Fußgewölbeunterstützung, 326
Fußorthese. (*Siehe* Schuheinlage)
Fußregulation, 104
Fußschmerz, 288, 296, 343, 392
  Linderung, 389

G
Ganganalyse, 291, 402
Gangmuster, 289, 318, 358
Gangsensomotorik, 335
Gedächtnisleistung, 31
Gehen
  Bewegungsökonomie, 126
  Biomechanik, 127, 290
  Effizienz, 126
  Energetik, 126
  Energieverbrauch, 126
  Entwicklung, 124
  Sauerstoffverbrauch, 126
  Sensomotorik, 124
Gehgeschwindigkeit, 131, 172, 192, 294, 363
  im Alter, 142
  Kindheit, 127
Gehirn
  Motivation, Antrieb, 58
Gehirnfunktion, 30
Gehirnstruktur, 28, 52
Gelenkverletzung, 152
Gesundheitssport, 24, 67

Gesundheitstraining, 65
Gewebedicke, plantare, 300, 354
Gicht, 349
Gleichgewicht, 139
    in der Lebensspanne, 114
    Defizit, 104
    Regulation, 107
    Störung, 114
    Training, 153
Gonarthrose, 113, 129, 176, 344, 345
    Einlagenversorgung, 394
    einseitige, 176
    frühes Stadium, 176, 178
    Trainingseffekt, 396

**H**
Hallus valgus, 388
Hallux limitus, 391
Hallux valgus, 230, 296, 342
Halswirbelsäule, 187
    Bewegungsregulation, 194
    Schmerz, 187–189
Handkraft, 217
Handlungsprogramm, 86
Handlungsstrategie, 86
Handy-Nutzung, 190
Haptik, 294
HEMS-Balltraining, 107
Herzschlagfrequenz, 68
Hilfsmittelversorgung, 290, 316, 389
Hinsetzen, 179
Hohlfuß, 295
Hüftstrategie, 85

**I**
IASP-Klassifikation, 263
Impact, 317
Inaktivität, 23, 66
Informationen
    Kopf-Halsregion, 92
    Muskelspindeln, 79
    propriozeptiv, 78
    vestibulär, 78
    visuell, 78
Infrarotthermografie, 361
Innenschuhdruckmessung, 302, 359
Insult, zerebraler, 33, 194, 195, 245
    sensomotorisches Training, 246

**J**
Jugendalter, 3

**K**
Kadenz, 173, 209
Keilfußorthese, 342
Kindheit, 3
    physische Aktivität, 4
Kinesiotaping, 337
Kniegelenk, 153
Kognition, 9, 54, 60, 241, 272
konditionelle Fähigkeiten, 98
    bewegungsspezifisch, 76
Koordination, 61
koordinative Basisfähigkeiten, 88
Kopfhaltung, 193
Kopfschmerz, zervikogener, 193
Körperhaltung, 84, 104, 193
Körperschema, 7
Kortex, präfrontaler, 52
Kraft, 10
Krafttraining, 33, 69
    im Alter, 136
Krebserkrankung, 63
Kreuzbandruptur, 154, 157, 334
    Gehen, 156
    Positionssinn, 158
    posturale Instabilität, 154
    propriozeptive Neuwichtung, 155

**L**
Lagerungsschwindel, 248
Laufanalyse, 291
Laufökonomie, 288
Laufschuh, 314, 316
    Fehlbelastung, 321
    Grad der Steifigkeit, 326
    minimalistisch, 324, 391
Laufsport, 314, 320
Lauftechnik, 317
Lebensqualität, 22, 26, 33
    Faktoren, 21
Lebensstilmodifikation, 24
Leistung, schulische, 58
Leistungssport, 106
Lendenwirbelsäule, 187
Locomotive-Syndrom, 211
Low Back Pain, 130, 188, 264, 267, 384, 386
    Stehen, 269
    Ursache, 398
low grade inflammation, 10

**M**
M. Bechterew, 226, 231
    Sarkopenie, 232
    Training, 232

M. Parkinson, 31, 218, 239
  Einfrieren, 240
  sensomotorisches Training, 243
  Sturzrisiko, 242
Manualtherapie, 190, 195, 196
Metatarsalgie, 342, 388
  rheumatoide Arthritis, 343
  Schuheinlage, 342
Migräne, 243
  vestibuläre, 244
Mind-Body-Training, 9
Mobilisation, 195
Morbus Parkinson. (*Siehe* M. Parkinson)
Morton-Neurom, 342, 344, 388
Multiple Sklerose, 196
Muskeltuning, 317
Muskulatur, 187
  Gesundheitszentrum, 62
  Kraft, 211
  Sensorfunktion, 187
Muskulatur, Trainingszustand
  Grundlage Bewegungssinn, 79
Myelopathie, 188

**N**
Nackenschmerz, 188
  Atmung, 189
Nacken-Schulter-Arm-Syndrom, 190
Nervensystem, 52, 60
Neuroinflammation, 10
Neuromatrix, 52
Neuropathie, 208, 227, 299, 303
  frühes Zeichen, 356
Neuroplastizität, 9, 28, 32, 34
Neuroprotektion, 26
Neuwichtung, propriozeptive, 154
Nordic Walking, 348

**O**
Ontogenese, 51
Orthopädieschuhtechnik, 231, 297, 315, 342
  Designmerkmale, 365
  Diabetes mellitus, 351
  Schwerpunkte, 363
Osteoarthritis, 34, 343
Osteoarthrose, 394
  Bewegungskontrolle, 112

**P**
Pathogeneseprozess, 21
PC-Arbeitsplatz, 24, 191
Pedobarografie, 293
Physiotherapie, 186

Plantarfasziitis, 339, 365, 390
Plattfuß, 230, 295, 340
  bei Kindern, 341
  Einlagenversorgung, 384
  Training, 340
Polyarthritis, 227
Polyneuropathie, 249, 299, 304
  Biomarker, 252
  diabetische, 204
  Schuheinlage, 365
  Sturzgefahr, 251
  Vorfuß- und Rückfußbelastung, 357
Polyneuropatie-Index, 251
posturale Gleichgewicht, 84
posturale Kontrolle, 84
posturale Körperorientierung, 85
posturale Orientierung, 84
posturale Regulationen
  antizipatorisch, 85
  Bausteine Stützsensomotorik, 82
  bewegungsspezifisch, 76
  reflektorische Bausteine, 92
  sensomotorische Leistungen, 90
  sensomotorische Subprogramme, 83
  Trainings-, Dekonditionierungszustand, 84
  Trainingsmethodik, 87
Posturografie, 196, 248
Prädiabetes, 205
Prävention, 30, 65, 117, 133, 139, 313
  Ulzeration, 362
preferred movement path, 316
Pronation, 400
Propriozeption, 173, 174, 335

**R**
Raumorientierung, 86
Regulation, posturale, 6, 104
Rehabilitation, 195
Retinopathie, diabetische, 251
Rocker-Schuh, 394, 398
Rückenschmerz, 188, 264

**S**
Sarkopenie, 69, 108, 135, 210
  Diabetes mellitus, 205
  Merkmale, 138
  Muskelentwicklung, 188
  M. Bechterew, 232
Sauerstoffmangel, 109
Schlaganfall, 128
Schmerz, 171
  chronischer, 36, 261, 262
  Kopf, 243
  Low Back Pain, chronischer (cLBP), 264

neuropathischer, 205
Phänotyp, 262, 263
Therapie, 276
Schmerzhemmung, 7, 10
Bewegung, 90
Pharmakotherapie, 90
Schmerzlinderung, 384, 389
Schmerzphänotyp, 272
Schmerzprävention, 90
Schmerzsyndrom, 243, 262, 275
Diagnostik, 263
Fuß, 288
Gleichgewichtsverhalten, 273
Sturzgefahr, 273
Training, 275
Schmerzsyndrom, chronisches ausgedehntes
(cASS), 272
Schmerzsyndrom, chronisches zervikales, 191
Therapie, 192
Schmerzsyndrom, patello-femorales, 347
Schmerztherapie, 90
Schrittfrequenz, 126
Schuhabsatz, 342, 396
Schuheinlage, 133, 287, 288, 295, 315
Arten, 322
Biomechanik, 381
Design, 325
dynamische, 326
elastische, 337
Indikation, 333
individualisierte, 338, 343, 392, 399
Individualisierung, 359
Klassifikation, 339
Komfortbewertung, 321
Material, 325
mit Keil, 345
postulare Kontrolle, 336
Schmerzlinderung, 385, 388, 389, 398
Schmerzsyndrom, 379
schockabsorbierend, 327
steife, 326
strukturierte, 337
vibrierend, 365
Schuhkomfort, 319, 349, 350
Schuhwerk, 171, 321–323, 342
Abnutzung, 350
Biomechanik, 289
Dämpfung, 383
Klassifizierung, 351
Ulzeration, 362
Schwanken, 105
Schwankungsgeschwindigkeit, 109
Selbstverantwortung, 26
Sensibilität, protopathische und
epikritische, 56

Sensomotorik, 4, 59
Diagnostik, 290
Entwicklung, 5
Entwicklung Kognition, 6
Grundlagen, 50
Stehen und Gehen, 124
zerebrale, 110
sensomotorische Koordination, 98
sensomotorisches System
Neuromatrix, 52
Sensorik
autochtone Muskulatur, 94
Fuß, untere Extremität, 96
Sensormuskeln, 94
Sozialisation, 4
Spielen, 107
Spondylitis ankylosans, 231
Sportschuh, 395
Sportunterricht, 4, 5
Sportverletzung, 152
Sprachentwicklung, 7
Sprunggelenkinstabilität, 161, 335, 336
Sprunggelenkstrategie, 85
Stabilitätsspielraum, 84
Stehen
Körperschwerpunkt, 86
Steinbrocker-Stadium, 228
Stimulation, sensorische, 336
Stoßdämpfung, 395
Stressresistenz, 13
Sturzgefahr, 134
Sturzprophylaxe, 107, 193, 297, 383
Balancetraining, 118
Sturzrisiko, 207
Coxarthrose, 173
Prognose, 117
Stützsensomotorik, 77, 103, 152
Bewegungsausführung, 82
Gleichgewicht, Bewegungsqualität, 81
Subjektive posturale Vertikale, 84
Syndrom, metabolisches, 211
System, sensomotorisches, 48
Grundlagen, 60


**T**
Tanzen, 387
Tragekomfort, 381, 383, 390
Training, 357
aerobes, 29, 33, 109
auf instabiler Grundlage, 116
Belastungsintensität, 25
Gehirn, 32
Gleichgewicht, 108
Intensität, 29

kognitive Leistungen, 29
körpereigene Schmerzhemmung, 90
Mitwirkungspflicht, 26
Schmerzlinderung, 396
Schmerzsyndrom, 276
therapeutisches Ziel, 22
Wirksamkeit, 67
Trainingsanforderung, 28
Trainingsmethodik
koordinative Fähigkeiten, 87
Trainingstherapie, 65, 169
Trainingszustand, 68
Transduktion, 56
Treppensteigen, 178, 394
Triggerpunkt, 69, 109

**U**
Übergewicht, 353, 364
Ulkusrisiko, 352, 361
Faktoren, 363
Ulzeration, 302, 304

**V**
Valgusschiene, 342
Varusfehlstellung, 348
Verletzungsprophylaxe, 153
Vorfußdruck, 357

**W**
Wachstum, 50
WHO-Empfehlung, 29
Wirbelsäule
Funktionsstörung der
Bewegungssegmente, 400
manuelle Therapie, 189
Schmerz, 188

**Z**
Zehenspreizer, 342
Zentralnervensystem, 52
Zielsensomotorik, 77
Bewegungsziel, 80